Fußballfitness: Athletiktraining

Aus Gründen der besseren Lesbarkeit haben wir uns entschlossen, durchgängig die männliche (neutrale) Anredeform zu nutzen, die selbstverständlich die weibliche mit einschließt.

Die Ratschläge und Trainingshinweise in diesem Buch sind von den Autoren und dem Verlag sorgfältig erwogen und geprüft worden, dennoch kann keine Garantie übernommen werden. Eine Haftung der Autoren bzw. des Verlags und seiner Beauftragten für Personen-, Sach- und Vermögensschäden ist ausgeschlossen.

Dost, te Poel & Hyballa

FUSSBALLFITNESS: ATHLETIK TRAINING

Mehr Kraft, Koordination, Schnelligkeit und (Spiel-) Ausdauer

Meyer & Meyer Verlag

Papier aus nachweislich umweltverträglicher Forstwirtschaft.

Garantiert nicht aus abgeholzten Urwäldern!

Fußballfitness: Athletiktraining

Bibliografische Information der Deutschen Nationalbibliothek

Die Deutsche Nationalbibliothek verzeichnet diese Publikation in der Deutschen Nationalbibliografie; detaillierte bibliografische Details sind im Internet über <http://dnb.d-nb.de> abrufbar.

© 2015 by Meyer & Meyer Verlag, Aachen

Auckland, Beirut, Dubai, Hägendorf, Hongkong, Indianapolis, Kairo, Kapstadt,

Manila, Maidenhead, Neu-Delhi, Singapur, Sydney, Teheran, Wien

Member of the World Sport Publishers' Association (WSPA)

Gesamtherstellung: Print Consult GmbH, München

ISBN 978-3-89899-880-2

E-Mail: verlag@m-m-sports.com

www.dersportverlag.de

Inhalt

DANKWORTE

Meinen großen Dank an die vielen Trainer und hier insbesondere an die Praktiker Hans Meyer, Fred Rutten und Erik ten Haag (alle FC Twente). Ihre Anforderungen und die vielen Fragen an mich haben dazu beigetragen, dass ich als Konditionstrainer die konditionellen Voraussetzungen der mir anvertrauten Spieler im Sinne des professionellen Fußballs optimieren konnte. Die Teamarbeit mit Hans-Dieter und Peter war mehr als exzellent: hartelijk bedankt!

Harry Dost

Ich widme dieses Buch insbesondere meinen Förderern und Wegbegleitern MD a. d. Dr. hc. J. Eulering (Land Nordrhein-Westfalen/LSBNRW), MD a. d. K. Paul (Land Hessen), Prof. Dr. R. Naul (Essen-Duisburg/Münster), Prof. Dr. A. Neumaier (DSHS Köln/Bochum), Prof. Dr. W. Kuhn (DSHS Köln/Berlin), Prof. Dr. D. Teipel (DSHS Köln/Jena), Prof. Dr. St. Starischka (Dortmund), Prof. Dr. M. Grosser (München), R. Fuchs (München), Paul Wagner (Olympiastützpunkt Rhein-Ruhr), R. Herings (1. FC Köln), K.-H. Drygalsky (Borussia Mönchengladbach), den Mitarbeitern der Landesleistungszentren Straelen und Essen und des Bundesleistungszentrums Dortmund, ehemaligen Trainern, allen deutsch-niederländischen Trainern und der Deutschen Sporthochschule Köln. Ein herzliches „Vergelt's Gott" an meine Freunde und grandiosen Fachleute und (Menschen-) Trainerkollegen Harry, Peter und Eduard. Die Zusammenarbeit war einfach überragend: „Für einen noch besseren (Menschen-)Sport!"

Hans-Dieter te Poel
www.tepoel.eu

Dieses Buch widme ich allen deutsch-niederländischen Fußballtrainern – und ein großes Dankeschön/hartelijk bedankt an meine beiden Top-Trainerkollegen Hans-Dieter und Harry für die tolle und interessante Zusammenarbeit.

Peter Hyballa
www.peterhyballa.org

Unter Mitarbeit von Eduard Feldbusch

(Student im Studiengang Sport und Leistung der Deutschen Sporthochschule Köln)

eduard@feldbusch-cat.de

VORWORT

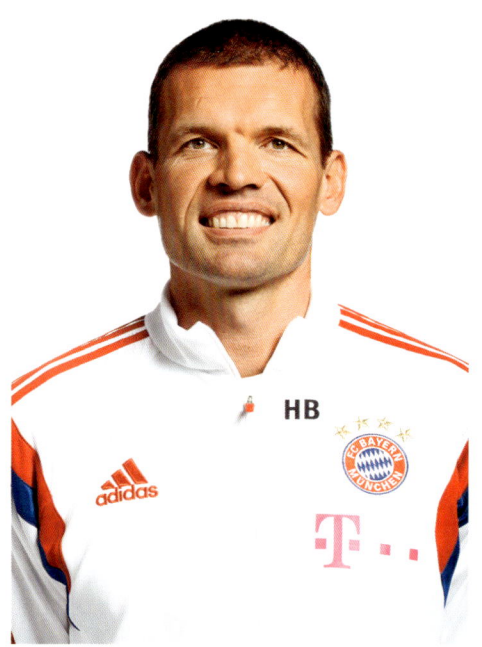

Über Fußball sind schon viele Lehrbücher geschrieben worden. Es ist hinreichend bekannt, dass sich das Spiel in den letzten Jahrzehnten ganz außerordentlich verändert hat: Es ist viel schneller geworden, die Zweikämpfe sind härter geworden, die athletischen Erfordernisse sind erheblich gestiegen. Damit sind auch die traditionellen Lehrmeinungen zu hinterfragen.

Wann soll man hier im Nachwuchs ansetzen und wie sollte man entwicklungsgemäß, trainingswissenschaftlich und fußballmethodisch vorgehen? Auf diesen Fragen versucht das vorliegende Buch Antworten zu geben.

Dabei wird deutlich, dass die Autoren besonderen Wert auf die Verknüpfung von vorhandenem Lehrbuchwissen mit aktueller internationaler Forschungsliteratur auf der Grundlage fußballspezifischer Fragestellungen legen. Es ist eben heute nicht mehr ausreichend, die seit vielen Jahren bekannten Fußballweisheiten „Wichtig ist auf dem Platz" oder „Das Runde muss in das Eckige" zu vertreten.

Wer jetzt in diesem Buch „Kochrezepte" erwartet, wird enttäuscht. Diese kann man in einer Zeit, wo die Spitze der Leistungsfähigkeit, auch im Fußball, durch die oberen 3-5 % aller konditionellen, technisch-taktischen und psychischen Fähigkeiten bestimmt wird, auch nicht erwarten.

Vielmehr ist heute und in der Zukunft eine aktive und interessierte Auseinandersetzung des Lesers mit bekannten und abgesicherten Erkenntnissen im Licht neuer wissenschaftlicher Forschungsergebnisse unverzichtbar.

Hier bietet das vorliegende Buch eine sehr gute Grundlage.

Ich wünsche allen Leserinnen und Lesern nicht nur Freude bei der Beschäftigung mit diesem Werk, sondern auch die Motivation, die Vorschläge in der Praxis auszuprobieren und weiterzuentwickeln.

Dr. Holger Broich
Leiter Gesundheit und Fitness FC Bayern München
München, im März 2015

EINLEITUNG

„Ja. Nach dem Titel gibt es noch mehr Ziele, wobei ich meine Arbeit und mich selbst immer schon unabhängig von Titeln bewertet habe." . . . „Wohin bewegt sich denn der Weltfußball, wo wollen wir 2016 stehen? Wie wollen wir, dass unsere Mannschaft spielt?"

(DFB-Bundestrainer Joachim Löw am 22.12.2014 im *kicker*, 104, S. 13)

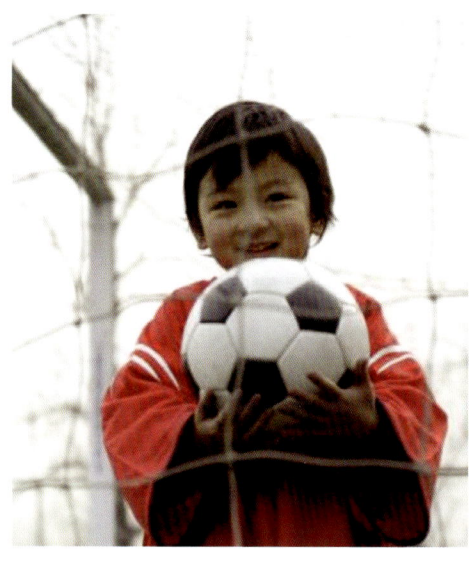

Nachwuchsfußballspieler, Trainer und Lehrer fragen oft, wann man mit einem physischen Training in der Fußballausbildung beginnt, wie man das Konditions- bzw. Athletiktraining in ein Fußballtraining integriert und welche Übungs- und Spielformen man zugrunde legen soll. Insbesondere im Amateurbereich kommt überdies noch die allgemeine Problemstellung hinzu, dass bei häufig limitierten Trainingsumfängen und dennoch hohen Wettkampfbelastungen und -beanspruchungen ein geplantes und organisiertes Konditions- bzw. Athletiktraining zumeist erst mit dem Eintritt in die Herren- bzw. Frauenspielklassen durchgeführt wird. Ambitionierte Junioren und Herren/Frauen im Fußball führen daneben in der Praxis mit Beginn der Pubertät nicht selten ein individuelles „Heim- und/oder Studiotraining" durch, das in den wenigsten Fällen mit dem Mannschaftstrainer abgestimmt bzw. inhaltlich und methodisch besprochen wird. Aus wohlgemeinten individuellen Maßnahmen entsteht oft ein Konglomerat an Trainingsbelastungen, das zum Teil den Intentionen eines modernen Fußballfitnesstrainings zuwiderläuft und mit dem Anforderungsprofil eines Fußballspielers nicht abgeglichen worden ist:

Ausbildung zu großer Muskelmassen mit einhergehenden Flexibilitätsdefiziten (auch im technomotorischen Bereich), Abnahme der Ausdauerleistungsfähigkeit und eine ansteigende Verletzungshäufigkeit sind nur einige, in der Praxis festzustellenden, negative Begleiterscheinungen.

Befragt man uns zu den oben angeführten Themenstellungen, geben die Autoren zunächst immer das folgende Statement zur Kenntnis:

Physisches Training beginnt bei den Junioren und ein Training der konditionellen Leistungsfaktoren des Fußballspielers unterscheidet sich in quantitativer und qualitativer Hinsicht vom Erwachsenentraining.

Aber was bedeutet eigentlich physisches Training im Sinne eines modernen Konditions- bzw. Athletiktrainings im Fußball?

Das physische Leistungsvermögen eines Spielers wird in der Fachwissenschaft allgemein mit den konditionellen Leistungsfaktoren **Ausdauer, Kraft, Schnelligkeit** und **Beweglichkeit** umrissen (Weineck, 2004, S. 11). Da die Beweglichkeit nicht nur in einer Wechselwirkung mit der Ausdauerleistungsfähigkeit steht, sondern insbesondere die Koordination und Technik beeinflusst (hier bezogen auf eine optimale räumlich-zeitliche dynamische Ausführung), werden die Autoren sich in nachfolgenden Kapiteln ebenfalls mit dem optimalen Koordinationstraining im Fußball beschäftigen (vgl. Kap. 3, 4 und 17; vgl. Weineck, Memmert & Uhing, 2012). Damit folgen wir auch den aktuellen Lehrplänen und Studienordnungen für das Fach Sport, die dem Bereich der Koordination/Technik zunehmend weiteren Raum zur theoretischen Reflexion und praktischen Umsetzung in Unterrichtsstunden und Kursen geben.

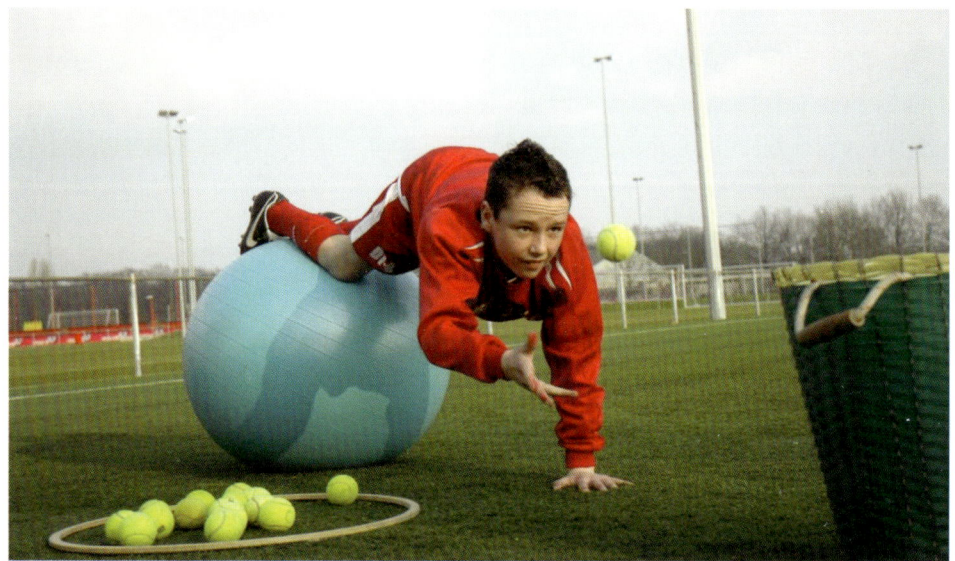

Foto 1: Die „spielerische" Entwicklung der Rumpfstabilität.

> Denn ohne ein ausreichend entwickeltes koordinatives Fundament bekommen wir Fußballer „Ärger mit dem Ball". Wir wollen aber „Chef am Ball" sein!

Darüber hinaus widmen sich die Autoren in diesem Arbeitsbuch den *Basisformen von Bewegungen*, den *Fertigkeiten*. Dazu zählt man allgemein die athletische Bewegungsschulung in Form von Laufen, Springen und Werfen (vgl. Kap. 9-15). Elemente des Krafttrainings, die in nahezu spielerischer Form auf dem Trainingsplatz durchgeführt werden können, werden in Kap. 16 behandelt.

Steigt die Fußballleistung in Training und Wettkampf an, sind vermehrt speziellere Trainingsmittel einzubringen, um den Fußballer auf ein höheres Leistungsniveau zu führen. Denn *Spitzenfußballer* wie etwa ein Cristiano Ronaldo zeichnen sich in der Regel durch eine sehr hohe athletische Leistungsfähigkeit aus. Daher nimmt in einer ganzheitlich zu betrachtenden Fußballausbildung das *allgemeine und spezielle Krafttraining* (mit Blickrichtung Spitzenfußball) einen hohen Stellenwert ein.[1]

---

[1]   Für den interessierten Leser soll an dieser Stelle auf folgende Quellen hingewiesen werden: 1. Schwerpunkt apparatives Krafttraining: Zawieja, 2008; Fröhlich, Gießing & Strack, 2009; Zawieja & Oltmanns, 2011. 2. Praxis und Wissenschaft: Zatsiorsky, 1996; Wienecke, 2007, S. 60-71; Weineck, 2007, S. 201-376.

Einige Autoren unterscheiden zwischen den Begriffen **Krafttraining** und **Athletiktraining** (Wirth et al., 2012, S. 33-39). Folgt man dieser Differenzierung, und das wollen die Autoren an dieser Stelle tun, zielt das **allgemeine Krafttraining** mit mittleren und hohen Belastungsintensitäten auf die Entwicklung der Maximal- und Explosivkraft im Kraftraum. **Athletiktraining** nutzt eine Vielzahl von Übungs- und Spielformen zum Zwecke der Entwicklung qualitativ hochwertiger Sprünge, Würfe, Sprints etc. Es soll dazu beitragen, dass der Transfer der gesteigerten Kraftfähigkeiten in die Zielbewegungen des Fußballs gelingt (vgl. dto., S. 39).

Das Athletiktraining soll daher eine *Scharnierfunktion* zwischen den Kraftfähigkeiten und Zielbewegungen mithilfe schneller Bewegungen und niedriger Widerstände auf höchstem technischen Niveau einnehmen.[2] Es zielt auf die adäquate Anpassung des funktionellen Systems des Spielers ab und folgt dem „Specific Adaptation to Imposed Demand", auch *SAID-Prinzip* genannt, das, aus biologischer und trainingswissenschaftlicher Perspektive heraus betrachtet, unstrittig ist (vgl. insbesondere Gambetta, 2007; Steinhöfer, 2008; Issurin, 2013).

Um die Junioren im *langjährigen Leistungsaufbau* immer wieder zu „fesseln", sollte gerade das Krafttraining, das per se nicht den Charakter des Spielerischen in sich trägt und, mittel- und langfristig betrachtet, ein hohes Maß an Verhaltenskontrolle von allen Beteiligten verlangt, ständig variiert und attraktiv dargeboten und umgesetzt werden. Dies setzt Kreativität und Ideenreichtum der Trainer und Lehrer voraus. Das vorliegende Arbeitsbuch soll hierzu grundsätzlich anregen und ist den Autoren ein großes Anliegen. Der theoretische Bezugsrahmen ist so gewählt und dargestellt worden, dass auf bereits vorhandene Erkenntnisse durch Literaturhinweise verwiesen wird. Hierdurch schaffen die Autoren Raum für die detaillierte, präzise und bildhafte Darstellung der Inhalte der einzelnen Kapitel, die auf dem Trainingsplatz individuell, gruppen- und mannschaftsspezifisch *praktisch* umgesetzt werden können. Weiterführende Hinweise für vertiefende Analysen und Interpretationen werden von den Autoren durch entsprechende Quellenangaben geleistet (vgl. das Literaturverzeichnis).

---

2 Diese Differenzierung soll der Leser nachfolgend berücksichtigen. Dennoch bleibt in der Trainingspraxis in der Regel der Begriff *Krafttraining* bestehen, sodass aufgrund dieser Unschärfe die Autoren nachfolgend vom Kraft- und Athletiktraining sprechen.

Wer an seinen physischen Defiziten, ohne zu übertreiben, arbeitet, wird ein besserer Spieler. „Die Kette ist so stark wie ihr schwächstes Glied!" Diese triviale Erkenntnis verdeutlicht jedoch, dass „Schwachstellen" eines Fußballspielers spätestens im Wettkampfgeschehen zutage treten. In den Kap. 9-20 findet der Leser konkrete Hinweise, wie er diese aufarbeiten kann. Dabei stellen die Praxishinweise keine „Kochrezepte" dar. Trainer, Lehrer und Spieler sollten sich jedoch immer ihre institutionellen Rahmenbedingungen, didaktischen und methodischen Vorkenntnisse, sportlichen Zielstellungen und, insbesondere im Nachwuchsbereich, ihre sozialen und pädagogischen Intentionen vor Augen führen und dementsprechend mit den dargebotenen Übungs- und Spielformen umgehen.

„Deshalb mache ich auch außerhalb der Trainingszeiten viel, gehe in den Kraftraum oder bleibe länger auf dem Platz. Die Spieler werden immer jünger und fitter. Früher konnte man Situationen mit dem Auge lösen, das geht heute nicht mehr. Um auf diesem hohen Niveau mitzuhalten, muss man intensiv trainieren. Aber ich fühle mich gut dabei."

(Nelson Valdez (31; Stürmer Eintracht Frankfurt) im *kicker* vom 23.02.2015, 18, S. 78)

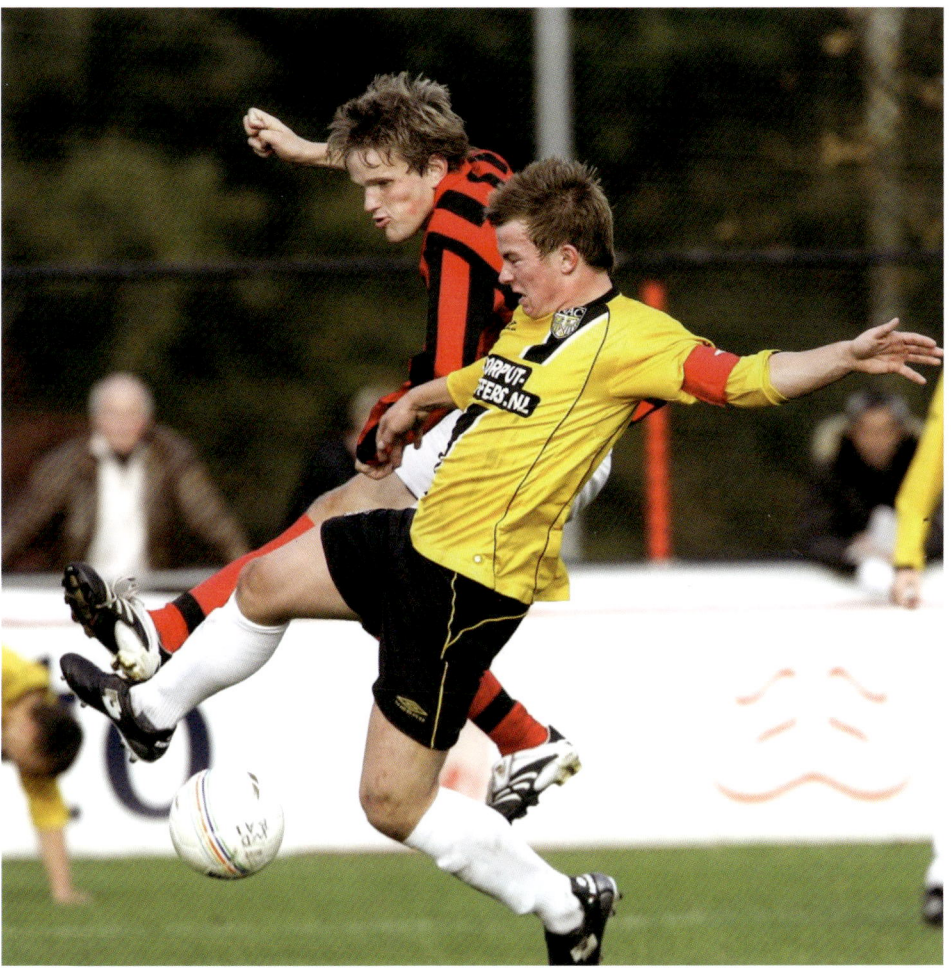

Foto 2: Mit höchster Konzentration im „Kampf" um den Ball!

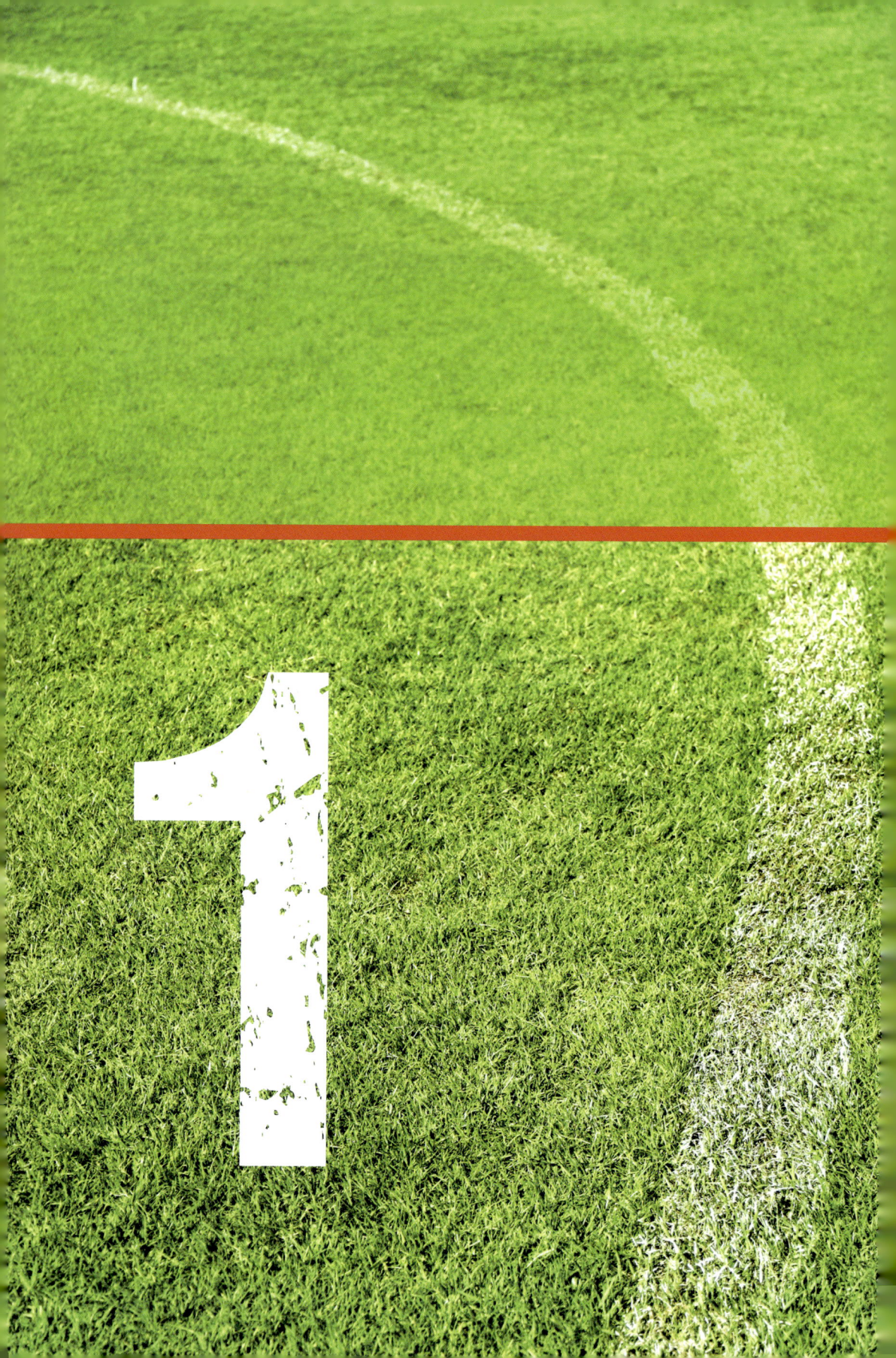

1 VIELSEITIGKEIT ALS GRUNDLAGE FÜR DEN ANGEHENDEN „SPITZENFUSSBALLER"

Deutschland ist Weltmeister 2014:

„Die ziemlich horizontale Flugbahn des Balls dirigiert Mario Götze mit seiner sich leicht nach links schrägenden Brust nach vorne in seinen Laufweg um, nach einer intuitiven Rechts-links-rechts-Koordination und langem Schritt wuchtet er die Kugel mit dem linken Vollspann in die lange Ecke, zentimeter-präzise neben den Innenpfosten."

(Karlheinz Wild im *kicker* vom 03.11.2014, 90, S. 8)

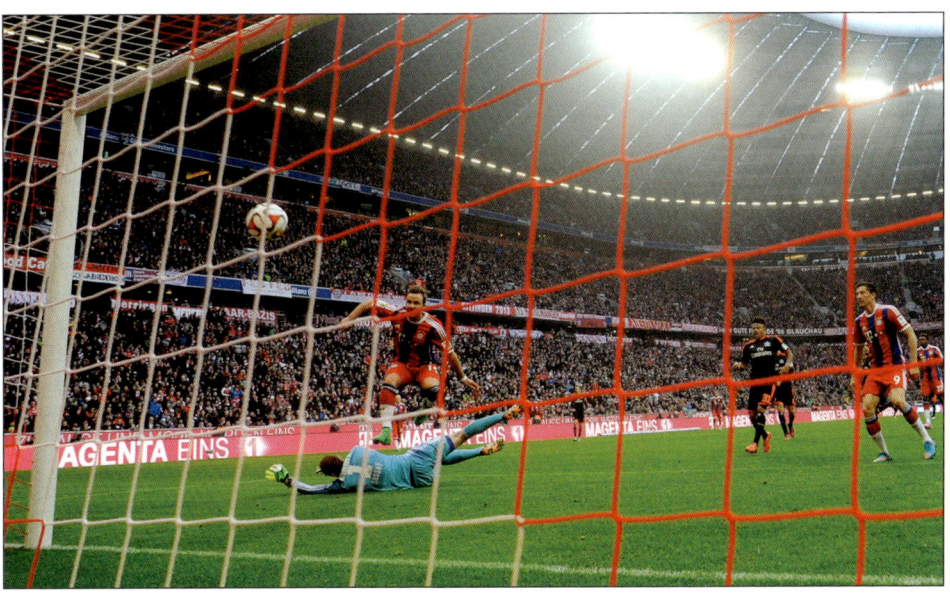

Mario Götze trifft gegen den HSV.

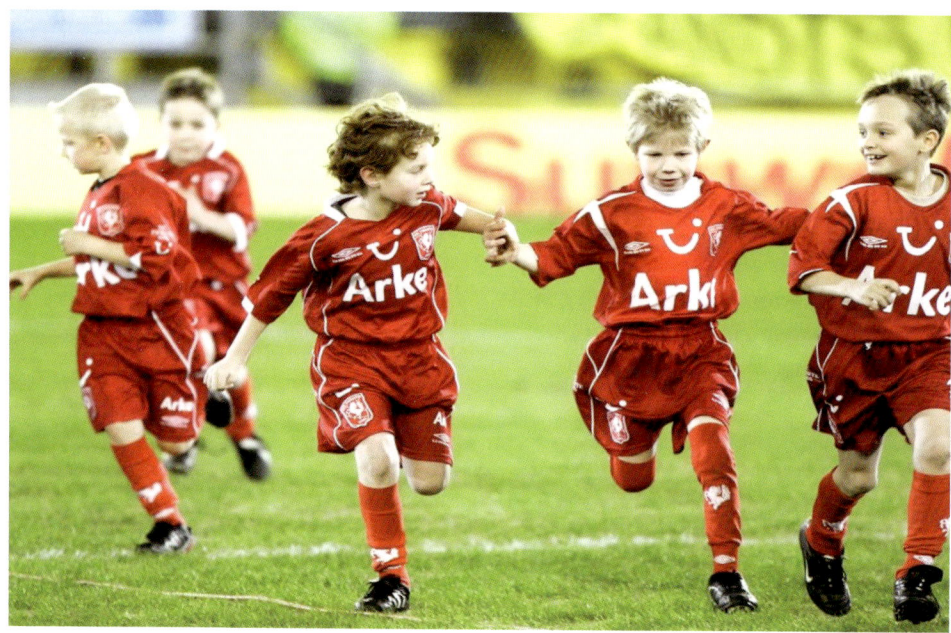

Foto 3: Freude am gemeinsamen Spiel!

Sich mit *Vielseitigkeit* insbesondere in der allgemeinen und speziellen Ausbildung womöglich angehender „Spitzenfußballer" zu beschäftigen, ist für jeden engagierten Trainer und Lehrer in vielerlei Hinsicht faszinierend. Vielseitige Menschen, hier Trainer, Lehrer und Spieler, sind für vieles „offen" und sie beeindrucken ihre Mitmenschen oftmals durch eine spielwirksame Situationswahrnehmung und -entscheidung, situationsadäquate Anpassungsfähigkeit und das schnelle Erfassen einer Situation und ein überraschendes Handeln.

Diese Leistungsvoraussetzungen im Fußball anzusprechen, weiterzuentwickeln und in Richtung individuelles Optimum auszuprägen, stellt für die Autoren eine große Herausforderung dar. Die Wahrnehmung dieser verantwortungsvollen Aufgabe spielt im heutigen modernen Fußball, der sich insbesondere im Bereich der motorischen Hauptbeanspruchungsformen Schnelligkeit, Koordination, Kraft und Ausdauer (und deren Mischformen) – auch unter Verwendung unterschiedlicher Begrifflichkeiten – in den letzten Jahren „rasant" weiterentwickelt hat, eine führende Rolle:

> „Fußball ist eine Mannschaftssportart, aber trainieren muss man im Grunde genommen wie in einer Individualsportart. Taktisch, technisch, alles, was auf dem Platz passiert, passiert im Mannschaftsrahmen, aber was davor und was danach passiert, was die Bereiche Ausdauer, Kraft, Schnelligkeit, Flexibilität angeht, die sollte man so individuell gestalten, wie es nur eben geht. Das ist natürlich ein großer Aufwand."
>
> (Broich, 08.07.2013)[3]

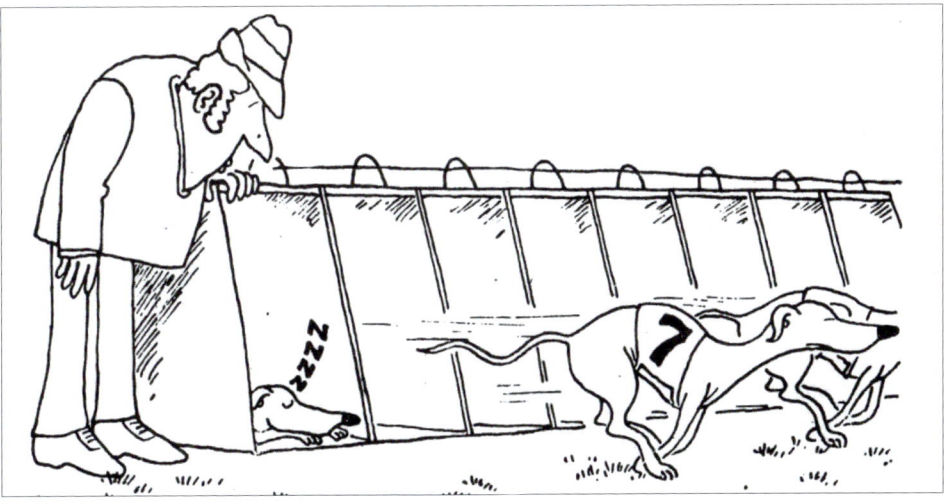

Abb. 1: Soll der Trainer und Lehrer „schlafende Hunde" aufwecken?

Der Begriff **Vielseitigkeit** stellt in diesem Zusammenhang eine anzusteuernde Leistungskomponente dar, die sich in der Fachliteratur im Wesentlichen wie folgt begründen lässt:

- Entsprechung der natürlichen *Bewegungsbedürfnisse* von Kindern und Jugendlichen.
- *Voraussetzungstraining* als konzeptionelle Grundorientierung im Sinne des Vorhandenseins einer mehrdimensionalen Plastizität. Zum Beispiel: Vielseitigkeit bedeutet auch eine optimale Entwicklung der Sprung- und Drehbewegungen (links/rechts) und häufig in Kombination mit der räumlichen Orientierungsfähigkeit.

---

3   Holger Broich ist Sportwissenschaftler der Deutschen Sporthochschule Köln, DFB-A-Trainer, Athletiktrainer und war 11 Jahre lang Fitnessexperte von Bayer 04 Leverkusen. Seit Juli 2014 fungiert er als Leistungsdiagnostiker und Leiter der Fitnessabteilung beim amtierenden Deutschen Meister, FC Bayern München, und besetzt damit die Schnittstelle zwischen Trainer Pep Guardiola und dem Mannschaftsarzt, Dr. Hans-Wilhelm Müller-Wohlfahrt.

- Entwicklung und Aufrechterhaltung des *muskulären Gleichgewichts* (Verhinderung muskulärer Dysbalancen).

- *Vermeidung struktureller Gleichförmigkeit* der Trainingsinhalte und damit einer frühzeitigen und unabsichtlichen Stagnation in der Leistungsentwicklung (insbesondere im Aufbau- und Anschlusstraining) (vgl. Martin et al., 1999, S. 253-259).

- Legen eines *motorischen Fundaments*, um Spitzenleistungen im Fußball zu ermöglichen.

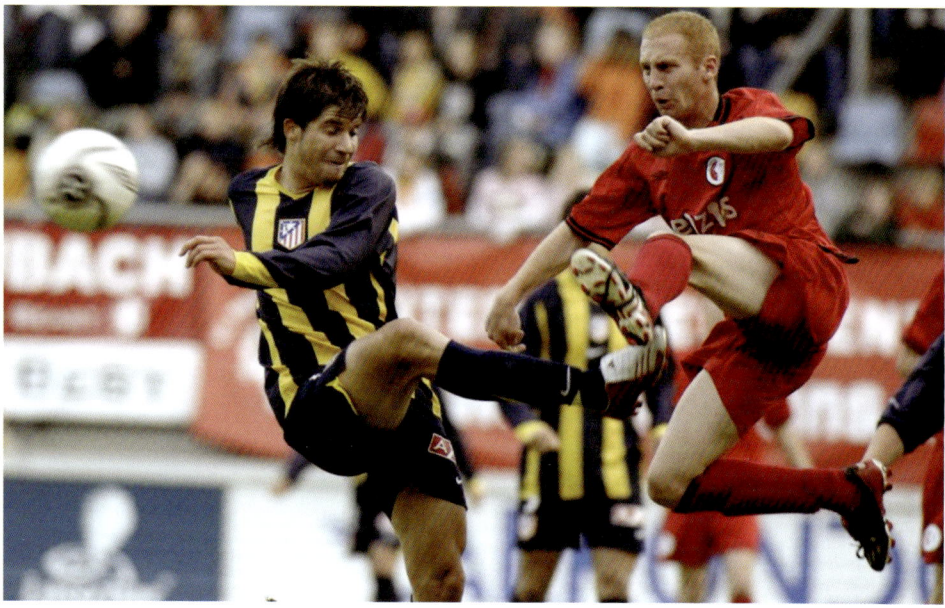

Foto 4: „Schwebend" Ballkontrolle ausüben und einen Zweikampf führen, ohne sich gegenseitig zu verletzen.[4]

Unbekannte Bewegungssituationen können auf dem Hintergrund eines großen Bewegungsrepertoires (d. h. Bewegungsschatzes und Bewegungserfahrung) schneller und „leichter" gelöst werden. Ein vielseitiger Ausbildungsprozess ist auch bei zunehmendem Trainingsalter mit dem wachsenden Spezialisierungsprozess immer verknüpft und soll grundsätzlich verhindern, dass zu früh und zu eng im Fußball *spezialisiert* wird.

---

4   Das ist manchmal wie das Rechnen der $\sqrt{37597}$ und unter hohem Zeit- und Präzisionsdruck. Dahinter steckt Training, umfangreiches, intensives und gesteuertes Training. Der Experte ist hier gefragt. Ohne eine detaillierte Kenntnis über die funktionalen Zusammenhänge im komplexen Gebilde des Fußballspiels werden die Ziele mit zum Teil hohem zeitlichen und materiellen Aufwand nicht adäquat angesteuert. Und das schnelle Wiederholen des Rechenvorgangs auf einem Taschenrechner ist das eine, das mühsame und lang andauernde Aufholen eines ausbleibenden oder das Korrigieren eines unwirksamen Konditions- und Athletiktrainings das andere. Ohne Expertise kann der ganzheitliche Trainingsprozess zu einem unkalkulierbaren Risiko für alle Beteiligten werden.

Vielseitigkeit steht im Sinne der Autoren aber nicht für Beliebigkeit, Ziellosigkeit und Bewegungsaktionismus. Im Gegenteil: Ambitionierte Trainer und Lehrer achten in der Regel bei der Auswahl der Übungs- und Spielformen und Prinzipien auf die Belastungs- und Beanspruchungsstruktur und die angestrebte Wirkungsrichtung. *Vielseitiges Training* orientiert sich in der vorliegenden Publikation auf die prognostizierte Zielstruktur der Wettkampftätigkeit im Fußball (vgl. dto.) und schließt in der heutigen entwicklungsgemäßen Fußballausbildung insbesondere die koordinativen Fähigkeiten und Fertigkeiten, Flexibilität, Kraft und Bewegungsgeschwindigkeit und das Spielen verstärkt mit ein.

Das Koordinationstraining sollte unter besonderer Berücksichtigung empirischer Untersuchungsergebnisse begrifflich von einem zeitgemäßen Techniktraining im Fußball nicht mehr getrennt betrachtet und analysiert werden (vgl. Hossner, 1995; Roth, 1996; Szymanski, 1997; Roth & Kröger, 2011; Weineck, Memmert & Uhing, 2012, S. 15).

Die vorliegende Publikation soll dazu beitragen, das individuelle *Vielseitigkeitspotenzial* insbesondere der Nachwuchsfußballspieler durch ein „großes Angebot" an einfach und schnell durchzuführenden Übungs- und Spielformen zu erweitern. Die Variation bei der Auswahl der Trainingsinhalte und bei den Ausführungsmodalitäten stellt im Athletiktraining, so der Gegenstand des vorliegenden Buchs, einen wichtigen Faktor dar, da hierdurch insbesondere eine vielseitige Schulung des ZNS wirksam wird. Die Steigerung der Maximal- und Explosivkraft durch zum Beispiel ein Freihanteltraining soll nachfolgend nicht thematisiert werden. Dies wäre das Primärziel des „klassischen" Krafttrainings (vgl. Zawieja, 2008; Zawieja & Oltmanns, 2011).

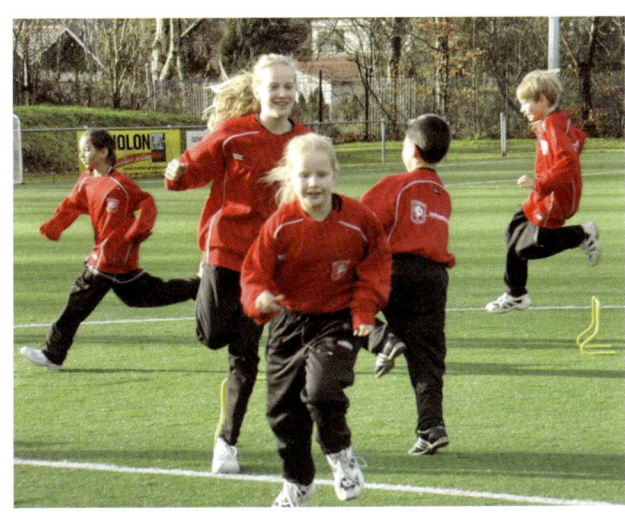

Foto 5: Sich entdeckend bewegen. Es geht um Training auch in spielerischer Form.

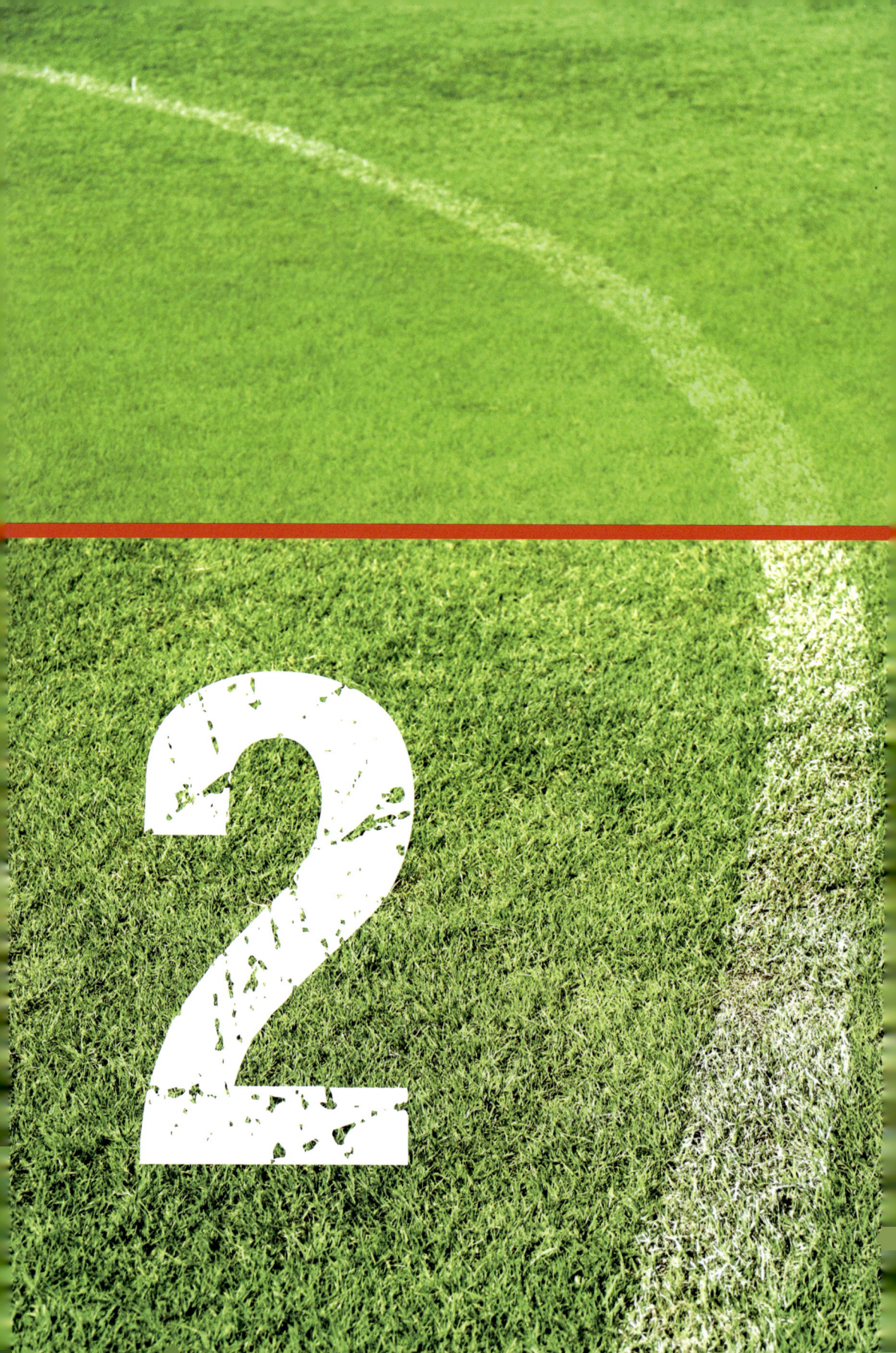

2 VON 0 AUF 100! GRUNDLAGEN LEGEN, UM „TOP" ZU WERDEN!

„Spiele werden von Sportlern gewonnen, die sich auf das Spielfeld konzentrieren – nicht von denen, deren Augen an der Anzeigetafel kleben."

(Warren Buffett (Investor und der zweitreichste Mann der Welt)

zitiert in der *Frankfurter Allgemeinen Zeitung* vom 04.03.2014, Nr. 53, S. 25)

Mittlerweile ist es eine gesicherte sportwissenschaftliche Erkenntnis, dass die sportliche Leistungsfähigkeit eines Fußballspielers durch eine Vielzahl von koordinativ-technischen, psychosozialen, physisch-konditionellen, mentalen, taktisch-kognitiven, konstitutionellen und gesundheitlichen Faktoren bestimmt wird (vgl. Weineck, 2004, S. 7; Weineck, 2007; vgl. Abb. 2).

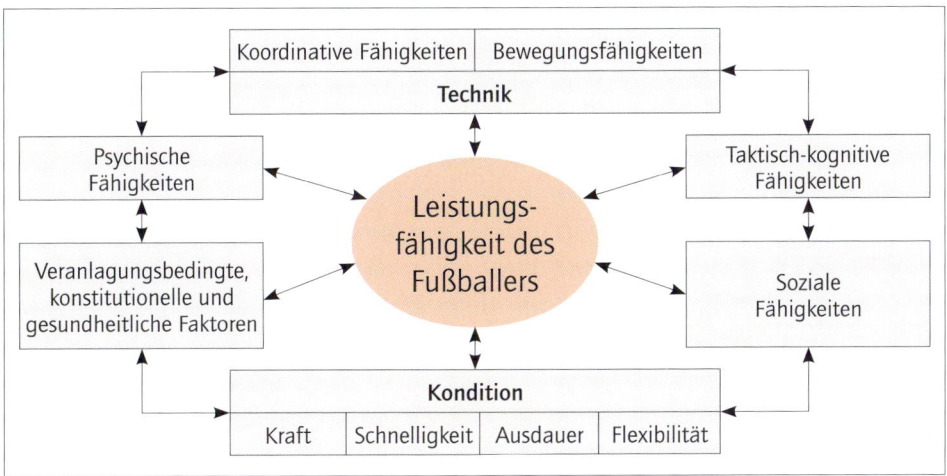

Abb. 2: Die Komponenten der Leistungsfähigkeit des Fußballspielers (aus Weineck, Memmert & Uhing, 2012, S. 14).

Legt man weitere aktuelle Forschungsergebnisse (vgl. Di Salvo et al., 2007, S. 224; Patra, 2011, S. 70) zum Anforderungsprofil im heutigen Spitzenfußball zugrunde, kann mit Weineck, Memmert und Uhing (2012, S. 15) festgehalten werden, dass in den entscheidenen Phasen eines Wettspiels „. . . mit höchsten Ansprüchen an die Antrittsschnelligkeit und die Ballführung . . ." (dto.), die koordinativ-technische Leistungsfähigkeit leistungslimitierend sein kann.

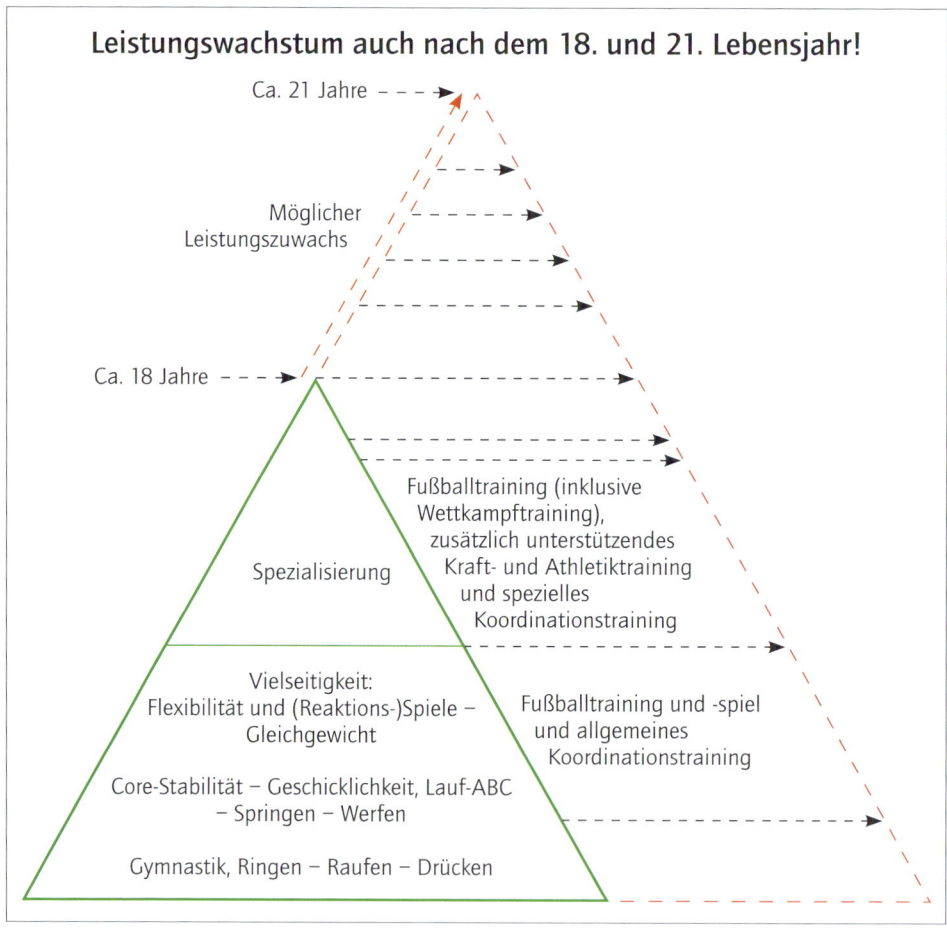

Abb. 3: Die wachsende Pyramide. Die Breite des Fundaments bestimmt maßgebend das Entwicklungsziel / Niveau.[5]

---

5   Koordinationstraining wird von den Autoren allgemein und speziell als koordinatives Ergänzungstraining verstanden, welches der Entwicklung der koordinativ-technischen Leistungsfähigkeit dient.

Daneben prägen Laufstrecken zwischen ca. 9.000 bis 13.000 Meter (je Spieler und Spielposition) in einem 90-minütigen Spiel auf hohem „Welt-Wettspielniveau" und Hunderte von Antritten, Sprüngen, Pässen, Schüssen, Kopfbällen, Dribblings und Zweikämpfen das hohe konditionelle Anforderungsniveau an einen professionellen Fußballspieler. Denn die konditionellen Fähigkeiten determinieren die Leistungsfähigkeit des Fußballspielers, da sie das physische Fundament der komplexen Handlungsfähigkeit repräsentieren (vgl. Weineck, Memmert & Uhing, 2012, S. 14).

Dementsprechend gilt für die Fußballausbildung die Schaffung eines möglichst *breiten Fundaments*, damit aufstrebende Nachwuchsspieler auf diese enormen koordinativ-technischen, konditionellen und psychischen und intellektuellen Belastungs- und Beanspruchungsparameter vorbereitet werden und auch nach dem 18. und 21. Lebensjahr ihr individuelles Leistungspotenzial durch weitere Leistungszuwächse mithilfe eines entsprechenden Trainings ausschöpfen können. Diese grundlegende Zielstellung wird in nebenstehender Abb. 3 durch das Bild der *wachsenden Pyramide* visualisiert und inhaltlich konkretisiert.

Abb. 3 soll verdeutlichen, dass die Breite des Fundaments, damit sind alle derzeit bekannten Komponenten der Leistungsfähigkeit des Fußballspielers gemeint (vgl. Weineck, Memmert & Uhing, 2012, S. 27; vgl. Abb 2), das Entwicklungsziel maßgebend bestimmt und die *Ausschöpfung des individuellen Leistungspotenzials* eines Spielers (mit Zielrichtung Topniveau) begünstigt, sodass frühzeitige Leistungsstagnationen und -barrieren vermieden und „Leistungstäler", verursacht durch physische und psychische Entwicklungsschübe und/oder Umweltfaktoren, verantwortungsvoll und leistungsgerecht „durchschritten" werden können.[6]

Man kann am Beispiel des Trainings der Jüngsten (vom siebten bis zum ca. 13. Lebensjahr) erkennen, dass durch eine Schwerpunktsetzung im Bereich der koordinativ-technischen Fähigkeiten die Wahrnehmungsfähigkeiten, Informationsverarbeitungen, die Breite der Aufmerksamkeit und die spielerische Kreativität besonders gefördert werden. Darüber hinaus erreichen die Kinder bis zum Ende der Grundschulzeit ca. 80 % ihres koordinativen Endleistungsniveaus. Es kann empirisch als gesichert angesehen werden, dass sehr gut ausgebildete koordinative Fähigkeiten überaus positive Auswirkungen auf das Neulernen, dessen Qualität und dessen variable und situative Verfügbarkeit haben (vgl. Roth & Kröger, 2011).

---

6   Ab der Saison 2014/2015 konnten die Bundesligavereine über die Beibehaltung oder Abschaffung ihrer U-23-Teams frei entscheiden. Einige Bundesligisten haben sich für die Freisetzung der Trainer und Spieler entschieden. Die Diskussion über die Vor- und Nachteile dieser Entscheidungen für die Qualität des Ausbildungsprozesses hat erst begonnen und sollte unter Primat der Ausbildung von Nachwuchsspielern zu Profi-Fußballspielern von Trainern/Lehrern aufmerksam verfolgt werden.

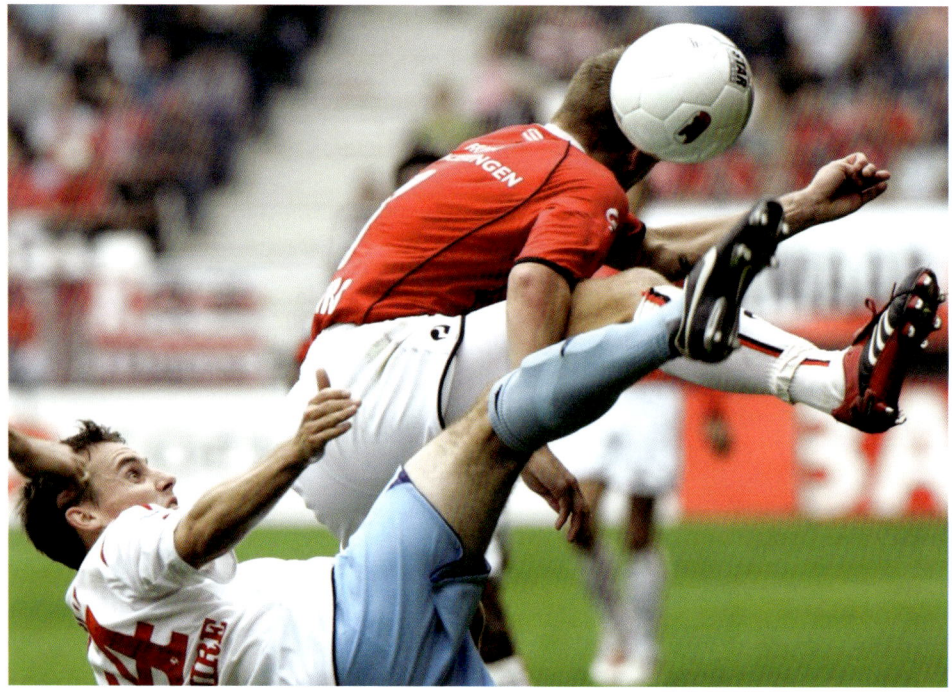

Foto 6: Risiko als Profi einzuschätzen und Mut zu zeigen, ist das eine ...

Die Autoren haben als Trainer und Lehrer darüber hinaus die Erfahrungen machen können, dass ein zu frühes spezielles Fußballtraining bei der Ausbildung der Kinder und Junioren zumeist dazu führt, dass talentierte Kinder „ewige Talente" bleiben. Ihnen fehlt zumeist im Fortgang ihrer Leistungsentwicklung als Fußballspieler das *sportmotorische Fundament* (vgl. Abb. 3), um auf das angestrebte Topniveau zu gelangen. Das häufig zu konstatierende enge Fundament führt darüber hinaus häufig zu *Belastungsunverträglichkeiten* und bei ansteigenden fußballspezifischen Umfängen und Intensitäten zu *Motivationsproblemen* und *frühzeitigen Leistungsbarrieren* und/oder *schulischen Schwierigkeiten* sowie zu sich verdichtenden *psychischen Problemen* (vgl. te Poel & Hyballa, 2011).

Die Form der *wachsenden Pyramide* steht auch symbolisch für die oftmals nicht berücksichtigte empirische Tatsache, dass man im heutigen Fußballtraining davon ausgehen kann, dass die Trainierbarkeit von zum Beispiel der Technikoptimierung zwischen dem 10. und 59. Lebensjahr möglich ist und die Lernrate als konstant angesehen werden kann (vgl. Wollny, 2002): Man lernt demnach weit über seine Fußballkarriere hinaus und je größer das „motorische Gepäck" ist, umso besser, schneller, präziser, variabler und ökonomischer nähert man sich seinem individuellen Ziel, dem individuellen Topniveau.

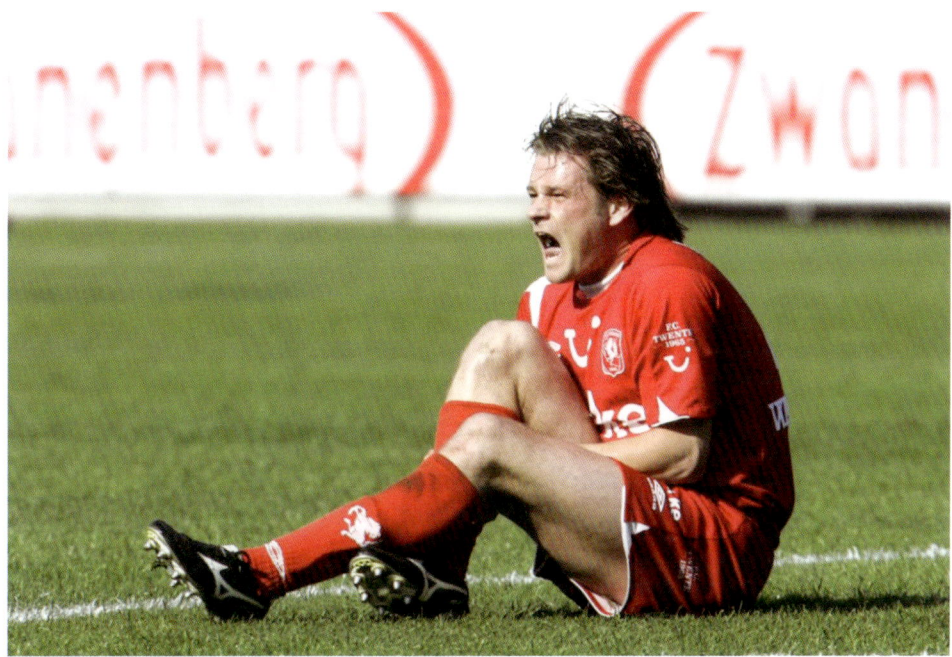

Foto 7: … Schmerzen zu ertragen und auszuhalten, das andere! Gibt der Spieler innerlich auf? Auf die Einstellung zum Spiel kommt es an!

Das sogenannte *goldene Lernalter* im Juniorenbereich gibt es nicht, denn das Training umfasst die gesamte Ballspielkarriere, hier die *wachsende Pyramide* (vgl. Roth, 2005, S. 339).

Ein breites Fundament mit insbesondere konditionellen und koordinativ-technischen Fähigkeiten ist eine Voraussetzung für das Erreichen der absoluten Leistungsfähigkeit des Fußballspielers.

Die Frage der Talentdiagnostik soll an dieser Stelle nicht diskutiert werden, weil hierzu in der Vergangenheit bereits viel publiziert worden ist (vgl. u. a. Williams, Lee & Reilly, 2000; Hohmann, 2001; Memmert & Roth, 2003; Neumann, 2009; Hyballa & te Poel, 2013). Stattdessen führen die Autoren an dieser Stelle einen Begriff an, der in der heutigen Ausbildung zum Profi-Fußballspieler eine immer größere Rolle im Training und Wettkampf spielt: **Mentalität**.

Unter **Mentalität** verstehen die Autoren eine Denkart, die Druckkomponenten, wie etwa

- das Spielen für einen *großen Verein und eine Auswahlmannschaft und deren implizite und explizite Ansprüche,*
- die eigenen Leistungsanforderungen,
- das Lösen von Entwicklungsaufgaben[7],
- die Doppelbeanspruchung und -belastung Leistungsfußball und Schule, Studium, Lehre oder Beruf,
- die oftmals hohen Trainingsintensitäten und -umfänge,
- die zahlreichen Wettkämpfe und Routinen,
- den zunehmenden Konkurrenzkampf in Topteams,
- die unvorhersehbaren Verhaltensweisen der Gegen- und Mitspieler (z. B. bei Derbys und *harten Zweikämpfen,* vgl. Kap. 16.3),
- den Umgang mit Schmerzen, Verletzungen und Zeiten der Rehabilitation,
- den Umgang mit Siegen und Niederlagen,
- die vielen Fahrten und Reisen und ständig wechselnden Ruhestätten,
- die Presseberichte und Medienberichterstattungen,
- die Erwartungen der Eltern, Verwandten, Partner und Freunde,
- schwierige Platz- und Klimaverhältnisse etc.

Diesen soll der Fußballer offen gegenüberstehen, sie antizipieren, wahrnehmen, analysieren und spiel- und verhaltenswirksam mit hoher Aufmerksamkeit und Konzentration, Affektkontrolle und Frustrationstoleranz verarbeiten. Denn an diesen Druckkomponenten sind schon so manche *Talente* mit Zielrichtung professioneller Fußballspieler gescheitert:

---

7   Nach dem *Konzept der Entwicklungsaufgaben* muss jeder Mensch in verschiedenen Lebensphasen bestimmte Entwicklungsaufgaben lösen. Im Nachwuchsleistungssport sind das normative (z. B. das Erwerben eines Wertesystems) und sportbezogene (z. B. das Erlernen emotionaler Kontrolle) Entwicklungsaufgaben (vgl. Ohlert & Kleinert, 2014, S. 161-172).

„Es gibt kein besseres Rezept im Fußball als Arbeit und Glauben an sich selbst. Mit dieser Kombination stehen jedem alle Türen offen. Überall. Das müssen die Jungen verinnerlichen. Natürlich gibt es Spieler, die über fantastische Fähigkeiten verfügen, doch auch die müssen arbeiten. Das sieht man nur nicht. Und manchmal gibt es jüngere Spieler, die sehen das nicht. Die glauben, das hat man oder nicht. Falsch! Man muss sich jeden Tag, auch im Training, neu beweisen. Gegenüber dem Trainer, den Mitspielern, aber vor allem sich selbst gegenüber."

(Dante (FC Bayern München und brasilianischer Nationalspieler)
im *kicker*-Interview mit M. Zitouni vom 02.12.2013, S. 13)

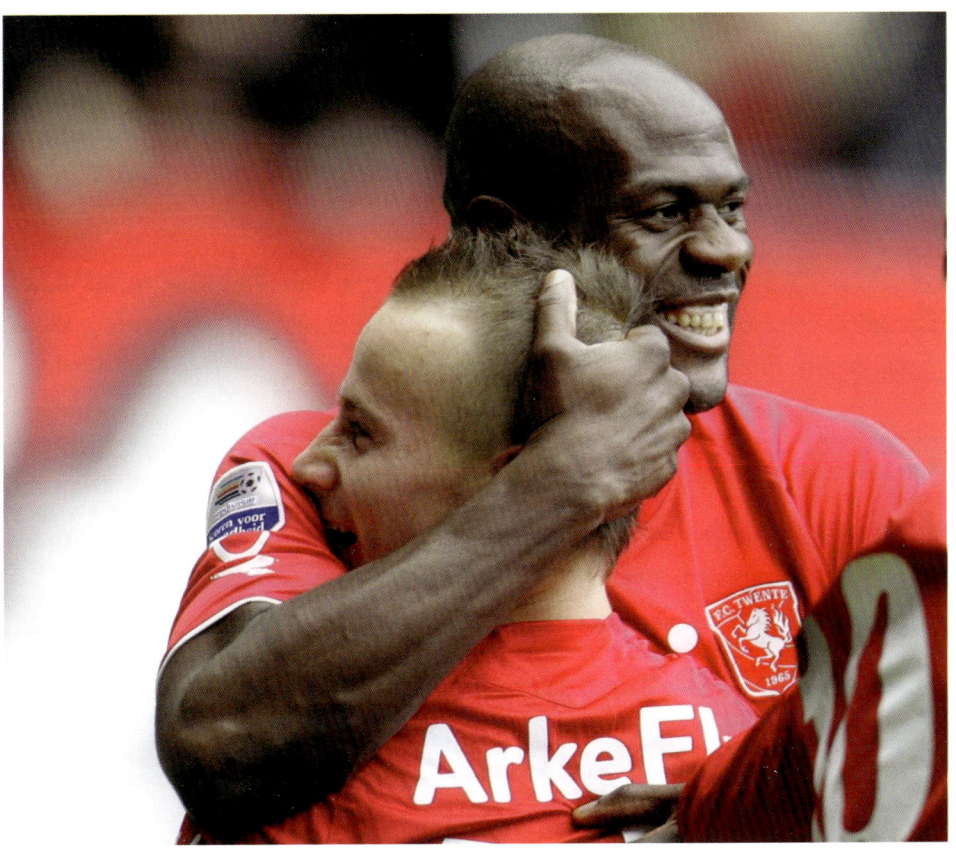

Foto 8: Die Freude über den gemeinsamen Sieg überstrahlt alles! Umso mehr, wenn du auch die Tiefpunkte kennengelernt hast.

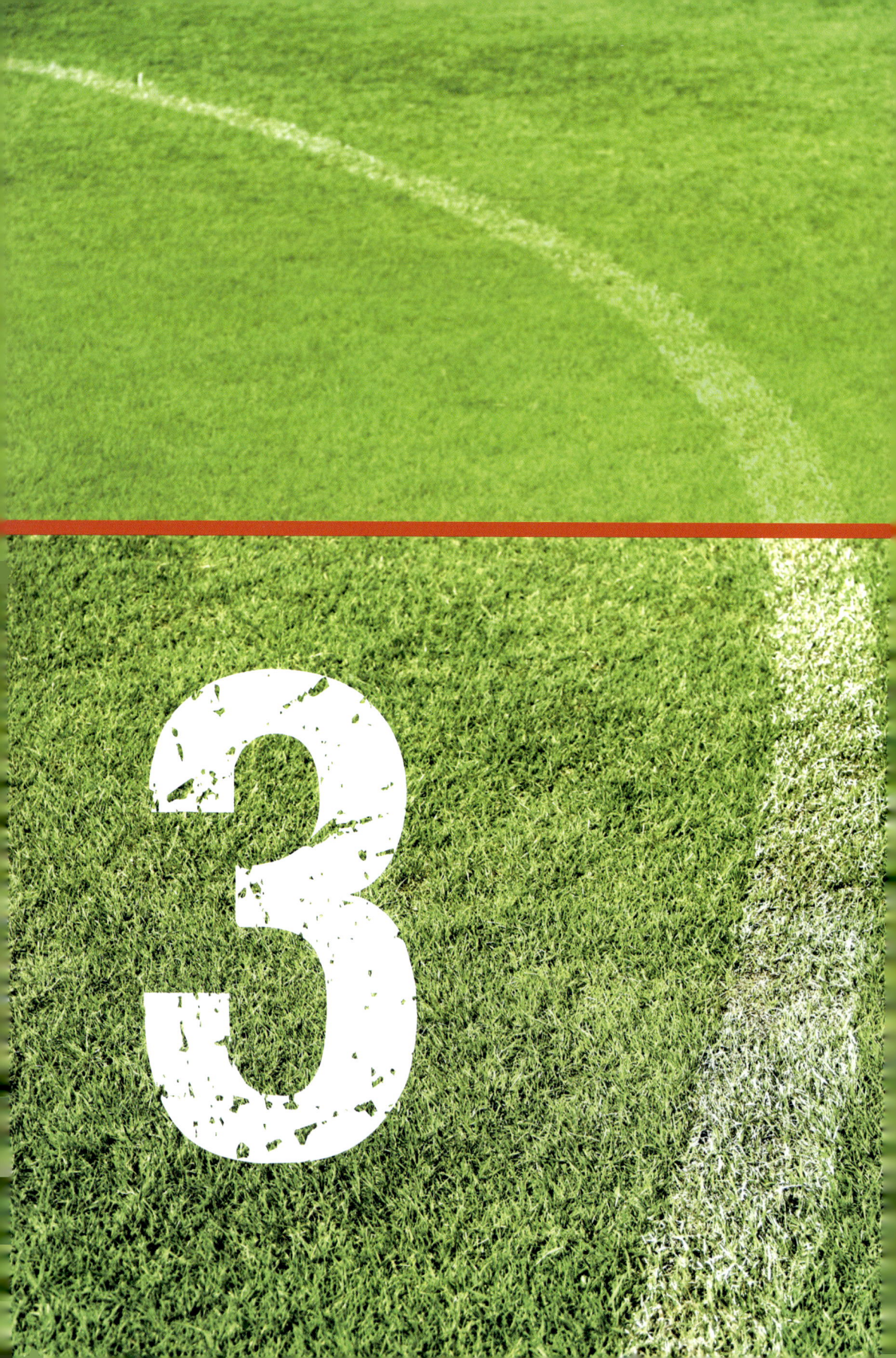

3 WAS VERSTEHEN WIR UNTER KOORDINATIVEN FÄHIGKEITEN UND VIELSEITIGKEIT IM FUSSBALL?

Was die Komponenten der koordinativen Fähigkeiten sind, ist hinlänglich geklärt und soll an dieser Stelle lediglich kurz und im Kontext ihrer fußballspezifischen Bedeutung skizziert werden (vgl. vertiefend insbesondere Weineck, Memmert & Uhing, 2012, S. 17-29):

- Die **räumliche und zeitliche Orientierungsfähigkeit**: Standortbestimmung der Spieler im Raum und das schnelle Lesen ablaufender und anstehender Spielsituationen (z. B. von Spielzügen).

- Das Gefühl der Bewegungsdifferenzierung **(Differenzierungsfähigkeit)**: Fein abgestimmte und dosierte („getimte") Bewegungen und Teilkörperbewegungen, um zum Beispiel bei einem Zweikampf im Spiel die Arme situativ so einzusetzen, dass man zeitgleich zum Mitspieler/Gegenspieler und zum Ball blicken kann und die Kontrolle zum Passen, Dribbeln oder Schießen erlangt und behält. Dieses tritt zumeist in Verbindung mit der Orientierungsfähigkeit im Fußball auf.

- Das dynamische Gleichgewichtsgefühl **(Gleichgewichtsfähigkeit)**: Schnell abbremsen können, drehen und wenden können, ohne die Balance zu verlieren, ist eine Voraussetzung für schnelles Handeln, besonders in Spielsituationen.
Auch Springen, Fausten, Köpfen, Einwerfen etc. erfordern für Anfänger, aber auch für Fortgeschrittene, ein gut entwickeltes dynamisches Gleichgewichtsgefühl. In Verbindung mit einem Techniktraining erzielt man überdies größere Fortschritte im koordinativ-technischen Perfektionierungsprozess. Im Nachwuchs- und Hochleistungsfußball wird die Gleichgewichtsschulung spezifisch mithilfe von spielbezogenen Übungsformen und akzentuiertem propriorezeptiven Training geschult (vgl. dto., S. 22 und S. 193f.).

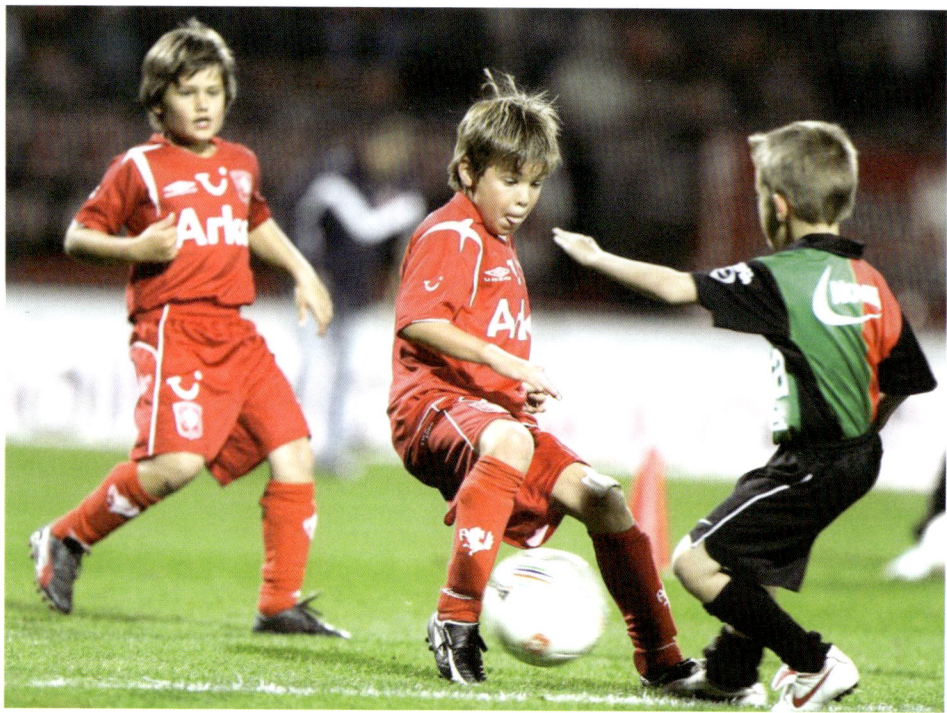

Foto 9: Dynamisches Gleichgewichtsgefühl, in Balance bleiben und Körperkontakt vermeiden.

- Das motorische (akustische, taktile und optische) Reaktionsvermögen **(Reaktions-fähigkeit)**: Mit einer zweckmäßigen motorischen Aktion schnell auf ein Signal (z. B. eine Situation) reagieren zu können, ist im Fußball von herausragender Bedeutung. Die Reaktionsfähigkeit stellt überdies eine Teilkomponente der konditionellen Eigenschaft **Schnelligkeit** dar.

- Das Rhythmus- und Tempogefühl bei komplexen Bewegungsstrukturen **(Umstellungs- und Rhythmisierungsfähigkeit)**: Während eines Handlungsvollzugs das Bewegungsprogramm anzupassen (z. B. verlangsamen oder beschleunigen) oder gar vollkommen anders fortzusetzen (z. B. Wechseln des Spielfußes), ist im Fußball von großer Bedeutung. Das ständige Anpassen an den Gegner und an dessen Spielweise (Wechsel des Spielsystems, Pressingarten etc.), die äußeren Umstände (Boden- und Klimaverhältnisse etc.) und das Umstellen der eigenen Verhaltensweisen bei unterschiedlichen Spiel- und Tabellenständen sind wichtige Bestandteile des Wettspiels Fußball und machen ein entsprechendes Üben und Trainieren erforderlich. In diesem Schulungsprozess sind insbesondere individuelle Dispositionen der Spieler zu berücksichtigen: Bin ich ein gefühlvoller (Pass-)Spieler, der gerne mit dem

Ball-/Bewegungstempo spielt oder eher ein wendiger und schneller Spieler, der sehr häufig mit und ohne Ball Richtungsänderungen auf dem Spielfeld vornimmt?

- Das motorische Kopplungsvermögen **(Kopplungsfähigkeit)**: Techniken im Fußball sind als Ganzkörpertechniken zu verstehen. Die Fähigkeit, Teilkörperbewegungen in eine wirksame Bewegungsabfolge beim zielorientierten Kopfstoß zu überführen, setzt einen frühzeitigen, intensiven und langjährigen Übungs- und Trainingsprozess voraus (z. B. mithilfe von Coerver-Coaching®).

Aber was die Komponenten der koordinativen Fähigkeiten im Ausbildungsprozess eines Fußballspielers bewirken können und von welchen Faktoren sie beeinflusst werden, stellt für die Übungs- und Trainingspraxis im Fußball eine zentrale Fragestellung dar.

Die koordinativen Fähigkeiten

- stellen die Grundlage einer wirksamen sensomotorischen Lernfähigkeit dar;
- bestimmen die Höhe des Ausnutzungsgrades der konditionellen Fähigkeiten;
- befördern die Möglichkeit des Neu- und Umlernens auch noch in späteren Jahren;
- ermöglichen die Aneignung von sporttechnischen Fertigkeiten aus anderen Sportarten und
- stellen die aktive Verletzungsprophylaxe von höchster Wertigkeit dar.

Sie setzen den Spieler dazu in die Lage, Vorhersehbares und Unvorhersehbares im Fußball sicher zu beherrschen (vgl. Weineck, Memmert & Uhing, 2012, S. 17). Koordinative Fähigkeiten greifen insbesondere mit physischen Leistungsfaktoren, analysatorischen Fähigkeiten und bereits erworbenen *Bewegungsfertigkeiten* und *Techniken (Bewegungsschatz)* und *Bewegungserfahrungen* bei der Realisierung der Bewegung ineinander. Damit stellen sie eine Art *Vehikel* für die *progressive Optimierung* der dargestellten Komponenten der Leistungsfähigkeit eines Fußballspielers in einem langfristigen Trainingsaufbau (Basis-, Grundlagen-, Aufbau-, Anschluss- und Hochleistungstraining) dar, um zum Beispiel das Folgende wirksam und verletzungsfrei im Spielgeschehen anwenden zu können:

- Schnell reagieren und agieren.
- Den Wettkampfverlauf lesen/sehen können.
- Frühzeitig aktiv werden, um eine Gefahrensituation für das Tor zu stoppen.
- Schnell hinfallen/rollen und wieder aufstehen können.
- „In der Luft Chef sein" und sich selbst unter Kontrolle haben.

Das bedeutet:

- Sprungkraft und Gleichgewichts- und Orientierungsfähigkeit besitzen;
- in allen Situationen aktionsschnell und gewandt sein und schnell und präzise handeln können.

> Die Leistungskomponente **Koordination** (und **Beweglichkeit**) ist für die gewünschte Ausbildungs- und Spielphilosophie von herausragender Bedeutung. Sie fungiert gewissermaßen als eine Art Bindeglied zwischen den sportmotorischen Hauptbeanspruchungsformen Schnelligkeit, Kraft und Ausdauer und den technischen und taktischen Fähigkeiten und Fertigkeiten mit und ohne Ball. Eine präzise und schnelle Steuerung der eigenen Bewegung, gepaart mit einer möglichst störungsfreien Anwendung aller Freiheitsgrade des Bewegungsapparats, wird womöglich als die Voraussetzung für die Umsetzung der eigenen Spielidee angesehen werden können.

Wie insbesondere Weineck, Memmert und Uhing (2012) in ihrer jüngsten, auf sportwissenschaftlichen Grundlagen beruhenden Publikation zum optimalen Koordinationstraining im Fußball in Theorie und Praxis eindrucksvoll zeigen konnten, beruht das Koordinationstraining auf dem Prinzip der Variation und erfordert vom Trainer und Lehrer im Übungs- und Trainingsprozess

- ein Anbieten komplexer Bewegungssituationen;
- ein Hineinversetzen in das Bewegungsgefühl des Spielers und dessen qualitative Erweiterung und Vervollständigung und
- das Aufgreifen besonderer Bedürfnisse des Fußballspielers (Körperbewusstsein, eigene Ideenfindungen, Bewegungsvorstellung, Vielseitigkeit vs. Spezialisierung etc.).

Das Rollenverhalten des Trainers und Lehrers orientiert sich an der Komplexität des Gegenstandes: vielseitig, enthusiastisch, glaubwürdig und zielstrebig, immer offen für neue Entwicklungen und Fragestellungen, die häufig über das „reine Fußballspielen" hinausgehen. Hieraus entwickelt sich eine Art „Freiheit" im Denken trotz zielstrebiger individueller und gemeinschaftlicher Trainings- und Übungsarbeit und ein vielseitiges und variables Training der unterschiedlichen Leistungsfaktoren. Insbesondere das *Prinzip der Vielseitigkeit* im Trainingsprozess der Nachwuchsfußballspieler stellt nach Einschätzung der Autoren einen Stimulus für einen hohen Lerntransfer dar.

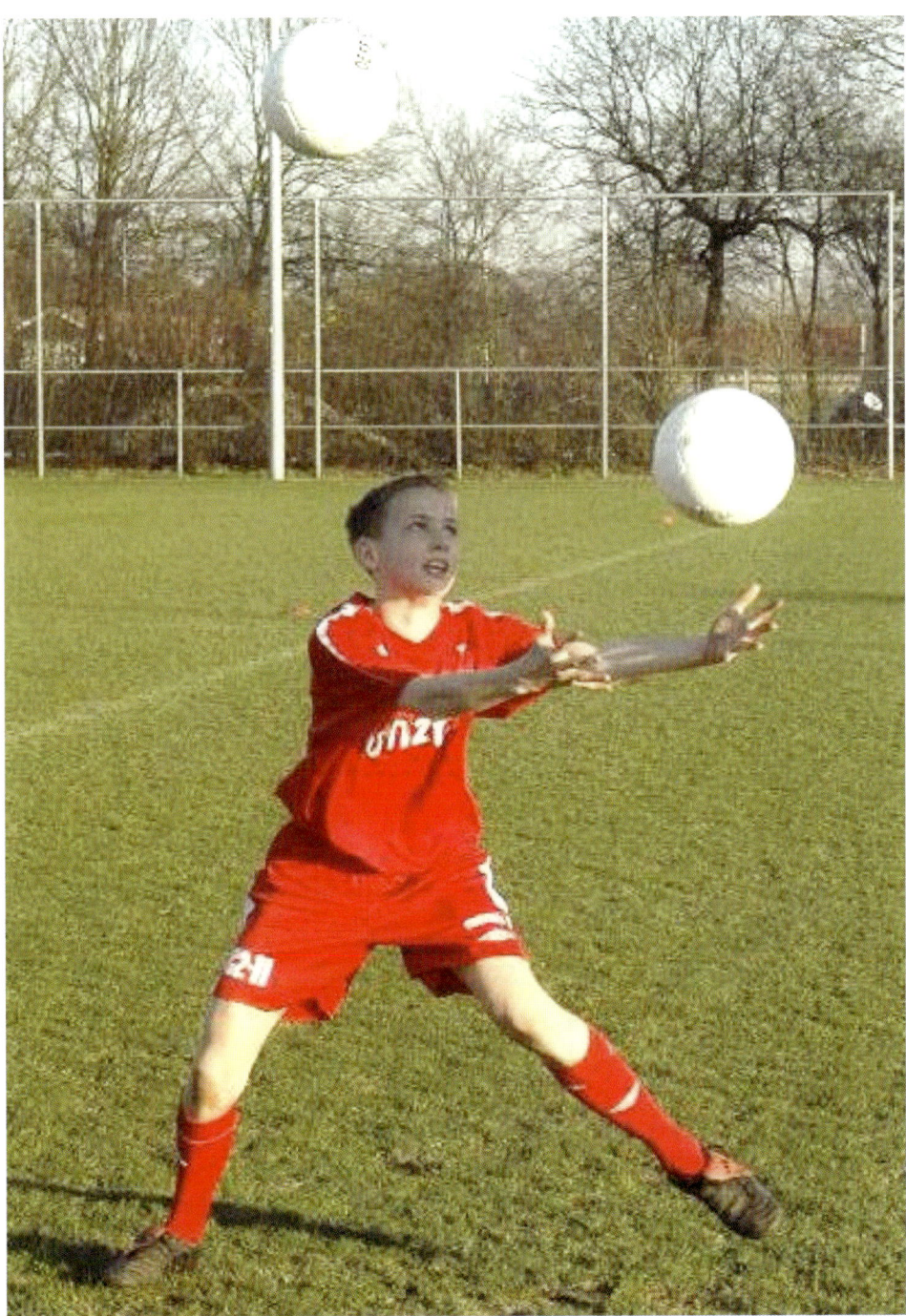

Foto 10: Schnell neue sportliche Fertigkeiten lernen. Erweiterung der Trainingsinhalte durch Koordinationstraining.

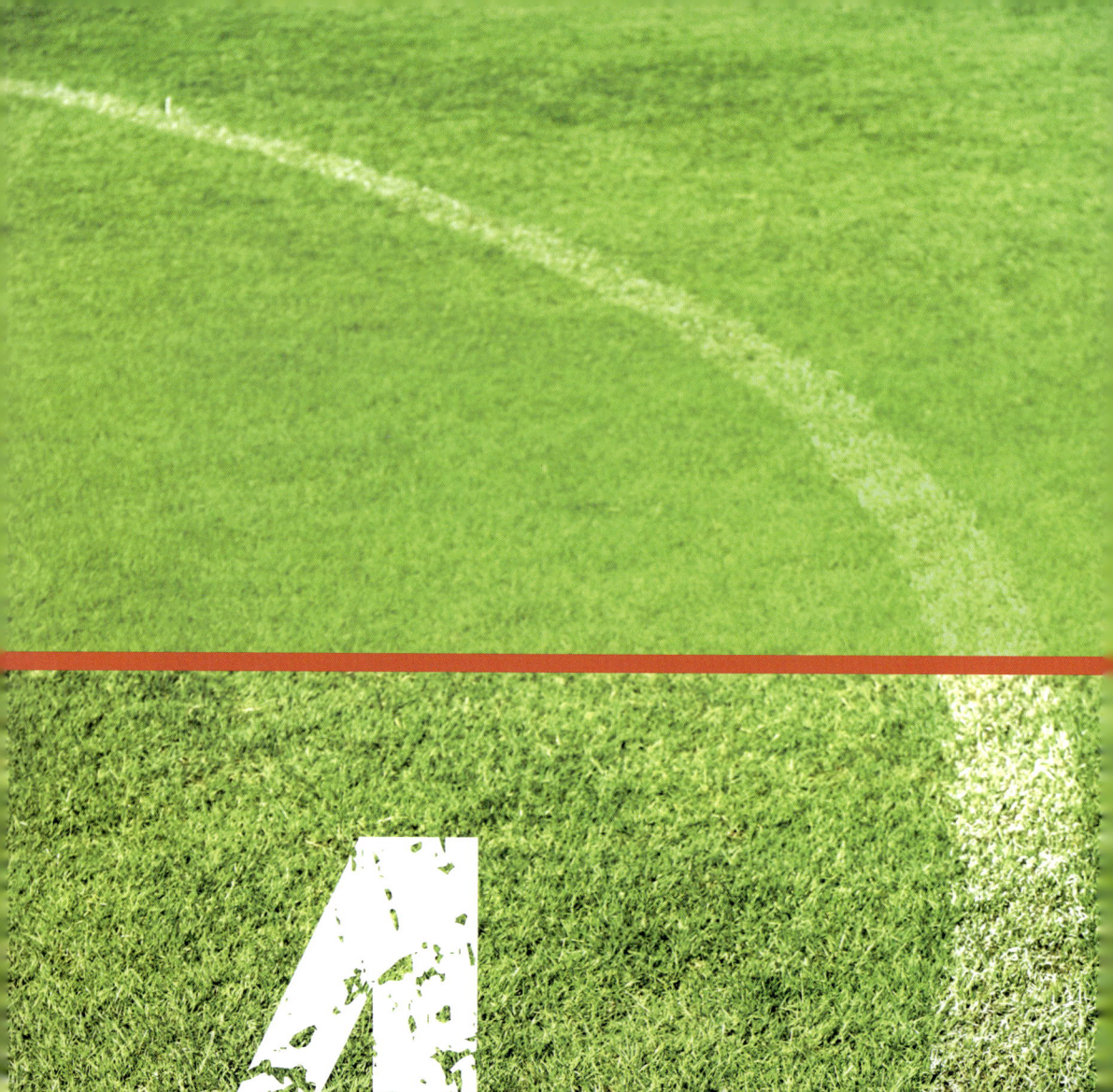

4 WELCHE FAKTOREN BEEINFLUSSEN DIE KOORDINATIVEN FUSSBALLFÄHIGKEITEN?

„Koordinativ-technische Fähigkeiten unter höchstem Zeit-, Präzisions- und Variabilitätsdruck können als die wichtigsten Komponenten im modernen Fußball angesehen werden."

(Weineck, Memmert & Uhing, 2012, S. 7)

Wie bereits in Kap. 3 angeführt, werden die koordinativen Fähigkeiten durch Steuerungs- und Regelungsprozesse im sportlichen Handlungsablauf durch die analysatorischen Fähigkeiten des Fußballspielers, den Bewegungschatz und die -erfahrung und die physischen Leistungsfaktoren beeinflusst.

Insbesondere die physischen Leistungsfaktoren beeinflussen das Niveau der koordinativen Fähigkeiten im Fußball. Der Leistungsfaktor *Schnelligkeit* ist im heutigen modernen Wettkampf und Fußballtraining von herausragender Bedeutung (vgl. Kap. 17). Dieser wird durch Teilfähigkeiten bestimmt, die im langfristigen Trainingsprozess eines Fußballspielers eine optimale Ausprägung durch Training erfahren sollen (vgl. Tab. 1).

Tab. 1: Teilfähigkeiten der Schnelligkeit eines Fußballspielers (in Anlehnung an Weineck, 2004, S. 378).

Die Schnelligkeit eines Fußballspielers wird bestimmt durch:	**Handlungsschnelligkeit** z. B. bei einem 3 gegen 3 im kleinen Raum.	So schnell wie möglich und wirksam zusammenspielen (technisch-taktische und konditionelle Voraussetzungen).
	Aktionsschnelligkeit mit dem Ball (Coerver-Coaching®).	Mit einer höchstmöglichen Schnelligkeit Aktionen mit dem Ball durchführen.
	Bewegungsschnelligkeit ohne Ball, beschleunigen und abbremsen.	So schnell wie möglich zyklische und azyklische Aktionen ohne Ball ausführen (sprinten, abbremsen, wenden, umkehren).
	Reaktionsschnelligkeit (z. B. Reaktionsspiele mit Partner).	Schnell auf überraschende Aktionen reagieren (Ball, Gegen- und Mitspieler).
	Entscheidungsschnelligkeit (z. B. durch viele große und kleine Positionsspiele und spezielle Spielsituationen).	In einer möglichst kurzen Zeit die adäquate Entscheidung aus einer Vielzahl von Möglichkeiten treffen.
	Antizipationsschnelligkeit (z. B. durch eine verbesserte Spielkenntnis im Sinne der Ausübung und Reflexion einer Vielfalt von Spielsituationen).	Schnelle Vorwegnahme der Spielentwicklung.
	Wahrnehmungsschnelligkeit (z. B. durch ein Training bekannter und unbekannter Spielsituationen).	Mithilfe auditiver und visueller Informationen die aktuelle Spielsituation schnell einschätzen lernen.

So ist ein „Schnell-sprinten-Können" nicht nur eine Frage der Aneinanderreihung der physischen Leistungsfaktoren. Nein, der Fußballspieler sollte Kraft, Ausdauer und die Mentalität (im Sinne einer intrinsischen Motivation) besitzen, um z. B. ein entsprechendes Sprintprogramm im Training überhaupt „aushalten" zu können. Ferner benötigt er Rhythmus- und Tempogefühl, um die Schrittlänge vergrößern oder verkleinern zu können. Manchmal muss dieser Vorgang im Wettspiel auch mit einem niedrigen Körperschwerpunkt durchgeführt werden, da der Spieler in jedem Augenblick einen regelgerechten Stoß (Schulter an Schulter) erwarten kann (vgl. Kap. 16.3). Daher soll der Fußballspieler ein Sprintduell sowohl im muskulär entspannten, aber auch im angespannten Zustand durchführen können. Das stellt zeitgleich das motorische Kopplungsvermögen des Spielers auf den Prüfstand. Es wird erneut deutlich, dass man es im Fußballspiel mit einem hohen Komplexitätsgrad zu tun hat.

„Ich habe defensiv mit dem Kopf schon eine gewisse Qualität, nur offensiv muss ich halt das Tor treffen. Doch das ist nicht so einfach. Ich frage mich manchmal, wie die Jungs noch zielen, wenn es im gegnerischen Strafraum so eng zugeht . . ."

(Nuri Şahin, Borussia Dortmund und türkischer Nationalspieler)

im *kicker* vom 09.03.2015, 22, S. 19)

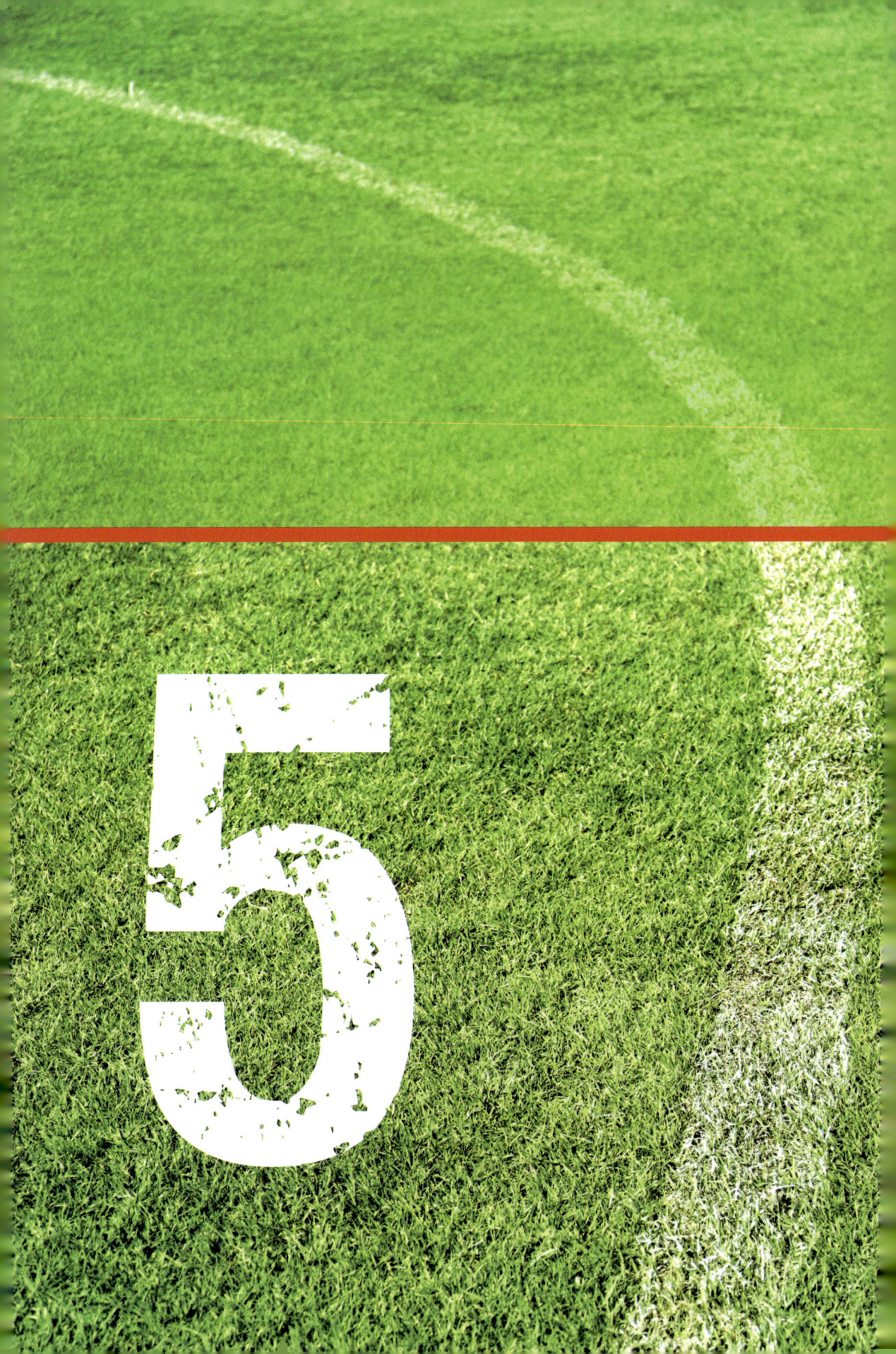

5 TALENTBEGLEITUNG ALS AUFTRAG UND ZIEL DER NACHWUCHSLEISTUNGS- ENTWICKLUNG IM FUSSBALL

> „Nach vorherrschender Auffassung bilden die koordinativen Fähigkeiten die Grundlage für die motorische Lernfähigkeit, die sportliche Begabung oder das sportbezogene Talent."
>
> (Roth, 2005, S. 327)

Die Erläuterungen in den Kap. 2, 3 und 4 machen deutlich, dass ein vielseitig ausgerichtetes Training der koordinativen Fähigkeiten und der Faktoren, die die koordinativen Fähigkeiten beeinflussen, von zentraler Bedeutung für eine individuelle und optimale Leistungsausprägung im Fußball ist. Die Talentbegleitung soll nach Einschätzung der Autoren den Grundsätzen der Zielgerichtetheit, Systematik, Kontinuität, Vertiefung und Progression folgen.[8] Nach dem heutigen Stand sportwissenschaftlicher Forschung wird auf der Schulungsebene die Optimierung der koordinativen Fähigkeiten durch „Ballschulen", d. h. das spielerische Vorgehen in Verbindung mit einem differenziellen Lernansatz, favorisiert (vgl. Schöllhorn et al., 2006; Roth & Kröger, 2011; König, Memmert & Moosmann, 2012; Weineck, Memmert & Uhing, 2012; Roth et al., 2013; Roth et al., 2014; Roth, Roth, C. & Hegar, 2014; Schöllhorn, Hegen & Eckhoff, 2014). Dies kann zusammengefasst für die *Basisausbildung* im Fußball unter Einbezug *pädagogischer Perspektiven* und *methodischer Hinweise* wie folgt in Tab. 2 dargestellt werden:

---

8   Vgl. weiterführend Höhner, 2012, S. 270-271.

Tab. 2: Basisausbildung im Fußball im Sinne sportspielübergreifenden Lernens mit dem Ball[9].

In der **Basisausbildung** sollen die Junioren im Fußball über sportspielübergreifende technische, koordinative und taktische Kompetenzen/Bausteine verfügen. Den Junioren soll eine gemeinsame, aktive und erfolgreiche Beteiligung an den unterschiedlichen Spielen ermöglicht werden. Daher steht die *Förderung der Spielintelligenz* und die *spielerische Kreativität* im Zentrum des Fußballtrainings.
Es bietet sich das spielerisch-implizite Lernmodell an.

Aufgabenstellungen im Training: Das Ziel der nachfolgenden drei Zugänge ist die differenzierte und isolierte Schulung grundlegender basistaktischer, koordinativer und sensomotorischer Inhalte.

Schulung sportspielübergreifender „offensiver" und „defensiver" Taktikbausteine[10]	*Zielbezug:* Ins Ziel treffen und den Ball zum Ziel bringen (z. B. Inselspiel, Nummernball). *Partnerbezug:* Vorteil herausspielen und Zusammenspiel fördern (z. B. Mattenball, Wandball). *Gegnerbezug:* Lücke erkennen und Gegnerbehinderung umgehen (z. B. Hand-Fuß-Ballspiel). *Umgebungsbezug:* Anbieten und Orientieren (z. B. Kontaktball und Zonenball). *Die Defensivbausteine* ergeben sich aus dem Umkehrschluss der offensiven Sicht (z. B.: In das Ziel treffen verhindern oder Lücke schließen).
Verbesserung der allgemeinen Ballkoordination	Die *motorischen Fertigkeiten* sollen hierdurch schnell und präzise erlernt, zielgerichtet und präzise kontrolliert sowie vielfältig und situationsangemessen variiert werden können. Das Üben der *informationell-motorischen Anforderungsbausteine (Inhalte)* soll der Grundformel „Einfache Ballfertigkeiten plus Vielfalt plus Druckbedingungen" folgen.
Verbesserung grundlegender Ballfertigkeiten	Das Herausbilden *allgemeiner Fertigkeitsbausteine* soll im Zentrum des Trainings stehen: Winkel/Spielrichtung steuern, Krafteinsatz steuern, Spielpunkt des Balls bestimmen, Laufwege und -tempo zum Ball festlegen, sich verfügbar machen, (Zu-)Spielrichtung und -weite vorwegnehmen, Abwehrposition vorwegnehmen.

Methoden:
Selbstständiges Erarbeiten des Findens der jeweils richtigen Lösung und der Fähigkeiten, viele Lösungen zu produzieren. *Erarbeiten* kommunikativer Regeln im Kontext sozialer Beziehungen (z. B. zuhören und ausreden lassen, Organisationsformen erfahren (Aufstellungsformen), Zeichen vereinbaren und erkennen lernen, gemeinsamer Auf- und Abbau von Geräten).

---

9   Das zugrundeliegende Konzept der Basisausbildung konnte te Poel 2006 als Federführender für die Sportspiele in alle Lehrpläne für das Fach Sport im Land Hessen integrieren und gemeinsam mit der Kommission festschreiben.

10   Das im modernen Fußball so wichtige Umschaltspiel (von der Defensive in die Offensive und umgekehrt) wird an dieser Stelle mitgedacht und nicht explizit ausgeführt.

Mit den zahlreichen Publikationen von insbesondere Neumaier und Mechling (1999), Raab (2000), Schöllhorn et al. (2006), Roth und Kröger (2011) und Weineck, Memmert und Uhing (2012) liegen derzeit theoretisch fundierte Modelle, Übungen und Trainingsformen zur Optimierung der Koordination mit Ball (ungerichtet, sportspielübergreifend und sportspielspezifisch) vor.

Die Autoren widmen sich daher in den nachfolgenden Kapiteln in erster Linie den *physischen Leistungsfaktoren* unter Einbezug des *Koordinationstrainings* in der Nachwuchsausbildung im Fußball.

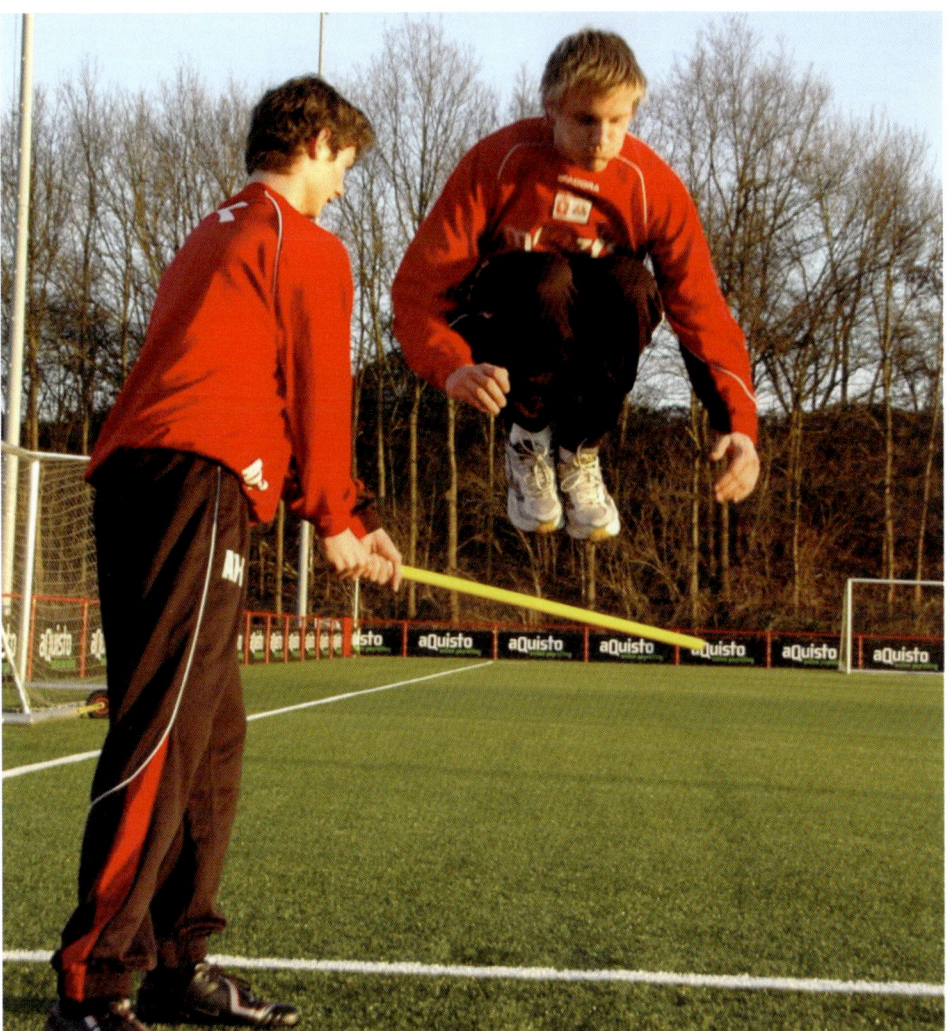

Foto 11: Hochspringen will gelernt sein!

Die *physischen Leistungsfaktoren* werden im leistungsorientierten Fußball zunehmend zumeist mithilfe eines Athletik- bzw. Konditionstrainers in das Fußballtraining integriert und/oder über zusätzliche Trainings- und Übungseinheiten leistungsfördernd, präventiv und rehabilitativ eingesetzt. Ein Kompendium für den Nachwuchsfußball liegt nach Kenntnis der Autoren bisher nicht vor. Diese Lücke soll dieses Buch schließen. Um Techniken und Taktiken in spielerischer Leichtigkeit zu unser aller Begeisterung und Wertschätzung ökonomisch und spielwirksam ausüben zu können, bedarf es eines stabilen und breiten Fundaments (vgl. Kap. 2, Abb. 3).

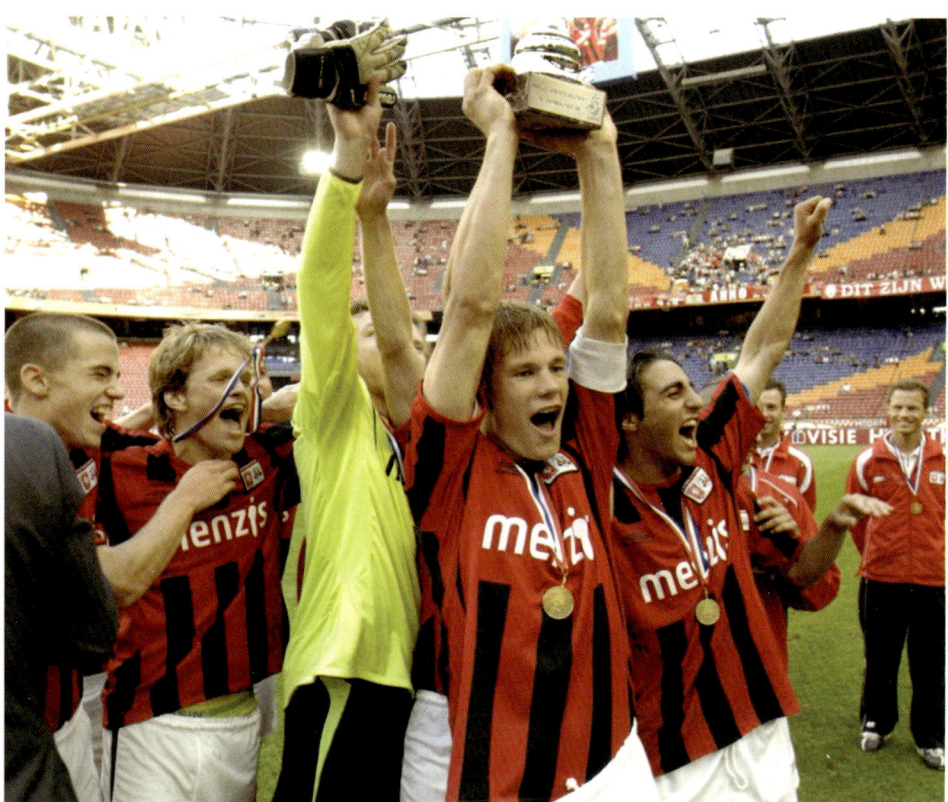

Foto 12: Momentaufnahme: Junior-Champions, aber zum Gipfel ist es noch weit!

Dieses Fundament baut auf frühen Lernerfahrungen über vielseitige Bewegungsanforderungen auf. Ungenügende koordinative Fähigkeiten sind nach Einschätzung der Autoren und der vorliegenden einschlägigen Fachliteratur nicht auf unzureichende Anlagen, sondern auf eine ausbleibende Förderung im frühen Lebensalter zurückzuführen. Können insbesondere die physischen Leistungsanforderungen im Schul- und Vereinssport aus den unterschiedlichsten Gründen heraus nicht mehr gestellt werden, kann vor allem die verantwortungsvolle und zielgerichtete Entwicklung mit Blickrichtung *Talentfindung und -förderung* und *Ausbildung zum Fußballprofi* zu einem Glücksspiel werden, Zufallstreffer unter ca. einer Viertelmilliarde weltweit fußballspielender Menschen eingeschlossen. Gründe genug, um dieses Buch auf dem Hintergrund eines langjährigen Erfahrungsschatzes und theoretischer Grundlagen dem interessierten Leser zur kritischen Reflexion vorzulegen.

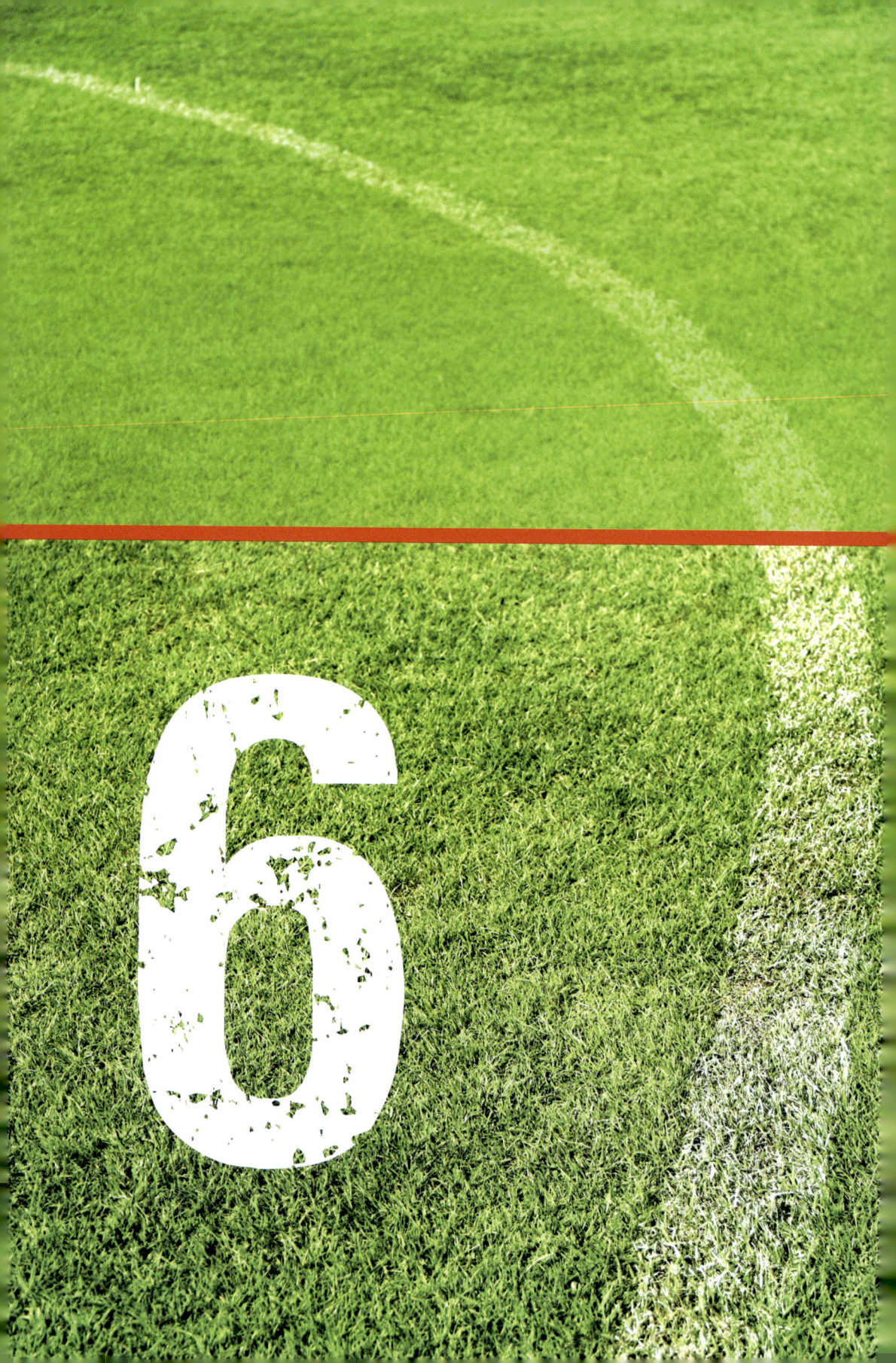

6 JUNIORENTRAINING: VIELSEITIG, ENTWICKLUNGSGEMÄSS UND VARIATIONSREICH!

„Von ganz großer Bedeutung für die Verbesserung der koordinativ-technischen Fähigkeiten im Fußball ist die Berücksichtigung des optimalen Aufmerksamkeitsfokus, des Phänomens der Seitigkeit, der Beinigkeit und Drehseitigkeit, die Reihenfolge der Ausführung mit schwacher und starker Extremität, des kontralateralen Transfers und der Vielseitigkeit."

(Weineck, Memmert & Uhing, 2012, S. 73)

Betrachtet man den individuellen Entwicklungsverlauf eines Fußballspielers, so stellt man fest, dass die optimale Trainierbarkeit der konditionellen Fähigkeiten (physischen Leistungsfaktoren) zeitlich nicht mit der der koordinativen Fähigkeiten zusammenfällt. Die schnelle Entwicklung der neuromuskulären und sensomotorischen Steuerung und Regelung führt dazu, dass die Schulung der koordinativen Fähigkeiten im Fußball nie zu früh erfolgen kann. Diese sollten bereits im Vorschulalter über das Anbahnen von Bewegungsfertigkeiten angesprochen und erworben werden. Das steigert nach Einschätzung der Autoren die Lerneffektivität deutlich und trägt zu einem ausreichend entwickelten Fundament bei (vgl. Kap. 2, Abb. 3; vgl. Roth, Roth, C. & Hegar, 2014). Weineck, Memmert und Uhing (2012, S. 41) weisen darüber hinaus darauf hin, dass „Bereits im Kindesalter" . . . „das Lernen perfekter Bewegungsabläufe möglich" ist.

Grundsätzlich sollten Trainer und Lehrer bei der Auswahl unserer Übungs- und Spielformen, der Zusammensetzung der Mannschaften und der Auswahl der Talente die folgenden Parameter beachten:

- biologisches Alter[11],
- relatives Trainingsalter,
- Geschlecht,
- Leistungsstand (Test- und Kontrollübungen),
- Leistungsbereitschaft,
- Interesse,
- unterdurchschnittliche und
- überdurchschnittliche Test- und Kontrollübungen.

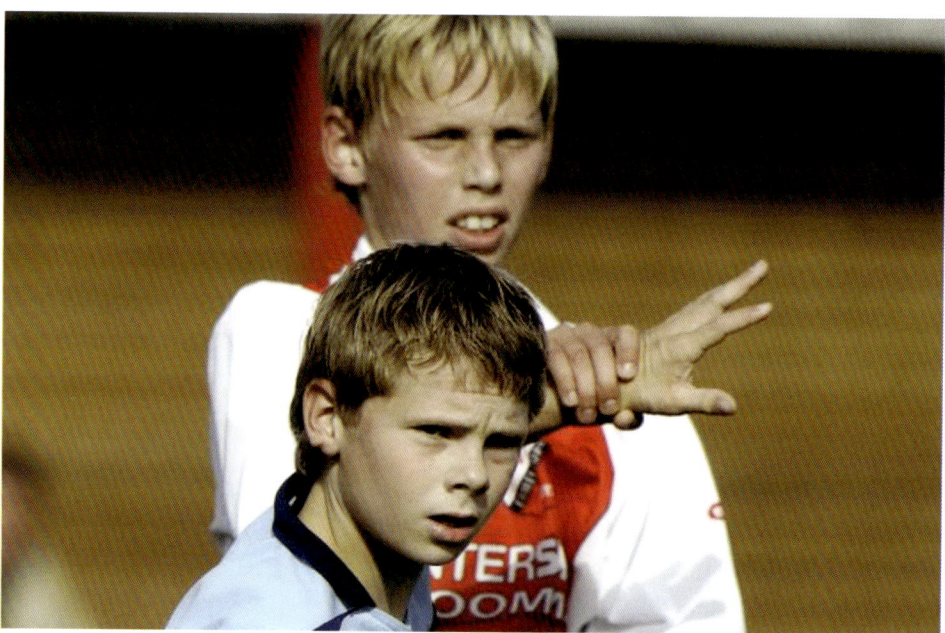

Foto 13: Achten Sie auf die biologische Akzeleration. Kleine Spieler sind nicht weniger begabt!

---

11   An dieser Stelle sei auf die empirische Untersuchungen von Lames et al. (2008) zum „Relative Age Effect" (RAE) verwiesen. Insbesondere bei der Talentsichtung und -auswahl im Fußball sollte man zukünftig verstärkt berücksichtigen, dass der minimale Entwicklungsvorsprung, den relativ ältere Spieler in z. B. einem Jahrgang haben, durch eine biologische Akzeleration verstärkt werden kann. Überdies wirken einhergehende sportliche Erfolge als eine Art psychischer Verstärker der Motivation. Zusätzliche Fördermaßnahmen unterstützen zum Teil diesen Prozess. Will man als Trainer und Lehrer hingegen der Zielstellung nachgehen, so wie die Autoren in diesem Buch, dass Nachwuchstraining im Erreichen der individuellen Höchstleistung im Höchstleistungsalter besteht, muss man den „Relative Age Effect" sehr genau analysieren, weil man davon ausgeht, dass die Begabung für eine Sportart nicht vom Geburtstermin abhängt.

Bezüglich der Belastungs- und Beanspruchungsnormative sollten folgende Entscheidungsgrößen berücksichtigt werden:

- Die *Reizintensität*: Wie schnell laufe ich?
- Die *Reizdauer*: Wie lange spiele ich?
- Der *Reizumfang*: Wie viele Kilometer laufe ich?
- Die *Reizdichte*: Wie stellt sich das Verhältnis von der Laufdistanz und der Anzahl der Läufe zur zeitlichen Dauer der Pausen dar?
- Die *Trainingsmethoden*: intensives bzw. extensives Intervalltraining, Dauermethode, Wiederholungsläufe etc.
- Der *Trainingsuntergrund*: Gras, Kunststoff, Asche, Hallenboden, Waldboden etc.
- Die *Laufstrecke*: bergauf, bergab, Treppen unterschiedlicher Länge und Höhe und in unterschiedlichen Abständen usw.
- Die benötigten *Trainingsmittel*?

Die Trainingsmethodik hilft uns Trainern und Lehrern in einem hohen Maße, die individuellen, gruppen- und teamspezifischen Zielstellungen in die Trainingspraxis umzusetzen. Hierbei spielt die Berücksichtigung der Variablen *Alter* und *Veranlagung* eine wichtige Rolle.

Bis zu ihrem sechsten Lebensjahr bewegen sich Kinder *spontan, ungebremst und formlos*. Ziel- und Planmäßigkeit und eine *Sportspielgerichtetheit* in der *Sportspielvermittlung* ist ihnen in dieser Phase zumeist fremd. Das Spielen ist daher ab dem sechsten Lebensjahr die wichtigste Ausdrucksform des Kindes und von fundamentaler Bedeutung und für die nachfolgende Entwicklung einer optimalen Spiel- und Sportleistung bis ins hohe Alter von großer Bedeutung. Die Sportspielvermittlung sollte daher auf das Ganze (und die Spielidee) in Verbindung mit den jeweiligen Spielregeln und Spielaufgaben ausgerichtet werden.

Spielformen in kleinen Spielfeldern (mit kurzen Passentfernungen und hohen Anzahlen an Ballkontakten), Staffelläufe und Bewegungsparcours mit und ohne Wettbewerbscharakter bilden die Inhalte dieser Ausbildungsphase. Da die Kindergruppen zumeist aus heterogenen und koedukativen Lerngruppen bestehen, Zeitknappheit vorherrscht und das Spiel für Jungen und Mädchen von unterschiedlicher Bedeutung ist, stellt die Begleitung der Kinder eine große fachliche und pädagogische Herausforderung für die Trainer und Lehrer dar: Dem einzelnen Kind soll in diesem Entwicklungsstadium ermöglicht werden, sich aktiv und kreativ in das Spiel einzubringen und zu einer zumindest ausgeglichenen „Erfolgs-Misserfolgs-Bilanz" zu gelangen. Diese Trainingsphase ist eminent wichtig, weil in dieser vielseitige Denkstrategien effizient geschult werden können (vgl. Memmert et al., 2013, S. 214).

Bei den Kindern sollte daher die Spielfreude an erster Stelle stehen, das Gewinnen (und damit Konkurrieren) und Leisten spielt nach Einschätzung der Autoren bis zum ca. 10. Lebensjahr kaum eine Rolle, ein entwicklungsgemäßes Wetteifern sehr wohl. Spielen und spielgerecht tätig zu sein, sind Basisaktivitäten auf einer unteren Niveaustufe (vgl. Roth, Roth, C. & Hegar, 2014).

Erst mit zunehmendem Alter und Entwicklungsstand der Kinder treten dann Komponenten wie etwa der Zeit-, Gegner- und Komplexitätsdruck hinzu, die dem Wettkampfcharakter des Ziel- und Torschussspiels Fußball entsprechen.

Auch in diesen Stadien der Entwicklung kommt dem Trainer und Lehrer eine Schlüsselstellung zu:

- Lernfortschritte, auch ganz kleine, für den Junioren sichtbar und „fühlbar" machen.
- Sich verständigen, gegenseitig akzeptieren und unterstützen lernen.
- Wettkampfformen sind nicht immer ein „Rasen gegen die Zeit" (vgl. Fotos 14 und 15).

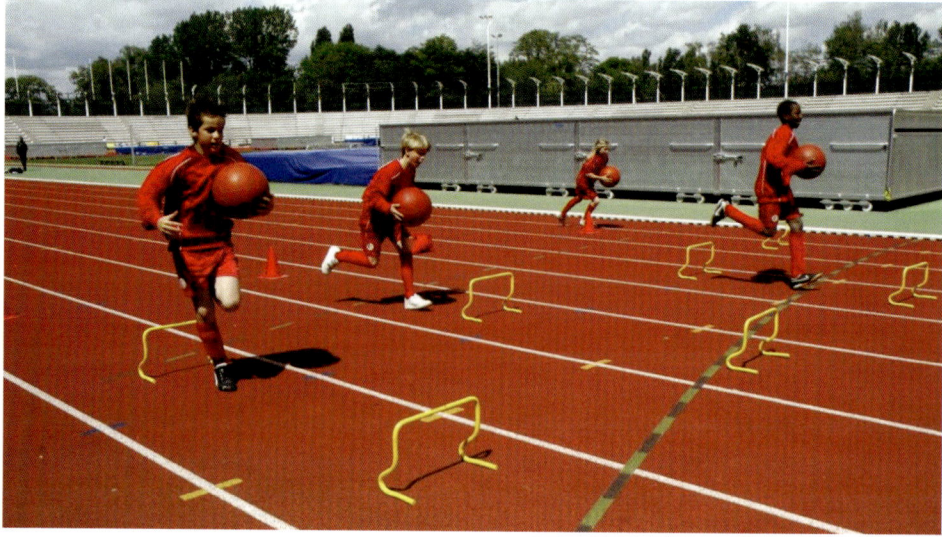

Foto14: Staffelläufe mit Hindernissen – Variation ist Trumpf.

Ablaufformen mit dem Schwerpunkt *Geschicklichkeit/Gewandtheit* sollten ebenfalls zum Repertoire eines abwechslungsreichen Juniorentrainings gehören, wobei auch einmal der Zufall im Übungsprozess zum Tragen kommen sollte: Es gewinnt nicht immer „der Beste".

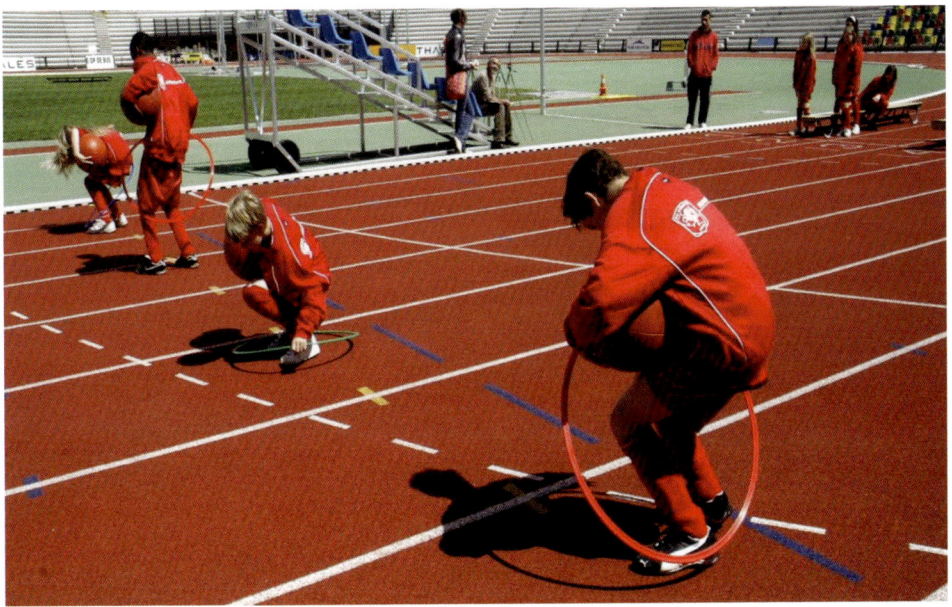

Foto 15: Staffeln mit Zusatzaufgaben. Mal über sich selbst lachen können!

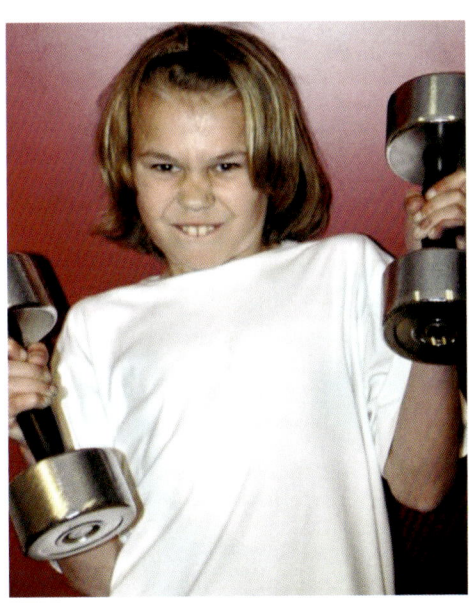

Foto 16: Vorsicht! Das Kind
ist kein Erwachsener im Taschenformat.

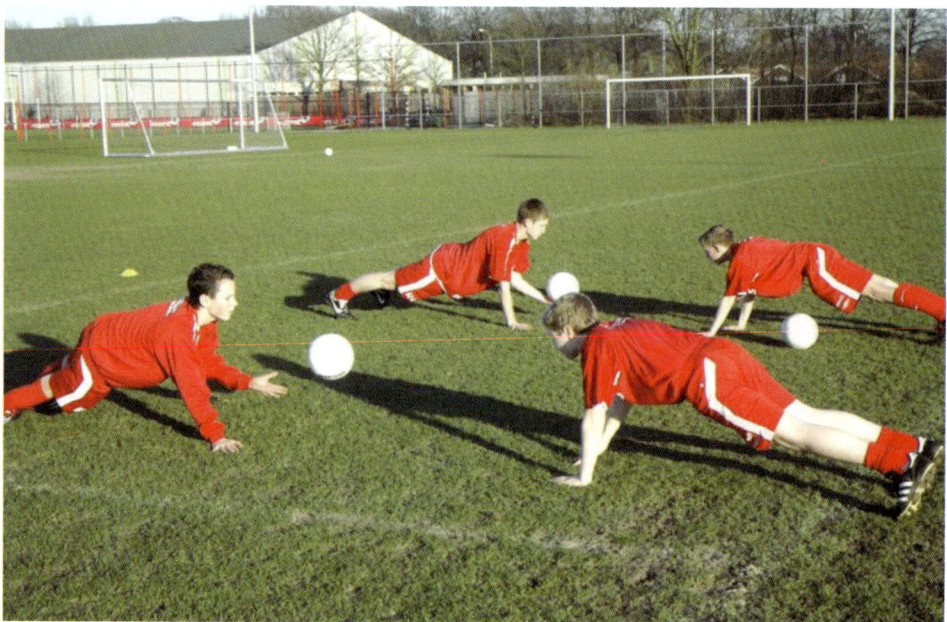

Foto 17: Für das Athletiktraining der Junioren gilt eine spielerische Annäherung: im Liegestütz den Ball zuwerfen und mit einer Hand fangen.

Es darf nicht unerwähnt bleiben, dass die Auswahl der Inhalte und das methodische Vorgehen im Trainingsprozess häufig von den Zielstellungen des Vereins, der Fußballschule, des Unternehmens und der Lehrpläne beeinflusst werden. Die Zielstellungen sollten widerspruchsfrei und deutlich formuliert werden und für alle am Ausbildungsprozess Beteiligten transparent und operationalisierbar sein. Da zum Beispiel in den deutschen Nachwuchsleistungszentren der Bundesligisten die Zielstellung vorliegt, dass das Erreichen der individuellen Höchstleistung im Höchstleistungsalter im Zentrum des langjährigen Ausbildungsprozesses steht, stellt der individuelle Entwicklungsstand der Kinder und Junioren immer den Ausgangspunkt didaktischer, methodischer und pädagogischer Entscheidungen des Trainers und Lehrers dar.

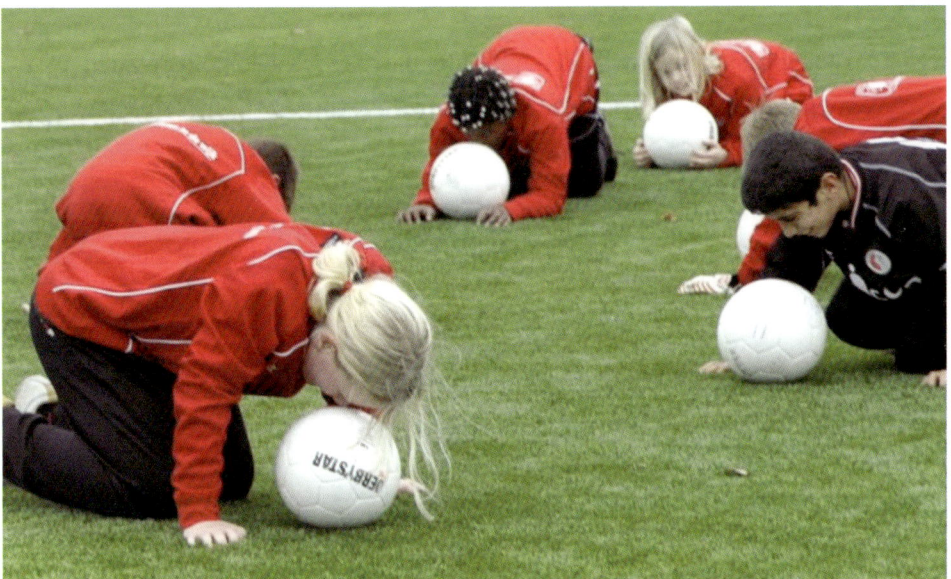

Foto 18: Der Trainer/Lehrer sorgt für den entwicklungsgemäßen Übungsstoff, wobei neben dem Üben auch die Freude am Tun eine Rolle spielen sollte.

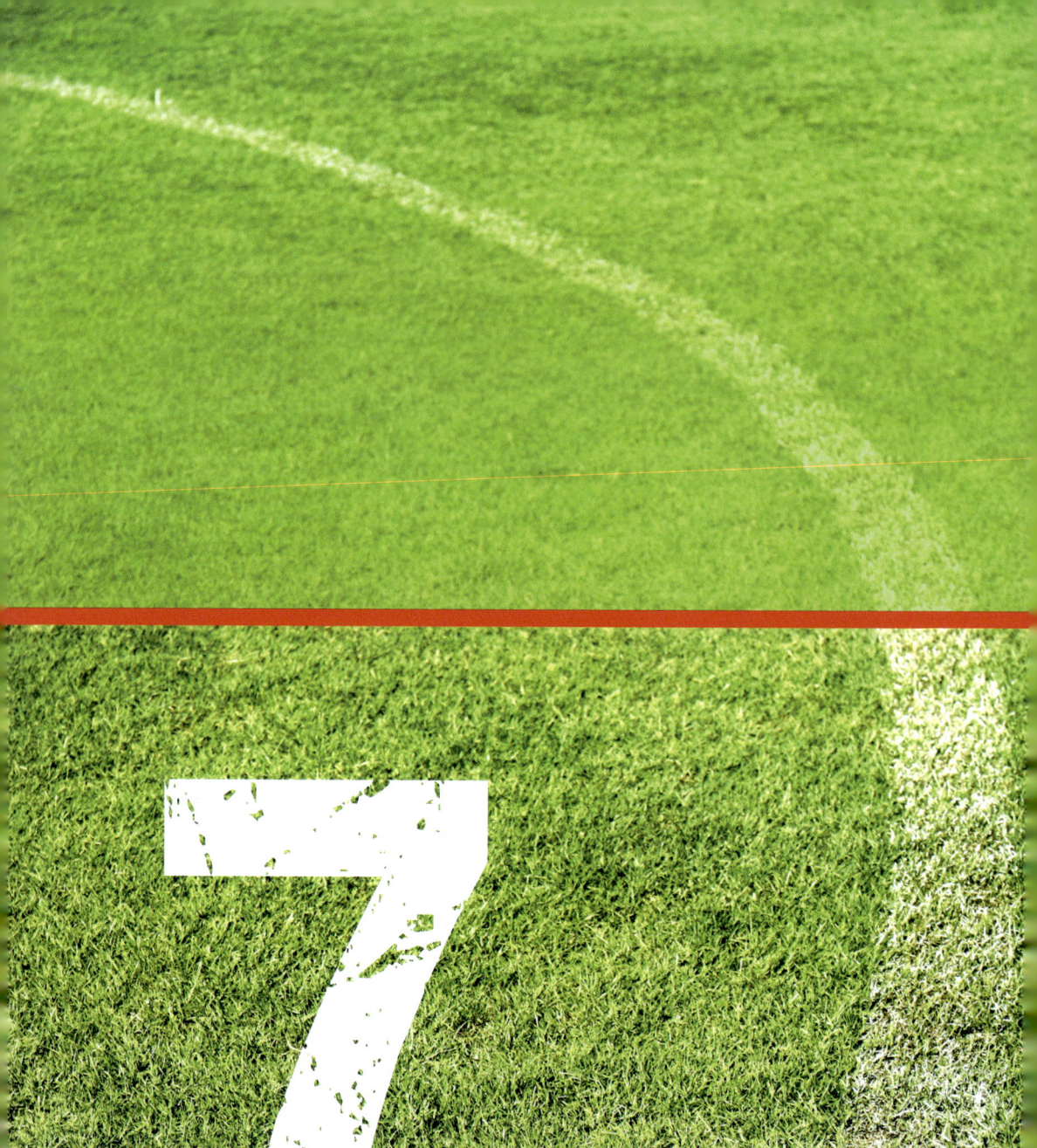

7 MUSS EINE FUSSBALLFITNESS NEBEN DEM FUSSBALL-SPIELTRAINING SEIN?

Fußballkondition vor Laufkondition und du spielst so, wie du trainierst!

(i. A. an G. Hiddink)

Es ist eine empirische Tatsache, dass die zahlreichen Junioren im Fußball, die in die Vereine, Schulen etc. strömen, zunehmend Defizite im Bereich der motorischen Hauptbeanspruchungsformen aufweisen (vgl. Naul et al., 2003, zu finnischen und deutschen Schülern).

In der jüngsten Studie von Greier und Riechelmann (2012) zu Ballspielverletzungen im österreichischen Schulsport konnte dokumentiert werden, dass Ballsportverletzungen im Sportunterricht eine erhöhte Prävalenz haben. Hinter den „Kleinen Ballspielen" und Basketball weist Fußball die meisten Verletzungen (hier schwerpunktmäßig mit Distorsionen) auf. Verletzungen der oberen Extremität dominieren bei Ballspielen im Schulsport allgemein das Verletzungsbild (dto., S. 168). Koordinative Schwächen sowie Überforderung und mangelnde technische Grundfertigkeiten werden von Greier und Riechelmann (dto.) als mögliche Unfallverursacher angenommen.

Folgt man den jüngsten empirischen Untersuchungsergebnissen von Schmitt (2013, S. 18-27), ist in der Spielsportart Fußball mit Gegnerkontakt überdies prinzipiell ein erhöhtes Verletzungsrisiko festzustellen:

„Etwa ein Drittel der Verletzungen ereignen sich ohne Gegnerkontakt. Verletzungen und Überlastungsschäden betreffen in mehr als 2/3 der Fälle die untere Extremität. Muskelverletzungen des Oberschenkels stehen im Vordergrund, gefolgt von Verletzungen der Knie- und Sprunggelenke. Überlastungsschäden treten gehäuft in der Leistenregion auf. Hier muss zwischen intra- und extraartikulären Ursachen differenziert werden. Als Spätfolge intensiver Belastungen mit Ausbildung eines femoroacetabulären Impingements kommen Coxarthrosen bei ehemaligen Fußballspielern gehäuft vor. Inwieweit an den Hüften operative Maßnahmen präventiv durchgeführt werden können, ist wissenschaftlich noch umstritten. An den Kniegelenken haben direkte Verletzungen je nach Beteiligung der Kniebinnenstrukturen einen entscheidenden Einfluss auf das Auftreten von Folgeschäden. Präventionsmaßnahmen scheinen die Verletzungshäufigkeit reduzieren zu können" (dto., S. 18).

Weitet man das Untersuchungsgut auf den professionellen Fußball bei den Männern aus und versucht, die erhöhte Spielanzahl mit möglichen Effekten auf die Leistung und Einsatzfähigkeit der Spieler in Verbindung zu bringen, lassen sich die Ergebnisse der jüngsten UEFA-Verletzungsstudie wie folgt zusammenfassen (Ekstrand, 2013, S. 5):

„Die durchschnittliche Verletzungshäufigkeit beim Spitzenfußball beträgt 3 bis 5 Verletzungen in 1.000 Trainingsstunden und 25 in 1.000 Spielstunden. Durchschnittlich kann eine Mannschaft mit 25 Spielern ca. 50 Verletzungen pro Saison erwarten. Die Verletzungsrate ist während dieser 11-Jahres-Periode nicht gestiegen. Sie variiert bei europäischen Ländern mit einem erhöhten Risiko an LCA-Verletzungen (Ligamentum cruciatum anterius), aber einem insgesamt geringeren Verletzungsrisiko in Ländern mit mediterranem Klima. Als häufigste Einzelverletzung tritt die Verletzung der ischiokruralen Muskulatur auf. Radiologische Begutachtungen durch MRT oder Ultraschalluntersuchung gehen mit Ruhephasen einher. 70 % aller ischiokruralen Muskulaturverletzungen, die beim Profifußball datiert werden, haben eine Einstufung in radiologischer Sichtweise von 0 oder 1. Dies bedeutet keine Faserrisse bei der Bildgebung, aber immer noch Ursache der meisten Abwesenheitstage. Fast alle männlichen Spitzenfußballer mit LCA-Verletzungen kehren zum Vollzeitfußball zurück, aber erst nach 6-7 Monaten. Stressfrakturen kommen unter Fußballern nicht häufig vor, sind allerdings langwierig im Heilungsprozess. Das Verletzungsrisiko ist auf Kunstrasen ähnlich hoch wie bei Spielen auf natürlichem Rasen. Eine erhöhte Spielanzahl führt zu negativen Auswirkungen auf Leistung und Einsatzfähigkeit bei Sportlern."

Als *präventive und therapeutische Maßnahmen* werden von vielen Sportmedizinern vor allem exzentrisches Krafttraining, integriertes koordinatives Training (mit propriozeptivem Schwerpunkt) und das Erlernen und Verbessern ballspieltechnischer Grundfertigkeiten empfohlen (vgl. u. a. Mandelbaum et al., 2005; McKeon et al., 2008; Greier & Riechelmann, 2012).

Kleinöder (2009) und Behringer, vom Heede und Mester (2009) weisen darauf hin, dass ein Krafttraining im Nachwuchsleistungssport (und speziell in den Spielsportarten) verstärkt aktuellen wissenschaftlichen Trainingskonzeptionen (vom Kindes- bis zum Hochleistungsalter) folgen soll. Sie gehen weit über ein gängiges Stabilisationstraining hinaus und stellen eine gezielte und frühzeitige Vorbereitung von aktivem und passivem Bewegungsapparat an intensive Belastungen in der Pubertät und im Erwachsenenalter auf eine empirische Basis.[12]

Souid (2011) konnte im Rahmen einer Dissertation zu präventiven Maßnahmen im Elitefußball belegen, dass die Verletzungsanfälligkeit des Kniegelenks insbesondere mit den Kraftfähigkeiten der unteren Extremitäten zusammenhängt. Er rät daher eindringlich zu einem entwicklungsgemäßen Athletiktraining im Bereich Kraft bis zum 18. Lebensjahr.

Diesbezüglich kann folgende Periodisierung in Anlehnung an die Veränderungen der Belastungsnormativa (mit einer einhergehenden hohen Streubreite bei den nachfolgenden Angaben) für das Krafttraining angezeigt werden:

---

12   Weiterführende Informationen findet der interessierte Leser auf der Homepage des „Deutschen Forschungszentrums für Leistungssport Köln" (momentum).

Tab. 3: Periodisierung des Krafttrainings (ohne Sportartspezifik) (in Anlehnung an Wirth et al., 2012, S. 33).

Periodisierung des Krafttrainings				
Trainings-zyklus	Allgemeine Vorbereitung	Spezielle Vorbereitung	Vorwettkampf-phase	Wettkampfphase
Trainings-ziel	Hypertrophie Belastungs toleranz	Maximalkraft Schnellkraft	Maximalkraft Schnellkraft	Maximale Ausprägung bzw. Erhalt der Leistungsfähigkeit
Intensität	Niedrig ⟶ Hoch			
Umfang	Hoch ⟶ Niedrig			
Wieder-holungen	6-20	4-6	2-4	1-3
Serien	3-6	3-6	2-4	2-4
Trainings-einheiten/ Tag	1-3	1-3	1-2	1
Tage/ Woche	3-6	3-4	2-4	1-3
B-E-R*	3 zu 1/ 2 zu 1	3 zu 1/ 2 zu 1	3 zu 1/ 2 zu 1	–

* B-E-R bedeutet hier Belastungs-Entlastungs-Rhythmus.

Man kann auf diesem Hintergrund demnach mit Fug und Recht ein zeitgemäßes Nachwuchstraining fordern, das sich als ein vielseitiges und variantenreiches Training insbesondere bei den physischen Leistungsfaktoren zukünftig verstärkt in Vereinen und Schulen darstellt. Dass die international renommierte *AJAX-Ausbildungsschule zur Ausbildung von Nachwuchsspielern für den Höchstleistungswettkampf* seit einiger Zeit Judo[13] auf dem Trainingsplan hat und seit Neuestem eine großzügige *Athletic Skills Outdoor-Trainingsanlage*[14], macht deutlich, dass eine ambitionierte Fußballausbildung (und Schulsportausbildung) eine vielseitige athletische Fußballfitness beinhalten sollte.

---

13   Vgl. Fekdbusch, te Poel & Herborn (2015).

14   Vgl. bei YouTube® unter Athletic Skills Tour.

Betrachtet man zusätzlich die Entwicklungen der (ansteigenden) Laufintensitäten und -umfänge im professionellen Fußball (vgl. u. a. Siegle et al., 2012) und des konditionellen Niveaus jugendlicher Fußballspieler (Meyer et al., 2005), wird die herausragende Bedeutung einer den Ausbildungsprozess (und besonders darüber hinausgehend) permanent begleitenden Fußballfitness im Nachwuchsbereich[15] plausibel:

„Es ist zu erkennen, dass bei jugendlichen Fußballspielern zwischen 14 und 18 Jahren die Veränderungen leistungsphysiologisch relevanter Parameter in erster Linie auf das körperliche Wachstum zurückzuführen sind. Spätestens ab dem 16. Lebensjahr sind daher auch spezifische konditionelle Reize insbesondere im Schnelligkeits- und Kraftbereich notwendig, um eine weitere Entwicklung der physischen Basis fußballspezifischer Fertigkeiten zu gewährleisten" (Meyer et al., 2005, S. 20).

Darüber hinaus stellen Hottenrott und Neumann (2010, S. 13-19) besonders die Bedeutung von Be- und Entlastung durch zunehmende Trainingsbelastungen im modernen Hochleistungssport heraus und heben in der nachfolgenden Tab. 4 eindrucksvoll hervor, wie hoch der Muskel- und Leistungsverlust bei Trainingsunterbrechungen sein kann.

Insbesondere bei Sportpausen und verletzungsbedingten Trainingsunterbrechungen, die auch im Nachwuchsleistungsfußball anzutreffen sind, kommt es zu einer Abnahme der Muskelkraft und zu ganzen Organveränderungen. Diese sollten im professionellen Fußballsport durch Kraft-Ausgleichsübungen und geeignetes Crosstraining (in einer anderen Sportart) verzögert werden und eine weitere allgemeine Belastbarkeit des Spielers sichern helfen.

---

15   Ein praktikables Beispiel für die Verbesserung der Schnelligkeitsfähigkeiten innerhalb der Ausbildung in einem Nachwuchsleistungszentrum führt der Nachwuchs-Athletiktrainer Kai Braun in einem aktuellen Beitrag in *fussballtraining* (2014) an.

Tab. 4: Deadaptationen bzw. Immobilisation durch Trainingsunterbrechungen (in Anlehnung an dto., S. 18).

Tage ohne Training	Systeme, Fähigkeiten, Leistungen	Veränderung
3-5 Tage (TU)	Anstieg der Herzfrequenz (HF) in Ruhe und bei submaximaler Belastung	+3 bis +10 Schläge/Minute
5 Tage (TU)	Abnahme der Glykogensynthese-Aktivität	−42%
5 Tage (SL)	Abnahme der ST-Faserfläche	−6 bis −8%
10 Tage (TU)	Rückgang der Aktivität der oxidativen Muskelenzyme	−23 bis −45%
11 Tage (SL)	Abnahme der ST-Faserfläche	−16 bis −45%
12 Tage (BR)	Abnahme der VO_2max, Abnahme des Schlagvolumens	−7% −11%
14 Tage (BR)	Verkleinerung der ST-Fasern	−12 bis −15%
14 Tage (TU)	Zunahme der submaximalen HF	+10 Schläge/Minute
14 Tage (TU)	EMG-Aktivität der Muskulatur	−3 bis −13%
17 Tage (BR)	Abnahme der dünnen Muskelfilamente (Aktin); dicke Filamente (Myosin) unverändert; Rücknahme Maximalkraft (MK)	−16 bis −23% −13%
17 Tage (SL)	Atrophie von ST- und FT-Fasern; Kraftverminderung; Abnahme der absoluten Kraft	−6%
21 Tage (TU)	Abnahme von Muskelmasse, Schlagvolumen submaximal und maximal sowie VO_2max	−1 bis −5% −25% −7 bis −27%
28 Tage (TU)	Kraftausdauerrückgang	−7 bis −14%

Einfluss von Bettruhe (BR), Schwerelosigkeit (SL) und (verletzungsbedingter) Trainingsunterbrechung (TU) auf die Leistungsfähigkeit und Funktionssysteme.

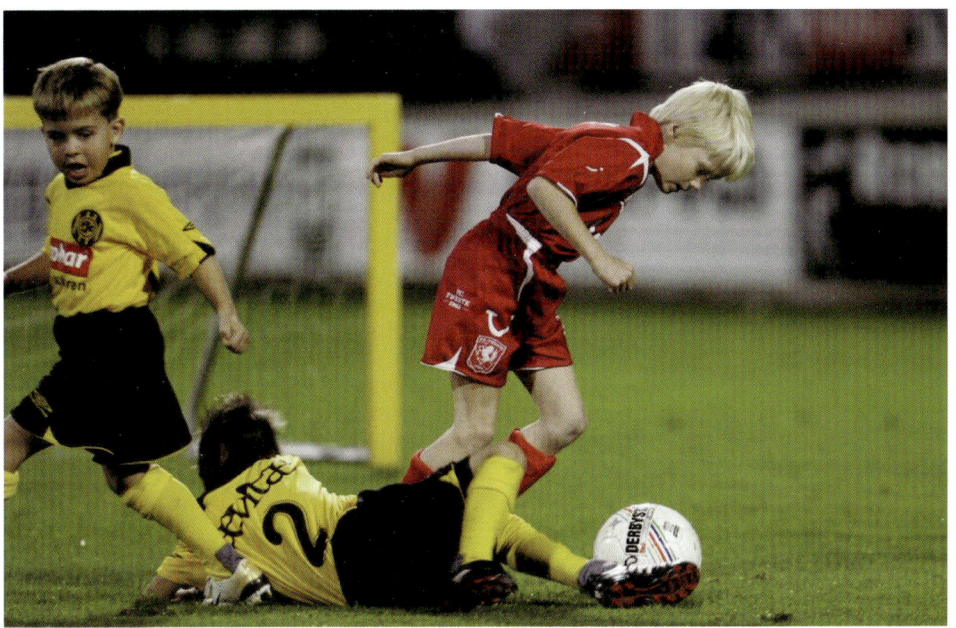

Foto 19: Fallen, Aufstehen und das Gleichgewicht halten sind schon bei den Kindern Bestandteile der Mini-Spiele. Diese Fähigkeiten und Fertigkeiten gehören zum Fußballspiel und wollen gelernt und beherrscht werden (vgl. überdies Kap. 16.3).

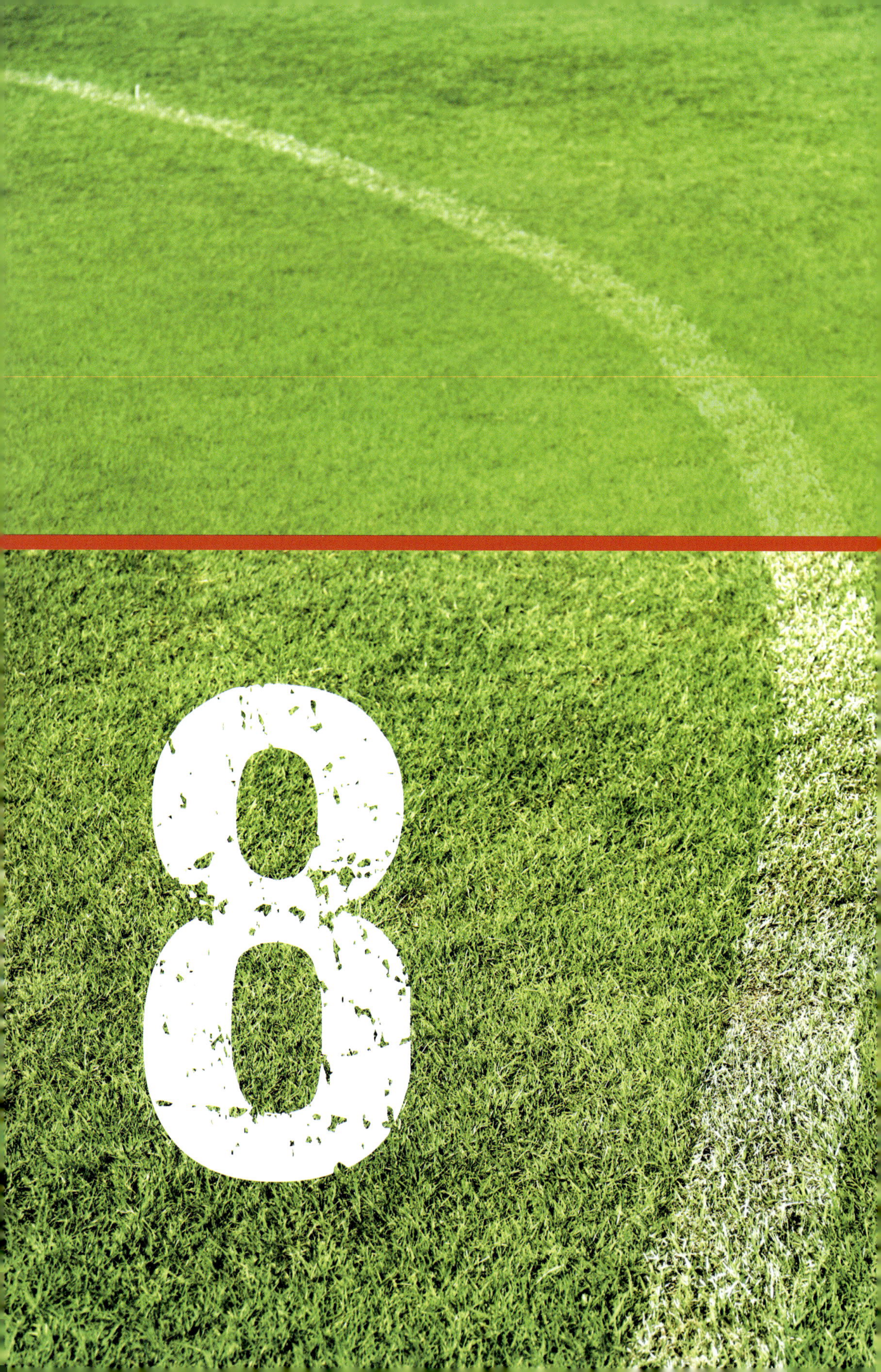

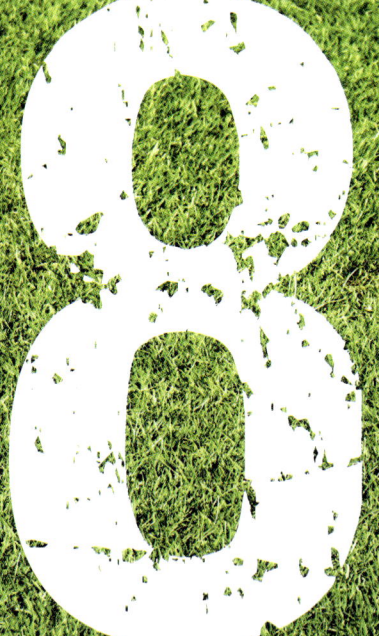

8 VON DEN SOFTSKILLS ZUM TRAINING IN DEN VERSCHIEDENEN ALTERSSTUFEN

„Als Trainer hofft man natürlich, dass man einen Beitrag zu ihrem (Nachwuchsleistungsspieler (A. d. V.)) Fortkommen leisten konnte. Jedenfalls kann ich aus meiner Erfahrung sagen, es macht viel Spaß, sich gemeinsam weiterzuentwickeln."

(H. Geschwindner (persönlicher Trainer, Berater und Mentor des Weltstars Dirk Nowitzki) im Interview mit Eva Pfaff, 2013, S. 50)

Nicht nur beim Sichten und Scouten von Junioren ist es von großer Bedeutung, zu wissen, dass akzelerierte und retardierte Spieler nicht nur mit großer Sorgfalt bezüglich ihres Ausbildungsstands und der zukünftigen Entwicklung eingeschätzt werden müssen, sondern ihre **Performance** auch oftmals Rückschlüsse auf Trainingsinhalte und Spielfeldpositionen zulässt. Ob ektomorph und leptosom oder mesomorph und Athlet oder endomorph und Pykniker, diese Typisierungen können jedoch, mit großer Vorsicht betrachtet, weitere indirekte Hinweise zur Einschätzung physischer Leistungsfaktoren und koordinativer Fähigkeiten geben.

Das trifft auch für die entwicklungsphysiologische und -psychologische Merkmale zu, die vom frühen (6-10 Jahre) und späten (10-13 Jahre) Schulkindalter über die Pubeszenz (12-15 Jahre) und Adoleszenz (15-18 Jahre) bis zum Erwachsenenalter (Senioren) eine differenzierte Leistungseinschätzung und -entwicklung ermöglichen (vgl. u. a. Memmert, Weineck & Uhing, 2012, S. 41-44).

Darüber hinaus sollten Trainer und Lehrer im Vorfeld ihrer Sichtungen und Planungen darauf Wert legen, die fundamentalen Bedürfnisse junger Menschen zu beachten. Sind es doch oftmals die sogenannten *Softskills*, die, trotz optimaler institutioneller und personeller Voraussetzungen und Trainingssteuerung, die Entwicklung physischer Leistungsfaktoren und koordinativer Fähigkeiten negativ beeinflussen können.

> Ein Trainer und Lehrer ist nicht dafür da, um dich permanent zu stützen. Nein, er sollte dafür sorgen, dass du keine Stütze brauchst.

Die Kenntnisnahme fundamentaler Bedürfnisse junger Fußballspieler trägt ferner dazu bei, Selbstständigkeit und Selbstverwirklichung in sozialer Verantwortung verantwortungsvoll als Trainer und Lehrer anbahnen und das Training in den verschiedenen Altersstufen besser einordnen zu können. In Anlehnung an die Maslow-Pyramide (vgl. u. a. Miller, Vandome & McBrewster, 2010) kann dieser Aspekt wie folgt dargestellt werden (Abb. 4):

**Selbst-
ständigkeit
und Eigen-
verantwortung.**

**Selbstentfaltung und
Selbstverwirklichung**
in einem fordernden und
fördernden Trainingsklima.

Wertschätzung und Anerkennung
gibt Selbstvertrauen.

Schutz und Sicherheit
als Garant für „freies" und freudvolles Spielen
und Trainieren.

Soziale Kontakte
im Sportverein und in der Mannschaft schaffen. Zugehörigkeit
sichert den eigenen Status und ermöglicht Identifikationen.

Teilhabe am familiären und gesellschaftlichen Leben
(ausreichend Grundnahrungsmittel und Kleidung, entwicklungsgerechte
Wohnverhältnisse und Körperhygiene (Ruhephasen, medizinische Versorgung,
kein Nikotin und Alkohol und keine Drogen), Leben in einer Familie bzw.
familienähnlichen Strukturen (Internate etc.), Sport treiben können, Zeitplanung
und Umgang mit neuen Medien und eine zukunftsorientierte Schulausbildung).

Abb. 4: Softskills – der „Kitt" für jedes ambitionierte Training.

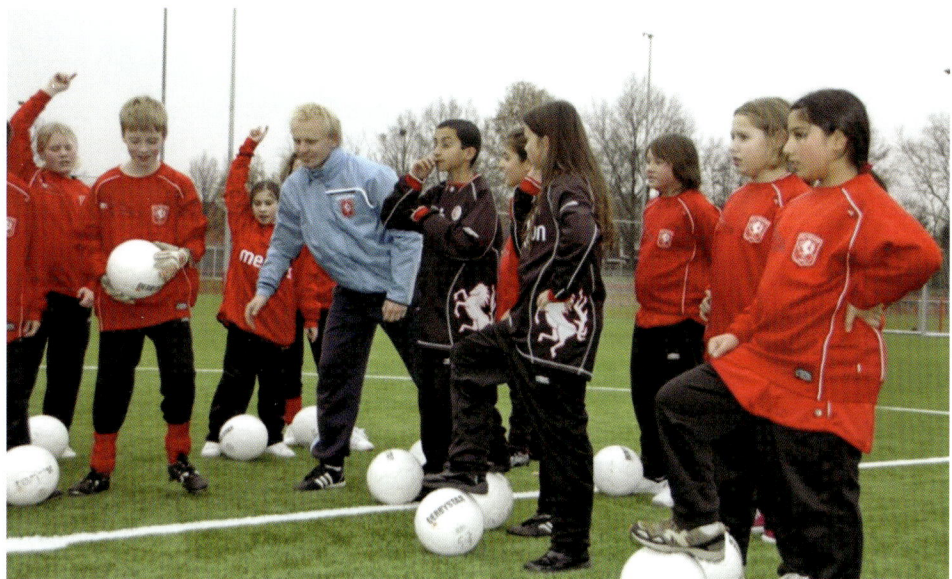

Foto 20: Eine „sichere" und vertrauensvolle Trainingsatmosphäre ist der Startpunkt für jedes Training.

Darauf aufbauend, sollten ebenfalls vor der Erstellung eines Junioren-Masterplans für das Training der physischen Leistungsfaktoren und der koordinativen Fähigkeiten die kognitiven[16] und sozial-affektiven Faktoren[17] analysiert werden.

> Die Junioren im Training da abzuholen, wo sie wirklich stehen, sollte keine inhaltsleere Floskel sein.

---

16   Hiermit verbinden die Autoren das Fußballwissen und die schulischen Leistungen.

17   Lifestyle und Wohlbefinden im allgemeinen Sinne.

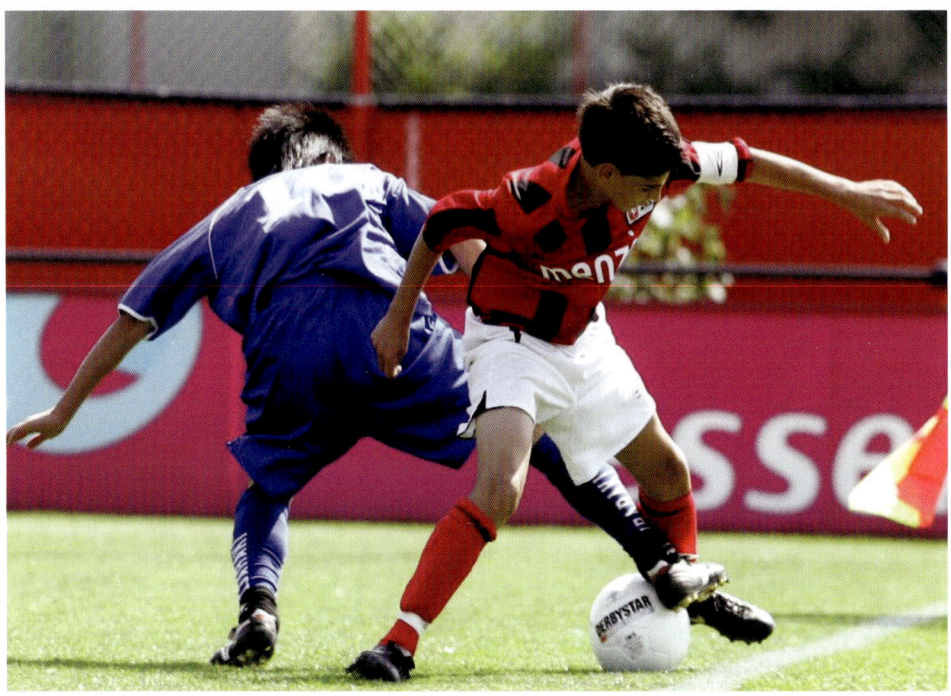

Foto 21: Fairer Kampf um den Ball – Stabilitätstraining sollte in jeder Altersgruppe wichtiger Bestandteil des Trainings sein.

Auf dem Hintergrund eines „tua res agitur" über die tatsächlichen Voraussetzungen, die beabsichtigte Spiel- und Trainingsphilosophie und eines Verhaltenskodex kann die Strukturierung der Trainingsinhalte in Form eines *Junioren-Masterplans*, nachfolgend exemplarisch und grobschnittartig für das Training der physischen Leistungsfaktoren und der koordinativen Fähigkeiten, aufgestellt werden. Die Autoren orientieren sich nachfolgend an den bekannten Entwicklungsmerkmalen (vgl. u. a. Martin et al., 1999, S. 25-64) und den gültigen Altersklasseneinteilungen des DFB und des KNVB. Dem *Grundprinzip der rechtzeitigen und zunehmenden Spezialisierung* wird ebenfalls Rechnung getragen, wobei die ontogenetische wie trainingsbedingte Abhängigkeit von Trainingswirkungen erkannt werden soll. Auf eine gängige Proportionierung und Blockstruktur (mit blockspezifischen Zielen) der Inhaltsbereiche *allgemeine und spezielle Ausbildung*[18] auf der Zeitschiene des langfristigen Leistungsaufbaus wird an dieser Stelle zugunsten der Darstellung „Allgemeiner Richtlinien für die festgelegten Fähigkeitsbereiche" und

---

18   Die *allgemeine Ausbildung* resultiert aus den individuellen Voraussetzungen. Die *spezielle Ausbildung* aus der Systematik der Entwicklung sportartspezifischer Leistungsvoraussetzungen.

praxisrelevanter Zielstellungen und Beispiele (Zusammenfassungen) innerhalb der gültigen Altersklassen der Verbände verzichtet. Grundsätzlich soll an dieser Stelle jedoch festgehalten werden, dass (in den Zeiträumen des *Grundlagen- und Aufbautrainings*)

- in der Kindheit (frühes und spätes Schulkindalter) eine hohe Beanspruchung der informationsaufnehmenden und -verarbeitenden Systeme und
- bis zum Beginn des Pubeszenz eine forcierte Schnelligkeitsentwicklung

festgestellt werden kann.

Man kann die Ausbildungsetappe bis zur beginnenden Pubeszenz als *Phase der vielseitigen athletischen Vorbereitung* bezeichnen.

Im *Aufbau- und Anschlusstraining* kann eine deutlich ansteigende Beanspruchung der energetischen Prozesse des Organismus und eine Vergrößerung des Anteils spezieller Trainingsinhalte verzeichnet werden.

Darüber hinaus sind *konstitutionelle Merkmale*, das Wesen der Belastbarkeit (organisch, mechanisch und psychisch) und übertragbarkeitsrelevante Wechselwirkungen der Leistungsvoraussetzungen[19] immer mitzudenken.

---

19   Inwieweit sich koordinative Fähigkeiten, Schnelligkeitsfähigkeiten, Kraftfähigkeiten und Ausdauerfähigkeiten gegenseitig beeinflussen und verknüpfen lassen, hängt vom *Grad der Inanspruchnahme neuromuskulärer Leistungsvoraussetzungen* ab (Beispiel: Koordinative Fähigkeiten nehmen verstärkt psychisch-kognitive Leistungsvoraussetzungen in Anspruch, dagegen Ausdauerleistungsfähigkeiten eher energetisch-organische Leistungsvoraussetzungen).

Tab. 5: Allgemeine Richtlinien für die Fähigkeitsbereiche Ausdauer, Kraft, Schnelligkeit und Koordination (und Beweglichkeit) für die G-Junioren (U 7) ∕ F-Pupillen (5-8 Jahre)[20].

Entwicklungsmerkmale	Ausdauer	Kraft[21]
Physisch • Verbesserte koordinative Fähigkeiten steigern die Kraftnutzung. • Harmonische Bewegungen. • Ballgefühl kaum erkennbar und entwickelt. • Enormer Bewegungsdrang. • Gleichgewicht ausgeglichen. **Kognitiv** • Kurze Konzentrationsphasen. • Gering ausgepägter Wetteifer. • Spiel als Abenteuer. • Entdecken der eigenen Möglichkeiten (Fantasie). **Sozial-affektiv** • Gering ausgeprägtes Miteinander.	Daueranspannungen mit einer niedrigen Intensität sind geeignet. Variantenreiche Spiel- und Übungsformen durchführen. Trainingsumfang niedrig halten.	Die Kraft nimmt durch vielseitige Spiel- und Übungsformen zu.

Zusammenfassung

Kraft

Zielstellung: Von einer spezifischen Muskelkraft kann noch nicht gesprochen werden Durch eine Verbesserung der allgemeinen Koordination soll eine bessere funktionelle Kraft angebahnt werden.

Übungen: Zahlreiche Spielformen mit kleinen Hindernissen. Kein systematisches Sprungtraining.

Ausdauer

Zielstellung: Ausdauerformen mit niedriger Intensität und in spielerischer Form sind möglich.

---

20 Der KNVB bezeichnet seine Junioren mit dem Begriff Pupillen und kennt noch unterhalb der F-Pupillen die Mini-Pupillen (Bambinis), die ausschließlich 4 gegen 4-Spiele durchführen.

21 Die Autoren verweisen bezüglich der Verwendung der Begriffe *Kraft- und Athletiktraining* auf die Einleitung (S. 16-17).

Schnelligkeit	Koordination
Die Schnelligkeit nimmt durch ein fantasievolles Spiel- und Übungsangebot zu.	Die Beweglichkeit ist gut ausgeprägt. Die motorischen Lernzuwächse steigen deutlich an. Einfache und neue motorische Fertigkeiten werden schnell aufgenommen und gelernt. Eine noch ungenügende Differenzierungshemmung. Einbußen bei der Bewegungsgenauigkeit und der Qualität räumlich-zeitlicher Strukturmerkmale.

Spielformen: Dauerbelastungen von 1 Minute (z. B. 4-mal 1 Minute). Danach kurze Pausen.

Schnelligkeit

Zielstellung: Ab dem 5.-6. Lebensjahr geht eine Steigerung der Bewegungsschnelligkeit mit einer verbesserten Koordination einher. Die Reaktionsschnelligkeit kann positiv entwickelt werden.

Spielformen: Unterschiedliche Spielformen, Reaktionsspiele mit den Schwerpunkten im Bereich der Sensomotorik: taktil, visuell und akustisch.

Koordination und Beweglichkeit

Zielstellung: Die Beweglichkeit kann gut entwickelt werden und die motorischen Lernleistungen nehmen zwischen dem fünften und sechsten Lebensjahr zu. Einfache Fähigkeiten und Fertigkeiten können gut gelernt werden.

Übungen: Zahlreiche rhythmische Übungen mit vielseitigen Bewegungen. Entwicklung des einfachen Laufens, Springens und Werfens.

Tab. 6: Allgemeine Richtlinien für die Fähigkeitsbereiche Ausdauer, Kraft, Schnelligkeit und Koordination (und Beweglichkeit) für die F-Junioren (U 9 / U 8) / E-Pupillen (8-10 Jahre).

Entwicklungsmerkmale	Ausdauer	Kraft
Physisch • Die Körperkonstitution wird noch ausgeglichener. Dadurch nimmt die Koordination und die funktionelle Kraft zu. **Kognitiv** • Lernern bahnt sich an. • Zunehmendes Bewusstsein, um Aufgaben zu übernehmen. • Wirksames Alter für motorische Lernprozesse. **Sozial-affektiv** • Gesteigertes Sozial- und Gruppenbewusstsein. • Noch limitierte Konzentrationsphasen. Daher ist ein flexibler Umgang mit den Inhalten und Methoden angeraten.	Die Ausdauerleistungsfähigkeit kann durch Parteispiele und Übungen mit einer niedrigen Intensität verbessert werden. Die Dauer soll ca. 10 Minuten pro Partei-/Positionsspiel nicht übersteigen. Kinder wählen zum Teil selbstständig im Spiel niedrige Intensitäten.	Durch eine Vielfalt an Bewegungserfahrungen nimmt die Kraft zu. Durch leichte Sprungformen wie Hinkeln und Hüpfen etc. wird die Sprungkraft angebahnt: Vorbereitung für Kraftbelastungen zum Beispiel bei zunehmender Anzahl an Sprüngen.

Zusammenfassung

Kraft

Zielstellung: Weiterentwicklung der funktionellen Kraft durch ein Mehr an Bewegungserfahrungen. Die Schnell- und Sprungkraft kann partiell verbessert werden.

Übungen: Hüpfen und kleine Sprünge über kleine Hindernisse. Keine Kraftausdauerbelastung.

Ausdauer

Zielstellung: Die aerobe Ausdauerleistungskapazität nimmt zu. Das Tempogefühl und die Bewegungstechnik stehen im Vordergrund. Belastungen: Sie sollen in spielerischer Form angebahnt werden. Die „aktiven" Pausen sind länger als 2 Minuten.

Spielformen von zum Beispiel: 4-mal 2 Minuten oder 3-mal 3 Minuten oder 2-mal 4 Minuten oder Serien mit 3 Minuten – 3 Minuten – 2 Minuten oder 1 Minute – 2 Minuten – 3 Minuten – 2 Minuten – 1 Minute Belastungsdauer.

Schnelligkeit	Koordination
Durch Schnelligkeitsformen (Reaktionsspiele und kurze Sprints mittels Staffelläufen) wird der Beschleunigungsverlauf angesprochen und weiterentwickelt.	Coerver-Techniken und ein großes Angebot an Spiel- und Übungsformen (zum Beispiel mithilfe der Heidelberger Ballschule) tragen zu einer Verbesserung der koordinativen Fähigkeiten bei. Das Ballgefühl nimmt zu, kann durch einfache Ball-Mastery-Übungen angesprochen werden. Vervollkommnung der Reaktionsfähigkeit, der Fähigkeit für hochfrequente Bewegungen, der räumlichen Differenzierungsfähigkeit, der Koordination unter Zeitdruck und der Gleichgewichtsfähigkeit.

Schnelligkeit

Zielstellung: Zwischen dem siebten und neunten Lebensjahr nehmen die Basiseigenschaften einer effektiven Lauftechnik zu und das Angebot an Übungen zur Schnelligkeit soll ausgeweitet werden. Das Reaktionsvermögen verbessert sich ab dem neunten Lebensjahr und die Bewegungsfrequenz steigt deutlich an.

Spielformen und Übungen: Weiterhin Spielformen; bewusste Bewegungsschule durch Frequenztraining mit Reifen und Stangen.

Koordination und Beweglichkeit

Zielstellung: Die Beweglichkeit nimmt weiter zu. Durch die zunehmende Differenzierung nach Bewegungsformen werden die motorischen Grundlagen weiterentwickelt. Die fußballspezifischen Techniken können nun angebahnt werden.

Übungen: Ausbau der technischen Fähigkeiten und Fertigkeiten mithilfe unterschiedlicher Bewegungsarrangements in verschiedenen Situationen.

Tab. 7: Allgemeine Richtlinien für die Fähigkeitsbereiche Ausdauer, Kraft, Schnelligkeit und Koordination (und Beweglichkeit) für die E-Junioren (U 11 / U 10) / D-Junioren (10-12 Jahre).

Entwicklungsmerkmale	Ausdauer	Kraft
Physisch • Häufig deutliche Unterschiede zwischen Früh- und Spätentwicklern. • Hohes Maß an Leistungsdrang. • Am Beginn der Pubertät. • Gliedmaßen wachsen zum Teil disproportional. **Kognitiv** • Verbesserte Wahrnehmungsfähigkeit und Informations-verarbeitung. • Entstehung einer Einstellung zum Sport. **Sozial-affektiv** • Ausbildung der Ich-Identität und des Gefühls der Gruppenzugehörigkeit. • Kennt und erkennt Gefühle von anderen und stellt sich darauf ein. • Lernt, sich der Umgebung anzupassen. Fühlt Abhängigkeit und wünscht sich Unabhängigkeit. Hierdurch sind erkennbare pubertäre Überschussreaktionen möglich.	Verbesserung der Ausdauerleistungsfähigkeit durch extensives Intervalltraining von 10-12 Minuten Dauer (z. B. mithilfe von Positionsspielformen). Entwicklung eines Tempo- und Laufgefühls. Intensive alaktazide und laktazide Belastungsformen sollten vermieden werden.	Man erkennt in diesem Alter eine Verbesserung des Last-Kraft-Verhältnisses. Üben mit dem eigenen Körpergewicht. Mobilisations- und Kraftübungen zum Ausgleichen von Dysbalancen sind evident..

Schnelligkeit	Koordination
Verbesserung der Schnelligkeit durch ein vielseitig gestaltetes Koordinationstraining. Zielrichtung: inter- und intramuskuläre Koordination. Die D-Junioren können bereits Übungen mit einer hohen Bewegungsfrequenz durchführen. Mit der Nähe zur Pubertät verändert sich das Frequenzverhalten, sodass zum Teil große Unterschiede auftreten können. Differenzierung und Individualisierung sind daher verstärkt im Training angezeigt.	Gute Lernmöglichkeiten für Kinder, die sich noch nicht in der (steilen) Wachstumsphase befinden. Junioren mit Wachstumsdispositionen zeigen bei nicht bekannten koordinativen Übungen Probleme beim Neulernen. Die Bewegungen zeichnen sich durch abrupte und stockende Abläufe aus. Das Lernen durch Vorbilder spielt daher eine entscheidende Rolle (Stichwort Spiegelneuronen). Eine Erweiterung des Bewegungsschatzes ist daher für die Entwicklung des Bewegungskönnens von zentraler Bedeutung.

Zusammenfassung

Kraft

Zielstellung: Verbesserung der Kraftkapazitäten. Durch die Verbesserung der Schnelligkeit entwickelt sich parallel dazu die Zunahme der Schnellkraft.

Übungen: Hüpfen und Laufsprünge über und neben Hindernisse. Beidbeinige Sprünge. Keine Serien. Viel Freude am Training durch Spielformen erzeugen.

Ausdauer

Zielstellung: Weitere Zunahme der aeroben Ausdauerleistungsfähigkeit. Mit einem systematischen Training sind Anpassungen des Herz-Kreislauf-Systems möglich. Verbesserung des Laufvermögens als Folge einer / eines verbesserten Lauftechnik/Tempogefühls. Die folgenden Belastungen sind zu empfehlen: Länge der Pausen: größer als 2 Minuten.

Spielformen: Angabe in Minuten: 5-4-3-2-1 oder 4-3-3-2-2 oder 5-mal 2 Minuten oder 2-mal 5 Minuten oder 4-mal 3 Minuten oder 4-mal 3 Minuten Belastungsdauer.

Schnelligkeit

Zielstellung: Die Dynamik in den Bewegungen steigt an. Verschiedene (Teil-)Techniken werden in den gesamten Bewegungsablauf integriert. Dies kann eine Verbesserung der Bewegungsfrequenz zur Folge haben.

Übungen: Weitere Entwicklung der Frequenz, durch eine bewusste und unbewusste Laufschule und mithilfe von Leitern, Reifen und Stangen.

Koordination und Beweglichkeit

Zielstellung: Gute Entwicklungsmöglichkeiten in den Bereichen Ballgefühl, Reaktions-, Gleichgewichts- und Rhythmisierungsfähigkeit.

Übungen: Verstärktes Erlernen fußballspezifischer Grundtechniken, gepaart mit einem hohen Demonstrationskönnen (z. B. mithilfe von Coerver-Coaching®). Variable und lernvertiefende Übungsformen anbieten (z. B. mithilfe der Heidelberger Ballschule und dem Modell des differenziellen Lernens nach Schöllhorn).

Tab. 8: Allgemeine Richtlinien für die Fähigkeitsbereiche Ausdauer, Kraft, Schnelligkeit und Koordination (und Beweglichkeit) für die D-Junioren (U 13 / U 12) / C-Pupillen (12-14 Jahre).

Entwicklungsmerkmale	Ausdauer	Kraft
Physisch • Beginn der Entwicklung der primären und sekundären Geschlechtsmerkmale. • Kraftentwicklung durch hormonelle Veränderungen (Anstieg des Testosteronspiegels). • Plötzliche Zunahme des Längenwachstums. **Kognitiv** • Zunahme des abstrakten Denkens. • Zunahme des Hinterfragens und des Vermögens zur Selbstreflexion. **Sozial-affektiv** • Auftreten eines negativen Körpergefühls. • Zum Teil launenhaftes Verhalten. • Streben nach Selbstständigkeit und Verantwortlichkeit. • Gelegentliches Loslösen von den Eltern. • Das Suchen nach der eigenen Ich-Identität. • Zugehörigkeit zur Gruppe. • Das Vergleichen mit Idolen.	Durch eine gute Auswahl an Übungs- und Organisationsformen ein abwechslungsreiches Training konzipieren: dosierte fußballspezifische Formen von 12-15 Minuten Dauer in zyklisch aerober und alaktazider Art und Weise (Positionsspiele und Parteispiele).	Kraft- und Athletiktraining mit dem eigenen Körpergewicht und mit leichten Zusatzgewichten ist anzuraten (u. a. Medizinbälle). Ein- und beidbeiniges Sprungkrafttraining auf nicht zu hartem Untergrund (Sand: Verbesserung der Stabilität des Halteapparats). Vertikale und horizontale Sprünge sind möglich, jedoch nicht mit einem „High Impact!". D. h.: keine maximalen Hoch- und Weitsprünge mit hoher Intensität und häufigen Wiederholungen. Hohe Aufmerksamkeit bezüglich der Entwicklung der Stabilität in den Bereichen Bauch-, Rücken- und Armkraft. Wachstumsphasen aufmerksam beobachten und ggfs. dosiert trainieren.

Schnelligkeit	Koordination
Keine wiederholte Sprintarbeit mit kurzen Pausen. Vermeidung von negativen Auswirkungen auf das vegetative Nervensystem. Einsatz des Lauf-ABCs: Schwerpunkte sind eine hohe Bewegungsfrequenz mit und ohne Richtungsänderungen (zyklisch/azyklisch). Stabilitätsübungen sollen mit dem Lauf-ABC gekoppelt trainiert werden. Übungs- und Trainingsmaterialien häufig wechseln (Stangen, Leitern (weit/eng), Reifen, Schaumstoffblöcke etc.). Spiel- und Übungsformen mit oder ohne Ball mit maximalen Sprints über 5-20 Meter. Individuelle Grenze der Ermüdung beachten.	Grundformen des Lauf- und Sprung-ABCs mit dem Ziel der Verbesserung der „Sprungkoordination" („Schnelles Laufen ist schnelles Springen!"), Starts und Sprints aus verschiedenen Positionen heraus. Bauch- oder Rückenlage, Langsitz, Kurzsitz, Hocksitz, stehend mit ganzer und halber Drehung, nach Stoß oder Sprung usw. sind wesentliche Übungen, die die Gewandtheit in Kombination mit dem Sprinten verbessern helfen. Neue Bewegungsaufgaben werden zunehmend schneller und besser gelernt.

Zusammenfassung

Kraft

Zielstellung: Die spezifischen Geschlechtsunterschiede in der Entwicklung der Kraft beginnen sich zu manifestieren. Mädchen besitzen zwei Drittel des Kraftpotenzials der Jungen. Ab dem 14. bis 15. Lebensjahr wird der Unterschied bei der Leistungskomponente Kraft maximal.

Übungen: Stabilisationsübungen für das Becken und besonders für die Bauch- und Rückenmuskulatur. Sprungbelastbarkeit: 6-8-mal Hüpfen links und rechts; 6-10-mal Laufsprünge; 6-mal Hüpfen über kleine Hindernisse.

Ausdauer

Zielstellung: Ab dem 12. Lebensjahr manifestieren sich die Geschlechtsunterschiede. Die aerobe Ausdauerleistungsfähigkeit kann ausgesprochen gut weiterentwickelt werden. Länge der Pausen: größer als 2 Minuten. Spielformen: 3-mal 5 Minuten oder 4-mal 4 Minuten oder 5-mal 3 Minuten oder 6-mal 2 Minuten oder 2-mal 6/7 Minuten oder (Angabe in Minuten) 6-5-4-3-2 oder 2-3-4-5-4-3-2 Belastungsdauer.

Schnelligkeit

Zielstellung: Beginn des Optimums im Bereich der Schnelligkeit. Jungen können ihre Kraftfähigkeiten gezielt einsetzen und vergrößern dadurch die Leistungskomponente Schnelligkeit.

Übungen: Bewusstes Training der (Teil-)Techniken. Einsatz des Lauf-ABCs. Schnelligkeitstraining: z. B. 6-8-mal 10-Meter-Sprints aus unterschiedlichen Positionen oder 6-mal 5-Meter-Shuttle-Run.

Koordination und Beweglichkeit

Zielstellung: Erste Anzeichen der Stagnation bei den technischen Fähigkeiten und Fertigkeiten. Mithilfe einer spezifischen Technikschulung kann das Niveau weiterentwickelt werden. Die absolute motorische Lernleistung wird verringert, aber nicht für bestimmte Bewegungstechniken, die bereits beherrscht werden.

Übungen: Zahlreiche Beweglichkeitsübungen mit verschiedenen Materialien oder mit einem Partner. Wiederholung und Intensivierung der fußballspezifischen Techniken, die schon beherrscht werden. Variation bei den Organisationsformen. Variation in der Technikschulung.

Tab. 9: Allgemeine Richtlinien für die Fähigkeitsbereiche Ausdauer, Kraft, Schnelligkeit und Koordination (und Beweglichkeit) für die C-Junioren (U 15 / U 14) / B-Pupillen (14-16 Jahre).

Entwicklungsmerkmale	Ausdauer	Kraft
Physisch • Entwicklung der Geschlechtsmerkmale unter Einfluss der Hormone. • Spätentwickler können plötzlich wachsen. • Kraftentwicklung steigt deutlich an. **Kognitiv** • Weiter ansteigendes Abstraktionsvermögen und die Fähigkeit zur Selbstreflexion. **Sozial-affektiv** • Das Kindsein hört mit der Pubertät auf. • Das Suchen nach eigener Identität wird fortgeführt. • Das Orientieren an Idolen und das Streben nach Verantwortung und Selbstständigkeit nimmt zu. • Beteiligung an Lösungsprozessen. • Standfestigkeit und Realitätssinn nehmen zu. • Beginn dauerhafter Kontakte/Freundschaften. • Suche nach Originalität. • Freunde sind wichtig. • Das Experimentieren nimmt ab. • Identifizierung mit Bekanntem.	Azyklisches aerobes und alaktazides Training innerhalb der allgemeinen fußballspezifischen Formen. Das Maximum von ca. 15 Minuten für Partei-/Positionsspiele kann nun durchgeführt werden. Laktazide Belastungsformen so gering wie möglich halten.	Kraft- und Athletiktraining mit eigenem Körpergewicht, mit Medizinbällen oder leichten Hanteln usw. ist möglich. Zusätzliches Krafttraining bei Muskel- und Kraftdefiziten. Allgemeines und zielgerichtetes Sprung-ABC. Sprungübungen mit einem Bein oder beiden Beinen, wobei der Schwerpunkt auf Raumgewinn und Höhe gelegt werden soll. Das Springen ist als Mittel zur Kräftigung bekannter fußballspezifischer Stoß-, Zieh-, Hinkel- und Zweikampfbewegungen zu betrachten. Hierdurch soll die Kraftentwicklung und das antizipative Verhalten in Kampfsituationen stimuliert und trainiert werden. Im Allgemeinen sollen stabilisierende Formen als Core-Exercises durchgeführt werden.

Zusammenfassung

In diesem Altersbereich wird aufgrund der sehr unterschiedlichen Entwicklungsverläufe bei den Junioren auf explizite Hinweise verzichtet.

Schnelligkeit	Koordination
Basisformen des Lauf-ABCs mit dem Akzent auf hohen Bewegungsfrequenzen und realen Richtungsänderungen, wobei auch kurze Stopps, Wendungen und Drehungen durchgeführt werden sollen. Zielbewusste Hinweise zur Technik vornehmen. Spiel- und Übungsformen (zwischen 5-25 Minuten mit oder ohne Ball) anwenden, in denen mit großer Schnelligkeit reagiert werden muss. Vorsicht! Eine zu hohe Anzahl an Wiederholungen kurzer Sprints senkt das Schnelligkeitspotenzial und hemmt die Entwicklung der maximalen Sprintschnelligkeit.	Das gesamte Repertoire des Laufens und Springens (ABC) soll im Training abgerufen werden und nimmt daher einen hohen Stellenwert ein. Hinzu kommen Formen mit Stopp- und Richtungsänderungsbewegungen und die Kombination derselben in komplexen situativen Kontexten des Spiels: Sprinten nach dem Springen, Stoßen, Fallen und Aufstehen.

Tab. 10: Allgemeine Richtlinien für die Fähigkeitsbereiche Ausdauer, Kraft, Schnelligkeit und Koordination (und Beweglichkeit) für die A-/B-Junioren (U 19/U 18/U 17/U 16)/A-Junioren (16-18 Jahre).

Entwicklungsmerkmale	Ausdauer	Kraft
Physisch • Physiognomie nähert sich dem Erwachsenenbild. • Organsysteme sind gut ausgebildet. • Physische Verbesserungen können durch ein zielorientiertes und methodisch gut geplantes Training erreicht werden. • Höhepunkt des Trainings motorischer Fähigkeiten. **Kognitiv** • Abstraktes Denken ist sehr ausgeprägt. • Charakterbildung setzt sich fort. • Ansteigende(r) Selbstkritik und Geltungsdrang. • Streben nach Mitverantwortung. **Sozial-affektiv** • Fortgang im Lösungsprozess, bezogen auf die Standfestigkeit und den Realitätssinn. • Beginn dauerhafter Kontakte (Freundschaften). • Zunehmende Eigenverantwortlichkeit. • Suche nach Originalität. • Hohe Bedeutung der Freundschaften. • Das Experimentieren nimmt ab. • Identifizierung mit bekannten Personen.	Vorbereitetes und geplantes aerobes Training mit zyklischen und azyklischen Elementen im Rahmen allgemeiner und fußballspezifischer Formen. Bis zu ca. 15 Minuten Partei- und Positionsspiele sind zielführend. Training positionsspezifischer und individueller Besonderheiten.	Allgemeines und spezielles Krafttraining mit Hanteln etc., um eine wirksame Progression mit Zielrichtung schnelles Sprinten, Abstoppen, Springen, Zweikämpfe führen und gewinnen. Nebenaspekt: Impulse für das Selbstvertrauen. Allgemeines und individuelles Krafttraining mit vor- und nachbereitendem Charakter. Vielseitiges, aber zielgerichtetes Kraft- und Athletiktraining. Sprintformen zur Entwicklung der Explosivität mithilfe statischer, dynamischer und plyometrischer Formen fortführen. Nach dem Kraft- und Athletiktraining häufig ein technisch-koordinatives Training zum Zwecke des Transfers der Kraftimpulse durchführen.

Schnelligkeit	Koordination
Multifunktionelles Annähern an das Sprinten mit den Akzenten Frequenz, Passlänge und Zweikämpfe. Erhöhte Aufmerksamkeit dem Training der Abbremsbewegungen schenken. Spiel- und Übungsformen mit Kraftanteilen und maximalen Sprints mit und ohne Ball über Distanzen von 5-25 Meter. Schnelligkeit ständig mittels speziellem Sprinttraining ansprechen und weiterentwickeln.	Durchführung des gesamten Lauf- und Sprung-ABCs in Kombination mit Drehungen, Fallbewegungen, Stößen etc., Koordinationstraining als komplexes Training. Phase der Adoleszenz ermöglicht eine uneingeschränkte koordinative Schulung mit erhöhten Zuwachsraten bei der Bewegungsführung, der motorischen Steuerungs-, Anpassungs-, Umstellungs- und Kombinationsfähigkeit.

Zusammenfassung

Kraft

Ab 15 Jahren

Zielstellung: Sowohl die Maximalkraft wie auch die Schnellkraft nimmt bei den Jungen zu. Auch die Kraftausdauerleistungsfähigkeit steigt an. Ab dieser Periode soll diese Fähigkeit auch trainiert werden. Die Basistechniken für das spezifische Training (und klassische Krafttraining) können nun absolviert werden. Die Kraftentwicklung bei den Mädchen stabilisiert sich.

Übungen: Sprung- und Stabilisationsübungen aller Art.

Ausdauer

Ab 15 Jahren

Zielstellung: Die Entwicklung des Herz-Kreislauf-Systems ist bei den 15-/16-jährigen Mädchen maximal. Bei den Jungen dauert diese bis zum 18.-22. Lebensjahr an. Die aerobe Ausdauerleistungsfähigkeit kann in all ihren Formen trainiert werden. Anaerobe Belastungen sind ab dem 16. Lebensjahr möglich.

Spielformen: 3-mal 7 Minuten oder 3-mal 8 Minuten oder 3-mal 10 Minuten oder (Angabe in Minuten) 10-8-6-4 oder 6-mal 4-5 Minuten oder 5-mal 5-6 Minuten Belastungsdauer.

Schnelligkeit

Ab 15 Jahren

Zielstellung: Maximale Entwicklung der Schnelligkeit und weitere Zunahme der Geschlechtsunterschiede. Die Kraftentwicklung bei den Mädchen stabilisiert sich, bei den Jungen nimmt sie zu. Durch die Verbesserung der Kraft können die unterschiedlichen Formen der Schnelligkeit neben der Verbesserung der Technik mithilfe eines zielgerichteten und bewussten Sprinttrainings weiterentwickelt werden.

Übungen: Beispiele: 4-mal 10-Meter-Sprints oder 4-mal 15-Meter-Shuttle-Runs.

Koordination (und Beweglichkeit)

Ab 15 Jahren

Zielstellung: Bei den Jungen nimmt durch den Zugewinn an Kraft die Dynamik bei der Ausführung der Bewegungstechnik zu: Höhepunkt in der Entwicklung. Die Beweglichkeit nimmt zunehmend ab.

Spielformen und Übungen: Durch ein abwechslungsreiches Üben soll die Technik verbessert und weiter optimiert werden. Gebrauch eines variantenreichen Angebots mit unterschiedlichen Spiel- und Bewegungssituationen. Die Beweglichkeit verstärkt ansprechen.

Das Konditionstraining soll darüber hinaus je nach Ausbildungsstand und Entwicklungsphase durch individuelle Trainingspläne ergänzt werden: Anregungen zu Entspannungstechniken, Stabilisations- und Ausgleichsübungen, funktionsbezogene Dehn- und Stretchingprogramme und Gerätehilfen.

Im Erwachsenenalter (Senioren) soll es auf der Grundlage der geschulten Fähigkeitsbereiche zu Detailverbesserungen im taktisch-konditionellen Zusammenhang kommen. Der Grad der Individualisierung und der Positionsspezifik nimmt insbesondere in koordinativ-technischer und technisch-taktischer Hinsicht zu.

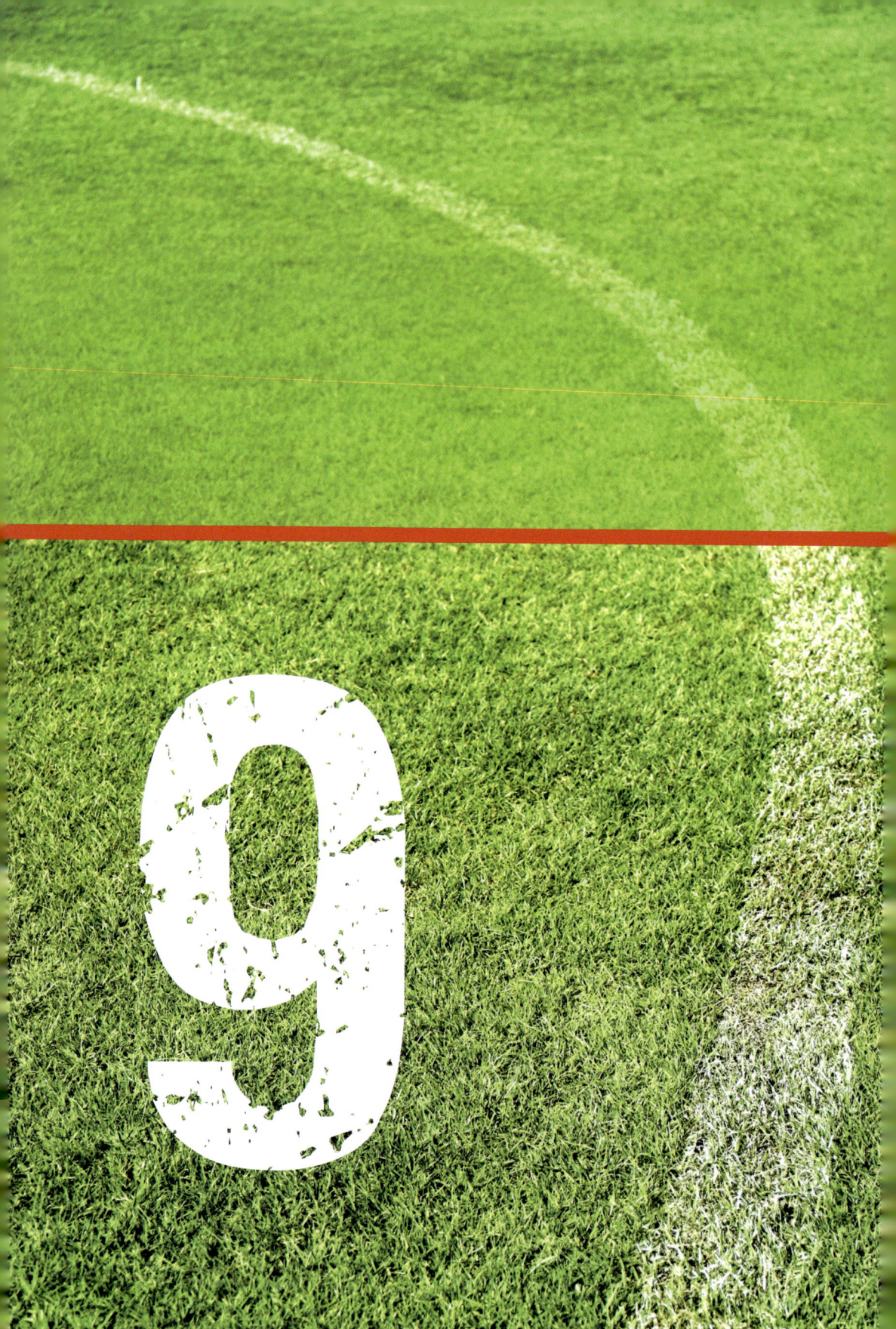

9 LAUFEN, SPRINGEN UND WERFEN. DAS MOTORISCHE FUNDAMENT FÜR FUSSBALLSPIELER

> „Auch im Sportspieltraining besteht – wenngleich nicht so extrem wie in kompositorischen Sportarten – die Gefahr der frühzeitigen Spezialisierung."
> (Steinhöfer (Professor für Trainingswissenschaft und ehemaliger Profitrainer), 2003, S. 9)

Im folgenden Kapitel wird nun der Versuch unternommen, den Trainern und Lehrern Anregungen für die praktische Ausgestaltung der „Richtlinien für die Fähigkeitsbereiche" (vgl. Kap. 8) zu geben. Eine genaue Zuordnung zu den Entwicklungsphasen und Altersklassen findet nicht statt (vgl. Weineck, 2004).

9.1 Formen der Einleitung einer Trainingseinheit

Ab dem 10. Lebensjahr ist ein strukturiertes und ruhig durchgeführtes Aufwärmprogramm (als Einleitung) insbesondere unter sportmedizinischen und trainings- und bewegungswissenschaftlichen Aspekten sinnvoll und zielführend in der Trainingspraxis durchzuführen.

Für die Jüngsten trifft das in diesem Maße noch nicht zu. Daher haben sich in der Fußballpraxis sogenannte *Aufwärmspiele* durchgesetzt, diese können aber auch am Ende einer Trainingseinheit als *Abschlussspiele* durchgeführt werden. Spiele, die eine Körperberührung beinhalten, sind bei Kindern sehr beliebt (und überdies sehr fußballaffin).

Bei der Planung und Durchführung dieser Form der Einleitung konnten sich in der Praxis die folgenden didaktischen Festlegungen, methodischen Entscheidungen und Coachingelemente bewähren:

- Erklären Sie das Spiel ruhig und geben Sie Vorbilder an.
- Konzentrieren Sie sich auf eine Form der Einleitung.
- Achten Sie auf die Organisationsformen (Gesprächskreis, Wahlen etc.).
- Markieren Sie ein Spielfeld, das Gefahrenquellen ausschließt.
- Beachten Sie alle Aspekte des Sicherns und Helfens.
- Versuchen Sie, alle Spieler in das Spiel mit einzubeziehen.
- Die Chance des Gewinnens soll für alle Beteiligten gleich groß sein. Dadurch erweckt man die Begeisterung für den Erfolg.
- Achten Sie auf Ihre Haltung und den Gebrauch Ihrer Stimme: Wir wollen die Kinder begeistern, nicht erschrecken oder verängstigen.
- Seien Sie als Trainer, wenn physisch möglich, selbst aktiv. Vermeiden Sie eine sitzende Position oder andere Haltungen, die Distanz oder gar Gleichgültigkeit gegenüber der gewählten Form auf die Kinder und Eltern ausstrahlen können.
- Sorgen Sie dafür, dass Sie als Trainer eine gute Übersicht über das Spiel und Spielfeld besitzen.
- Sprechen Sie bei Korrekturen und Hinweisen zur ganzen Gruppe.
- Geben Sie auch, wenn notwendig, individuelle Anweisungen.
- Gebrauchen Sie die Pausen oder Ruheperioden, um vortaktische Hinweise zu geben und Fragen zu stellen.
- Motivieren Sie die Kinder bei der Suche nach eigenen Lösungen, Anregungen und Verbesserungsvorschlägen.
- Fragen Sie immer nach dem Ergebnis, Kinder sind sensibel dafür.
- Wählen Sie Spiele aus, die einen Bezug zur Erlebniswelt, Bewegungswelt und zu den konditionellen, koordinativ-technischen und taktischen Voraussetzungen der Kinder aufweisen.
- Sorgen Sie für einen präzisen Aufbau. Das heißt: Beginnen Sie mit einfachen Spielen.
- Wählen Sie, wenn es möglich ist, ein Spiel, das an die letzte Trainingseinheit anschließt.
- Intensivieren Sie eventuell das Spiel durch die Beteiligung mehrerer Kinder. Man kann auch mehrere Formen gleichzeitig ablaufen lassen.

- Lassen Sie den aktiven Kindern (z. B. Fängern) Ruhephasen zukommen: Der Gefangene wird zum Fänger.
- Achten Sie auf die Verteilung von „Punkten": „Wenn du berührt wirst, erhältst du einen Minuspunkt, du spielst aber weiter mit!"
- Kinder sollten nie „aus dem Spiel sein"!
- Sorgen Sie dafür, dass das Spiel nicht zu lange dauert. Achten Sie darauf, dass die Gruppe immer aktiv bei der Sache ist.

9.2 Kategorien der Aufwärmspiele bzw. Abschlussspiele

Die Autoren teilen die Aufwärmspiele bzw. Abschlussspiele in drei Kategorien ein. Die Einteilungskriterien ergeben sich aus der Zielsetzung der unterschiedlichen Formen:

Erste Kategorie: Der Laufweg wird angegeben.

Zweite Kategorie: Formen der Zusammenarbeit.

Dritte Kategorie: Hindernisse geschickt überwinden.

9.2.1 Der Laufweg wird angegeben – Fangspiele

Die Urform zu dieser Kategorie stellt das Fangen auf dem Pausenhof bzw. auf dem Weg zur Schule oder nach Hause dar. Hierzu gibt es zahlreiche Variationen und gruppenspezifische Lösungsansätze. Auf dem Fußballfeld oder in der Sporthalle bieten sich folgende Formen an:

Erste Form: „Catch me!"

Ein oder zwei zu fangende Spieler befinden sich auf der Mittellinie eines markierten Feldes (9 mal 8 Meter). Durch ein Zeichen der Kinder oder des Trainers/Lehrers beginnt das Fangspiel. An beiden Seiten des Feldes kann gefangen werden. Auf mögliche Zusammenstöße achten. Wer gefangen (berührt) wird, der kann „zurückfangen". Wer schafft in einer festzulegenden Zeiteinheit die meisten Berührungen? Die räumliche Orientierungsfähigkeit steht im Zentrum der Form.

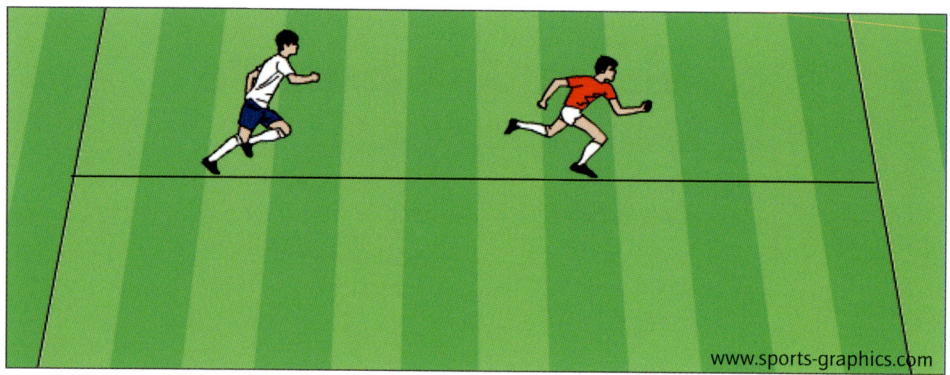

Abb. 5: Zwei Spieler beim Fangspiel auf der Mittellinie.

Zweite Form: Teamwork (ohne Abbildung)

Fangspiel mit einem Paar und einem zu jagenden Spieler in der Mitte. Arbeite mit deinem Partner zusammen. Wird der zu jagende Spieler berührt, ändern sich die Paare. Welcher Spieler erhält die wenigsten Berührungen? Zeiteinheit festlegen.

Dritte Form: Varianten der Fangspiele

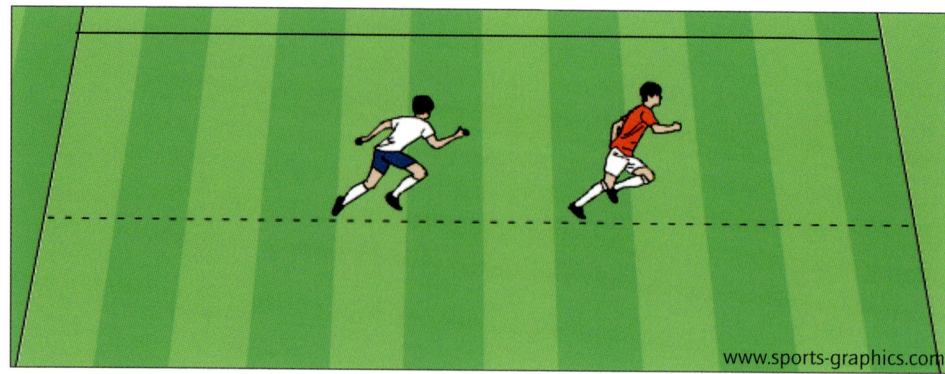

Abb. 6: Fangspiel auf den Linien eines Volleyballfeldes.

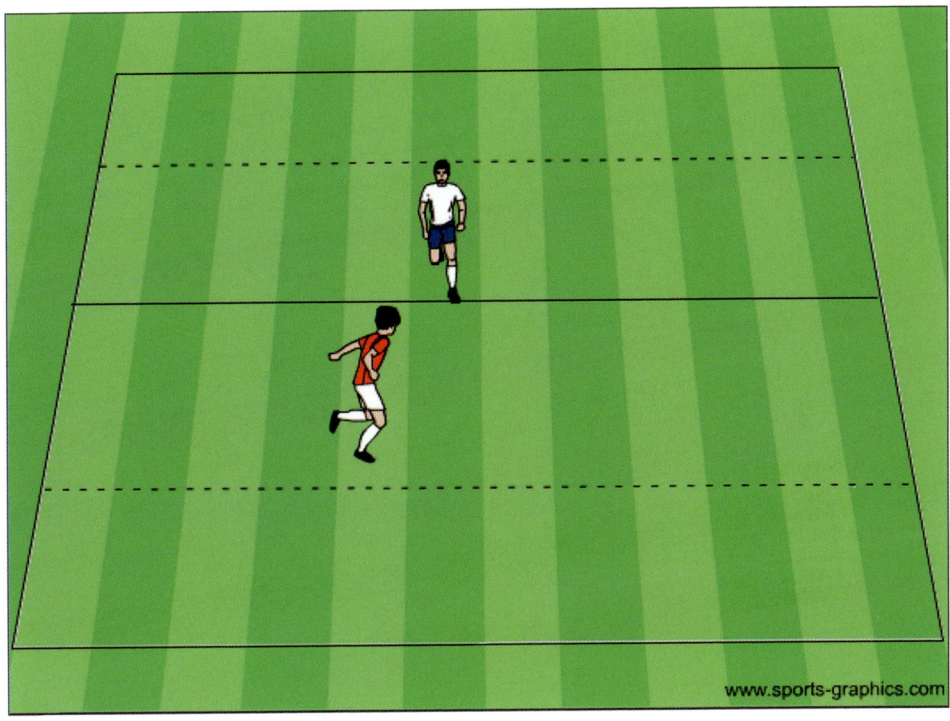

www.sports-graphics.com

Abb. 7: Fangspiel auf einem Bein zwischen den Mittellinien des Volleyballfeldes.

Vierte Form: Die chinesische Mauer (ohne Abbildung)

Mehrere Spieler versuchen, in einem Volleyballfeld (vgl. Abb. 7) von einer Seite zur anderen zu gelangen. Ein Fänger befindet sich auf der Mittellinie und versucht, die jeweiligen Spieler zu berühren. Gelingt ihm das, bildet der berührte Spieler mit dem Fänger eine Art Mauer und versucht, die anderen Spieler nun zu zweit aufzuhalten und zu berühren. Jeder Spieler, der berührt wird, muss sich in die Mauer begeben. Die Spieler, die versuchen, die Seiten zu wechseln, können auch durch die Mauer „fliehen" (ohne jedoch berührt zu werden). Spielerzahl festlegen und folgende Regeln einführen:

1. Fangen auf Zeit oder Fangen, bis alle gefangen worden sind.
2. Feldwechsel auf Zeit (Anzahl der Feldwechsel zählen).

Fünfte Form: „Deal!"

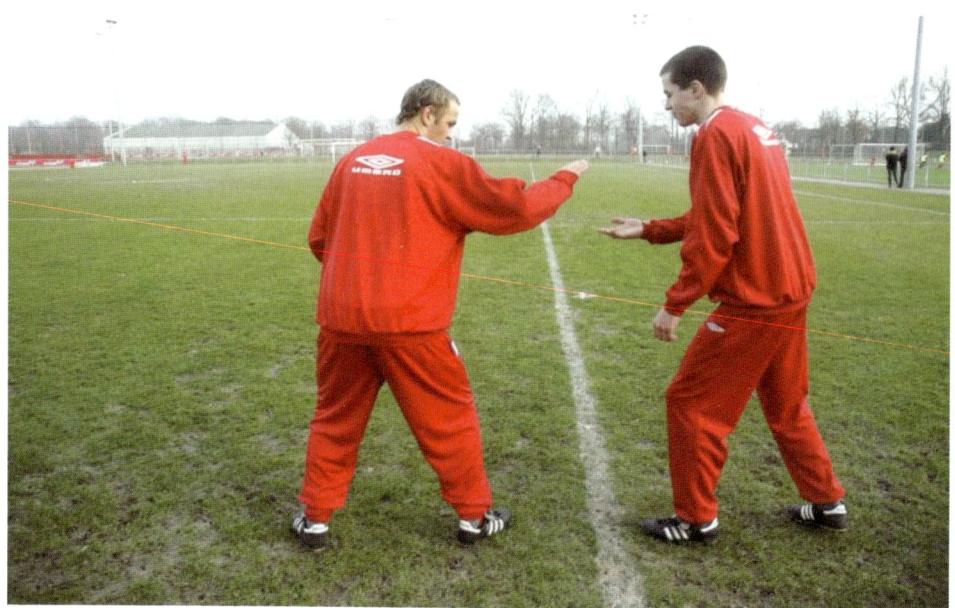

Foto 22: „Deal!" – Wer reagiert am schnellsten?

Zwei Spieler stehen sich, von einer Linie getrennt, gegenüber. Der rechte Spieler streckt seine Hand vor. Der linke Spieler schlägt auf die „flache" Hand und läuft in Richtung einer zu markierenden Linie hinter seinem Rücken. Der zweite Spieler versucht, direkt nach dem Handkontakt, den wegsprintenden Spieler am Rücken zu berühren. Das Sprintduell endet mit dem Erreichen der markierten Linie bzw. der Berührung am Rücken. Danach wechselt die Aufgabenstellung. Mögliche Wertungen:

a) Jede Berührung zählt einen Bonuspunkt. Wer erzielt zuerst drei Bonuspunkte?

b) Jeder Sprint über die Linie zählt einen Bonuspunkt. Wer erzielt zuerst drei Bonuspunkte?

c) Jede Berührung ergibt einen Minuspunkt und jedes gewonnene Sprintduell einen Pluspunkt. Wer erzielt zuerst drei Pluspunkte?

Die Sprintdistanzen je nach Trainings-/Unterrichtsziel festlegen.

Variation:

• Beginn: Wettkampf aus dem Sitzen, dem Kniestand etc.

Sechste Form: Messi gegen Lahm (ohne Foto)

Wie in der fünften Form, wobei nun mehrere Paare gleichzeitig agieren können. Die Spieler der einen Gruppe sind die Messis, die anderen die Lahms. Ruft der Trainer/Lehrer Messi, dann sprinten die Messis in Richtung der hinter ihnen markierten Linie. Die Lahms müssen nun die Messis im Sprint berühren, bevor die Messis die Linie übersprinten konnten. Das Wegsprinten kann auch aus dem

- Hocksitz,
- Langsitz mit dem Gesicht zueinander,
- Langsitz mit dem Rücken zueinander,
- Schneidersitz,
- Liegestütz rücklings,
- Liegestütz vorlings,
- Liegen auf dem Bauch,
- Liegen auf dem Rücken,

erfolgen. Wertungen in Anlehnung an die fünfte Form vornehmen.

Die Sprintdistanzen je nach Trainings-/Unterrichtsziel festlegen.

Siebte Form: Speed-Catcher (ohne Abbildung)

Ein Fänger muss innerhalb eines festzulegenden Zeitintervalls und zu markierenden Spielfeldes so viele Spieler berühren, wie möglich. Spieler, die berührt werden, spielen weiter mit.

Wie viele Spieler konntest du berühren? Rangliste erstellen.

Variationen:
a) Spieler dürfen nur in einer bestimmten Reihenfolge berührt werden: z. B.: 4-3-2-1-0.
b) Die Berührung wird durch ein „Ziehen" des Leibchens ersetzt (in Anlehnung an Flag Football).

Achte Form: The Changer

Feld etwa 15 mal 15 Meter. Immer abhängig von der Anzahl der Spieler.

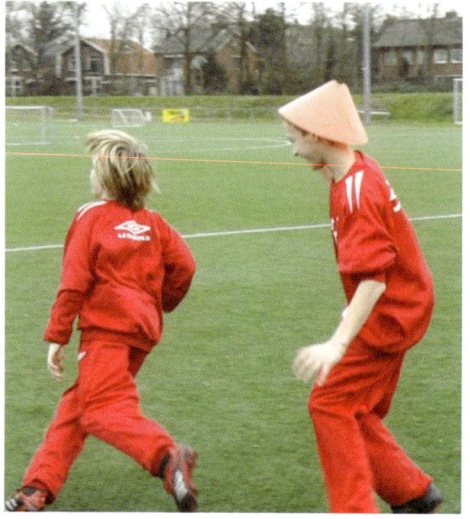

Foto 23: Der Fänger ist deutlich erkennbar.

Vergleiche die siebte Form: Derjenige Spieler, der berührt wird, wird der neue Fänger. Der Fänger trägt deutlich sichtbar eine Mütze/ Kappe oder Markierungshaube oder trägt einen Holz- oder Kunststoffstab oder Ball etc. Die Materialien werden ständig übergeben und übernommen. Beim Verlassen des Spielfeldes erfolgt umgehend ein Aufgabenwechsel. Die Spieldauer, Spielfeldgröße und Anzahl der Mitspieler und Fänger werden je nach Trainings- und Unterrichtsziel festgelegt.

Wie oft wirst du zum Fänger?

Neunte Form: The Hoop

Vergleiche die achte Form: Der Fänger versucht, in einem Feld von 15 mal 15 Meter Größe, dem Spieler einen Reifen (Fahrradschlauch etc.) mit einer oder beiden Händen über den Kopf zu legen. Gelingt ihm das, wechselt die Aufgabenstellung.

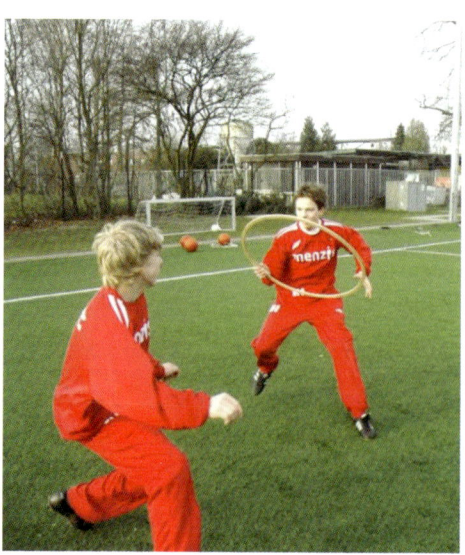

Welcher Spieler verzeichnet die wenigsten „Treffer"?

Foto 24: Geschicklichkeit und Antizipation sind gefragt.

Zehnte Form: Battlefield (ohne Foto)

Fangspiel im ständigen Wechsel, wobei der berührte Spieler immer die Stelle des Kontakts mit einer seiner beiden Hände berühren muss. Berührt er seinerseits als Fänger wieder einen Mitspieler, kann er sich wieder „frei" bewegen. In Abhängigkeit von der gewählten Gruppengröße können mehrere Fangspieler bestimmt werden. Die Feldgröße bitte nach Trainings-/Unterrichtsziel festlegen.

Wie oft wurdest du in einer festzulegenden Zeiteinheit berührt?

Elfte Form: Quälfix

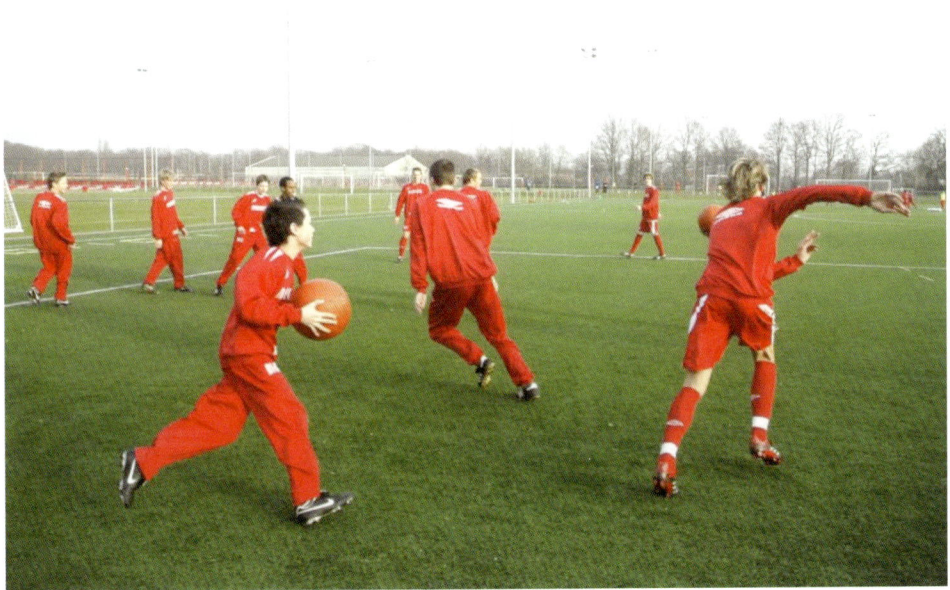

Foto 25: Erschwertes Fangspiel mit dem Medizinball.

Fangspiel im ständigen Wechsel, wobei der Fänger zusätzlich einen Medizinball transportieren muss. Er kann lediglich mit seiner „freien Hand" einen Mitspieler berühren. In Abhängigkeit von der gewählten Gruppengröße können mehrere Fangspieler bestimmt werden. Die Feldgröße bitte nach Trainings-/Unterrichtsziel festlegen (z. B. 15 mal 15 Meter).

Wie oft wurdest du in einer festzulegenden Zeiteinheit berührt?

Zwölfte Form: Vorsicht, Baustelle! (ohne Foto)

Fangspiel im ständigen Wechsel, wobei sich in dem zu markierenden Spielfeld Turnbänke (oder Medizinbälle oder Hürden/Mini-Hürden oder Koordinationsleitern etc.) befinden, die vom Fänger nicht überlaufen und übersprungen werden dürfen.

In Abhängigkeit von der gewählten Gruppengröße können mehrere Fangspieler bestimmt werden. Die Feldgröße bitte nach Trainings-/Unterrichtsziel festlegen.

Wie oft wurdest du in einer festzulegenden Zeiteinheit berührt?

13. Form: Ablenkungsmanöver (ohne Foto)

Fangspiel im ständigen Wechsel, wobei zwischen dem Fänger und dem Gejagten ein dritter Mitspieler sprinten darf, ohne selbst berührt zu werden. Gelingt ihm das, muss der Fänger diesen Spieler fangen.

In Abhängigkeit von der gewählten Gruppengröße können mehrere Fangspieler bestimmt werden. Die Feldgröße bitte nach Trainings-/Unterrichtsziel festlegen.

Wie oft wurdest du in einer festzulegenden Zeiteinheit berührt?

Wer hilft dem Gejagten mit einem Ablenkungsmanöver? Teamwork ist gefragt.

14. Form: Teamwork (ohne Foto)

Vier Fänger besitzen je einen Staffel- bzw. Holzstab. Gemeinsam versuchen die vier Fänger, fortlaufend immer je zwei Spieler zu berühren. Gelingt dies, erhält der zweite der berührten beiden Spieler einen Staffel- bzw. Holzstab. Die Fänger spielen so lange weiter, bis sie alle Stäbe verteilen konnten.

a) Wie lautet die Gesamtzeit für die vier Fänger?
b) Wer ist in einer festgelegten Zeiteinheit 1-mal, 2-mal etc. x-mal oder gar nicht berührt worden?

Die Feldgröße bitte nach Trainings-/Unterrichtsziel festlegen.

9.2.2   Formen der Zusammenarbeit – Fangspiele

Mittlerweile liegen zahlreiche empirische Belege aus der Sportspielforschung vor, die eindeutig dokumentieren, dass implizite und explizite Aneignungsvorgänge in den Spielen autonom und gleichzeitig in kooperierender oder konkurrierender Interaktion wirken. Kollektive Handlungsstrukturen, wie sie im komplexen Fußballspiel genuin vorkommen, bilden sich auch in Form unbewusster, aber (hoch-)intelligenter Verstehensprozesse aus, sodass z. B. auch als schwer empfundene Bedingungen (z. B. enormer Wettkampfstress und neuartige und schwierige Aufgabenstellungen) vom Spieler/von den Spielern präzise, schnell, variabel und situationsadäquat in Spielformen „gelöst" werden kann/können.

Die Autoren sind daher der Auffassung, dass bereits in (einleitenden) Fangspielen auf den wichtigen Aspekt der Zusammenarbeit Wert gelegt werden soll. Diese soll sowohl aus der Perspektive der Fänger als auch aus der der Gejagten verstanden und trainiert werden.

Erste Form: Siamesische Zwillinge

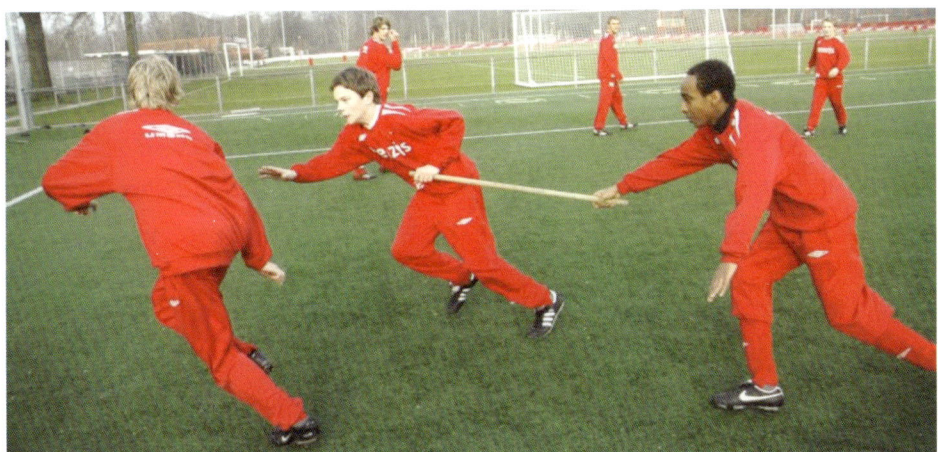

Foto 26: Gemeinsam den Laufweg „abschneiden".

Zwei Spieler geben einander die Hand oder halten, wie in Foto 26 sichtbar, gemeinsam einen Stock an den Enden fest. Sie haben die Aufgabe, innerhalb einer festzulegenden Zeiteinheit so viele Spieler wie möglich zu berühren.

In Abhängigkeit von der gewählten Gruppengröße können mehrere Paare bestimmt werden. Die Feldgröße beträgt in der Regel 15 mal 15 Meter.

Variationen:

* Man kann auch Springseile, Thera®-Bänder, Vario-Bänder oder Tubes mit Griffen zur Paarbildung nutzen.
* Wenn der Mitspieler berührt worden ist, übernimmt dieser den Platz im Paar.
* Man wählt zwei Felder, die die Größe eines Volleyballfeldes einnehmen. In jedem Feld befindet sich je ein Fängerpaar. Jedes Paar versucht, in seinem Feld möglichst viele Spieler zu berühren. Jeder berührte Spieler muss dann umgehend in das andere Spielfeld wechseln und dort weiter mitspielen.
* Die Gruppengröße und Spielzeit bitte nach Trainings-/Unterrichtsziel festlegen. Welches der beiden Paare kann auf Zeit sein Feld freihalten?
* Man bildet eine Dreiergruppe mit z. B. zwei Stäben. Hierdurch entsteht eine Art Dreierkette, in der der mittlere Spieler die Aufgabe des Koordinators erhält, da er aufgrund seiner Kontakte mit beiden Stäben selbst keine Spieler berühren kann. Er bestimmt und steuert somit die Laufwege und Aktionsformen. Die Gruppengröße und Spielzeit bitte nach Trainings-/Unterrichtsziel festlegen.
Wie oft mussten die einzelnen Spieler das Feld wechseln?

Zweite Form: „Vorsicht, bissiger Hund!"

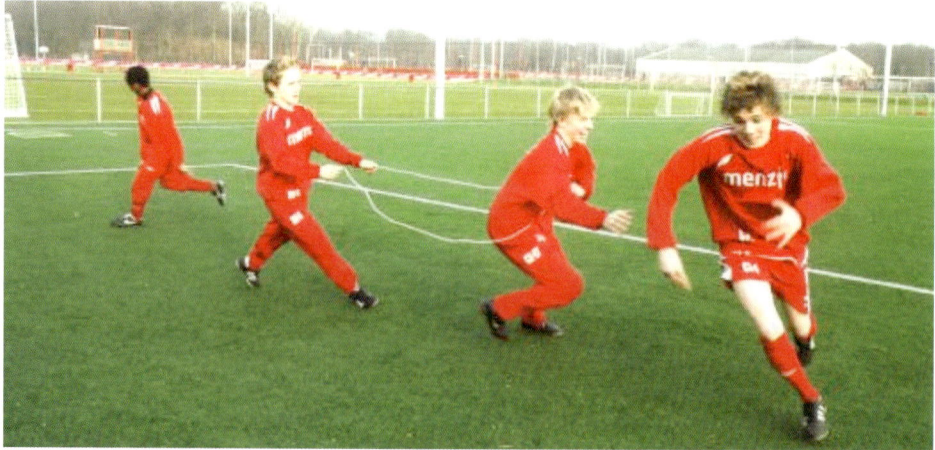

Foto 27: Der Halter lenkt geschickt den „Hund".

Zwei Spieler agieren, mit einem Seil verbunden, gemeinsam wie Halter mit ihrem Hund. Der Hund trägt das gemeinsame Seil um die Hüften und der Halter lenkt diesen in Richtung der zu fangenden Spieler in einem Spielfeld.

Die Feldgröße, Gruppengröße und Spielzeit bitte nach Trainings-/Unterrichtsziel festlegen (auf dem Foto 27 mit 15 mal 15 Meter).

Die Spielregeln in Anlehnung an die erste Form wählen.

Variation:
- Dto., wobei die zu jagenden Spieler ebenfalls Paare bilden.

Dritte Form: Dreierkette

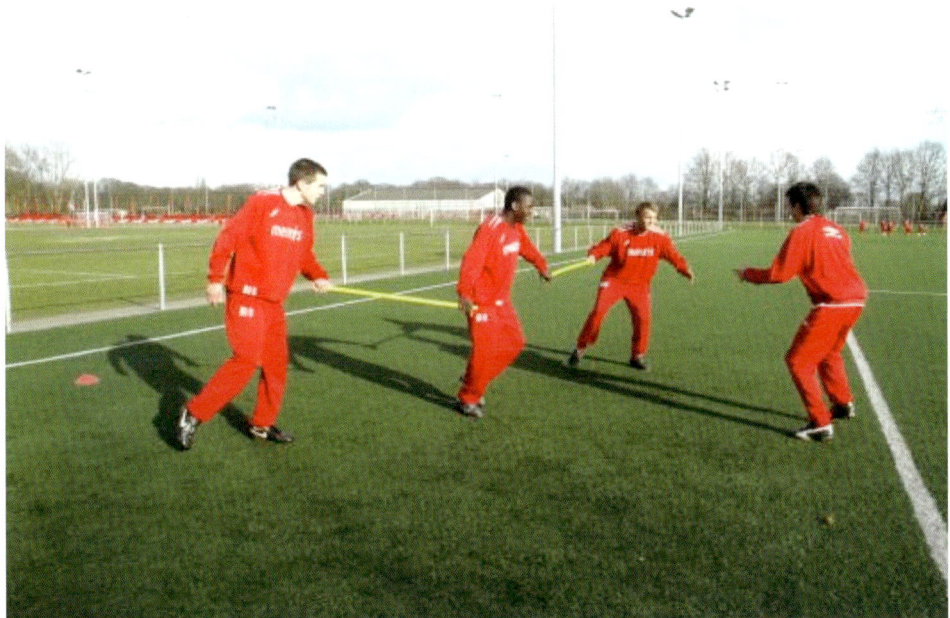

Foto 28: Die Dreierkette „stellt" den Spieler.

Vergleiche die Variation der zweiten Form, wobei der Spieler, der berührt werden konnte, den Platz mit dem mittleren Spieler in der Dreierkette tauscht. Der Spieler in der Dreierkette, der die Berührung durchgeführt hatte, kann sich danach frei im Feld bewegen. Die Feldgröße, Gruppengröße und Spielzeit bitte nach Trainings-/Unterrichtsziel festlegen (auf dem Foto 28 mit 15 mal 15 Meter). Die Spielregeln in Anlehnung an die erste Form wählen.

Wer wurde nie berührt? Diese Spieler können in weiteren Spielserien die Fänger in der Dreiergruppe bilden.

Vierte Form: Kettenfangen (ohne Foto)

Das Spiel beginnt mit einem Fänger. Der von ihm berührte Spieler bildet mit ihm ein Fängerpaar. Jeder weitere berührte Spieler gliedert sich ein, sodass eine Kette entsteht. Lediglich die äußeren Spieler in einer Kette dürfen die Spieler berühren. Es ist erlaubt, unter der Kette „hindurchzutauchen".

Die Feldgröße, Gruppengröße und Spielzeit bitte nach Trainings-/Unterrichtsziel festlegen.

Welcher Spieler bleibt am Ende übrig?

Variation:

• Man beginnt mit zwei Fängern, sodass zwei Ketten entstehen.

Fünfte Form: Tintenfisch

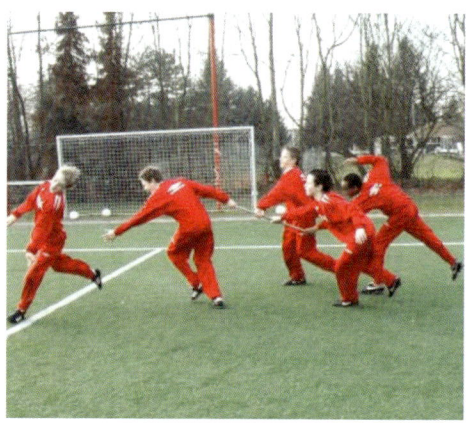

Foto 29: Vier Spieler bilden an einem Stock einen Tintenfisch.

Ein Fängerpaar ist mit einem Stock verbunden. Wenn ein Spieler berührt wird, muss dieser den Stock anfassen. Wird ein weiterer Spieler berührt, muss dieser ebenfalls den Stock anfassen, sodass sich ein Tintenfisch bildet (vgl. das Foto 29). Wenn der Äußerste jemanden berührt, muss der Berührte den Stock in der Mitte festhalten. Jeder weitere Spieler, der berührt wird, muss mit dem Spieler den Platz tauschen, der ihn berührt hat. Ein Beginn mit zwei Fängerpaaren hat sich in der Praxis bewährt.

Die Feldgröße, Gruppengröße und Spielzeit bitte nach Trainings-/Unterrichtsziel festlegen (auf dem Foto 29 mit 15 mal 15 Meter).

Wer war selten Tintenfisch?

Sechste Form: Bockspringen

Fangspiel mit zwei Fängern, wobei jeder berührte Spieler einen Bockstand einnehmen muss. Die „freien" Spieler dürfen die bockstehenden Spieler durch einen Bocksprung „erlösen".

Die Feldgröße, Gruppengröße und Spielzeit bitte nach Trainings-/Unterrichtsziel festlegen.

Mögliche Regeln:

a) Wie viele Spieler stehen jetzt noch in der Bockstellung?
b) Wer musste am seltensten Bockstehen?
c) Wie häufig konntest du die Bockstellung einnehmen?
d) Wer hat die meisten Spieler erlöst?

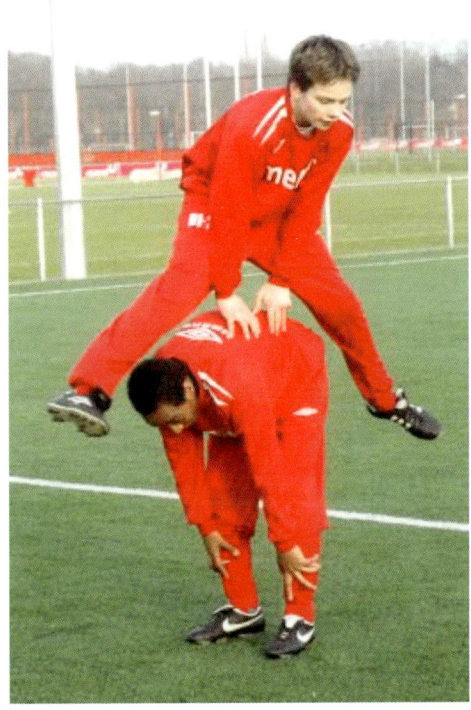

Foto 30: Wer kann den Bock in Teamwork „erlösen"?

Siebte Form: Tunneln

Die Durchführung und die Spielregeln entsprechen der sechsten Form, wobei der Spieler, der berührt worden ist, sich im Spreizstand postieren soll, damit ein Mitspieler zwischen den gespreizten Beinen (Tunnel) hindurchkriechen und ihn damit „befreien" kann. Die Feldgröße beträgt in der Regel 15 mal 15 Meter.

Es ist ratsam, mehrere Fänger einzusetzen.

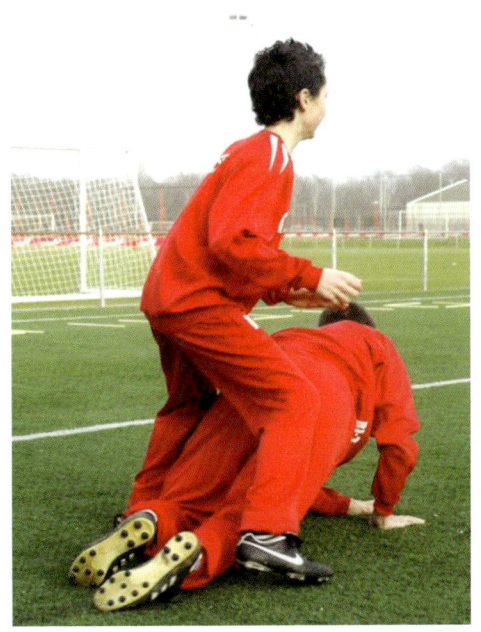

Foto 31: Gewandtheit ist gefragt!

Achte Form: „Ticken" (ohne Foto)

Die Fänger dürfen nur jemanden berühren, der z. B. keinen Ball, Stock, Pylon und kein Leibchen oder Ähnliches in Händen hält. Damit wechselnde Situationen entstehen, in denen sich die Mitspieler gegenseitig helfen sollen, können folgende Regeln festgelegt werden: Erhalte ich von einem Mitspieler einen o. a. Gegenstand, darf ich nicht berührt werden. In der Praxis hat sich die Verteilung 50 % mit und 50 % ohne Gegenstände bewährt. Wird ein Spieler berührt, darf er weiter mitspielen. Die Anzahl der Fänger an der Gruppengröße ausrichten. Die Feldgröße, Gruppengröße und Spielzeit nach Trainings-/ Unterrichtsziel festlegen.

Spielregel:

Wer hat die meisten Spieler innerhalb eines festzulegenden Zeitintervalls berührt?

Variation:

* Man darf nur jemanden berühren, der einen Ball etc. in den Händen hält.

Neunte Form: Fluchthelfer (ohne Foto)

Fangspiel, bei dem die berührten Spieler an einem Hütchen, in einem Reifen etc. verharren müssen. Der Trainer/Lehrer bestimmt ein oder zwei Spieler, die im Laufe der Spielform diese Mitspieler durch Berühren befreien können. Die berührten Spieler können auch an einer Stelle eine Kette mit mehreren Spielern bilden, sodass die gesamte Gruppe durch Berühren eines Spielers (an den Enden der Kette) befreit werden kann. Die Feldgröße, Gruppengröße und Spielzeit bitte nach Trainings-/Unterrichtsziel festlegen.

Spielregel:

* Wer hat die meisten Spieler innerhalb eines festzulegenden Zeitintervalls erlöst?

Zehnte Form: Parcours

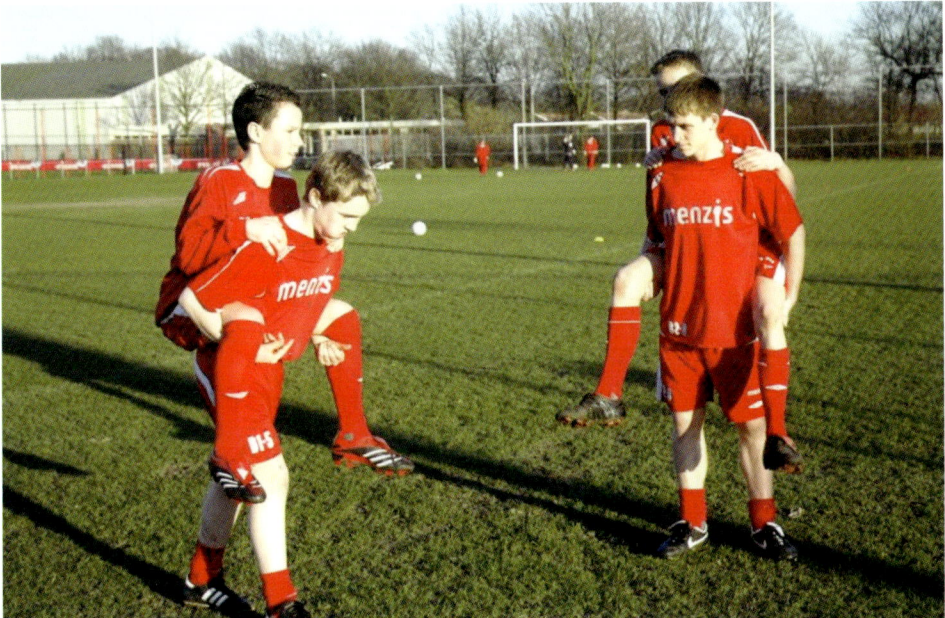

Foto 32: Eine sichere Position kostet Kraft und Partnerarbeit.

Fangspiel in einem Feld von 15 mal 15 Meter Größe, bei dem zwei Fänger zusammenarbeiten. Die Mitspieler sollen versuchen, sich durch „Aufsitzen" (Reiter-Pferd-Position) vor dem Fänger kurzfristig zu sichern: Man darf als Spieler nicht berührt werden, wenn man auf dem Rücken/vor der Brust eines Mitspielers sitzt. Motto: Jeder hilft durch Anspringen und Festhalten jedem. Es ist nicht erlaubt,

a) 2-mal hintereinander denselben Mitspieler zu wählen und
b) den Wechsel der Positionen der Partner an Ort und Stelle durchzuführen.

Die Gruppengröße und Spielzeit bitte nach Trainings-/Unterrichtsziel festlegen.

Spielregel:

- Wer hat die meisten Spieler innerhalb eines festzulegenden Zeitintervalls berührt?

Elfte Form: Felderwechsel (ohne Foto)

Man unterteilt ein großes Feld in zwei kleine. In beiden Feldern befinden sich je zwei Fänger. Zwei Fänger sind im Besitz eines Balls (ggfls. auch Medizinbälle verwenden). Die Fänger versuchen in beiden Feldern, die Mitspieler mit dem Ball zu berühren. Das geschieht nicht durch ein Abwerfen, sondern durch ein dosiertes Andrücken des Balls an den Körper des weglaufenden Mitspielers. Da die Fänger nur einen Ball besitzen, sollen sie kooperieren und kommunizieren. Wird ein Spieler mit dem Ball berührt, muss er in das andere Feld wechseln, dort kann er weiter mitspielen. Die Feldgröße, Gruppengröße und Spielzeit bitte nach Trainings-/Unterrichtsziel festlegen.

Spielregeln:

a) Welches der beiden Fängerpaare hat in der festzulegenden Spielzeit in seinem Feld die geringste Anzahl an Spielern?

b) Wie oft mussten die jeweils weglaufenden Spieler die Felder wechseln?

Variation:

• In jedem der beiden Felder werden vier Spieler mit farbigen Leibchen markiert. Des Weiteren gibt es in jedem Feld eine kleine Gruppe, die einen Ball besitzt. Die Fänger dürfen mit dem Ball nicht laufen. Wird ein Spieler mit dem Ball berührt, muss er in das andere Feld wechseln, darf aber weiter mitspielen.

Spielregel:

• Welches Team mit Ball hat die wenigsten Wegläufer in seinem Feld? Aufgabenstellungen regelmäßig wechseln.

Zwölfte Form: Schnell-Checker (ohne Foto)

Zwei Teams spielen in einem Feld gegeneinander. Ein Team ist in Ballbesitz. Dieses Team soll mithilfe von Kooperation und Kommunikation versuchen, Spieler aus dem anderen Team zu berühren. Mit dem Ball darf jedoch nicht gelaufen werden. Passen ist Trumpf. Wird ein Spieler berührt, erfolgt umgehend der Rollenwechsel. Die Feldgröße, Gruppengröße und Spielzeit bitte nach Trainings-/Unterrichtsziel festlegen.

Spielregel:

- Welches Team weicht den Berührungsversuchen erfolgreich am längsten aus (Zeit vom Trainer/Lehrer stoppen)?

Variation:

- Wie 2., wobei jedes Team einen Ball besitzt.

Spielregel:

- Welches Team schafft am schnellsten eine Berührung der gegnerischen Mannschaft, ohne selbst berührt zu werden (Zeit vom Trainer/Lehrer stoppen)?

9.2.3   Hindernisse geschickt überwinden – Fangspiele

Das Um- und Überspielen und Umlaufen des Gegners und das regelgerechte Zweikampfverhalten mit Körperkontakt spielt im Fußball eine große Rolle. In Fangspielen kann man diese Situationen sehr gut ansprechen. Der Trainer/Lehrer sollte jedoch darauf achten, dass die Wettkampfregeln eingehalten werden (keine bewussten Regelverstöße (Sperren, Stoßen etc.) dulden).

Motto: So wenig Körperkontakt wie möglich, so viel Körperkontakt wie nötig.

Erste Form: Flags (ohne Foto)
Jeder Spieler trägt sicht- und greifbar in seinem Hosenbund ein Leibchen mit sich. Jeder spielt gegen jeden mit folgenden Spielregeln:

Probiere, deinen Mitspielern die Leibchen zu entwenden, sammle die Leibchen. Verlierst du dein eigenes Leibchen, kannst du dir beim Trainer/Lehrer ein neues Leibchen holen und weiter mitspielen. Die Feldgröße, Gruppengröße und Spielzeit bitte nach Trainings-/Unterrichtsziel festlegen.

Spielregel:
•   Wer hat in einer festzulegenden Spielzeit die meisten Leibchen gesammelt?

Variation:
•   Zwei Teams spielen mit jeweils sich farblich unterscheidenden Leibchen gegeneinander.

Spielregel:
•   Welche Gruppe sammelt in einer festzulegenden Zeiteinheit die meisten Leibchen?

Zweite Form: Wandernder Kreis

Man bildet Kreise mit jeweils fünf Spielern. Ein weiterer Spieler versucht, von außerhalb des Kreises auf ein Zeichen des Trainers/Lehrers einen Spieler im Kreis am Rücken zu berühren.

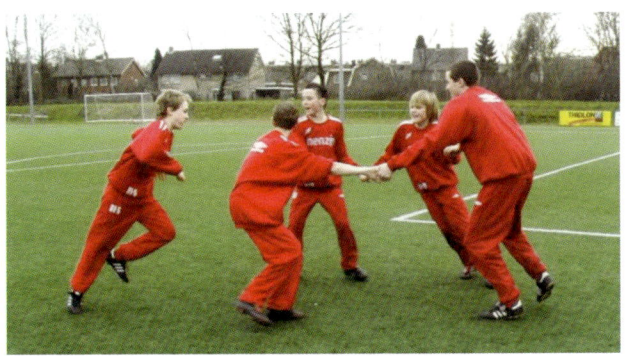

Die Feldgröße und Spielzeit bitte nach Trainings-/Unterrichtsziel festlegen.

Foto 33: Fest zusammenhalten und gemeinsam dem Angreifer geschickt ausweichen.

Spielregel:

* Wer berührt einen Spieler des Kreises in kürzester Zeit (Trainer/Lehrer stoppt die Zeit)?

Dritte Form: Safety First

Der „Angreifer" (Fänger) versucht, den Spieler am Ende der Schlange am Rücken zu berühren. Die Spieler dürfen mithilfe der Arme und dem geschickten Vorwärts-, Rückwärts- und Seitwärtsbewegen dem Fänger 10-15 Sekunden lang den Weg an das Ende der Schlange erschweren. Festhalten und Stoßen sind nicht erlaubt. Eine koordinierte Zusammenarbeit in Relation zur Position in der Schlange ist zwingend notwendig.

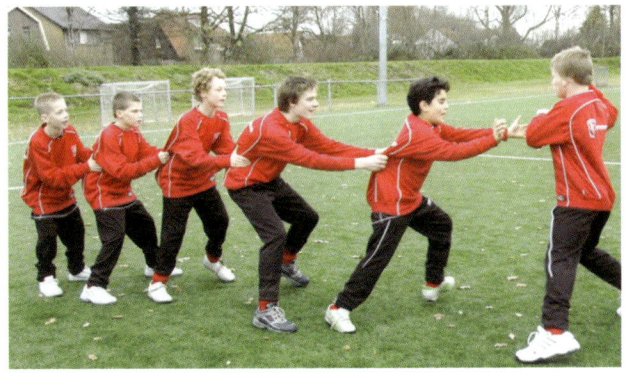

Foto 34: In einer (festen) Formation den Angreifer mit fairen Mitteln von seinem Ziel fernhalten!

Die Feldgröße und die Gruppengröße bitte nach Trainings-/Unterrichtsziel festlegen.

Der Trainer/Lehrer stoppt die Zeit.

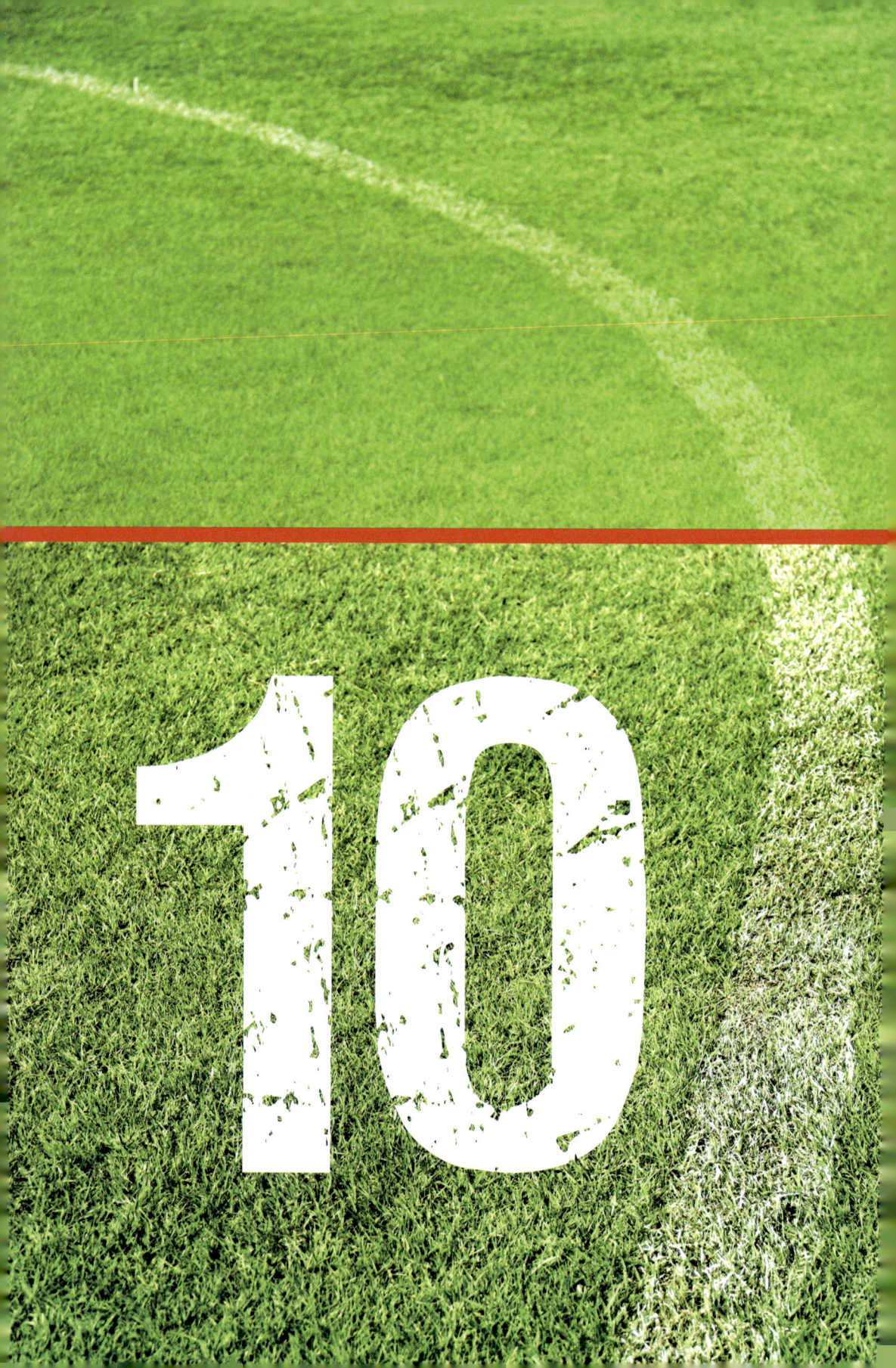

10

10 LAUFSPIELE OHNE BALL

„Der Mangel an Zeit ist der größte Feind im Fußball-Lernprozess."

(van Lingen & Pauw, 1999/2000, S. 227)

Viele Fangspiele des neunten Kapitels kann man zu den Laufspielen zählen. Der Unterschied liegt jedoch in den Zielsetzungen. Die vorgestellten Fangspiele dienen der Vorbereitung (Warm-up)[22], der Anbahnung einer entspannten, freudvollen und konzentrierten Trainingsatmosphäre, der pädagogischen Perspektive **Kooperation** und der Beanspruchung der Grundlagen der koordinativen Fähigkeiten und physischer Leistungsfaktoren. Hierauf soll im weiteren Verlauf der Fußballausbildung der Prozess der Spezialisierung aufbauen können.

In diesem Kapitel wenden sich die Autoren den *spielerischen Laufformen* zu.

10.1 Verfolgungsrennen

Alle Teamspieler sitzen in einem großen Kreis zusammmen. Der Trainer/Lehrer verteilt Nummern von 1-4. Die Feldgröße, Gruppengröße und Spielzeit bitte nach Trainings-/ Unterrichtsziel festlegen.

Spielregeln:
- Der Trainer/Lehrer ruft eine der vier Nummern. Daraufhin sprinten alle Spieler mit dieser Nummer im oder gegen den Uhrzeigersinn (Richtung vorab festlegen) los und versuchen, den Spieler vor ihnen zu berühren. Wer berührt wird, geht auf seinen Platz (durch den Kreis) zurück. Während des Laufens/Sprintens kann der Trainer/Lehrer „Wechseln!" rufen. Die Spieler wechseln dann schnell die Laufrichtung und den Partner.

Variation:
- Die genannte Nummer läuft die vorher vom Trainer/Lehrer angegebene Rundenzahl. Mitspieler bitte außen überholen. Wer ist als Erster wieder auf seinem Platz?

---

22 Der Duden bezeichnet das Sichaufwärmen als Warm-up, wohingegen im englischen Sprachgebrauch der Begriff Warming-up verwendet wird.

10.2   Ortswechsel

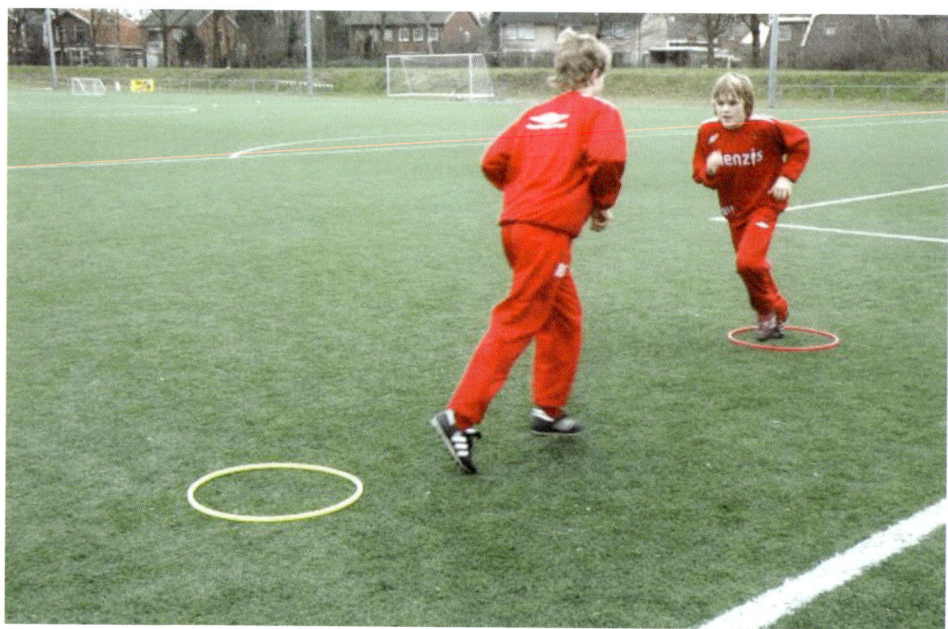

Foto 35: Explosiver Antritt mit Körpervorlage.

Die Spieler stellen sich verteilt in einem markierten Spielfeld auf. Sie postieren sich in einem Reifen (oder an einer Stange, einem Hütchen, einer Matte etc.). Im Spielfeld befinden sich zwei Kontrolleure, die versuchen, während eines Platztauschs (Ortswechsel) der Spieler, einen Ort zu beschlagnahmen (einzunehmen). Gelingt ihnen das, wird der Kontrolleur zum Spieler und umgekehrt.

Die Feldgröße, Gruppengröße und Spielzeit bitte nach Trainings-/Unterrichtsziel festlegen (hier ein Feld von 15 mal 15 Metern).

Spielregeln:
- Man darf nicht 2-mal hintereinander mit demselben Mitspieler den Ort wechseln. Wer kann die häufigsten Ortswechsel vornehmen?

10.3 Stützpunkte

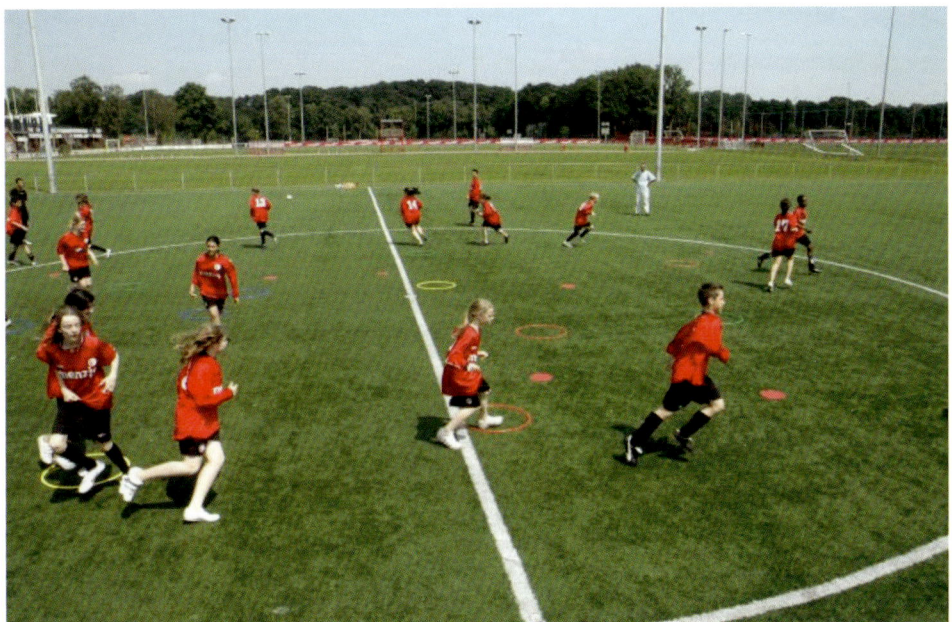

Foto 36: Im Chaos dennoch erfolgreich sein!

Sechs Matten, Reifen, große Punkte oder andere Materialien liegen verstreut auf dem Spielfeld. Die Feldgröße, Gruppengröße und Spielzeit bitte nach Trainings-/Unterrichtsziel festlegen (hier im Mittelkreis des Großfeldes).

Spielregeln:
- Man benennt zwei Spieler, die durch Berühren verhindern sollen, dass die Ringe etc. von den Spielern eingenommen werden können. Jedes Einnehmen ergibt einen Bonuspunkt. Jede Berührung führt zum Aufgabenwechsel: Der Spieler wird zum Jäger, behält aber bis zum nächsten Wechsel seine errungenen Bonuspunkte. Es ist nicht erlaubt, 2-mal hintereinander denselben Ring etc. anzulaufen. Verweilt man in dem Ring etc., darf man nicht berührt werden.
- Wer erringt die meisten Bonuspunkte?

Variation:
- Laufspiel zu zweit.

10.4   Achterbahn (ohne Foto)

Das Team stellt sich in Form einer Achterbahn auf und nimmt eine feste Position ein. Der Trainer/Lehrer bestimmt einen Spieler, der im Uhrzeigersinn um die Achterbahn läuft und folgende Aufgabenstellung durchführt: Berühre maximal vier Spieler. Die Größe der Achterbahn, des Teams und die Länge der Laufzeit bitte nach dem Trainings-/ Unterrichtsziel festlegen.

Spielregeln:

*   Alle Spieler nehmen zunächst das Tempo des Einzelspielers auf und müssen danach auf Kommando des Trainers/Lehrers versuchen, so schnell wie möglich wieder ihre alte Position einzunehmen.
*   Wer ist in der Achterbahn der schnellste Spieler?

10.5   Speed Train

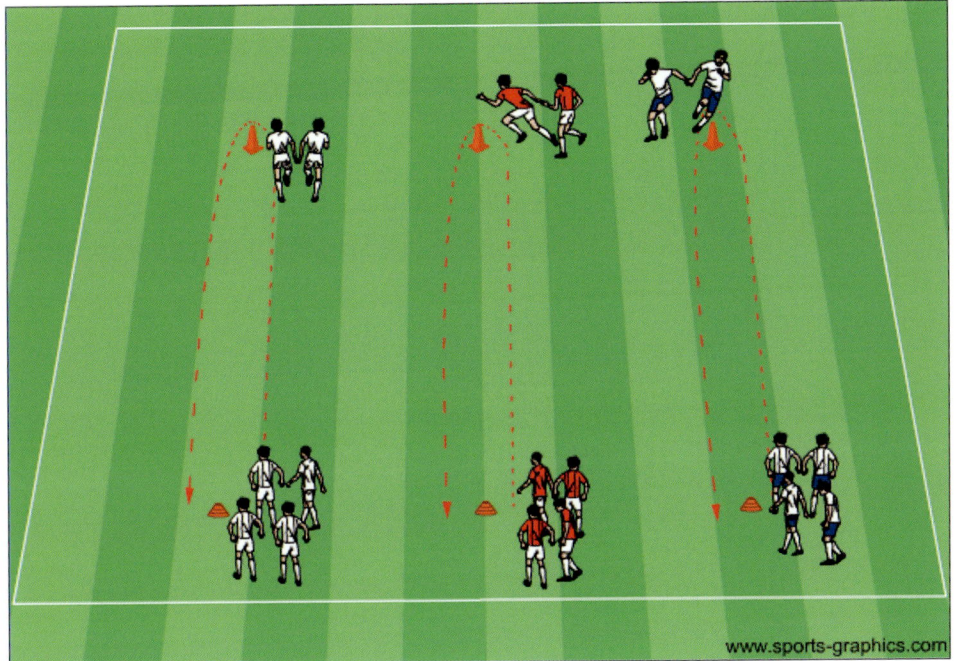

www.sports-graphics.com

Abb. 8: Paarweise „wächst" der Zug an!

Wie in Abb. 8 abgebildet, laufen zu Beginn die ersten Paare Hand in Hand um die Hütchen und wieder zurück. Nachfolgend nehmen sie das zweite Paar mit etc. Den Abstand der Hütchen, die Teamgröße und die Anzahl der Wiederholungen bitte nach dem Trainings-/Unterrichtsziel festlegen (hier ein Feld von 16 mal 16 Metern).

Spielregeln:
- Verlieren die Spieler untereinander den Handkontakt, muss der Zug stoppen und kann erst nach regelgerechter Kontaktaufnahme wieder beschleunigen.
- Welcher Speed Train ist als Erster wieder mit allen Waggons zurück am Ausgangspunkt?

Variationen:
1. Zuerst beschleunigt der Zug mit allen Waggons und „verliert" nach jeder Runde ein Paar (einen Waggon). Die Reihenfolge bitte vorher in den Teams festlegen. Das Laufspiel ist beendet, wenn ein Paar am Startpunkt wieder angelangt ist.
2. Die Ursprungsregel und die erste Variation sollen nunmehr verbunden werden.

117

10.6   Paintball

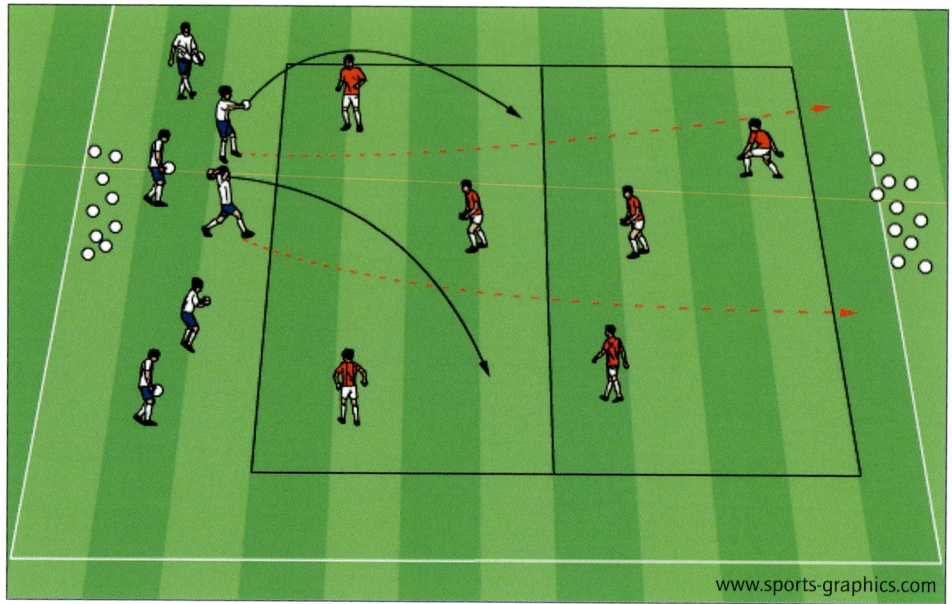

Abb. 9: Sprinten, schauen und reagieren.

Das Team Weiß-Blau (vgl. Abb. 9) nimmt Aufstellung und wirft einen oder zwei Soft-bälle in eines der beiden Felder. Danach versuchen alle Spieler von Weiß-Blau, auf die gegenüberliegende Seite zu gelangen, ohne mit einem der beiden Bälle von Rot-Weiß abgeworfen zu werden (vgl. Abb. 9). Rot-Weiß kann die Bälle direkt oder indirekt (mit Bodenkontakt) gegen die Spieler einsetzen. Würfe in Richtung Kopf sind zu vermeiden.

Die Feldgrößen, die Teamgröße (hier 6 gegen 6) und die Anzahl der Wiederholungen bitte nach dem Trainings-/Unterrichtsziel festlegen.

Spielregeln:
* Wie häufig schafft es die jeweilige Gruppe von Läufern, ohne Kontakt mit dem Softball die Spielfeldseiten zu wechseln (Trainer/Lehrer zählt die Anzahl der Läufe)?

Variationen:
1. Der Trainer/Lehrer gibt je nach Trainingsziel eine Zeitvorgabe. Welches Team erhält innerhalb der Zeitvorgabe die wenigsten Treffer?
2. Wie oben, wobei zusätzlich Materialien auf die Felder gestellt werden: Dummies, Mini-Tore, Bänke, Hütchen etc. Man kann auch weitere Bälle einsetzen.

10.7 Plagiat (ohne Abbildung)

Teams von jeweils vier bis fünf Spielern stellen sich hintereinander auf. Jeder Spieler eines Teams erhält eine Nummer. Der Spieler mit der Nummer eins führt bestimmte Bewegungen aus (laufen, hüpfen, rückwärts laufen, schnell gehen, Einbeinsprünge, Hampelmann etc.). Die Mitspieler ahmen diesen Spieler in der Bewegung bis zu einem festzulegenden Endpunkt nach. Danach ist der Spieler mit der Nummer zwei an der Reihe etc.

Die Feldgrößen, die Teamgröße (hier vier bis fünf Spieler) und die Anzahl der Wiederholungen bitte nach dem Trainings-/Unterrichtsziel festlegen. Bitte besonders auf den ausreichenden Abstand der Teams zueinander achten (Kollisionsgefahr).

Variation:

- Zweiergruppen bilden, die sich gegenüberstehen. Ein Spieler ist der Leader und der andere Spieler ahmt diesen nach. Kreativität und Variation sind gefragt!

10.8 Super Sprint (ohne Abbildung)

Zwei Spieler stehen sich im Abstand von 10 Metern gegenüber. Zwischen beiden Spielern wird ein Hütchen o. Ä. platziert. Einer der beiden Spieler (A) soll die Initiative übernehmen und versuchen, in Richtung Hütchen zu laufen, dieses zu fassen und damit zurück zu seinem Ausgangspunkt zu sprinten.

Spielregeln:

- Auf diesem Weg zum Hütchen soll er Bewegungen imitieren, die in einem Fußballspiel vorkommen können: Haken schlagen, Drehungen, Sprünge etc. Diese soll sein Mitspieler (B) nachahmen. Wenn der Spieler (A) das Hütchen aufnimmt, soll der Spieler (B) versuchen, diesen zu berühren, bevor der Spieler (A) seinen Ausgangspunkt (Ziellinie) wieder erreicht hat. Danach erfolgt ein Aufgabenwechsel. Bitte darauf achten, dass im Teamverbund ausreichend Raum zwischen den Paaren eingeplant wird.
- Anzahl der Wiederholungen und Länge der Pausen je nach Trainingsziel vornehmen.

10.9   Fußballquiz (ohne Abbildung)

Man markiert in gleichen Abständen um das Team herum drei Felder oder Kreise. Jedes Feld/jeder Kreis wird mit einer Aufgabe belegt: z. B. Feld 1 und die Fußballstars, Feld 2 und die Teams der Ersten bis Dritten Bundesliga und Feld 3 und die Champions-League-Teams. Die Spieler dürfen sich zunächst frei bewegen.

Spielregeln:

- Der Trainer/Lehrer ruft einen bekannten Begriff (z. B. Messi). Die Spieler sollen daraufhin im höchsten Tempo in Feld 1 sprinten. Der letzte Spieler, der das Feld 1 erreicht, erhält einen Minuspunkt, kann aber weiter mitmachen.
- Welcher Spieler schafft es, ohne Minuspunkt das Fußballquiz zu beenden?
- Entfernung zu den Feldern, Anzahl der Wiederholungen und Länge der Pausen je nach Trainingsziel vornehmen.

Variationen:

1. Die Spieler dribbeln oder jonglieren in den Pausen und sprinten dann auf Kommando los.
2. Der Trainer/Lehrer nennt bis zu drei Begriffe (hintereinander).
3. Zwei Gruppen: Gruppe 1 mit dem Cheftrainer/Lehrer, Gruppe 2 mit dem Assistenten/Klassensprecher. Beide führen zeitgleich das Fußballquiz mit ihren Gruppen durch: Konzentration ist gefragt!

10.10   Der Auftrag (ohne Abbildung)

Man markiert einen Kreis und teilt jedem Spieler einen festen Platz zu. Diesen kann man mit einem Reifen, einer Matte oder einem Kegel markieren. Darüber hinaus werden in gleichen Abständen (außen und innen) Materialien platziert, die mit einer bestimmten Aufgabenstellung verbunden werden (siehe nachfolgend).

Spielregeln:

- Führe den Auftrag des Trainers/Lehrers durch und kehre umgehend auf deinen Platz zurück. Der letzte Spieler erhält einen Minuspunkt, kann aber weiter mitmachen. Welcher Spieler schafft es, ohne Minuspunkt das Auftragsspiel zu beenden?
- Entfernung zu den Materialien, Größe des Kreises, Anzahl der Wiederholungen und Länge der Pausen je nach Trainingsziel vornehmen.

Mögliche Aufträge:

1. Berühre innerhalb des Kreises vier platzierte Hütchen und sprinte dann zurück zu deinem Platz.

2. Laufe erst um die weit außerhalb des Kreises platzierten Stangen und sprinte dann zurück zu deinem Platz.

Achtet auf eure Mitspieler (Kollisionsgefahr).

10.11 **Speed King** (ohne Abbildung)

Wie bei 10.10, wobei nun die Materialien innerhalb und außerhalb des Kreises so angelaufen werden müssen, dass man sie mit einem Körperteil berührt und dann an ihnen verharrt.

Spielregeln:

- Auf Kommando der Trainers/Lehrers (z. B. „Stange!") sprinten alle Spieler in Richtung dieses Materials. Wichtig ist, dass weniger Materialien aufgestellt worden sind, als die Anzahl aller Spieler ausmacht. Spieler, die das entsprechende Material nicht rechtzeitig anlaufen können, erhalten einen Minuspunkt und können weiter mitmachen. Der Trainer/Lehrer entfernt nach jeder Aufgabe ein Element, sodass immer weniger „freie Plätze" für alle Spieler existieren. Wenn ca. ein Drittel der Spieler keinen freien Platz mehr findet, sollte das Laufspiel abgebrochen und neu gestartet werden.

- Welcher Spieler, welche Spieler erhalten die wenigsten Minuspunkte?

- Entfernung zu den Materialien, Größe des Kreises, Anzahl der Wiederholungen und Länge der Pausen je nach Trainingsziel vornehmen. Achtet auf eure Mitspieler (Kollisionsgefahr).

Variation:

- Der Trainer/Lehrer nennt eine Zahl. Die Spieler sollen die genannte Anzahl an Materialien (Bänke, Reifen, Hütchen etc.) anlaufen und berühren und erst am letzten Gegenstand verharren. Ist das nicht möglich, erhält der Spieler/erhalten die Spieler einen Minuspunkt. Wer schafft in z. B. 10 „Rennen" die wenigsten Minuspunkte?

10.12 **Umlaufbahn** (ohne Abbildung)

Das Team bildet zwei Kreise, einen inneren und einen äußeren Kreis. Jeder Spieler hat einen Partner (z. B.: Leon (innerer Kreis) mit seinem Mitspieler Tom (äußerer Kreis)). Die Kreise bewegen sich auf das Kommando des Trainers/Lehrers hin gegeneinander. Die Spieler sollen das Lauftempo und die Abstände zueinander immer gleich groß halten.

Spielregeln:
- Durch ein Zeichen des Trainers/Lehrers (Pfeifen, Klatschen etc.) sollen sich die Paare finden und in den Pferd-und-Reiterstand gehen. Das Paar, das als Letztes die Aufgabe umsetzen kann, erhält einen Minuspunkt, kann aber weiter mitmachen.
- Größe der Kreise, Anzahl der Wiederholungen und Länge der Pausen je nach Trainingsziel vornehmen. Achtet auf eure Mitspieler (Kollisionsgefahr).

Variation:
- Mit freier Partnerwahl. Welches Paar steht als Letztes im Pferd-und-Reiterstand?

10.13 **Die Uhr läuft!** (ohne Abbildung)

Man verteilt z. B. sechs Reifen auf ein zu markierendes Spielfeld und bestimmt als Trainer/Lehrer zwei Fänger.

Spielregeln:
- Jeder Spieler des Teams soll in z. B. 30 Sekunden so viele Reifen wie möglich berühren. Er kann auch im Reifen stehen bleiben. Die Spieler dürfen nicht zwischen zwei Reifen hin- und herlaufen und die Fänger sollen nicht vor einem Reifen auf den Spieler „warten". Wird der Spieler vor dem Erreichen seiner Ziele (hier die Reifen) berührt, erhält er einen Minuspunkt, kann aber weiter mitmachen. Die Fänger regelmäßig wechseln.
- Wer kann in z. B. 30 Sekunden die meisten Reifen anlaufen?
- Größe des Feldes, die Abstände der Ringe zueinander, die zeitliche Länge, die Anzahl der Ringe, die Anzahl der Wiederholungen und die Länge der Pausen je nach Trainingsziel vornehmen. Achtet auf eure Mitspieler (Kollisionsgefahr).

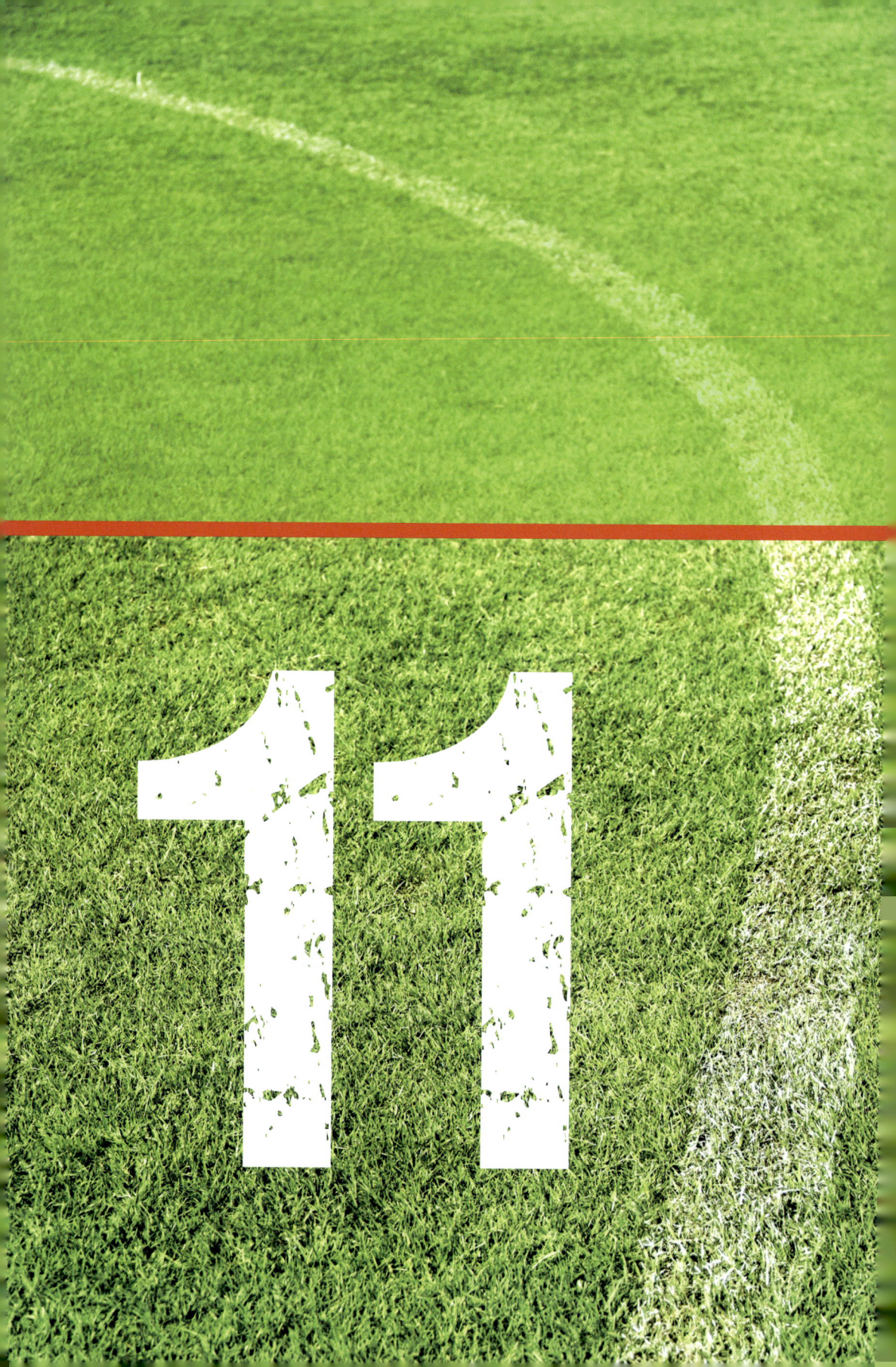

11 LAUFSPIELE MIT BALL

„Der Ball bestimmt das Tempo. Es gab noch keinen Fußballer, der schneller als der Ball war."

(Johan Cruyff zitiert in Verheijen, 1999/2000, S. 182)

Laufspiele (vgl. Kap. 10) können in der Fußballpraxis sehr gut mit Zielschussspielen, Endzonenspielen und sportspielverwandten Ballspielen verknüpft werden. Sie eignen sich unter Berücksichtigung der Bausteine **Ballgefühl, Zeitdruck, Präzisionsdruck, Komplexitätsdruck, Organisationsdruck, Variabilitätsdruck** und **Belastungsdruck** insbesondere für die Schulung der Wahrnehmungsfähigkeiten, Informationsverarbeitungen, der Breite der Aufmerksamkeit und Kreativität. Sie finden beim Warm-up, als Nach- und Vorbereitung der koordinativen Fähigkeiten, der fertigkeitsbezogenen Basiskompetenzen (z. B. Gegenspieler/Hindernis erkennen) und der taktischen Basiskompetenzen (z. B. Ballbesitz kooperativ sichern) mit Blickrichtung Ballschule und Cool-down ihre Anwendung. Ihr hoher Aufforderungscharakter (mit Ball) schafft sowohl bei Beginnern als auch bei Profis eine zumeist freudvolle Trainingsatmosphäre und stellt unter den Aspekten des Coachings, Teambuildings (pädagogische Perspektive) und der aktiven Entspannung ein nicht zu unterschätzendes Instrument der Trainingssteuerung dar:

Erste Form: Läufer gegen Passspieler

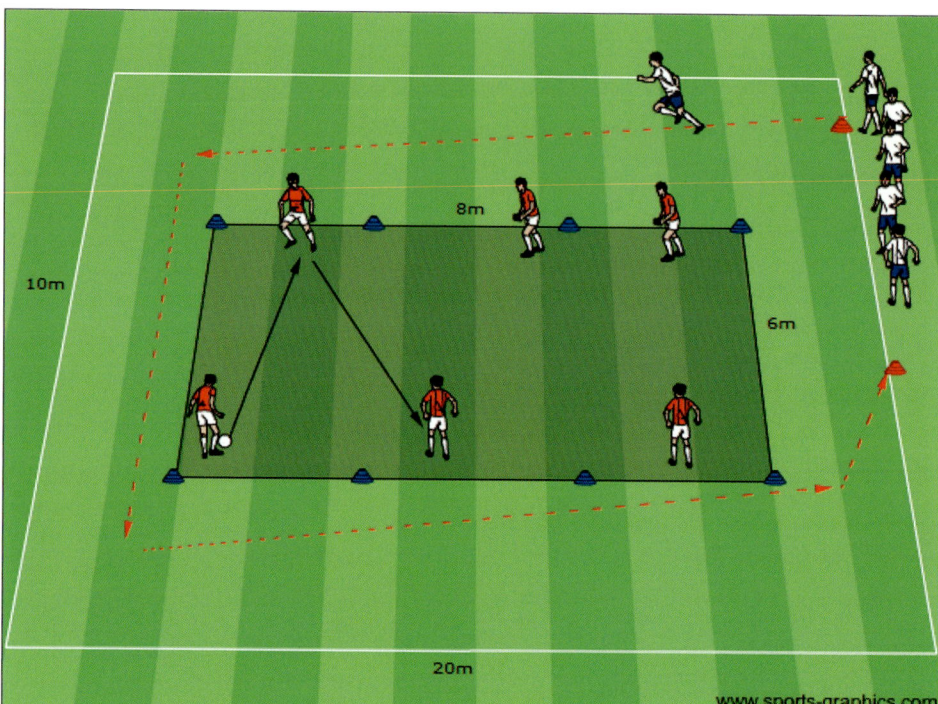

Abb. 10: 90°-Wenden aus höchstem Tempo versus Dreiecks-Passen.

Die Läufer (Team Weiß-Blau) sollen eine markierte Strecke nacheinander zurücklegen. In der Zwischenzeit passt sich Team Rot-Weiß den Ball in einem Kleinfeld zu.

Spielregeln:

* Die Passspieler spielen sich den Ball so lange zu (hin und zurück), wie die Läufer unterwegs sind. Jeder Pass wird gezählt. Sobald alle Läufer die Ziellinie passiert haben, wird gewechselt. Welche Mannschaft hat sich häufiger den Ball zupassen können?
* Länge der Laufstrecke, Kleinfeldgröße, Anzahl der Läufer/Passspieler und Wiederholungen je nach Trainingsziel.

Variation:

* 1.1-Form: Sprinten und Wenden und *Stich-Passen*. Feldgrößen wie abgebildet (Abb. 10).

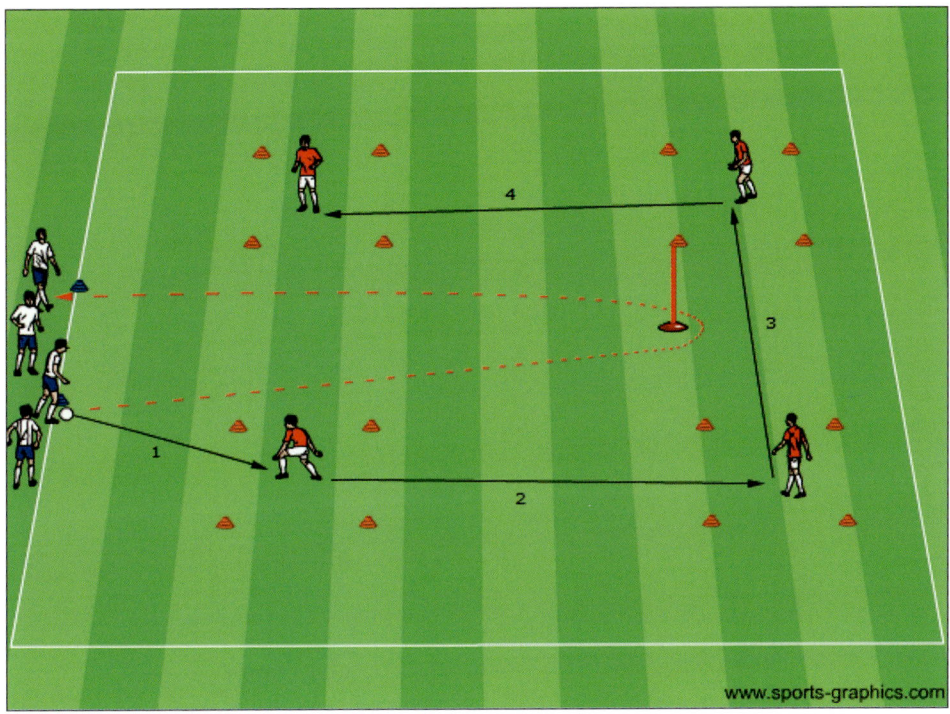

Abb. 11: 180°-Wende aus höchstem Tempo versus präzises Stich-Passspiel.

Vgl. die erste Form und mit 18 Hütchen und einer Stange, wobei sich die Winkel- und Längenverhältnisse beim Laufen und Passen anders darstellen. Vorsicht beim *Stich-Pass-spiel* quer zur Laufrichtung.

Zweite Form: „Heiße Zone"

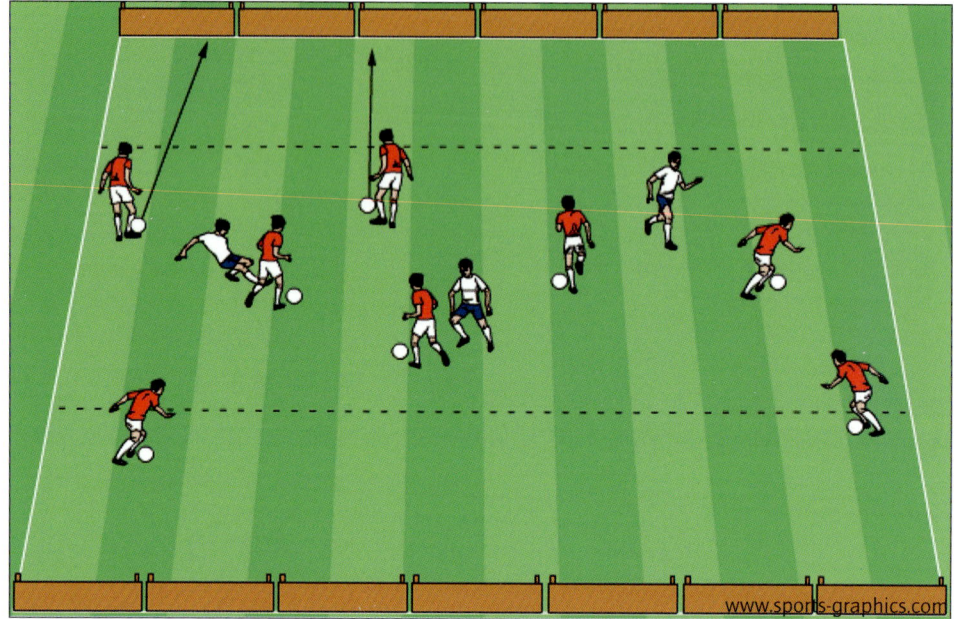

Abb. 12: Tempodribbling und Zweikämpfe durch „Battle-Spieler".

Ziel ist es, innerhalb einer bestimmten Zeit mit dem Ball möglichst oft die heiße Zone zu durchqueren und gegen die im „Cool-Raum" stehenden Tore (hier gekippte Turnbänke) zu schießen. In der heißen Zone gibt es jedoch Battle-Spieler, hier drei Spieler in Weiß-Blau, die versuchen, die Spieler vom Ball zu trennen:

- Zweikämpfe suchen und erkämpfte Bälle wegpassen;
- Pässe in Richtung Tore durch Tackling etc. verhindern;
- Wegspitzeln des Balls, der Richtung Tore rollt.

Tore können von den Spielern, hier acht Spieler in Rot-Weiß, nur aus der heißen Zone heraus erzielt werden (Zone zwischen den beiden gestrichelten Linien). Bälle, die zwischen den Toren und der heißen Zone liegen bleiben oder ins Toraus gelangen, können von den acht Spielern wieder unbedrängt in die heiße Zone gedribbelt werden. Die Hände dürfen den Ball in keinem Fall berühren.

Spielregeln:

- Jeder Spieler hat einen Ball. Für jedes gelungene Überwinden der heißen Zone und jedes Treffen der Tore erhält der Spieler einen Punkt. Welcher Spieler in Rot-Weiß erzielt die meisten Treffer? Regelmäßiger Aufgabenwechsel.

- Die Größe des Feldes und die Größe der heißen Zone, die Anzahl der Spieler und Battle-Spieler, die zeitliche Länge eines Durchgangs, die Länge der Pausen und die Anzahl der Wiederholungen je nach Trainingsziel festlegen.

Dritte Form: Siamesischer Fußball

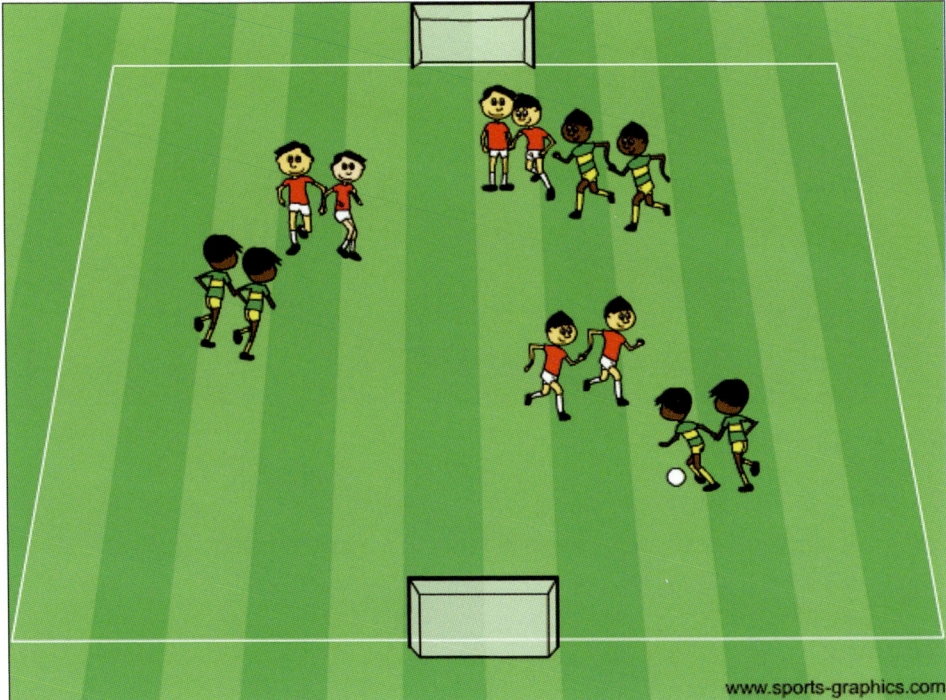

Abb. 13: Kooperation ist gefragt.

Jeweils zwei Spieler halten sich an den Händen und versuchen paarweise, in der gegnerischen Spielfeldhälfte Tore zu erzielen.

Spielregeln:

- Die Paare müssen sowohl beim Laufen als auch beim Dribbling, Passen und Schießen Handkontakt halten. Die Hände dürfen den Ball in keinem Fall berühren. Wird ein Tor erzielt, ziehen sich die gegnerischen Paare bis in die eigene Spielfeldhälfte zurück, sodass ein ruhiger Spielaufbau zu Beginn durchgeführt werden kann.
- Die Größe des Spielfeldes, die Anzahl der Paare, die zeitliche Länge und die Länge der Pausen je nach Trainingsziel festlegen (in der Abb. 13 sind es 10 mal 20 Meter).

Vierte Form: Fußball-Brennball

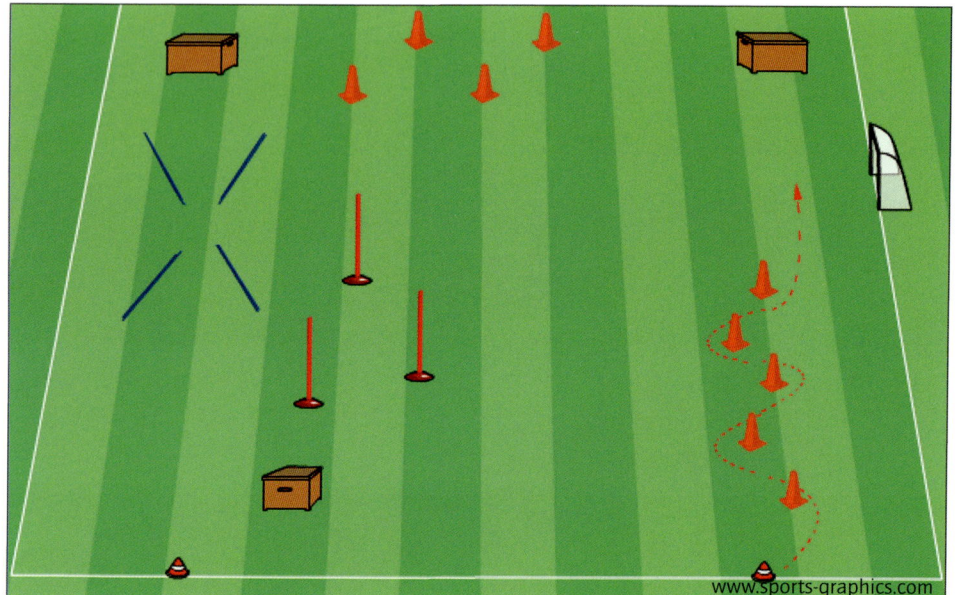

Abb. 14: Großer Geräteeinsatz mit Mini-Tor als Brennmal.

Eine Kombination zwischen Brennball und Fußball, d. h., das Läuferteam bringt den Ball ins Spiel, die Feldmannschaft nimmt den Ball auf und versucht, ihn so schnell wie möglich ins Brennmal zu passen bzw. schießen.

Spielregeln:

- Der erste Spieler des Läuferteams schießt den Ball ins Feld. Die Feldspieler müssen den Ball so schnell wie möglich zum Brennmal (Mini-Tor) spielen, hierbei müssen sie drei Offen-Tore, gebildet aus kleinen Kästen, Stangen und Hütchen, durchspielt haben. Die Läufermannschaft versucht zur gleichen Zeit, mit einem zweiten Ball einmal das Feld zu umrunden. Hierbei sind die Slalomstangen zu umdribbeln und Engstellen zu bewältigen. Jeder Läufer erhält drei Punkte, wenn er ohne Pause hinter der Ziellinie ankommt, andernfalls einen Punkt. Wird ein Läufer zwischen den Freimalen erwischt (d. h., der erste Ball wird vor der Beendigung seines Durchlaufs vom anderen Team ins Mini-Tor gespielt), so geht er auf dem direkten Weg ins Ziel, erhält jedoch keine Punkte.
- Die Größe des Spielfeldes (hier 16 mal 16 Meter), die Anzahl der Spieler je Team, die zeitliche Länge und die Anzahl der Wiederholungen und die eingesetzten Gerätschaften je nach Trainingsziel festlegen.

Fünfte Form: American Speedball

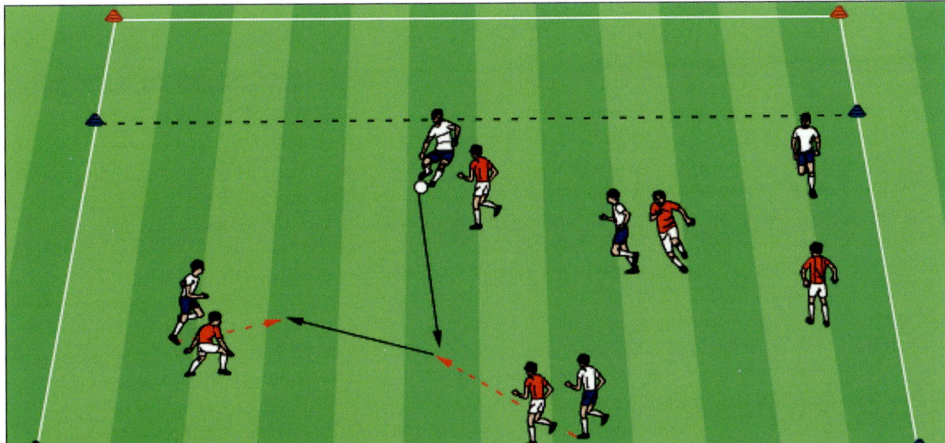

Abb. 15: Passen mit der Hand und mit dem Fuß.

Ähnlich dem Rugbyspiel wird der Ball (Fußball oder Futsal) durch Pässe und Läufe in die gegnerische Endzone gespielt.

Spielregeln:

- Das Spiel wird mit einem „Kick" (Fußstoß) von der eigenen Endzonenlinie eröffnet. Sobald die gegnerische Mannschaft den Ball unter Kontrolle hat, darf sie einen Angriff nach den Fußballregeln durchführen. Wird ein Pass (mit dem Fuß) gefangen, darf mit dem Ball weitergelaufen werden. Eine Schrittbegrenzung gibt es nicht. Wird der Ball nach einem Pass in der gegnerischen Endzone direkt aus der Luft gefangen, erhält die Mannschaft zwei Punkte. Bei einem Lauf in die Endzone erhält das Team drei Punkte. Solange der Ball nicht den Boden berührt, darf der Ball auch mit der Hand gepasst werden. Der Spieler, der den Ball fängt, darf mit dem Ball weiterlaufen. Pässe dürfen von der verteidigenden Mannschaft abgefangen werden. Mithilfe eines schnellen Umschaltspiels kann ein eigener Angriff durchgeführt werden. Wird der balltragende Spieler von einem Verteidiger am Rücken berührt, wird der Lauf gestoppt und der Ballbesitz wechselt. Das Spiel wird dann mit dem Fuß neu aufgenommen.
- Die Größe des Spielfeldes, die Größe der Endzonen, die Anzahl der Spieler je Team und die zeitliche Länge der Durchgänge je nach Trainingsziel festlegen.

Sechste Form: Raufball. Keine Angst vor Körperkontakt!

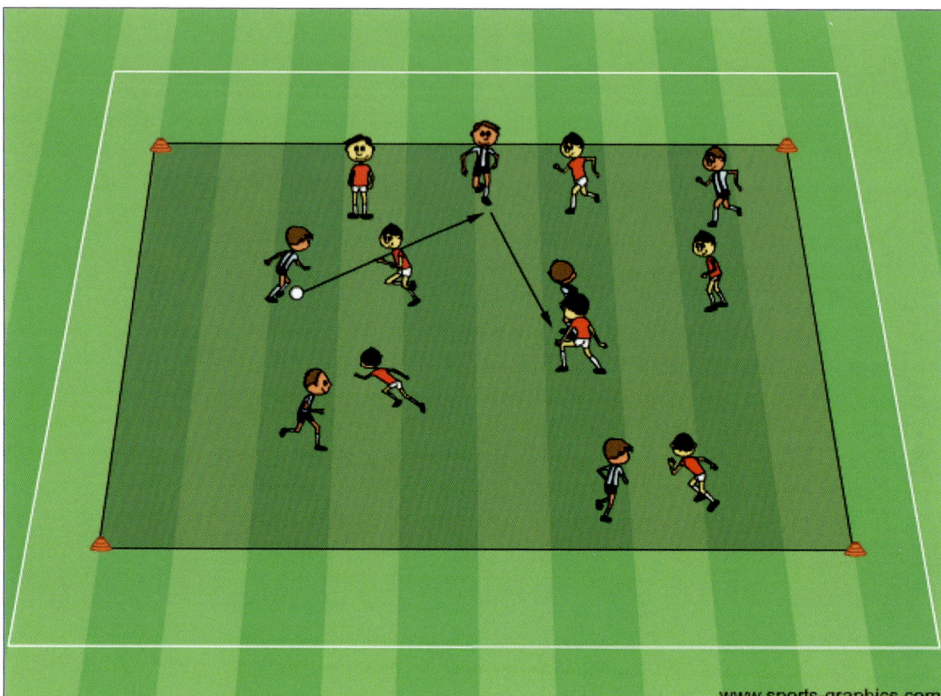

Abb. 16: Fairness trotz körperbetontem Spiel.

Die Spieler sollen in diesem Spiel versuchen, durch kraftvolle Antritte den Ball hinter die gegnerische Grenze zu bringen.

Spielregeln:

• Der Ball wird durch einen Schiedsrichterball in der Spielfeldmitte ins Spiel gebracht. Die restlichen Spieler der beiden Teams verteilen sich zu Beginn in den beiden Zielgebieten, hier in den hellgrünen Bereichen der beiden Kopfseiten (Endzonen), und rücken nach dem Schiedsrichterball ins innere Spielfeld (dunkelgrün). Ein Punkt wird dann erzielt, wenn der Ball in die jeweilige Endzone gedribbelt und dort gestoppt wird. Der Ball darf in alle Richtungen gedribbelt werden.

- Pässe sind nur nach hinten erlaubt. Die verteidigende Mannschaft darf nicht in die eigene Endzone zur Verteidigung eindringen. Sie muss vorher mit regelgerechten Mitteln versuchen, in Ballbesitz zu gelangen: Pressing, Tackling, Rempeln, den Ball mit dem Körper abdecken etc. Es darf nur der Spieler direkt angegriffen werden, der in Ballbesitz ist. Nach jedem Punkt beginnt das Spiel erneut mit Schiedsrichterball.
- Der Spieler mit dem Ball kann durch einen leichten Schlag (Touch) auf den Rücken gestoppt werden. Geschieht dies, muss er sofort den Ball einem Mitspieler zupassen, der hinter ihm steht. Der getouchte Spieler läuft anschließend bis zur eigenen Zone zurück und kann danach wieder ins Spielgeschehen eingreifen. Der getouchte Spieler muss den Ball stoppen (der Ball muss ruhen) und der Toucher spielt mit diesem weiter. Regelwidrigkeiten, wie unfaires und rohes Spiel, führen zu Ballverlusten bzw. zu Zeitstrafen. Der Trainer/Lehrer schiedst das Spiel.
- Das Ballmaterial (Fußball, Futsal, Tennisball etc.), die Größe des Spielfeldes (hier innen ca. 10 mal 16 Meter), die Größe der Endzonen, die Anzahl der Spieler je Team und die zeitliche Länge der Durchgänge je nach Trainingsziel festlegen.

Siebte Form: Team-Ball

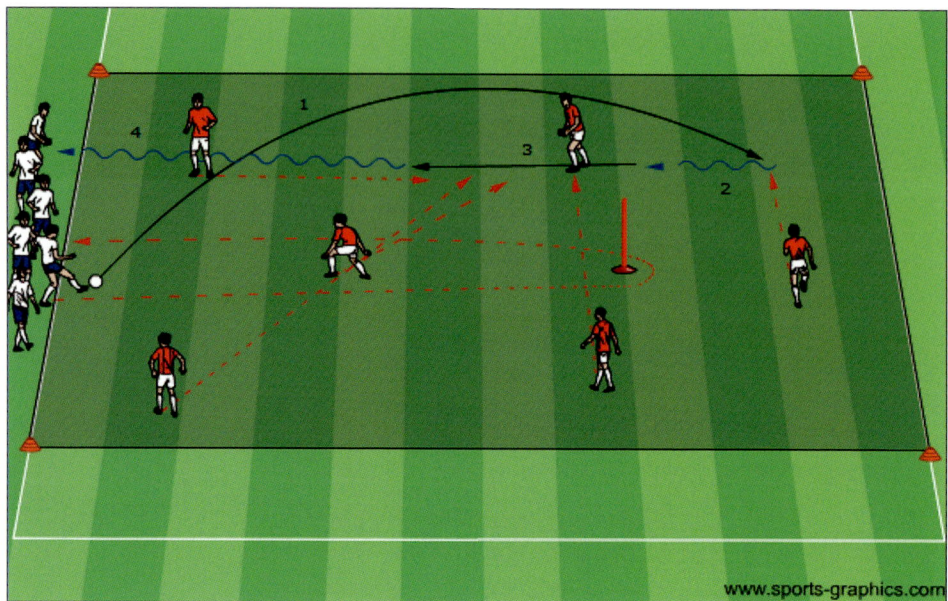

Abb. 17: Welches Team kann sich am schnellsten organisieren?

Das Team in Weiß-Blau schießt den Ball ins Feld und läuft um eine Stange und zurück zum Ausgangspunkt (Grundlinie). Die Mannschaft in Rot-Weiß fängt oder nimmt den Ball an und bildet am Fangort gemeinsam einen Tunnel. Der Ball wird vom Letzten durch die gegrätschten Beine gepasst, vom Vordermann angenommen und hinter die Grundlinie gedribbelt. Gleichzeitig ruft er „Team"! Wer von den Läufern bis dahin die Grundlinie nicht erreicht hat, erhält einen Minuspunkt.

Spielregeln:
- Wie viele Läufer konnten bis zum Ruf die Linie erreichen und wie viele Minuspunkte kommen auf das Konto der Läufer? Sollten die Läufer (Weiß-Blau) schneller sein als Team Rot-Weiß, erhält das Team Pluspunkte in Höhe der Anzahl der Spieler dieser Mannschaft. Regelmäßiger Aufgabenwechsel und nach einer festzulegenden An- zahl von Durchgängen zwischen Weiß-Blau versus Rot-Weiß wird der Kontostand überprüft: Welches Team hat die wenigsten Minuspunkte?
- Das Ballmaterial (Fußball, Futsal, Tennisball etc.), die Größe des Spielfeldes (hier 10 mal 16 Meter), die Entfernung der Grundlinie zum Wendemal (Stange), die Anzahl der Spieler je Team und der Durchgänge je nach Trainingsziel festlegen.

Achte Form: Stress-Ball

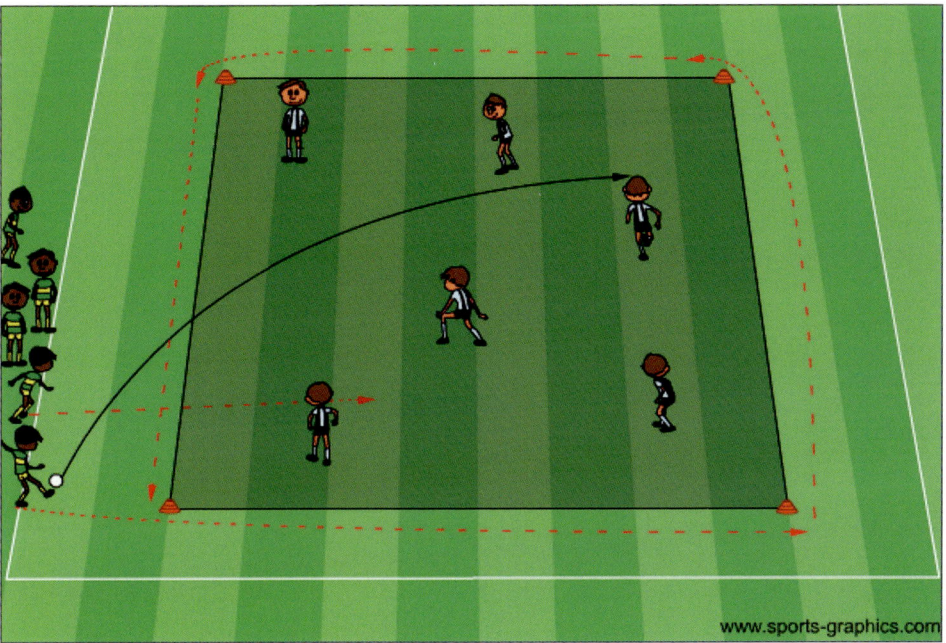

Abb. 18: Kooperation, Schnelligkeit und Gewandtheit.

Ein Läufer der Läuferpartei versucht, nachdem er einen Ball ins Feld geschossen hat, eine festgelegte Laufstrecke zurückzulegen und damit einen Punkt zu erreichen. Die Feldpartei, die Fußballer, hat das Ziel, diesen zu verhindern.

Spielregeln:

* Ein Teilnehmer der Läuferpartei schießt den Ball mit einem Volleyschuss ins Spielfeld und versucht, unmittelbar danach das Spielfeld zu umrunden.
* Ein weiterer Teilnehmer aus der Läuferpartei (Grün-Gelb) läuft ins gegnerische Feld. Gelingt es ihm, so lange nicht abgeschossen zu werden, bis sein Kollege die vier Hütchen umrundet hat, so erhält sein Team einen Punkt.
* Nach dem Rollenwechsel zwischen den Läufern und Fußballern, werden am Ende des Spiels die erzielten Punktestände verglichen.
* Weicher Schaumstoffball, die Größe des Spielfeldes (hier 16 mal 16 Meter), die Anzahl der Spieler je Team und der Durchgänge je nach Trainingsziel festlegen.

Neunte Form: Keepers Tchoukball Game

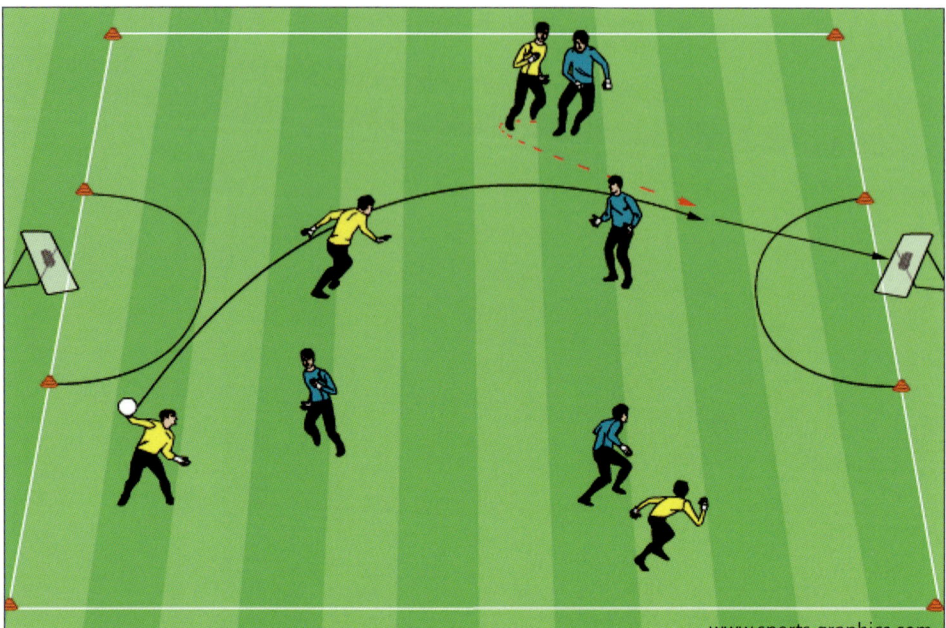

Abb. 19: Werfen-Laufen-Springen und Fangen.

Vom spanischen Pelotaspiel übernimmt man den Spielgedanken, dass ein Ball so gegen ein Ziel zu werfen ist, dass die gegnerische Mannschaft Schwierigkeiten bei der Annahme des zurückspringenden Balls hat.

Spielregeln:

- Ein Punkt wird dann erzielt, wenn die angreifende Mannschaft den Ball so auf das „Frame" (die Zielfläche ist eine Art Mini-Trampolin) wirft oder *volley passt/schießt*, dass er im Spielfeld den Boden berührt, bevor ein verteidigender Keeper (hier Blau-Schwarz) ihn auffangen kann. Während der Fangversuche dürfen die Keeper sich nicht regelwidrig behindern. Der Torraum darf sowohl beim Torwurf als auch bei der Abwehr nicht betreten werden. Ein Ball, der vom „Frame" zurückspringt und im Torraum landet, ist ungültig. Es darf kein Ball von den gegnerischen Keepern abgefangen werden. Spätestens nach drei Pässen muss auf das „Frame" geworfen werden.
- Ein Fußball (und Ersatzbälle), die Größe des Spielfeldes (hier 16 mal 16 Meter) und des Torraums, die Anzahl der Keeper je Team und die Spielzeit je nach Trainingsziel festlegen.

Zehnte Form: Mattenball indirekt für Keeper

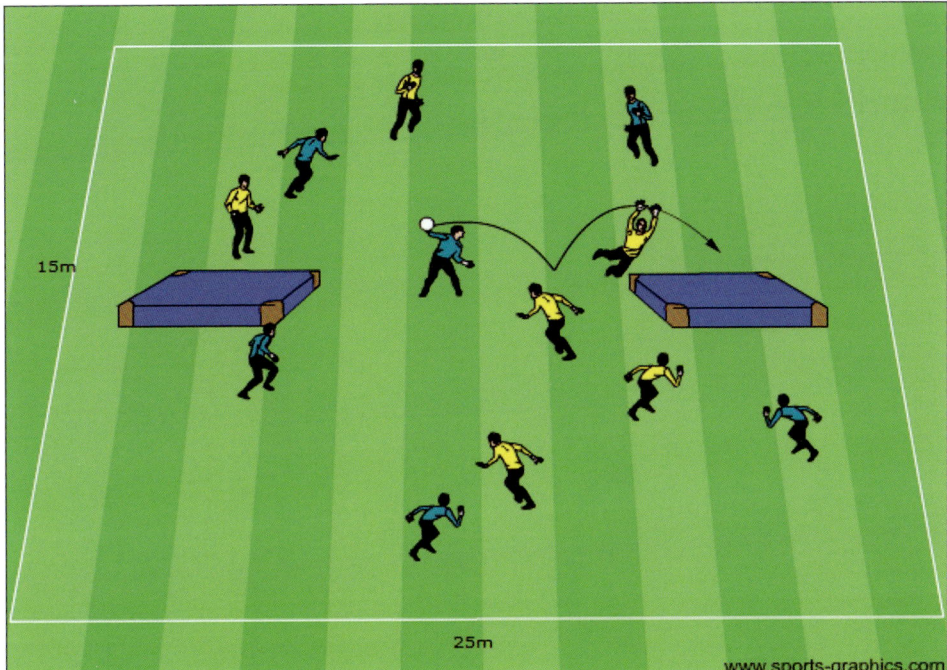

Abb. 20: Passen und Fangen für Keeper.

Ziel des Spiels ist es, mit einem Ball einen Mattentreffer durch einen indirekten Boden-wurf zu erzielen bzw. diesen Erfolg zu verhindern.

Spielregeln:
- Der Ball wird mit der Hand oder Volley mit dem Fuß (auch als *Lupfer-Pass*) gespielt. Der vom Boden abspringende Ball (beim Zielwurf in Richtung gegnerische Matte) kann von den verteidigenden Keepern noch in der Luft über der Weichbodenmatte „erhechtet" und abgewehrt werden. Mit dem Ball dürfen nur ein bis zwei Schritte gelaufen werden. Dribbeln mit dem Ball ist nicht erlaubt. Welches Team erzielt die meisten Mattentreffer?
- Ein Fußball (und Ersatzbälle), die Größe des Spielfeldes und der Weichbodenmat-ten, die Anzahl der Keeper je Team und die Spielzeit je nach Trainingsziel festlegen.

Elfte Form: Sepak Takraw

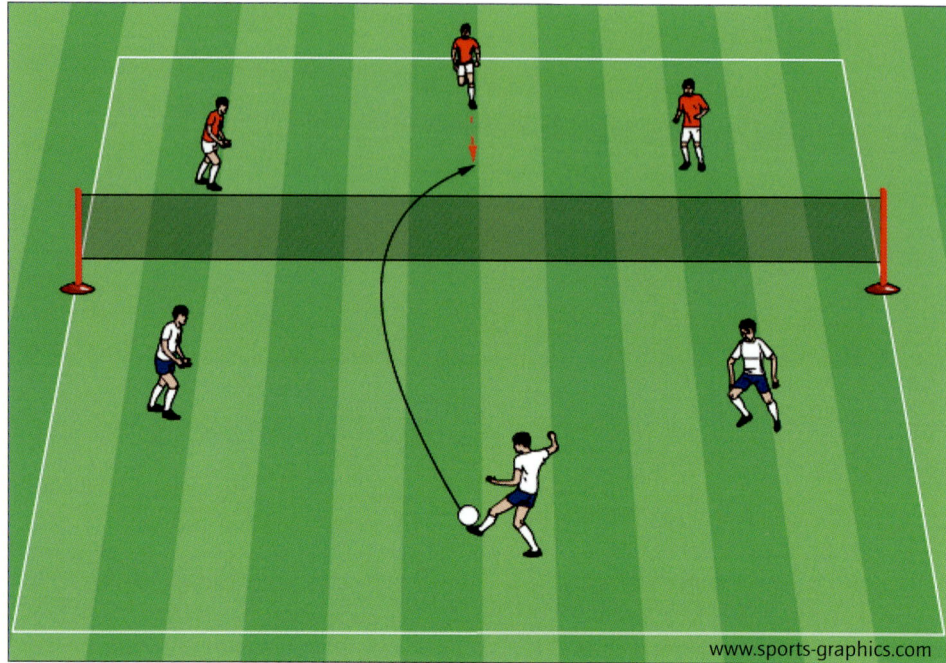

Abb. 21: Das südasiatische Spiel zur Geschicklichkeit, Kooperation und Kommunikation.

Ein Spiel, das auf sehr alten Traditionen im gesamten südasiatischen Raum zurückgeht. Im Mittelpunkt steht ein aus Rattan geflochtener Ball.

Spielregeln:

- Der Ball wird von drei Spielern einer Mannschaft so über das Netz gespielt, dass er möglichst beim Gegner auf den Boden fällt. Er wird aus den Händen mit dem Fuß über das Netz gespielt und auch wieder gefangen. Der Ball muss, bevor er mit den Händen aufgefangen wird, mit der Brust, dem Oberschenkel oder dem Kopf berührt werden. Der Spieler darf sich den Ball nicht mehr selbst vorlegen, sondern er wird von einem anderen Spieler zugestellt. Der Ball sollte nicht mehr gefangen und geworfen werden, sondern er darf wie beim Fußballtennis einmal aufspringen.
- Welches Team erzielt die meisten Punkte?
- Ein aus Rattan geflochtener Ball oder ein anderer Ball mit ähnlichen Eigenschaften, die Größe des Spielfeldes (hier 9 mal 18 Meter), die Höhe des Netzes oder der Schnur, die Anzahl der Spieler je Team und die Spielzeit je nach Trainingsziel festlegen.

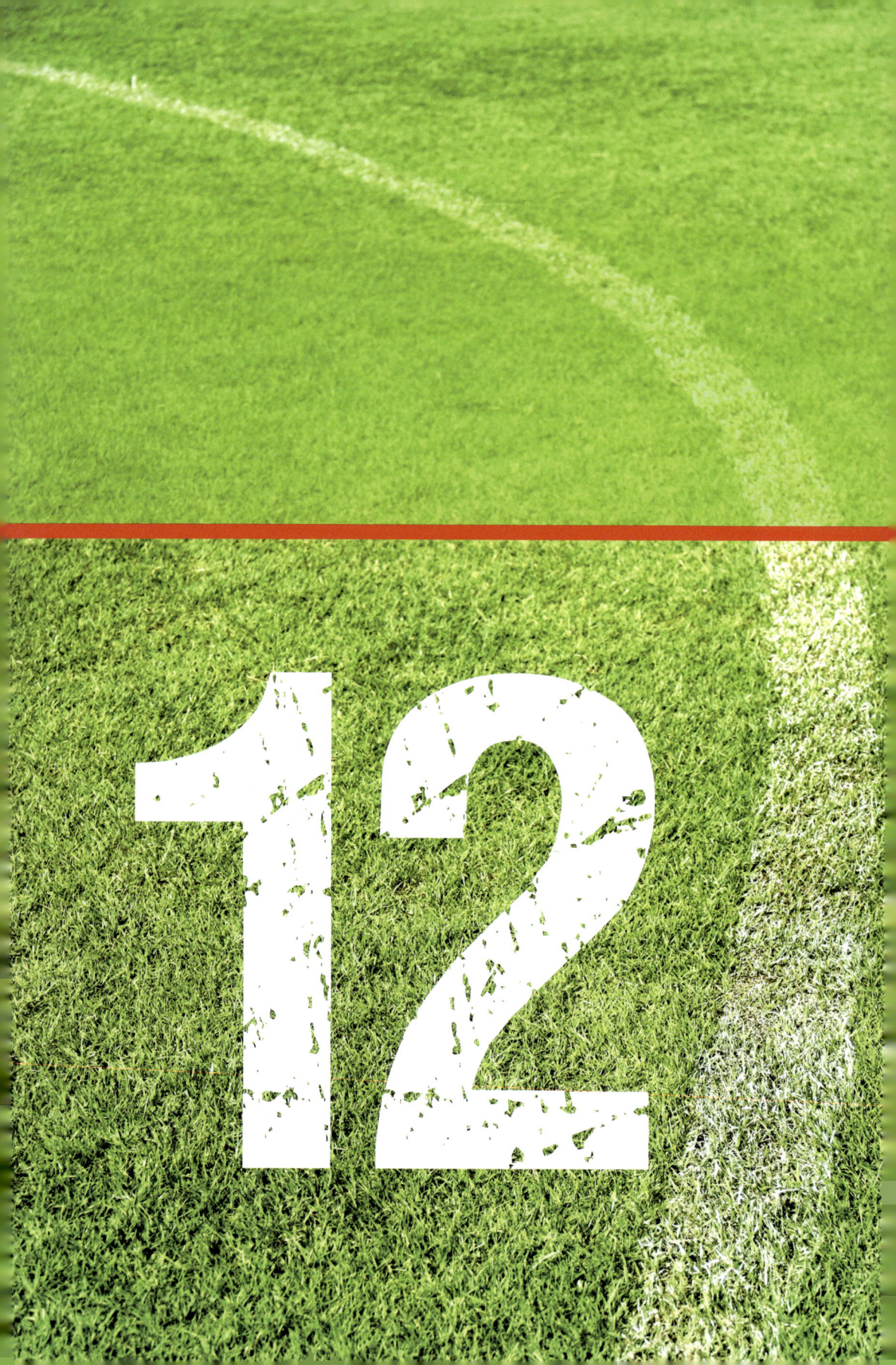

12 DIE KLEINE LAUFSCHULE FÜR FUSSBALLSPIELER

„Dabei führt eine verbesserte Lauftechnik nicht nur zur Steigerung der maximalen Laufgeschwindigkeit, sondern ermöglicht auch ein ökonomischeres Laufen bei geringen Geschwindigkeiten."

(Prof. Dr. W. Schöllhorn, 2003, S. 8)

Die Laufschule für Fußballspieler stellt eine sinnvolle Ergänzung zu den Laufspielen mit und ohne Ball dar. Der Trainer/Lehrer im Fußball sollte nach Einschätzung der Autoren in diesem Bereich Grundkenntnisse zur Laufschule besitzen, die in diesem Kapitel mit dem Ziel der individuellen Auswahl an Formen für das eigene Training dargeboten werden.[23]

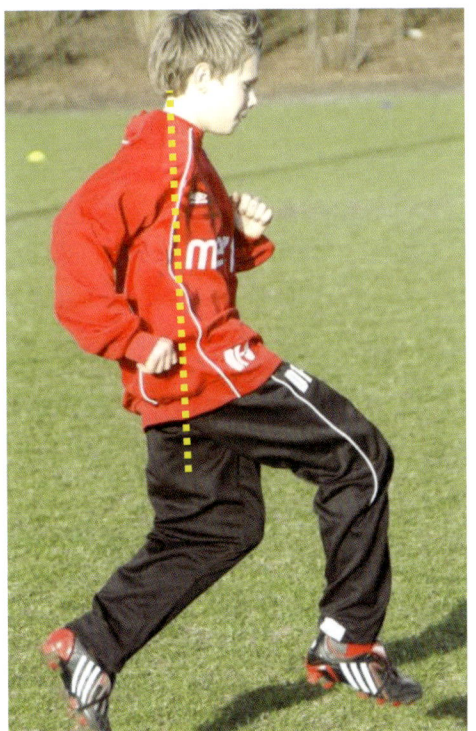

Fußballspieler weisen häufig Bewegungshaltungen beim Laufen auf, die ein schnelles Laufen sehr beeinträchtigen können:

Foto 37: „So bitte nicht!" Der Junior „sitzt" beim Laufen. Die Achsenstellung (gepunktete Linie) stellt dies unter Beweis.

---

23   Weiterführende Informationen zur Bewegungstechnik findet man u. a. bei Schöllhorn, 2003.

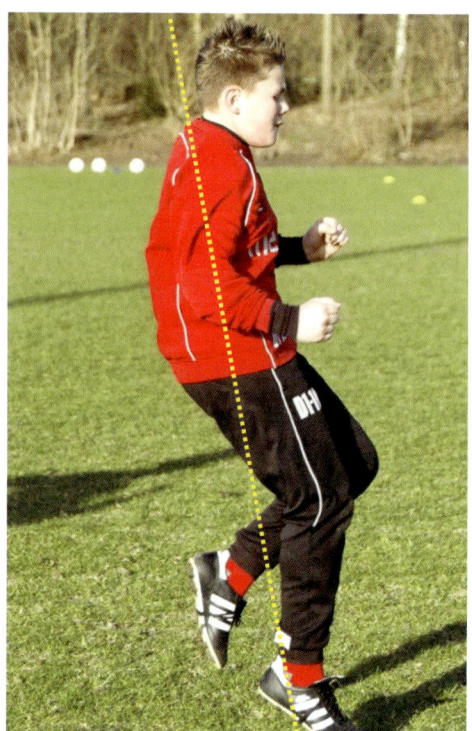

Foto 38: „Und auch so besser nicht!" Der Spieler führt keine Gegenarmbewegung durch und „zieht" seinen Rumpf und seine Schultern hoch und „hängt" beim Laufen hinten (vgl. die gepunktete Linie die die Achsenstellung verdeutlicht).

Welche Zielstellungen kann man als Trainer/Lehrer im Rahmen einer Laufschule für Fußballspieler verfolgen?

- Das Verbessern der allgemeinen „Lauf-Kondition";
- das Verbessern der Lauftechniken, wie Fußaufsatz, Knie- und Hüftstreckung, Kopf-, Rumpf- und Armhaltung[24];
- Passlänge und Passfrequenz im Rahmen von Laufbewegungen;
- das Verbessern der Startschnelligkeit;
- das Ausbilden eines Zeit- und Tempogefühls.
- Die Durchführung von Steigerungsläufen, wobei eine Steigerung einen Lauf über eine vorher angegebene Entfernung darstellt, in dem das Tempo gleichmäßig bis zu 100 % der maximalen Geschwindigkeit gesteigert wird. Hier achtet der Trainer/Lehrer auf noch näher zu bestimmende technische Aspekte des Laufens.

---

24 Weiterführende aktuelle Informationen zur Entwicklung des Kurzsprints findet der interessierte Leser bei Buckwitz & Stein (2014, S. 42-44). Sie führen die Leistungsexplosion beim 100-m-Sprint der Männer auf das folgende Kriterium zurück: Zunahme der Maximalgeschwindigkeit durch eine längere Beschleunigungsphase und die damit einhergehende zukünftige Realisierung einer längeren Schrittlänge. Für das Fußballtraining kann diese Tatsache von großem Interesse sein, da bei zum Teil hoch stehenden Ketten (und dementsprechend größeren Räumen hinter der „letzten Linie"), agierenden Dreierketten mit größeren Räumen (bei Ballverlust durch Angriffspressing) für gegnerische Schnittstellenpässe und zunehmendem Flügelspiel die Anzahl der Kurzsprints ohne Ball weiter zunehmen wird. Häufig kann im Nachwuchsbereich des Fußballs konstatiert werden, dass eine kurze Schrittlänge vor allem zu Beginn mit Kurzsprints in den freien Raum favorisiert und trainiert wird. Beim Kurzsprint der Weltklasseläufer kommt weiterhin der Stützphase eine große Bedeutung zu. Für die Trainingspraxis im Fußball können diese Erkenntnisse vor allem für den Leistungsfußball bedeuten, dass zukünftig ein gezieltes Training der ischiocruralen Muskulatur für die Beschleunigung und des M. quadriceps für den Landedruck angezeigt sind. Als trainingsmethodische Hilfsmittel empfehlen die Autoren Tempoläufe über kürzere Strecken, Zugunterstützungs- und Bergabläufe und gezieltes Krafttraining für die Hüftbeuger und -strecker mithilfe isokinetischer Krafttrainingsgeräte und dem bekannten Sprintkrafttrainingsgerät von Tidow. Technisch betrachtet soll ein ausgeprägter Vorderstütz vermieden werden und stattdessen auf einen hohen Kniehub mit dem Ziel des Erreichens eines großen Beschleunigungswegs des Fußes in Richtung Boden geachtet werden (vgl. dto., S. 42-43; vgl. überdies Kapitel 17.2 in diesem Buch).

Foto 39: Wirksamer Vortrieb sieht anders aus! Eine ausgeprägte Rotation des Rumpfs. Die Arme des sprintenden Spielers werden seitwärts geführt (vgl. die gepunktete Linie). „So bitte nicht!"

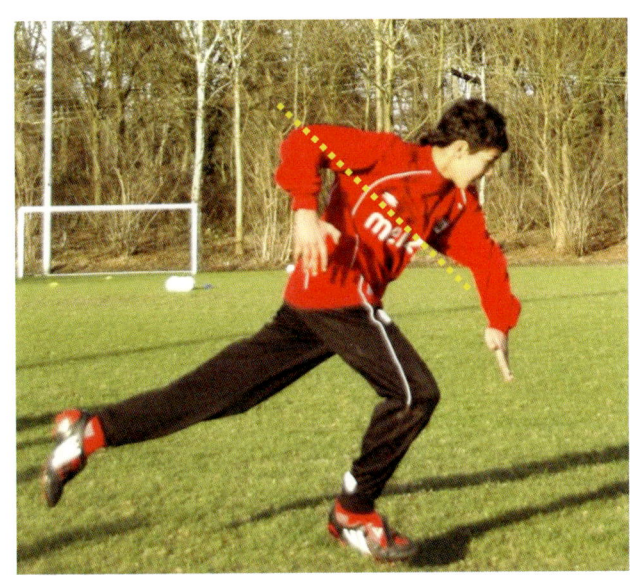

Die Laufschule kann in der Halle, im Wald oder auf Platzanlagen durchgeführt werden. Dabei sollte nach Einschätzung der Autoren die Laufschule in den Altersstufen bis 15 Lebensjahre folgende zeitliche Belastungen und Beanspruchungen nicht überschreiten:

Tab. 11: Zeitliche Länge der Laufschule im Rahmen einer Trainingseinheit.

Alter	Zeitliche Länge je Trainingseinheit in min
8-10 Jahre	10
10-11 Jahre	12-15
12-13 Jahre	15-18
14-15 Jahre	18-20

Nachfolgend findet der interessierte Leser Übungs- und Trainingsformen zur Laufschule im Fußball, die direkt in das Fußballtraining integriert werden können.

Erste Form: Laufschule im Teamverbund

Diese Form ist im Fußballtraining sehr geläufig und führt, neben einer guten visuellen Bewegungskontrolle durch den Trainer/Lehrer und (!) das Team, zu hoher Bewegungspräzision, zu einem Teamgefühl und zu einer positiven Anstrengungsbereitschaft (Motivation beachten).

Variante a) Eine Linie

* Die Spieler laufen im geringen Abstand hintereinander in Form einer Linie auf einem Spielfeld (auf und ab oder im Oval). Der hinterste Spieler beginnt und läuft außen um das Team herum ganz nach vorne, reduziert sein Lauftempo auf ein schnelles Gehen. Vorne angelangt, führt der nächste Spieler seinen Lauf nach ganz vorne durch etc. Das Laufen kann auch durch Kniehebeläufe, Anfersen, Sprungläufe, Skippings, Fußgelenkarbeit, Rückwärts- und Seitwärtslaufen etc. variiert werden.

Variante b) Zwei Linien

* Vgl. Variante a), wobei die Spieler in Form von zwei Linien nebeneinander laufen. Hierdurch wird die Form zwangsläufig intensiviert.

Variante c) Eine oder zwei Linie(n) – wechselnde Geschwindigkeiten

* Die Spieler laufen hintereinander in einer Linie. Der Trainer/Lehrer oder der Kapitän gibt ein Zeichen, wonach der vorderste Läufer einen Schritt zur Seite geht und sein Tempo deutlich reduziert (Gehtempo!). Das Team läuft nun an diesem Spieler vorbei. Der Spieler gliedert sich dann wieder ein, wenn der letzte Spieler ihn überholt hat. Danach erfolgt das nächste Zeichen etc.

Variante d) Zwei Linien und Tempowechselläufe

- Die Spieler laufen in zwei Linien nebeneinander. Sie halten zwischen den Spielern einen Abstand von ca. zwei Metern. Die jeweils hinteren Läufer der beiden Linien sprinten auf Zeichen des Trainers/Lehrers oder Kapitäns außen um die Gruppen herum nach ganz vorne und laufen dann langsam vorneweg. Etc. (vgl. Foto 40).

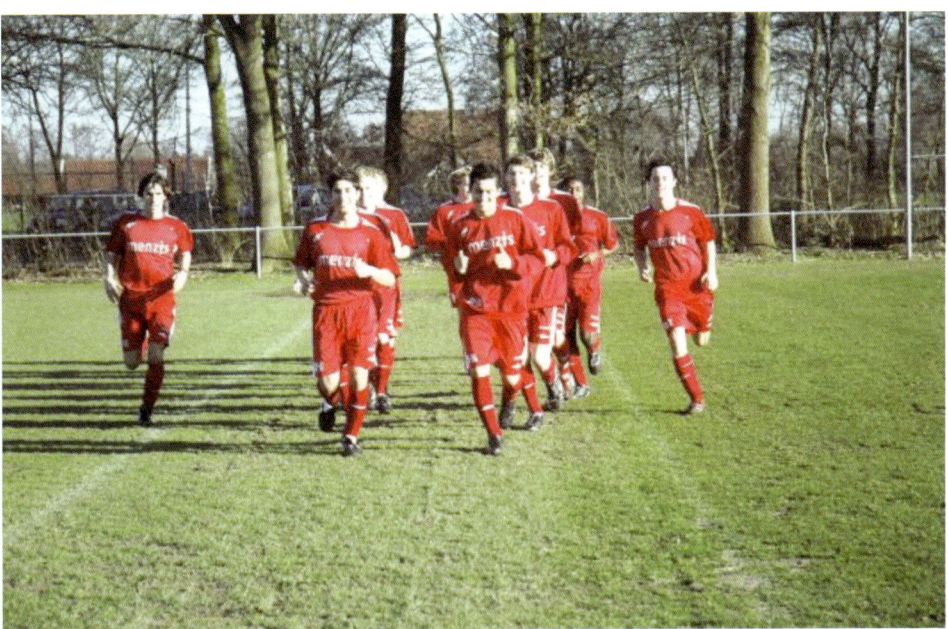

Foto 40: Die beiden hinteren Spieler sprinten zeitgleich nach vorne.

Variante e) Zwei versetzte Linien und Tempowechselläufe

- Vgl. Variante d), wobei die Linien versetzt zueinander laufen (vgl. Foto 41). Die Linie A (auf dem Foto 41 links) ist nun fast an der Linie B vollständig vorbeigesprintet. Ist der letzte Läufer des Teams A in Höhe des ersten Läufers des Teams B angekommen, verlangsamt das ganze Team A deutlich das Tempo und das Team B sprintet gemeinsam (!) los. Die Teams schieben somit stets wechselnd aneinander vorbei und je ein Spieler der Teams „führt Regie". Kommunikation und Teamarbeit sind hier gefordert.

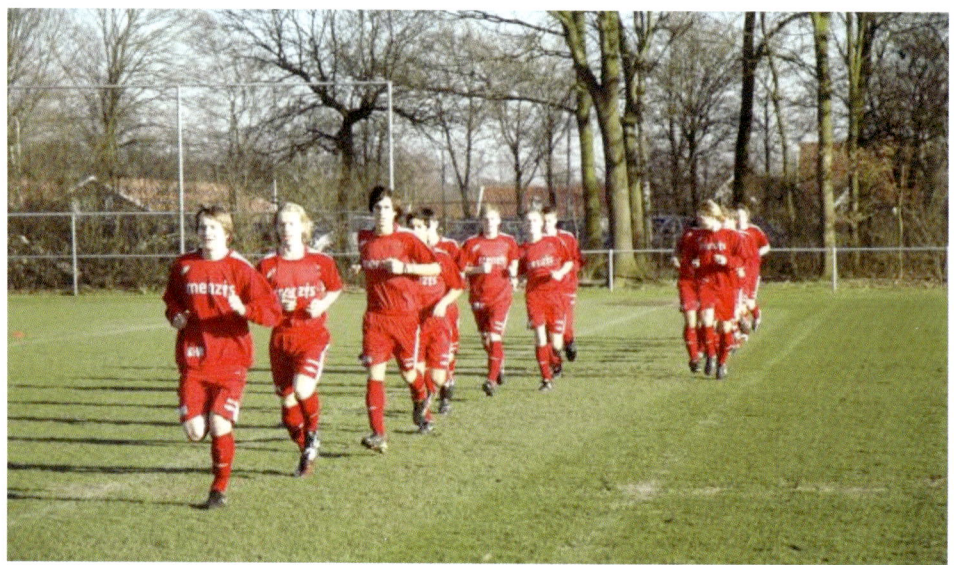

Foto 41: Versetzte Teamläufe mit Tempowechsel.

Variante f) Zwei Linien, die sich im Laufen umkreisen

- Vgl. Variante d), wobei auf ein Zeichen des Trainers/Lehrers oder Kapitäns das Team A um das Team B sprintet (Foto 42). Sind alle Spieler ohne Kollisionen in ihrer ursprünglichen Position wieder angelangt, kann das Team B auf ein Zeichen hin lossprinten.

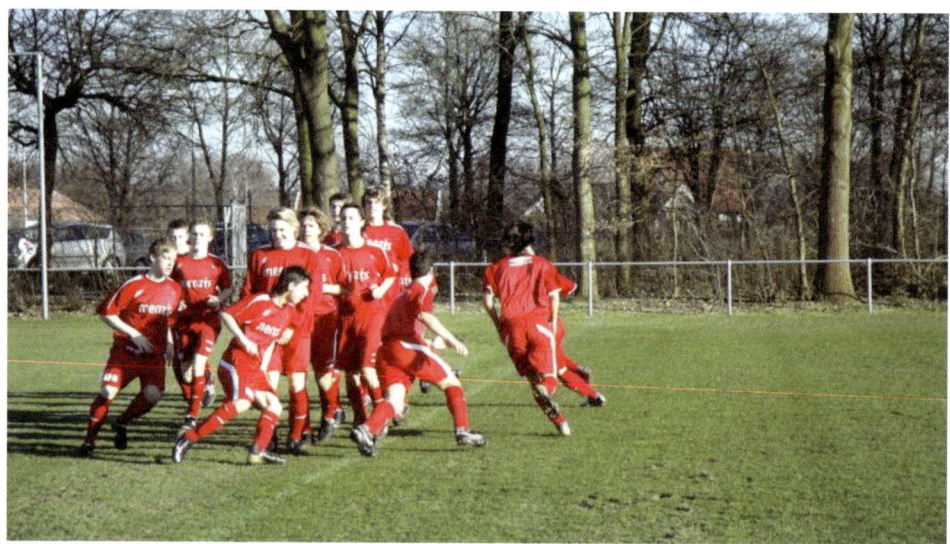

Foto 42: Plötzlicher Richtungswechsel im Team.

Zweite Form: Slalomlauf

Die Spieler laufen hintereinander im Abstand von ca. drei Metern. Auf ein Zeichen des Trainers/Lehrers oder Kapitäns hin sprintet der hinterste Spieler in Form eines Slalomlaufs nach ganz vorne. Die Anzahl der Teammitglieder und der Teams bitte je nach Trainingsziel festlegen.

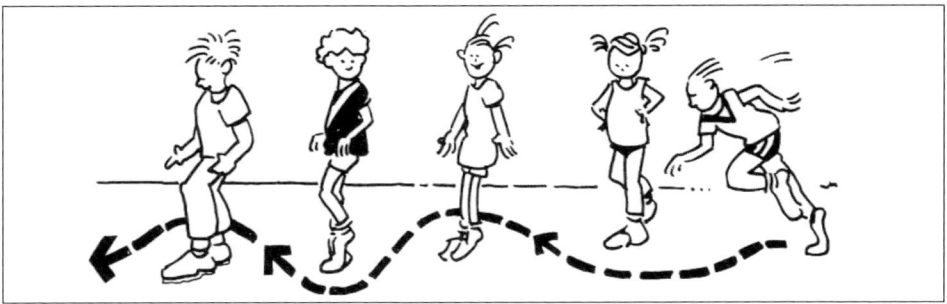

Abb. 22: Sprinte schnell, ohne jemanden zu berühren!

Dritte Form: „Anticken" und wegsprinten

Die Spieler gehen in zwei Linien nebeneinander her. Ein Spieler des Teams A „tickt" (berührt) den neben ihm gehenden Spieler des Teams B an. Sofort danach versuchen beide Spieler (außen um das Team herum), an die Spitze ihres Teams zu sprinten. Wer steht als erster Spieler vor seinem Team? Der Trainer/Lehrer bestimmt die Anzahl der Sprints, die Länge der Serien und der Pausen je nach Trainingsziel und achtet auf eine eindeutige und verständliche Kommunikation innerhalb und zwischen den Teams.

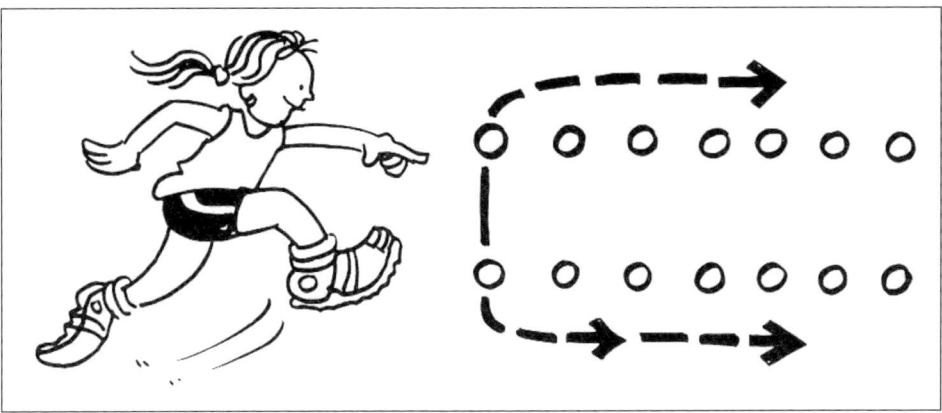

Abb. 23: „Anticken" und wegsprinten!

Vierte Form: „Anticken" und verfolgen (ohne Foto)

Die Spieler gehen oder laufen in Form einer, zweier etc. Linien. Die Spieler untereinander sollen einen Abstand von zwei bis drei Metern einhalten. Der letzte Spieler eines Teams „tickt" seinen „Vordermann" an und sprintet an ihm vorbei. Beide Spieler setzen sich an die Spitze ihres Teams. Danach beginnt der neue letzte Spieler eines Teams mit dem „Ticken". Wer schafft den Sprint an die Spitze des Teams, ohne berührt zu werden? Der Trainer/Lehrer bestimmt die Anzahl der Serien und die Länge der Sprints, und Pausen je nach Trainingsziel und achtet auf eine eindeutige und verständliche Kommunikation innerhalb und zwischen den Teams.

Fünfte Form: Sprinten und Timing

Der Spieler erhält einen „harten" Pass, den er aus dem Vollsprint in den Strafraum an- und mitnehmen und anschließend situativ auf das Tor schießen soll.

Damit diese hochkomplexe Aufgabe auch regelmäßig und wirksam gelingen kann, ist es im Nachwuchsleistungstraining von entscheidender Bedeutung, vorbereitende und begleitende Trainings- und Übungsformen zu entwickeln. Die nachfolgende Form stellt ein mögliches Beispiel dar:

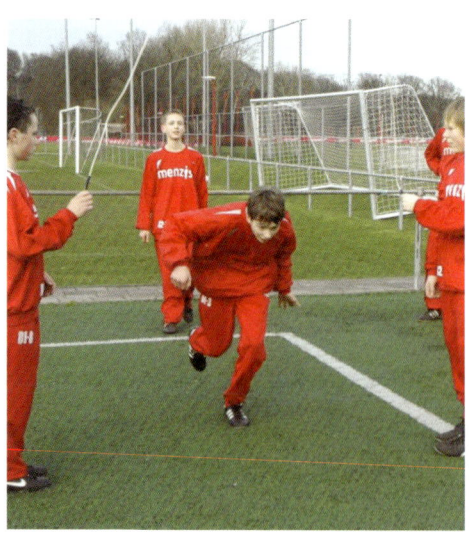

Die Spieler sprinten im ständigen Wechsel aus ca. 10 Metern Entfernung in Richtung eines schwingenden Seils. Sie sollen das Seil, das von zwei Mitspielern gegen den Uhrzeigersinn geschwungen wird, ohne Unterbrechung durchlaufen. Hieraus kann der Trainer/Lehrer Wettkampfregeln entwickeln: Wer schafft einen Durchlauf ohne ein sichtbares Abstoppen und ohne eine Seilberührung?

Foto 43: Passe dich der Aufgabenstellung ohne Unterbrechung an!

Variationen:
- Zwei Spieler sprinten hintereinander in Richtung des sich drehenden Seils.
- Wettkampfformen mit Übergabe eines Staffelstabs: Zwei Teams sprinten hin und her.

148

- Die Entfernung zum Seil wird vergrößert und damit die Aufgabe erschwert.
- Sprinten durch zwei hintereinandergeschaltete Seile. Die Seile sollten jedoch in einem ausreichend weiten Abstand voneinander geschwungen werden.

Sechste Form: Nummernlaufen

Das Team wird in mehrere Gruppen aufgeteilt, wobei jeder Spieler eine Nummer von 1 bis 4 erhält (hier bezogen auf eine Vierergruppe). Der Trainer/Lehrer zeigt durch Rufen einer Nummer die Aktion der entsprechenden Spieler an und die Aktion wird durchgeführt:

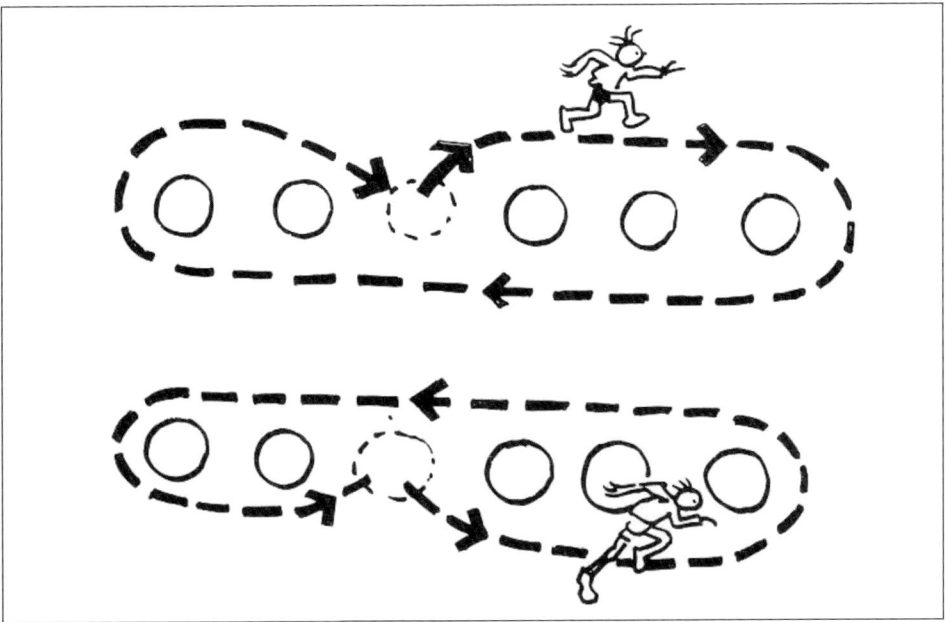

Abb. 24: Konzentration und Sprintvermögen sind gefragt!

Mögliche Aufgabenstellungen:
- Die Spieler bilden zwei Linien (Gruppen) und stehen hintereinander. Beide Gruppen gehen in eine festgelegte Richtung. Wenn der Trainer/Lehrer eine Nummer nennt, dann sprinten die entsprechenden Spieler nach vorne (vgl Abb 24).
- Dto., wobei die Spieler um ihre eigene Gruppe sprinten und ihren ursprünglichen Platz wieder einnehmen (vgl. Abb. 24). Wer ist zuerst wieder an seinem Platz?

Siebte Form: Nummernlauf aus der Standposition

Dto., wobei die Ausgangsstellung der Spieler die ruhige Standposition ist.

Mögliche Aufgabenstellung:

• Gerader Sprint mit Wende:

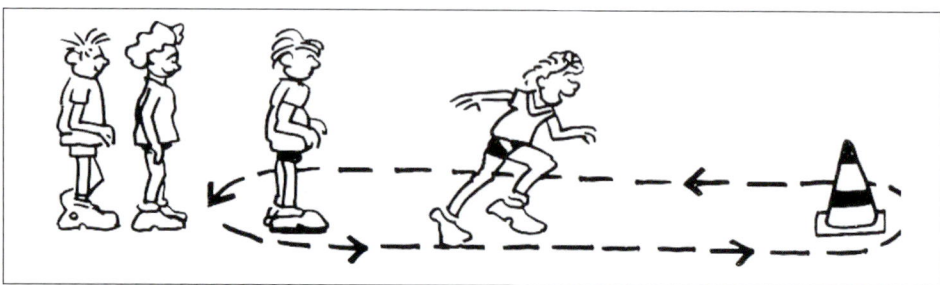

Abb. 25: Sprinte hin und zurück und klatsche ab!

Nachfolgend werden fünf Beispiele für Nummernläufe mit variablen geometrischen Formen angeführt:

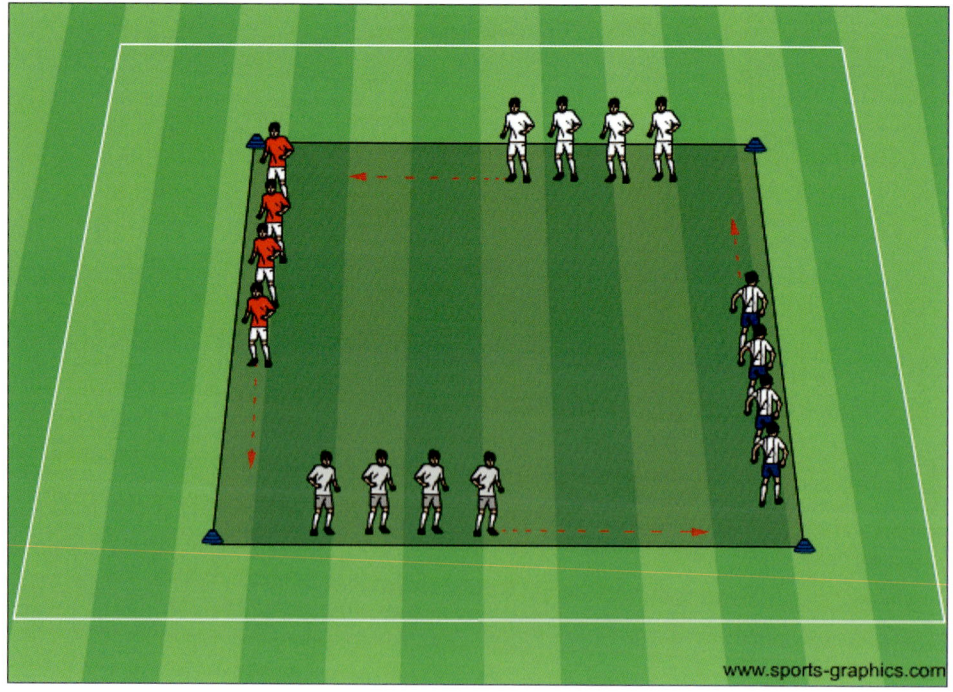

Abb. 26: Sprinten in einem Quadrat (16 mal 16 bzw. 20 mal 20 Meter).

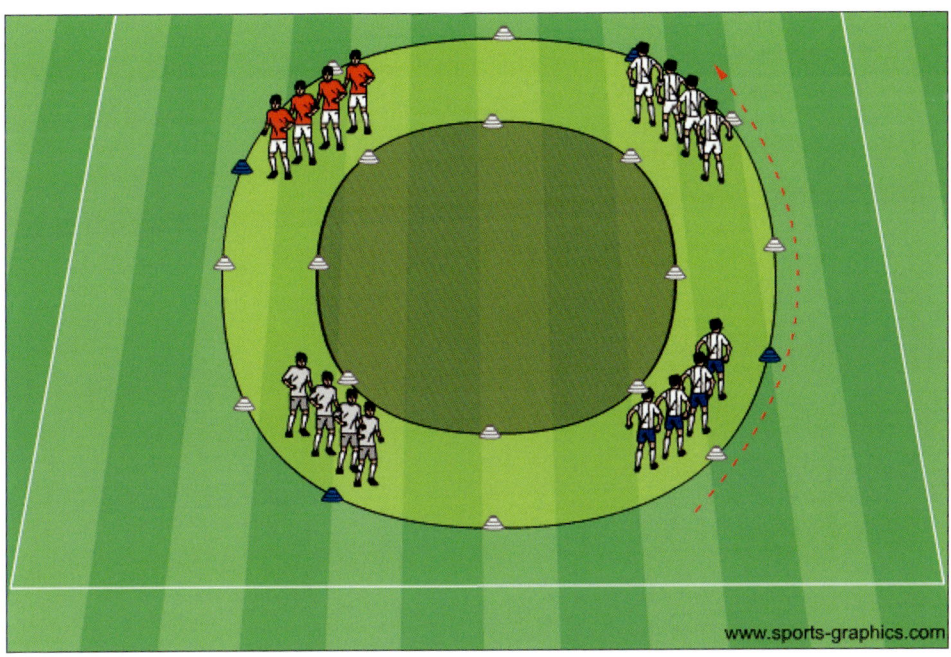

Abb. 27: Sprinten in einem Kreis (Durchmesser ca. 18-20 Meter).

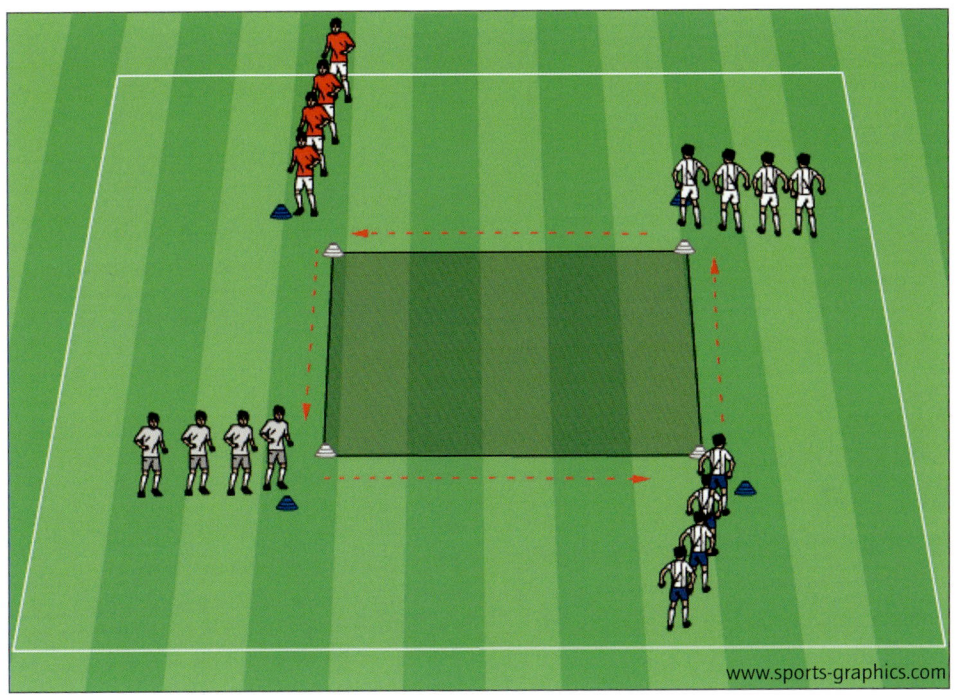

Abb. 28: Sprinten in einem Rechteck (16 mal 20 Meter).

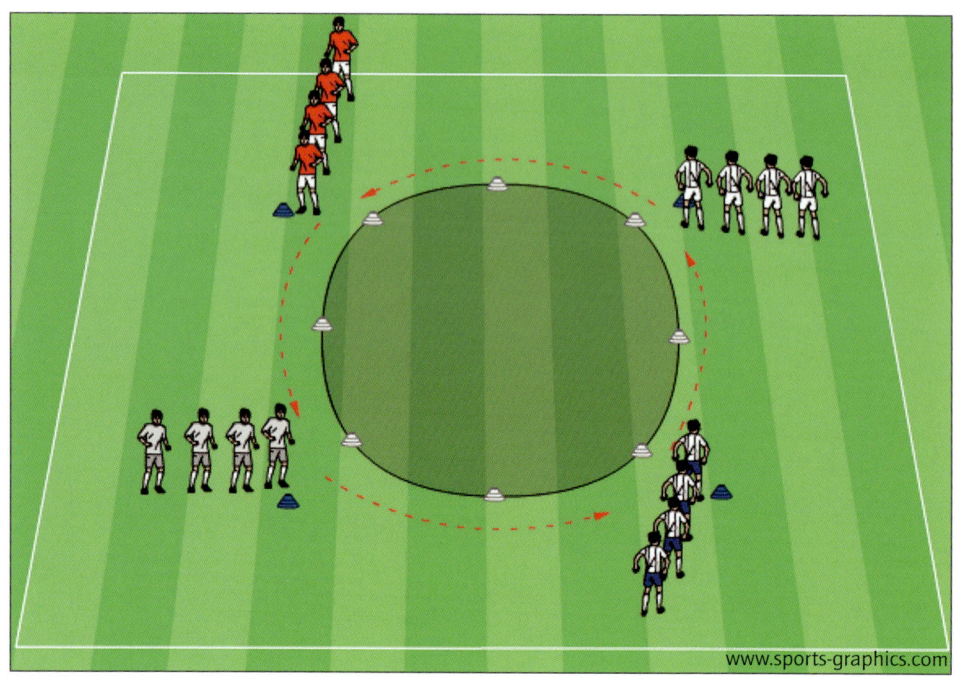

Abb. 29: Sprinten in Bogenform.

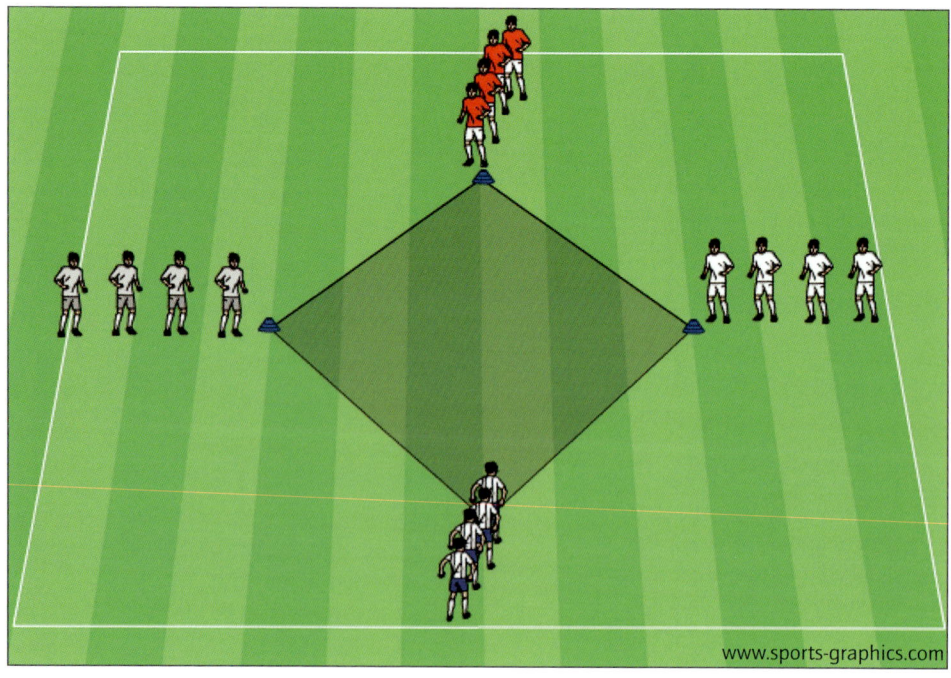

Abb. 30: Sprinten mit einer Raute (Kantenlänge von ca. 12 Metern).

Achte Form: Nummernläufe aus der Bewegung heraus

Die Spieler laufen und der Trainer/Lehrer ruft eine entsprechende Nummer:

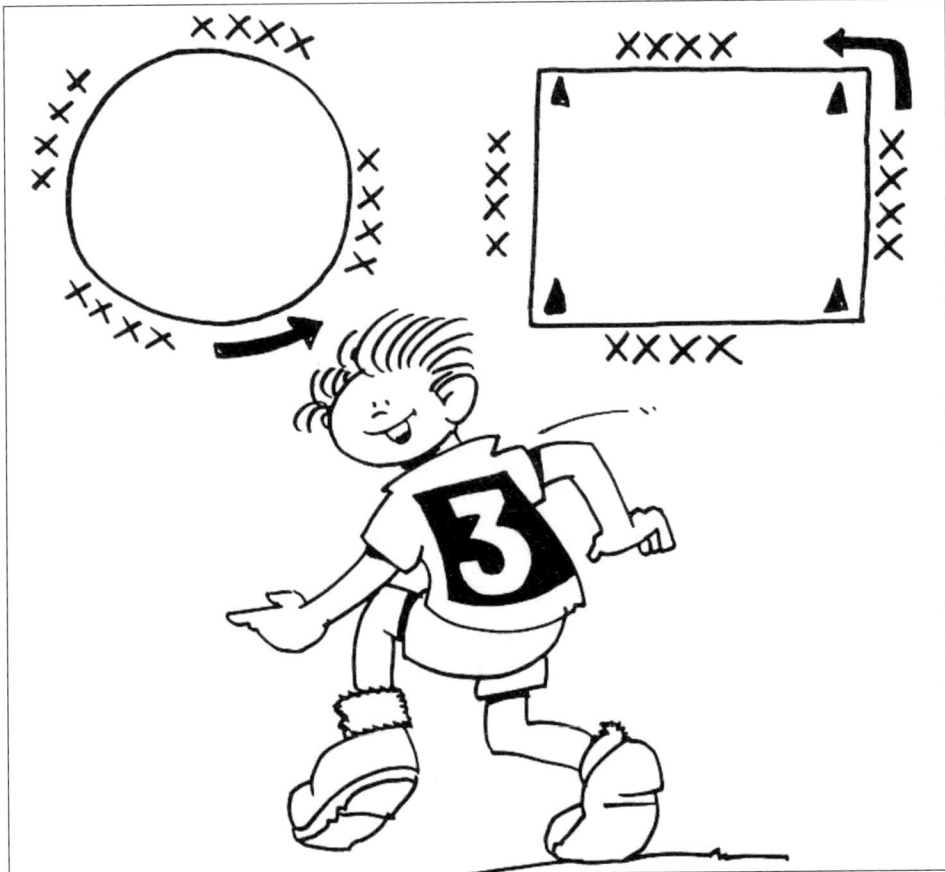

Abb. 31: Sprinten aus der Bewegung.

Die Laufrichtung sollte bei allen Trainings- und Übungsformen ständig verändert werden, da

- man einer einseitigen Belastung der Skelettmuskulatur vorbeugen und
- die Raumwahrnehmung (links- bzw. rechtsherum und vor und zurück) ebenfalls vielseitig ansprechen sollte.
- Die Spieler laufen in Gruppen in einer Kreisform mit oder gegen den Uhrzeigersinn und sprinten auf ein Zeichen des Trainers/Lehrers hin um einen in der Mitte des Kreises stehenden Kegel und sprinten wieder zurück zu ihrer Gruppe.
- Die Laufdistanz je nach Trainingsintention wählen.

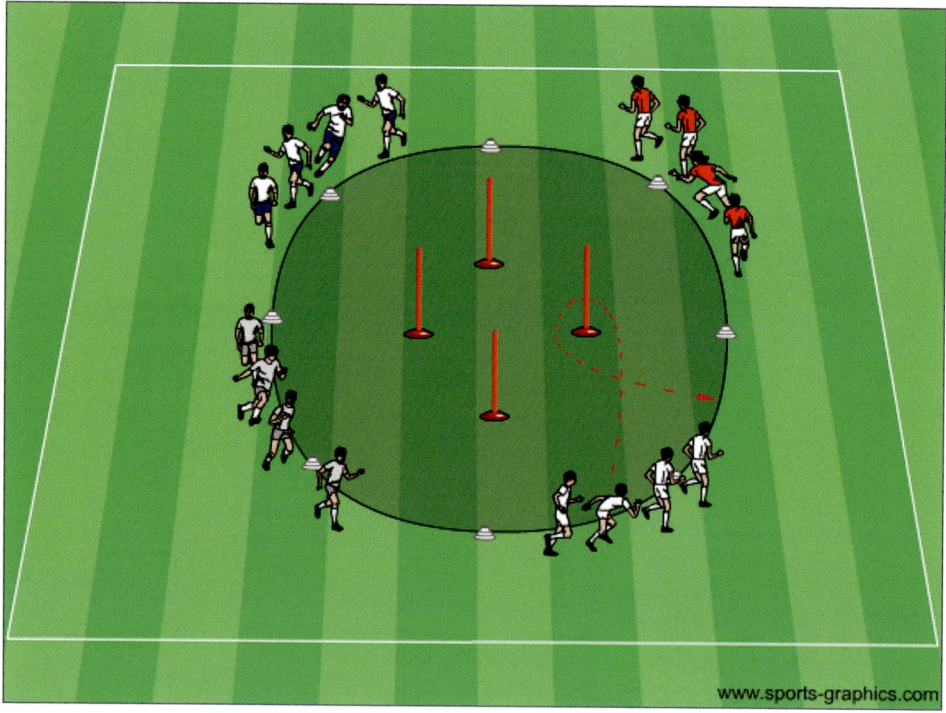

www.sports-graphics.com

Abb. 32: Sprinte, drehe dich und schließe wieder auf!

Variationen:

- Die Spieler führen einen Staffelstab oder Ball mit sich und übergeben diesen jeweils an ihre Gruppe. Der Kreis hat einen Durchmesser von ca. 18 bis 20 Meter. Welche Gruppe ist die schnellste?
- Dto., wobei nun die Kegel außerhalb des Kreises angelaufen werden sollen.

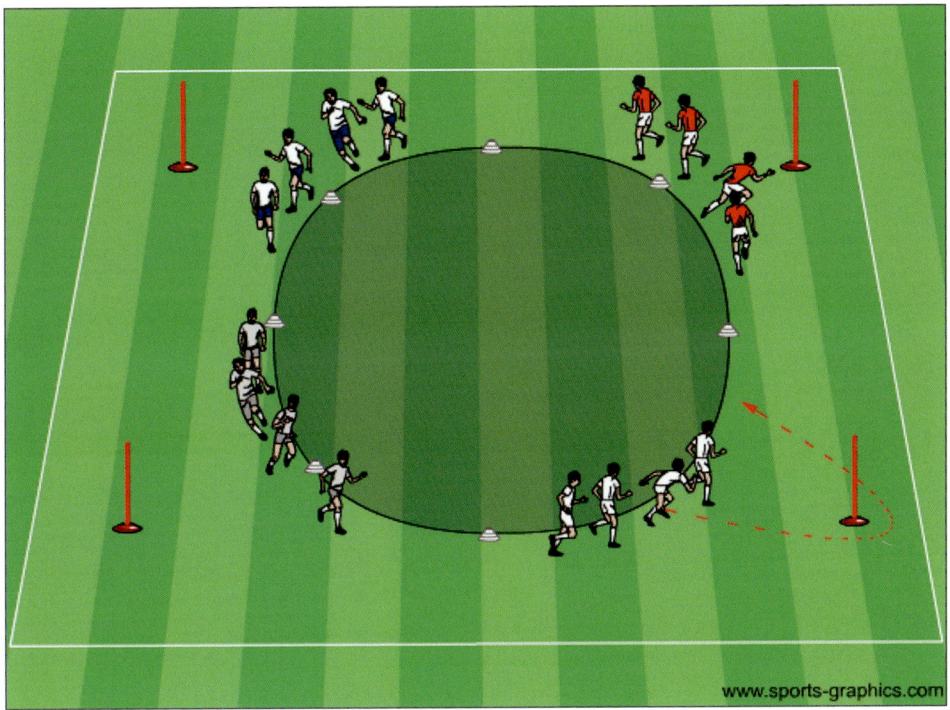

www.sports-graphics.com

Abb. 33: Sprinte nach außen und schließe dich wieder deiner Gruppe an.

Neunte Form: Teamlauf

Der Trainer/Lehrer bildet Teams von gleicher Größe. Die Teams laufen frei und hintereinander in einem zu markierenden Feld. Auf das Zeichen des Trainers/Lehrers hin sprintet der zweite Spieler des Teams an die Spitze und zeitgleich der bisher führende Spieler an das Ende des Teams. Die anderen Spieler schließen durch ein Aufrücken die Lücke, die der zweite Spieler hinterlassen hat.

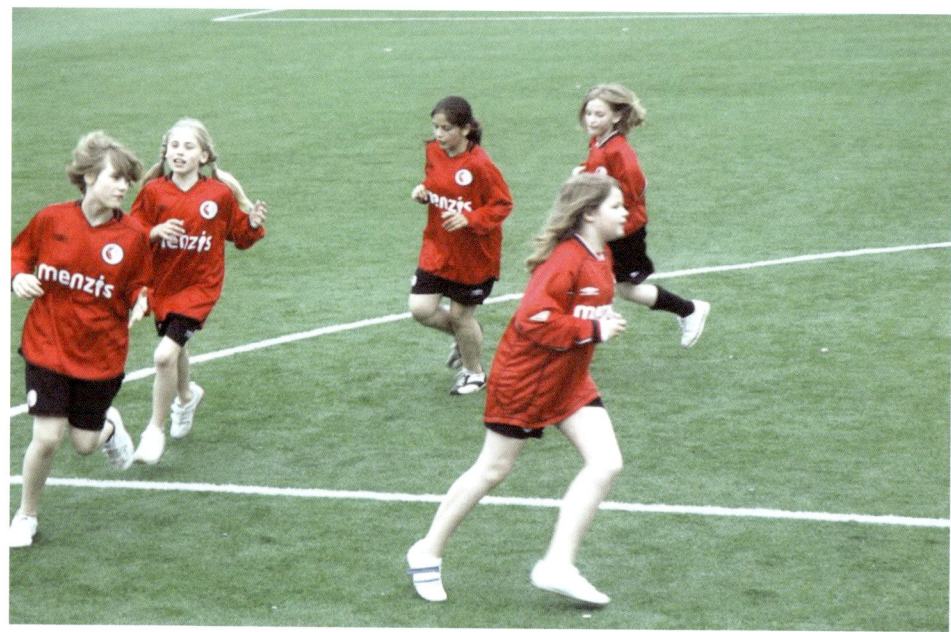

Foto 44: Folge stets „hautnah" der Nummer eins!

Mögliche Variationen:

*   Das Team läuft z. B. im Kniehebelauf, Skipping etc. Der erste Spieler des Teams gibt diese Bewegungsvariationen vor, alle anderen Spieler ahmen diese präzise nach.
*   Zeitläufe. Die Teams erhalten eine Aufgabe und führen diese z. B. eine Minute lang kontinuierlich durch. Der Trainer/Lehrer pfeift oder klatscht, wenn die Zeit abgelaufen ist. Dann bleiben alle Spieler stehen. Welcher Spieler und welches Team hat die geringsten Abstände (der Spieler) zueinander zu verzeichnen?

Ziel:

*   Bleibt im Team zusammen, achtet auf euren Mitspieler im Team!

Zehnte Form: Sechstagerennen –
entwickelt im Team ein gemeinsames Tempogefühl (ohne Foto)

Man bildet zwei gleich große Teams. Die Aufstellungsform entspricht der eines Sechs-tagerennens: Die Teams stehen sich auf einer zu markierenden Bahn (Rundbahn, Oval, Dreieck, Viereck, Sechseck etc.) versetzt gegenüber. Wenn beide Teams gestartet sind, kommen sie sich daher auf halbem Wege entgegen. Die Trainer/Lehrer können folgen-de Aufgabenstellungen durchführen lassen:

* Passt eure Laufgeschwindigkeit so an, dass ihr zur gleichen Zeit wieder eure Aus-gangsposition erreichen könnt.
* Lauft eine vorgegebene Zeit und achtet auf euer synchrones Laufverhalten.
* Könnt ihr die Zeit, die ihr gelaufen seid, „spüren" (Tempogefühl)?
* Könnt ihr euch untereinander so abstimmen, dass kein „Zu-Schnell", „Zu-Langsam", „Zu-Asynchron" und „Zu-Heterogen" beim Laufen entsteht?

Elfte Form: Time-out (ohne Foto)

Man bildet einige Teams, die auf einem markierten Kurs auf dem Fußballfeld zwischen ca. 4 bis 8 Minuten zusammen laufen sollen. Der Kurs ist so gestaltet, dass die Teams den Trainer/Lehrer passieren müssen. Spieler aus den Teams dürfen beim Trainer/Leh-rer während des Laufens nach einem Time-out (kurze Pause) nachfragen. Stimmt der Trainer/Lehrer zu, kann ein Spieler eine Runde lang pausieren und schließt sich dann wieder seinem Team an. Ein Spieler darf nach mehreren Time-outs fragen.

Welcher Spieler/welche Gruppe kommt mit den wenigsten Time-outs aus?

Zwölfte Form: Straßenverkehr

Teams von vier bis sechs Spielern laufen gemeinsam um auf dem Spielfeld aufgestellte Gegenstände (Hütchen, Mini-Tore, Bälle, Bänke etc.). Die Spieler müssen sich im Team immer vergewissern, an welcher Position sie laufen (1, 2 bis 6). Auf ein Zeichen des Trainers/Lehrers wird ständig der Führende des jeweiligen Teams gewechselt: z. B. 1 wechselt mit 4. Da mehrere Teams gleichzeitig laufen, müssen alle Teams die Vorfahrtregeln im Straßenverkehr beachten: rechts vor links. Bei Nicht-Einhalten dieser Regel entscheidet der Trainer/Lehrer über eine vorab festzulegende Feedback: z. B. 10 Liegestütze auf der Stelle.

Diese Form kann auch im Wald oder auf dem Feld/einer Wiese durchgeführt werden.

Die Dauer und Anzahl der Läufe und die Länge der Pause(n) sind abhängig vom jeweiligen Trainingsziel.

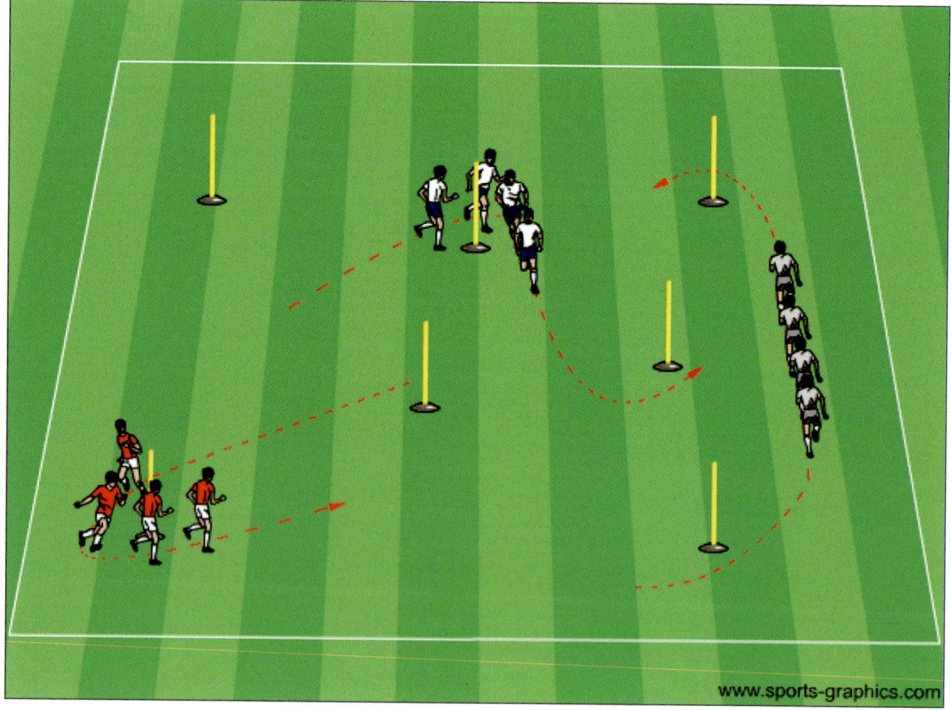

Abb. 34: Augen auf im Straßenverkehr.

13. Form: Sprinter haben Vorrang

Man bildet Teams von vier bis sechs Spielern und markiert, je nach Trainingsziel, einen Hütchenparcours mit entsprechenden Distanzen (vgl. Abb. 35). Der erste Spieler eines Teams sprintet von A nach B und trabt danach ruhig im Slalom zurück zum Ausgangspunkt (vgl. Abb. 35). Der zweite Spieler sprintet dann los, wenn der erste Spieler seine Trabphase beginnt. Damit keine gefährlichen Kollisionen während der Sprints auftreten können, gilt die Regel, dass der sprintende Spieler immer Vorrang vor dem trabenden Spieler hat. Der Trainer/Lehrer bestimmt die Anzahl der Serien und Sprints und die Distanz und die Länge der Pausen je nach Trainingsziel.

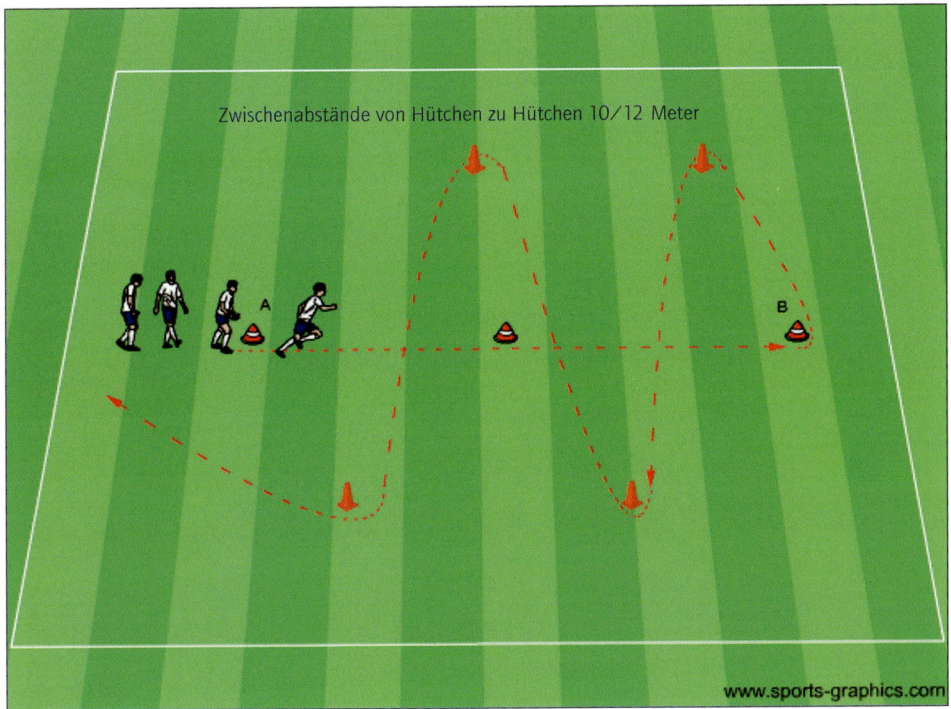

Zwischenabstände von Hütchen zu Hütchen 10/12 Meter

www.sports-graphics.com

Abb. 35: Speed und chillen.

14. Form: Punktejagd

Vier Teams à vier Spieler stellen sich in Linien hinter eine zu markierende Start- und Ziellinie. Je ein Spieler der Teams sprintet um die Hütchen, danach startet der zweite, dritte und vierte Spieler. Jedes Hütchen steht für eine bestimmte Anzahl von Punkten (1 bis 5 Punkte; vgl. Abb. 36). Der Abstand zwischen den Hütchen, die zu laufende Zeit und die Anzahl der Serien werden durch den Trainer/Lehrer festgelegt.

- Geringe Abstände zwischen den Hütchen: intensives Intervalltraining.
- Weitere Abstände zwischen den Hütchen: extensives Intervalltraining.

Welches Team sammelt pro festzulegende Zeiteinheit die meisten Punkte?

Der Trainer/Lehrer soll darauf hinweisen, dass die Spieler mutig ihre eigene Ausdauerleistungsfähigkeit erfahren lernen und hieraus die Konsequenzen für das zukünftige Training der Laufschule ziehen:

- „Ich muss schneller werden!"
- „Ich muss länger durchhalten lernen!"

Die Ergebnisse dieses inneren „Dialogs" können die Grundlage für die zukünftige Laufschule darstellen (wettkämpfen, sich verständigen und einschätzen lernen).

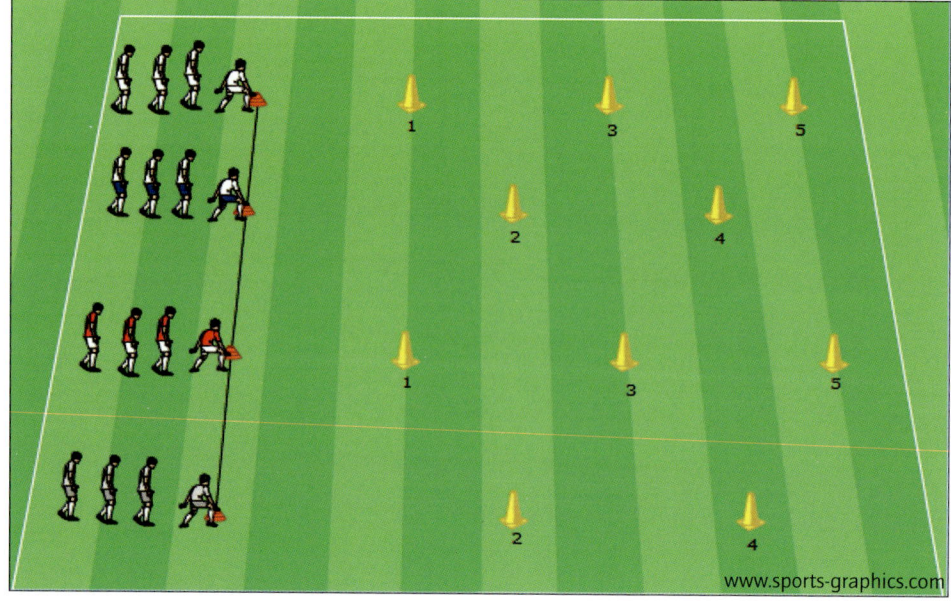

Abb. 36: Wettkämpfen, sich verständigen und einschätzen lernen.

15. Form: Dreiecksläufe

Zu bestimmende Teams laufen in Dreiecken (vgl. Abb. 37). Die Dreiecke bestehen aus AAA (26 mal 26 mal 26 Meter), BBB (24 mal 24 mal 24 Meter) und CCC (22 mal 22 mal 22 Meter). Jedes Team startet an einem Eckpunkt. Die Spieler laufen das Dreieck (z. B. AAA) in einem angegebenen Tempo (z. B.: 10 Sekunden pro Seite des Dreiecks).

Welches Team kann mit einem Tempo laufen, das es ermöglicht, kontinuierlich zu laufen, ohne an den Eckpunkten des Dreiecks beschleunigen oder verzögern zu müssen? Die Trainingsziele bestimmen die zu laufenden Zeiten, das Tempo und die Länge der Pausen.

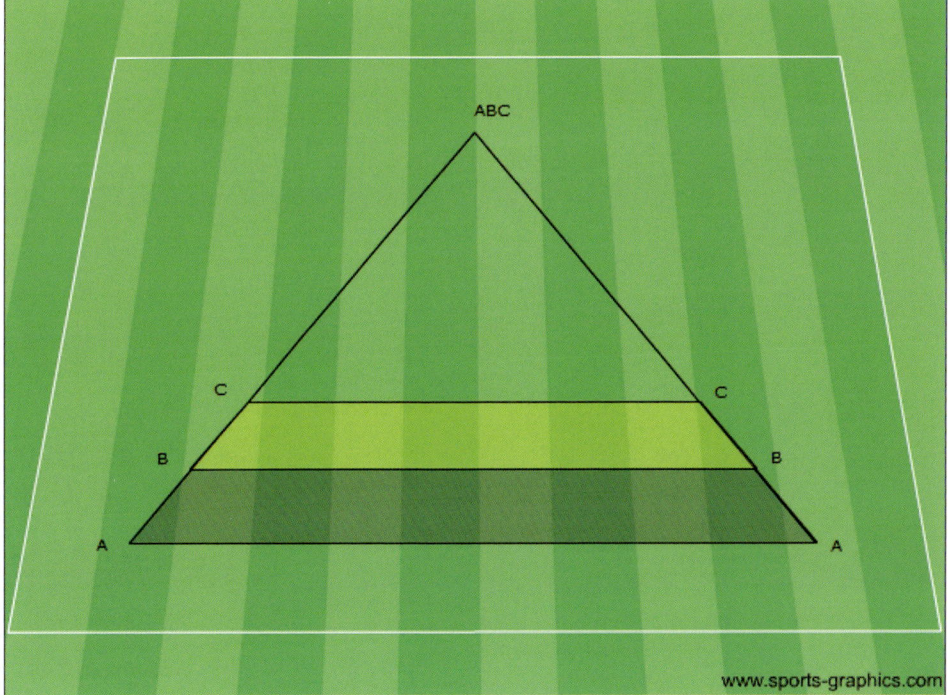

Abb. 37: Entwickelt ein Tempogefühl!

Variationen:

- Jeder Spieler läuft allein.
- Paarläufe durchführen lassen.
- Einzeln, dann zu zweit, dann zu dritt etc.
- Die geometrische Form des Vierecks markieren.
- In Form eines Staffellaufs mit einem vorgegebenen Tempo.

16. Form: Vierecksläufe

Man markiert mit Hütchen drei Vierecke, die ineinander verschachtelt sind. Die Seiten-längen sollen ca. 10, 15 und 20 Meter betragen (vgl. Abb. 38). Hieraus ergeben sich drei „Runden" (eine kleine, mittlere und große Runde). Überdies bildet man vier Teams mit z. B. je vier Spielern. Die zu bestimmende Nummer eins eines jeden Teams beginnt und führt das Team an. Nach drei Runden übernimmt die Nummer zwei die Führung des Teams etc. Der Trainer/Lehrer gibt den Teams die zu laufenden Runden durch Zeichen an.

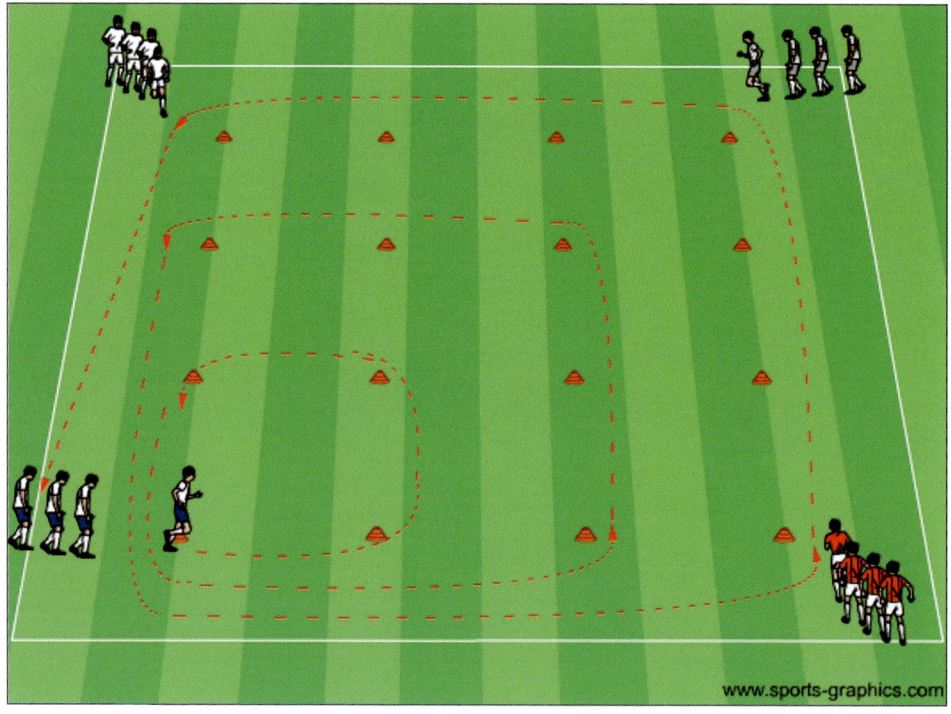

Abb. 38: Wechselnde Führung.

Variationen:

- Tempowechsel ganz bewusst vornehmen: eine Seite schnell, die andere Seite lang-sam laufen.
- Richtungswechsel: Lauft auch mal rechtsherum.
- Welcher Spieler/Welches Team kann die Zeit, die notwendig ist, um drei Runden zu laufen, am besten einschätzen?
- Lauft 3 mal 3 Runden in einer vorab angegebenen Zeit. Welches Team erreicht die Zeitvorgabe bzw. nähert sich dieser am meisten an?

17. Form: Partnerläufe mit Auszeiten (ohne Foto)

Man markiert einen Parcours von 50 bis 100 Metern Länge und teilt Teams ein, die jeweils aus drei Spielern bestehen. Zwei aus jedem Team laufen in dem Parcours mit Zeitvorgaben: sechs, acht, 10 oder 12 Minuten lang kontinuierlich laufen. Der Trainer/Lehrer trifft die Entscheidung über die entsprechende Zeitvorgabe in Abhängigkeit vom Niveau und Trainingsziel der Teams. Der dritte Spieler eines jeden Teams, er pausiert am Rande des Parcours, kann sich mit den beiden anderen Spielern ablösen. Welches Team bleibt innerhalb der Zeitvorgabe am engsten zusammen und schafft die weiteste Distanz?

18. Form: Trioläufe mit Auszeiten (ohne Foto)

Vgl. die 17. Form, wobei die Teams aus vier bis fünf Spielern bestehen, die immer zu dritt kontinuierlich zusammenlaufen müssen. Der Trainer/Lehrer sollte besonders darauf achten, dass die Teams ein hohes Tempo laufen und halten.

19. Form: Lass einen anderen laufen – Spaß muss sein!

Man markiert auf einem Spielfeld unterschiedliche Routen: Linie, Kreis, Dreieck, Quadrat, Doppelkreise zum Achterlaufen etc. Man bildet Teams (z. B. mit vier Spielern) und teilt dem ersten Spieler einen Spielwürfel zu. Der Spieler würfelt eine Zahl, die der Spieler hinter ihm in die Anzahl an Runden praktisch umsetzen muss. Danach würfelt der zweite Spieler etc. Jeder Spieler kommt an die Reihe.

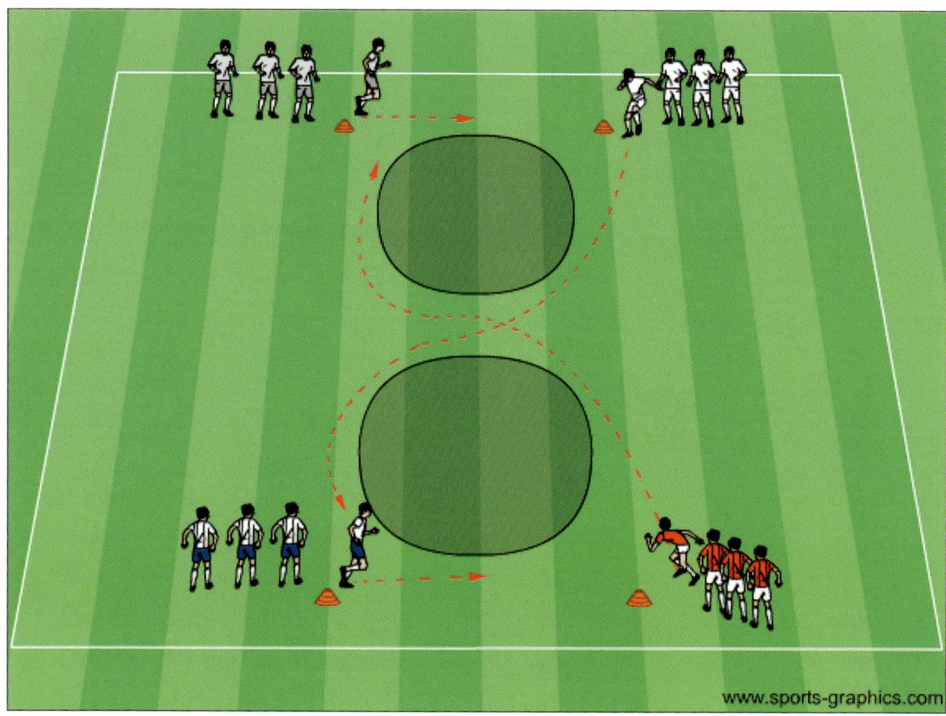

Abb. 39: Achterläufe

Der Durchmesser eines Kreises beträgt ca. acht Meter.

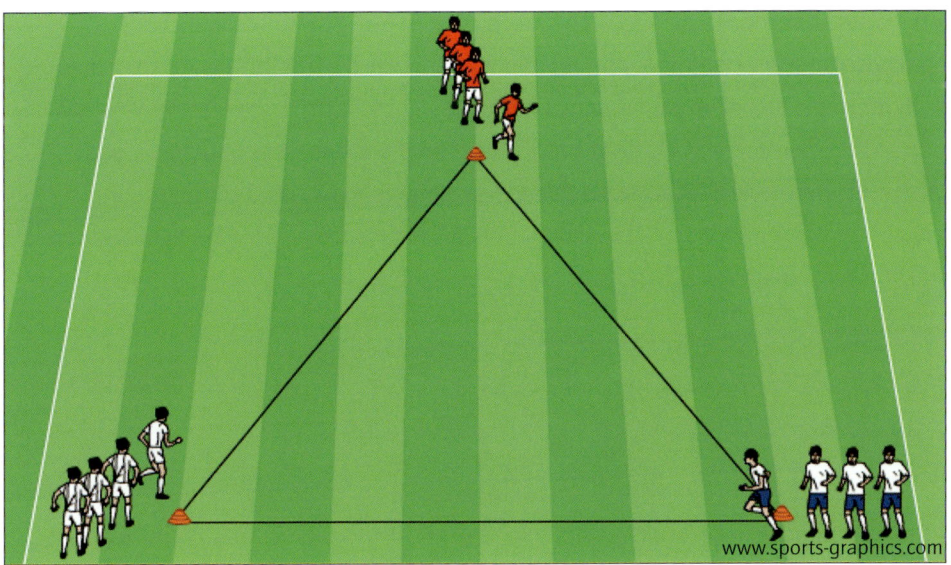

Abb. 40: Dreiecksläufe

Eine Seitenlänge beträgt ca. zehn Meter.

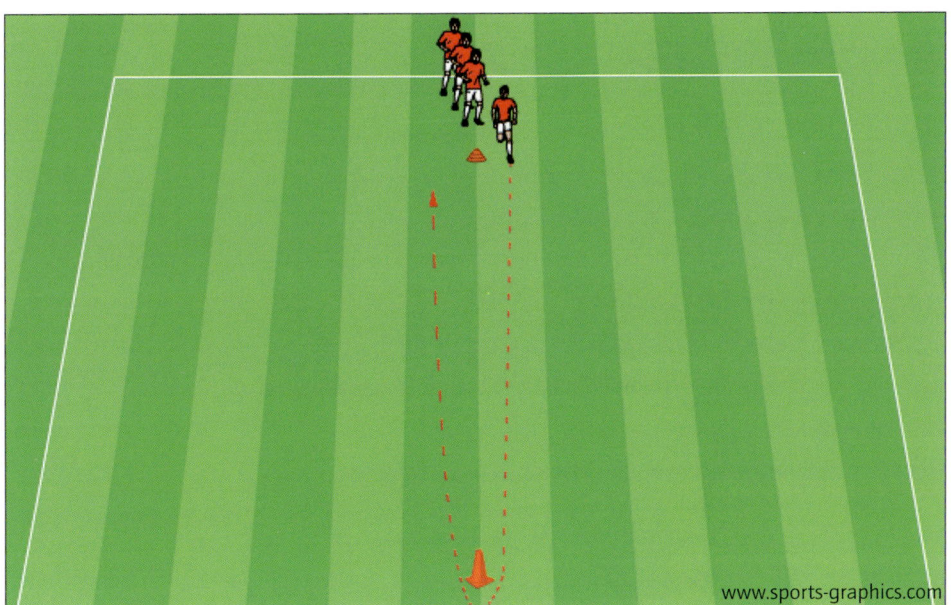

Abb. 41: Linienläufe

Der Abstand der beiden Hütchen zueinander beträgt etwa acht Meter.

Variation:

• Die Teams würfeln für andere Teams.

20. Form: Taxi

Man markiert die nachfolgenden *Routen eins bis drei* und bildet Teams, die aus vier bis sechs Spielern bestehen. Die Nummer eins eines Teams läuft eine festgelegte Strecke. Erreicht dieser wieder seinen Ausgangspunkt, „steigt der nächste Fahrgast zu" (d. h., dass die wartenden Spieler sich sukzessive den vorbeilaufenden Spielern hinten anschließen und nachlaufen). Etc. Der Abstand zwischen den Hütchen und den Bänken und die Anzahl der Serien werden durch den Trainer/Lehrer je nach Trainingsziel festgelegt. Welches Team ist zuerst wieder vollständig an seinem Ausgangspunkt?

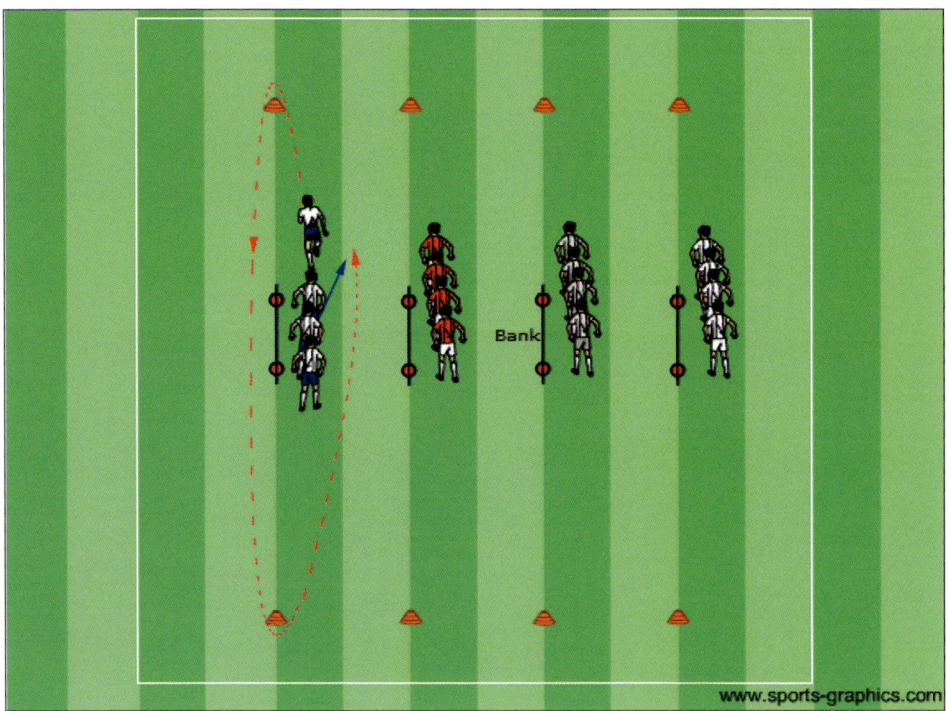

Abb. 42: Route 1

Der Abstand der Hütchen beträgt etwa 12 bis 16 Meter.

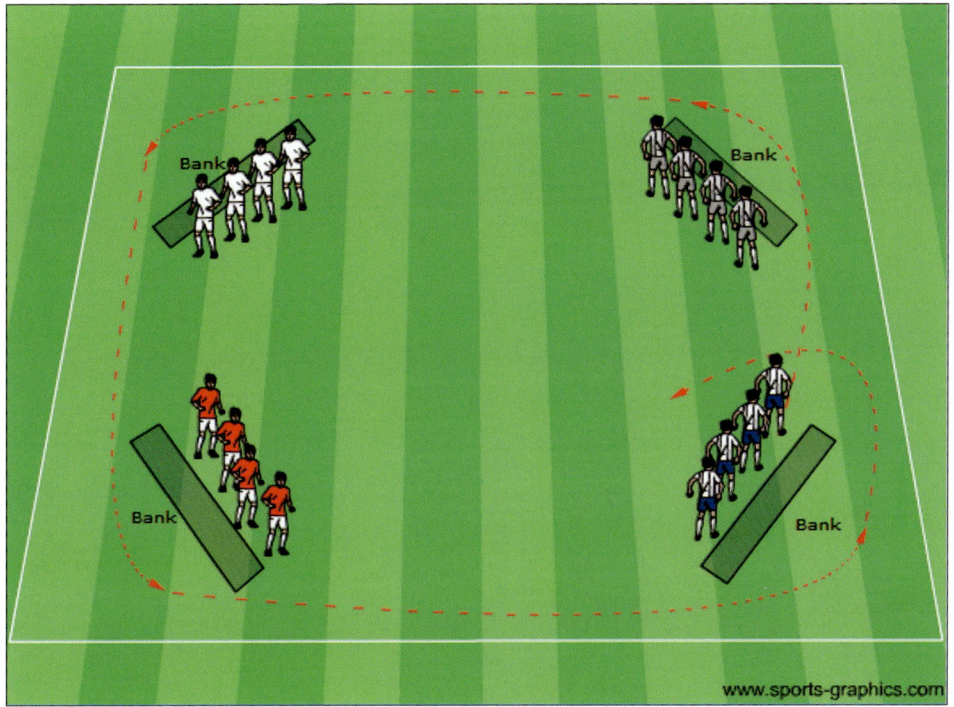

Abb. 43: Route 2

Die Bänke stehen in der Ecke des Feldes. Das Feld ist etwa 16 mal 16 Meter groß.

Variation:

• Bei der Route zwei (Abb. 43) läuft der Vordermann immer um die Bank und wechselt mit dem Anschluss des nächsten Spielers seine Laufrichtung. Diese Variation erfordert eine erhöhte Aufmerksamkeit, da alle Spieler immer das gleiche Tempo laufen sollen: „Schaue dich gut um, damit du dein Tempo an die Spieler anpassen kannst!"

21. Form: Achterlaufen

Man markiert die abgebildete geometrische Form (vgl. Abb. 44) und bildet vier Teams mit je vier Spielern. Die ersten Spieler der Teams A (Rot-Weiß) und B (Weiß-Weiß) führen ihre Teams an und laufen mit diesen gleichzeitig los (vgl. Abb. 44). Erreicht z. B. das Team A das Team C (Grau-Grau), schließt sich der vordere Spieler dieses Teams dem Team A an. Dieses neue Team läuft dann in Richtung des Teams D (Weiß-Blau), dort schließt sich wieder der erste Spieler dieses Teams an etc. Der vorderste Läufer sorgt immer dafür, dass der Abstand zum anderen Team gleich groß bleibt. Sind beide Teams vollzählig, wird noch eine Runde gelaufen. Danach fällt jeweils ein Spieler nach jeder Acht von den beiden Teams ab, sodass am Ende wieder die ursprünglichen Teams von A und B übrig bleiben. Teamwork ist gefragt.

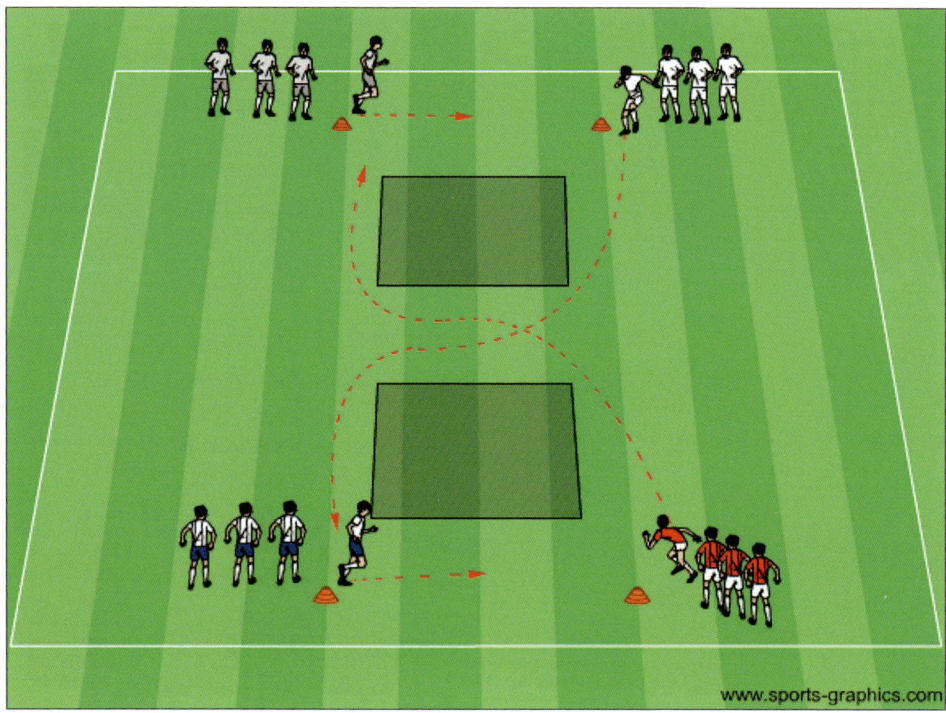

Abb. 44: Teamwork

Die Vierecke besitzen eine Kantenlänge von etwa zehn mal zehn Metern.

22. Form: Sternlauf

Die Trainer/Lehrer markieren die Form eines Sterns und teilen vier gleich große Teams ein (vgl. Abb. 45). Die Größe des Sterns und die Anzahl der Wiederholungen und Serien je nach Trainingsziel wählen, wobei die Spielregeln als Paarlauf, Teamlauf oder Sammellauf (vgl. die Formen 19 und 20) durchgeführt werden können.

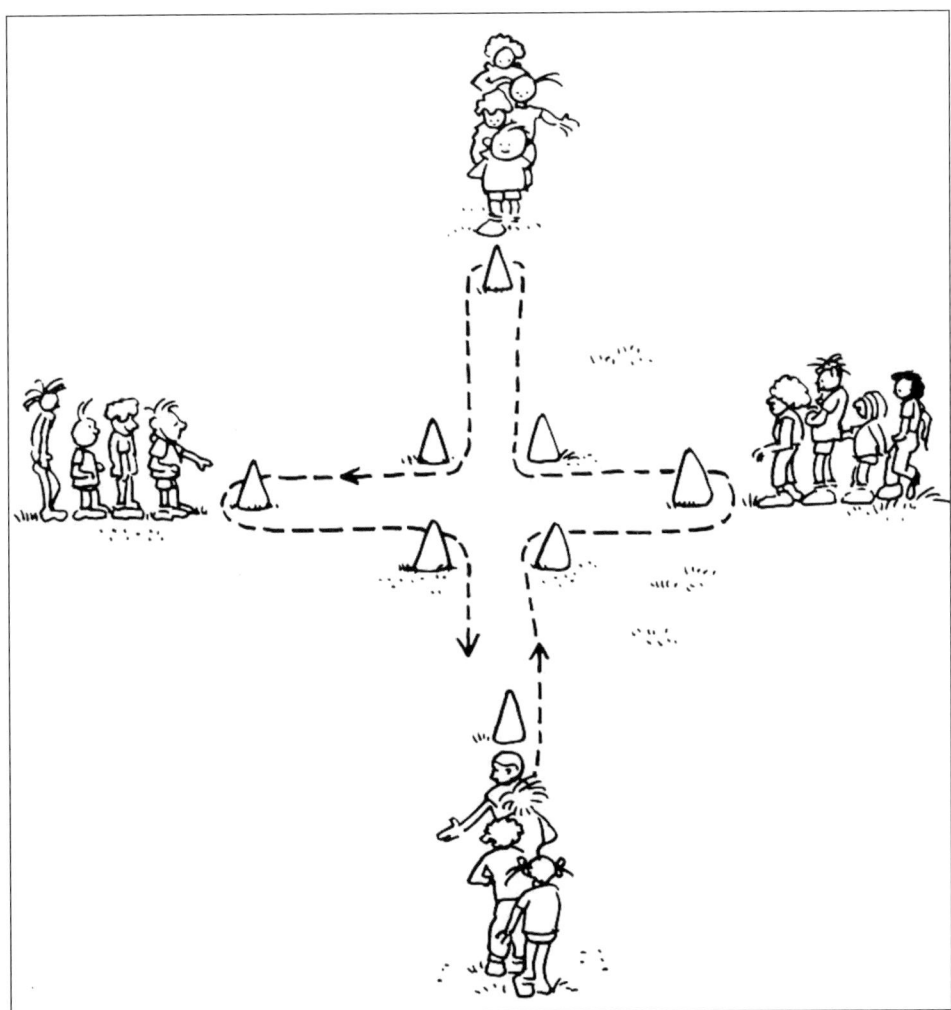

Abb. 45: Mit Tempo innen und außen an den Hütchen des Sterns vorbei.

23. Form: Synchronläufe

Der Trainer/Lehrer markiert ca. vier abgebildete Hütchenreihen (vgl. Abb. 46) und bildet zwei Teams à ca. drei Spieler (Verhältnis Laufen zu Pausen von eins zu zwei). Die Abstände der Hütchen zueinander und die Entfernung zu den Spielern und die Anzahl der Wiederholungen und Serien werden je nach Trainingsziel gewählt. Die beiden vorderen Spieler der Teams starten gemeinsam und laufen in Zickzackläufen durch den Parcours (vgl. Abb. 46). Der Spieler auf der rechten Seite hat immer Vorrang. Das zweite Spielerpaar startet dann, wenn das erste Paar die zweite Reihe mit Hütchen erreicht hat. Nach dem Erreichen des Endes der letzten Hütchenreihe sprintet das Paar außen an den Hütchen entlang in Richtung Ziellinie.

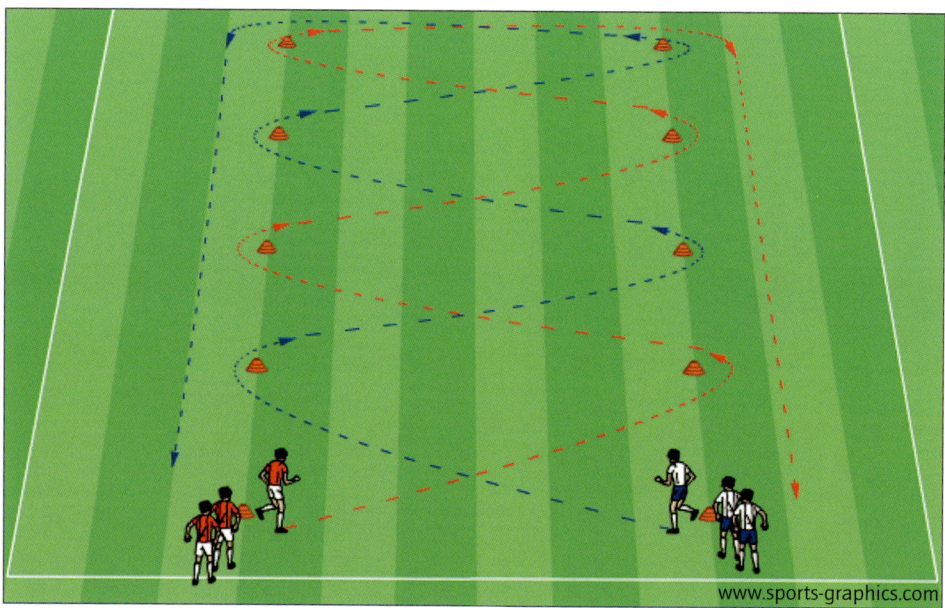

www.sports-graphics.com

Abb. 46: Kooperation und Tempogefühl entwickeln lernen.

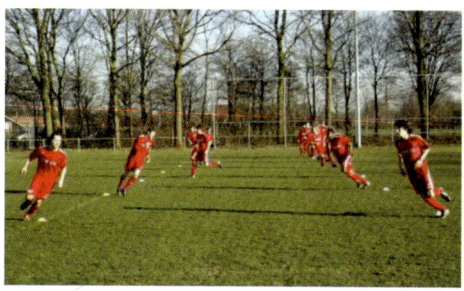

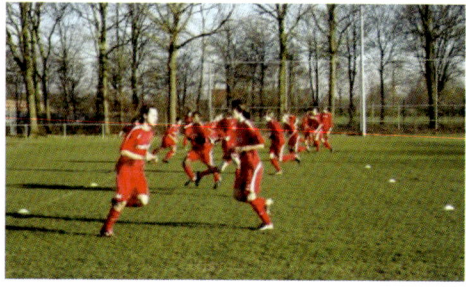

Foto 45: Synchron laufen.

Foto 46: Begegnet euch in der Mitte!

24. Form: Intervall-Partnerläufe

Die Trainer/Lehrer markieren ein Viereck (ABCD; vgl. Abb. 47) mit den Maßen von ca. 15 bis 30 Meter und bilden zwei gleich große Teams.

Der vorderste Spieler der jeweiligen Gruppe sprintet auf den Linien ABC (Rot-Weiß) und ADC (Weiß-Blau) synchron zurück zu seinem Ausgangshütchen. Danach startet das nächste Paar. Die Anzahl der Spieler, Wiederholungen und Serien je nach Trainingsziel festlegen. In der Abb 47 ist jeweils nur ein Hütchen mit C und A gekennzeichnet worden. Die nicht markierten Hütchen sind C und A auf gleicher Höhe zuzuordnen.

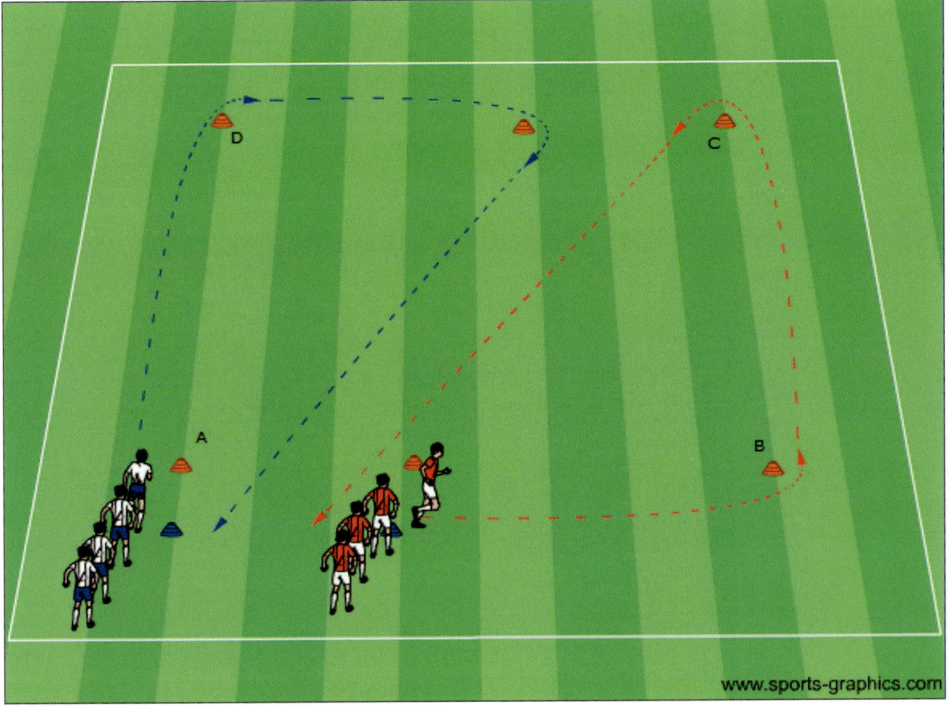

Abb. 47: Intervall-Partnerläufe

Variationen:

• Die Diagonale zum Schluss wird von beiden Spielern im „Vollsprint" absolviert.

• Das Paar absolviert Ins and Outs (Tempo-Auslaufen-Tempo).

25. Form: Innenbahn-Außenbahn (ohne Abbildung)

Man markiert einen großen Kreis (oder zwei große Kreise, die in Form einer Acht gelaufen werden sollen).

Die Spieler laufen allein oder mit einem Partner (nebeneinander). In einem Kreis oder in einer Acht sollen die Spieler lernen, was es bedeutet, inner oder außen laufen zu müssen (Innen- und Außenbahn). Dieses Phänomen treffen sie auch im Fußballwettkampf, bezogen auf den Gegenspieler und den Ball, an: Unterschied im Tempo, im Fußaufsatz und in der Schrittgestaltung und der Verlagerung des Körperschwerpunkts etc. Sie wechseln sich daher ständig auf der Innen- und Außenbahn selbstständig oder durch den Hinweis des Trainers/Lehrers ab. Die Größe des Kreises/der Kreise, die Anzahl der Spieler, Wiederholungen und Serien je nach Trainingsziel festlegen.

26. Form: Bahnen ziehen

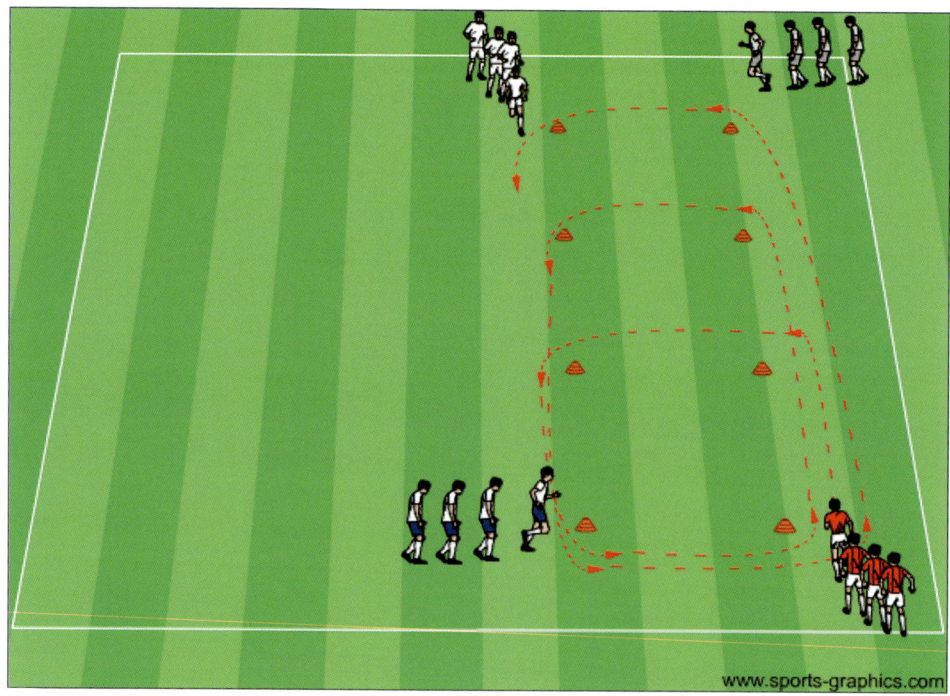

Abb. 48: Ziehe deine Bahnen!

Man markiert acht (oder mehr) Hütchen in der vorgestellten Form (vgl. Abb. 48) und bildet vier Teams. Die Spieler der Teams laufen allein, als Paar oder in der Gruppe im

Rahmen eines vom Trainer/Lehrer festzulegenden Zeitintervalls (oder einer bestimmten Anzahl von Durchgängen). Die Abstände der Hütchen (z. B. 5-10-15 Meter), die Anzahl der Spieler pro Team, Wiederholungen und Serien je nach Trainingsziel festlegen.

Variation:

* Die längeren Laufstrecken traben und die kürzeren sprinten.

27. Form: Zwischensprint (ohne Abbildung)

Man bildet z. B. vier Teams à vier Spieler und nummeriert diese von eins bis vier durch. Die vier Teams laufen im Abstand von 15 bis 20 Meter hintereinander um einen großen Kreis, ein großes Viereck oder Rechteck. Auf ein Zeichen des Trainers/Lehrers oder Teamkapitäns sprintet z. B. der vorderste Spieler der Teams („Nummer eins!") ans Ende des vor ihm laufenden Teams und schließt sich dort an.

Variation:

* Man zeigt als Trainer/Lehrer nicht nur die Nummer, sondern auch das Sprinten z. B. zum übernächsten Team an. Somit verlängert sich die Laufstrecke und die Aufmerksamkeit der Spieler wird erhöht.

28. Form: Staffellauf (ohne Abbildung)

Auf einer zu markierenden Rundbahn mit einem Durchmesser von 15 bis 40 Meter laufen die Spieler der vier Teams (vgl. die 27. Form) in einem moderaten Tempo hintereinander. Die Spieler mit der Nummer eins haben z. B. einen Staffelstab oder Fußball etc. und sprinten auf das Zeichen des Trainers/Lehrers hin außen um die Rundbahn herum und übergeben den Staffelstab oder Fußball an den Spieler mit der Nummer drei. Etc. Hieraus kann der Trainer/Lehrer einen kontinuierlichen Staffel-Sprintwettkampf entwickeln.

29. Form: Laufformen in einer Raute (1)

```
        4
        3
        2
        1 D      ▲↑
A                        C 1
2        ←------- ---┐    2
2        ------- ----→    3
3                        4
4
        B
              ↓▲
              1
              2
              3
              4
```

Abb. 49: Teamsprints in einer Raute (1).

Man markiert eine Raute. Die Abstände zwischen den Hütchen betragen zwischen 15 und 20 Meter. Man bildet vier gleich große Teams und positioniert diese wie abgebildet.

Die vorderen Spieler der Teams A und C (Nummer eins) beginnen, indem sie auf das Zeichen des Trainers/Lehrers durch einen Sprint jeweils ihre Plätze tauschen (vgl. Abb. 49). Die vorderen Spieler der Teams B und D sprinten dann los, wenn die Spieler von A und C in der Mitte der Raute angekommen sind. Etc.

Variation:

Vgl. die 20. Form, wobei jeder Spieler im Rahmen der Wettkämpfe untereinander einmal die vorderste Position in seinem Team einnehmen soll.

30. Form: Laufformen in einer Raute (2)

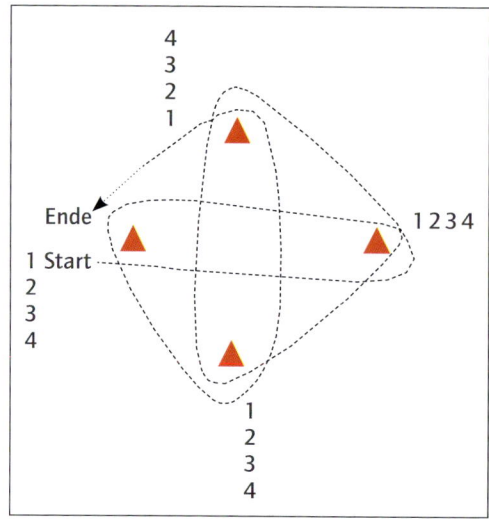

Vgl. die 29. Form, wobei sich die Laufroute für die Teams, wie abgebildet, darstellt (vgl. Abb. 50): Laufe zunächst diagonal, biege dann links ab und laufe dann wieder diagonal. Der jeweilige Spieler führt das insgesamt viermal durch und erreicht dann wieder seinen jeweiligen Ausgangspunkt.

Abb. 50: Vorgegebene Route zu den Diagonalläufen (die Raute ist etwa 12 mal 12 Meter groß).

Variationen:

- Sprintet rechtsherum.
- In den Diagonalen sprinten und an den Außenseiten traben.
- Dto. und alle Teams sprinten und traben im Wechsel.
- In der Form „Taxi" (vgl. die 20. Form) mit einem gleichbleibenden Tempo.
- Dto. und sprinten in den Diagonalen.
- Werden die Abstände zwischen den Hütchen mit einem Durchmesser von größer als 16 Meter gewählt, können die beiden sich gegenüberstehenden Teams gleichzeitig beginnen/starten. Befinden sich die beiden Teams auf der anderen Seite, dann starten die beiden anderen, sich gegenüberstehenden Teams.

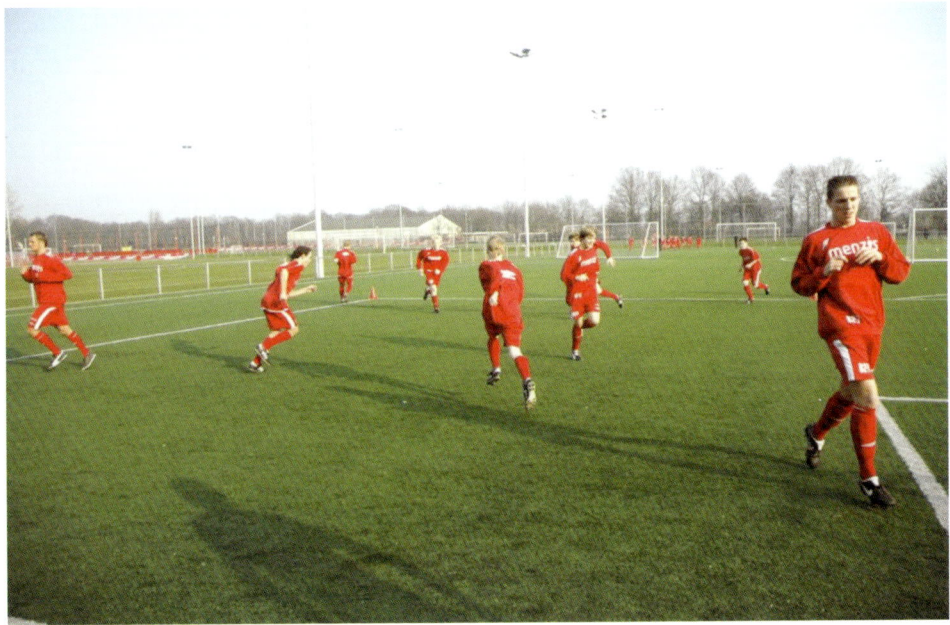

Foto 47: Diagonalläufe in der Raute.

31. Form: Koordinationsleiter

Man legt Koordinationsleitern aus. Diese bestehen in der Regel aus sechs („Speedladder" (mit kleinen Felder) oder 12 Feldern mit regelmäßigen und auch unregelmäßigen Abständen. Je nach Teamgröße, Trainingszustand und -zielen können diese variantenreich positioniert werden.

Die Spieler sollen anfangs versuchen, die Felder individuell durch kleine Schritte und Schrittkombinationen und gleichmäßige und unterschiedliche Frequenzen zu entdecken. Nach dem Durchlaufen der Leiter sollen die Spieler in eine Frequenz übergehen, die einen Sprintlauf von ca. 10 bis 15 Metern folgen lässt.

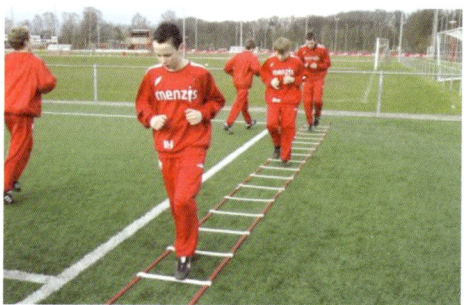 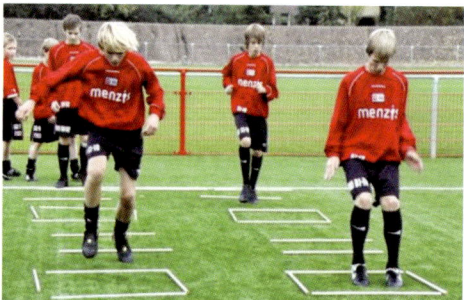

Foto 48: Koordinationsleiter und unterschiedliche Frequenzen.

Foto 49: Frequenztraining mithilfe von Stäben in Kombination mit Skipping und Laufsprungformen (vorwärts und seitwärts).

Variation:

• Das bekannte Lauf-ABC kann an dieser Stelle auch mithilfe der Koordinationsleiter, Stangen, Hütchen und Mini-Hürden umgesetzt werden.

Vorsicht!

Es ist angeraten, dass bei den o. a. Übungen zur 31. Form insbesondere die Abstände zwischen den methodischen Hilfsmitteln stets verändert werden und auch die Rhythmisierungen eine hohe Variabilität aufweisen. Andernfalls findet nach den Erfahrungen der Autoren keine zielführende Weiterentwicklung im Sinne der Steigerung der Lauffrequenz statt.

32. Form: Skippings über die Mini-Hürden

Man positioniert 6-12 Mini-Hürden (Höhe variabel) mit Abständen in einer Linie (vgl. Foto 50) und stellt die Aufgabe, dass die Spieler so über die Mini-Hürden laufen sollen, als ob diese dort nicht ständen. Der Trainer/Lehrer sollte schwerpunktmäßig da-

rauf achten, dass die Knie hochgenommen werden und die Hände bis zur Kinnspitze schwingen sollen (vgl. Foto 50). Diese Form kann mit unterschiedlichen Laufrhythmen zwischen den Hürden verbunden werden: 1 – 2 – 3 – 4 – 5. Die Mini-Hürden müssen dann stets weiter voneinander entfernt platziert werden, sodass ein kontinuierlicher Bewegungsablauf entstehen kann.

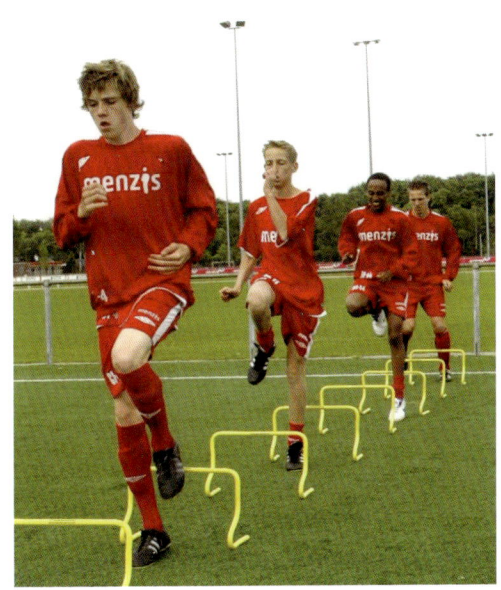

Foto 50: Hürdenskipping

Der Trainer/Lehrer sollte überdies folgende Bewegungsmerkmale beobachten:

- Kopfhaltung,
- Lage der Schultern,
- Armhaltung,
- Rumpfhaltung,
- Knieführung,
- Fußplatzierung,
- Entspannung erkennbar.

Die Anzahl und die Höhe der Hürden, die Weite der Abstände zwischen den Mini-Hürden und die Anzahl der Wiederholungen und Serien und die Länge der Pausen je nach Trainingsziel festlegen.

33. Form: Differenzierungssprints

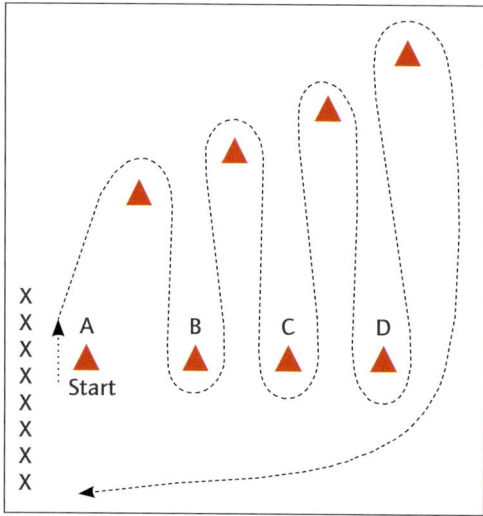

Platziere die Hütchen mit den Abständen 10, 12, 14 und 16 Meter (vgl. Abb. 51). Je nach Trainingsziel und Teamgröße werden die Anzahl der Wiederholungen und Serien und die Pausen vom Trainer/ Lehrer festgelegt. Der vorderste Spieler eines Teams startet bei A und versucht, jede Bahn nach dem Wendepunkt schneller zu laufen. Am Ende des Durchgangs trabt der Spieler zurück zum Team.

Abb. 51: Steigere kontinuierlich dein Sprinttempo!

Variationen:

- Grundsatz: Schätze dich ein, lerne dein Sprintvermögen kennen!
- Die Spieler sollen sich selbstständig hinten die Hütchen A, B, C oder D verteilen. Auf ein Zeichen des Trainers/Lehrers sprinten sie bis zum Ende durch und versuchen, den Spieler auf der Nebenbahn (z. B.: C neben B) zu überholen bzw. den Abstand zu dem Spieler nicht größer werden zu lassen. Wer kann diese Aufgabenstellung umsetzen? An dieser Stelle bieten sich unterschiedliche Wettkampfregeln mit Belohnungssystemen an (z. B.: Tabelle erstellen, auf dem wöchentlich der/die „Winner of the Day!" eingetragen wird/werden. Diese wird in der Kabine aufgehängt und ständig aktualisiert. Dem „Sieger eines Makro-/Mesozykluses" winkt ein Preis).
- In gleich großen Teams eine Staffel laufen. Man bildet vier Teams, die sich jeweils an den Hütchen A bis D platzieren und einen Ball oder Staffelstab erhalten. So sprintet z. B. der vorderste Spieler des Teams D in Richtung A und läuft am Ende um das Hütchen A herum und sprintet außen herum an das Ende seines Teams und übergibt dort den Staffelstab oder Ball an den nächsten Sprinter. Der Trainer/ Lehrer muss darauf achten, dass sich die Spieler so aufstellen, dass die Spieler gefahrlos um die Teams herum zu ihrem Ausgangspunkt sprinten und wechseln können (gegebenenfalls zusätzliche Markierungen vornehmen). Am Ende eines Staffeldurchgangs rücken die Teams nach rechts auf (z. B.: B nach C oder D nach A). Auch an dieser Stelle bieten sich Belohnungssysteme an (vgl. dto.).

34. Form: Reifenverfolgungssprint

Das Team bildet Paare, die jeweils einen Gymnastikreifen erhalten. Jeweils ein Spieler des Paars rollt den Reifen so weit wie möglich ins Feld. Der Mitspieler muss versuchen, dem Reifen nachzusprinten und ihn noch vor dem Fall („platt") auf den Boden zu erreichen. Welches Paar schafft die weiteste Roll- und Sprintdistanz? Die Anzahl der Wiederholungen, Serien und Pausen je nach Trainingsziel vornehmen.

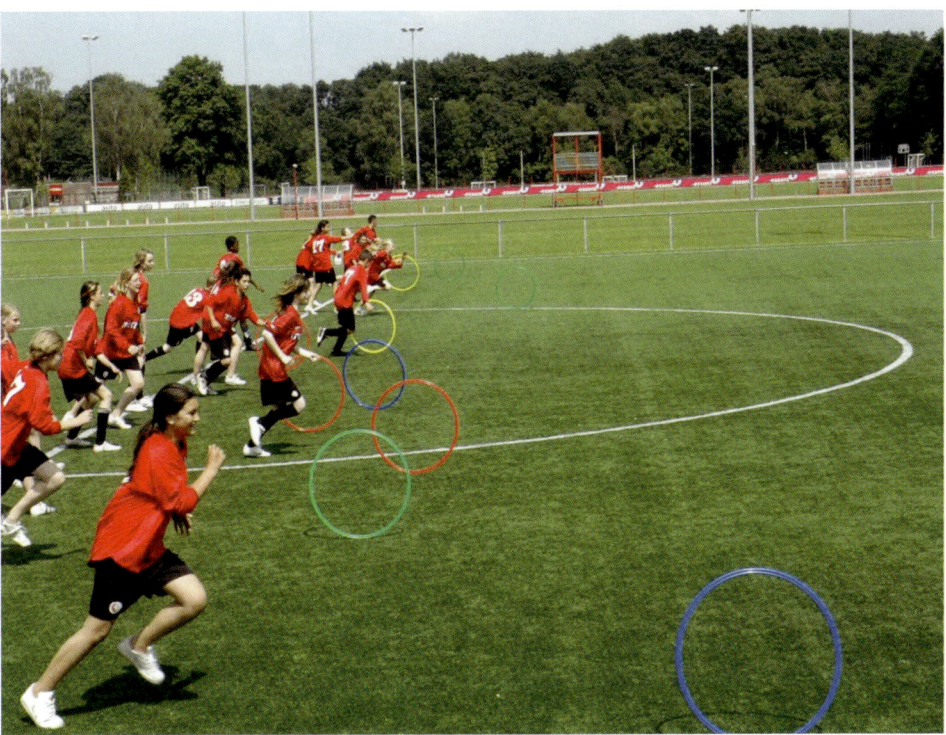

Foto 51: Reifenverfolgungssprint – Zusammenarbeit, Technik und Sprintvermögen sind Trumpf!

Variationen:

- Man markiert eine Strecke von ca. 20 Metern. Vgl. dto. und welches Paar schafft es, am schnellsten wieder an seinem Ausgangspunkt mit dem Reifen zu sein? Der Reifen muss immer gerollt werden.
- Dto. in Form einer Staffel.

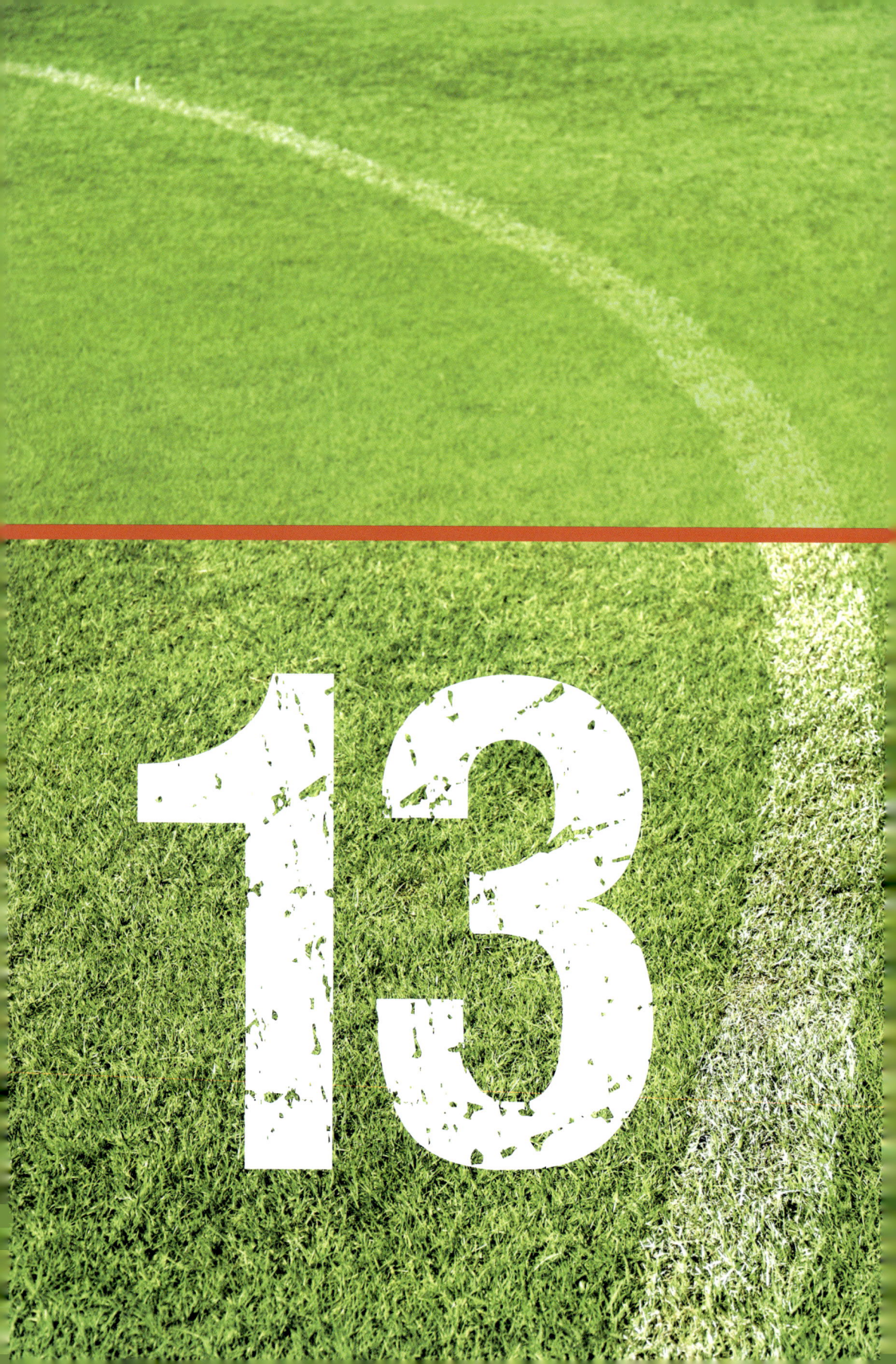

13 SPRINGSPIELE FÜR FUSSBALLSPIELER

„Ausreichende Kraftreize im Training, z. B. durch Übungen mit dem eigenen Körpergewicht, auch kleine Sprünge, sind also (im Nachwuchstraining (A. d. V.)) angebracht."

(Oltmanns, 2009b, S. 9)

In Kap. 9 konnten die Autoren bereits sportspielübergreifende Spring-/Sprungelemente praxisrelevant anführen. Die folgenden Übungs- und Trainingsformen stellen das Bindeglied zwischen den Kap. 9 und 14 dar. Gemeinsam bilden beide Kapitel die eigentliche Basis für die fußballspezifischen Sprungformen in Kap. 14.

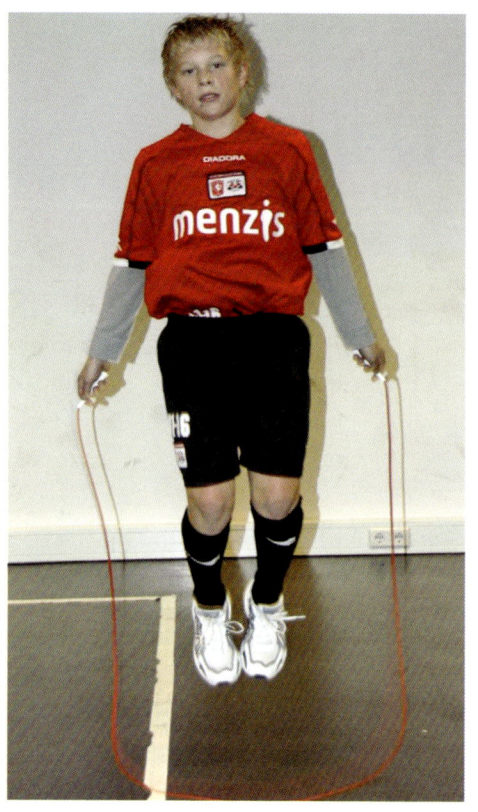

Erste Form: Seilspringen

Das Springen mit dem Seil wird heute zumeist durch das **Rope Skipping** (und Lederseil) ersetzt. Beide Seilarten sind für das Training der Junioren geeignet, wobei herausgestellt werden soll, dass die Handgelenk- und Unterarmarbeit mit dem Seil eine größere technische Herausforderung für die Junioren darstellt.

Foto 52: Seilspringen mit dem „Rope Skipper". Hier gilt es auch an der Technik und Bewegungsökonomie zu arbeiten.

Die Variationen beim Seilspringen sind vielseitig und beinhalten zumeist die Fertigkeiten des ein- und beidbeinigen Hüpfens, Laufens, Kniehebelaufs mit unterschiedlich hoher Knieführung, Skippings, Springens mit viel Raumgewinn (rechts-links; vor-zurück; mit Drehungen), des Sprunglaufens etc. In Kombination mit einer überkreuzten Armführung, einem Partner (hintereinander), rhythmischen und arhythmischen Folgen, unterschiedlichen Sprunghöhen und -weiten und kreativen Verbindungen der diversen Fertigkeiten lassen sich interessante „Projekte" für Junioren entwickeln, die nach Anzahl der Sprünge und/oder Bewegungsverbindungen, Schwierigkeitsgrad (virtuose Bewegungskombinationen) und Präzision (fehlerlos versus fehlerhaft) als „Hausaufgabe" nachgearbeitet werden können. Im Training können diese als internes Showprogramm vor dem Team vom Trainer/Lehrer abgerufen werden. Auch an dieser Stelle bieten sich Wettkampfszenarien mit Ranglisten und Auszeichnungen/Preisen an.

Zweite Form: Springender Kreis (ohne Foto)

Das Team stellt sich in Form eines Kreises auf. Ein Spieler oder der Trainer/Lehrer schwingt, sich auf der Stelle drehend, ein Seil, das am Ende mit einem Körnersäckchen o. Ä. beschwert worden ist. Die Spieler springen hoch (beidbeinig, einbeinig), wenn das Seil unter ihren Füßen angekommen ist.

Variationen:

- Hocksprung,
- Sprünge mit Drehungen,
- Sprünge mit Handfassung etc.

Die Anzahl der Sprünge je nach Trainingsziel festlegen.

Dritte Form: Teamspringen

Man verteilt ca. sechs Langbänke (oder Hütchenreihen mit horizontal positionierten Stäben oder in Reihe gestellte Mini-Hürden) in Abständen von 2,5 bis 3 Metern in einem zu markierenden Feld. In Teams von zwei, drei und vier Spielern springen diese gemeinsam (Hände fest umschlossen) in einem zu erprobenden Laufrhythmus über die Hindernisse. Die Anzahl der gemeinsamen Sprünge je nach Trainingsziel festlegen.

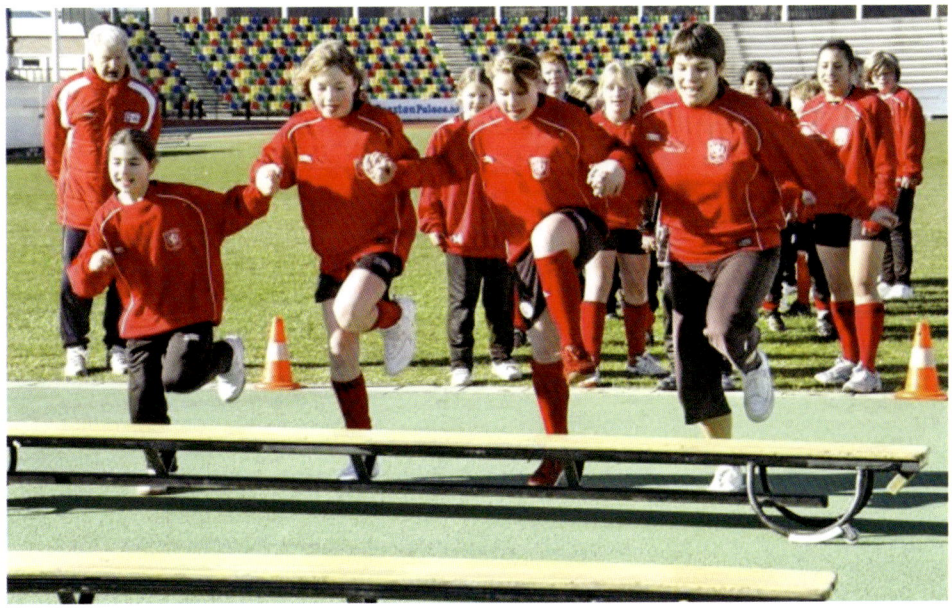

Foto 53: Als Team einen gemeinsamen Sprungrhythmus finden.

Vierte Form: Springen im richtigen Moment

Vgl. die dritte Form, wobei auf jeder Bank ein Pylon und ein Mitspieler (der Fänger) stehen. Die Spieler sollen nun einzeln probieren, möglichst viele Bänke zu überspringen, ohne dabei vom Fänger berührt zu werden. Hierzu haben sie z. B. 30 Sekunden Zeit. Wird ein Spieler vom Fänger berührt, wird der Sprung nicht gewertet.

Die Spieler dürfen auch nicht zweimal hintereinander über dieselbe Bank springen. Welcher Spieler schafft die meisten Sprünge?

Die Zeitdauer soll vom Trainer/Lehrer je nach Trainingsziel bemessen werden.

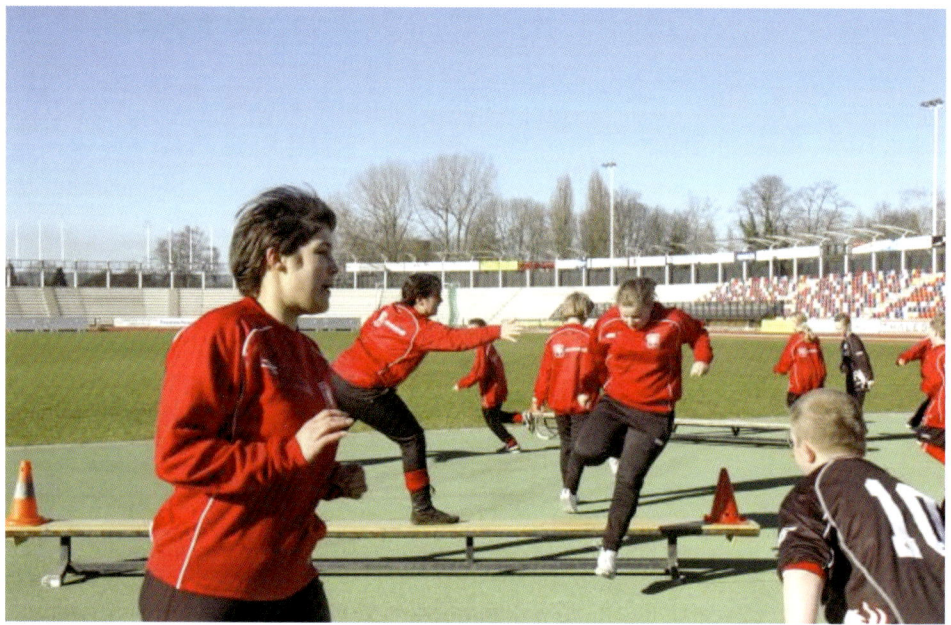

Foto 54: Wer entgeht dem Fänger auf der Bank?

Fünfte Form: Speed Jumping

Man verteilt eine vom Trainer/Lehrer festzulegende Anzahl von Mini-Hürden (unterschiedlicher Höhe) in einem zu markierenden Feld. Je nach Trainingsziel fordert der Trainer/Lehrer nun das Team auf, in 20 Sekunden so viele Hürden wie möglich zu überspringen. Die Spieler dürfen eine Hürde nicht zweimal hintereinander überspringen.

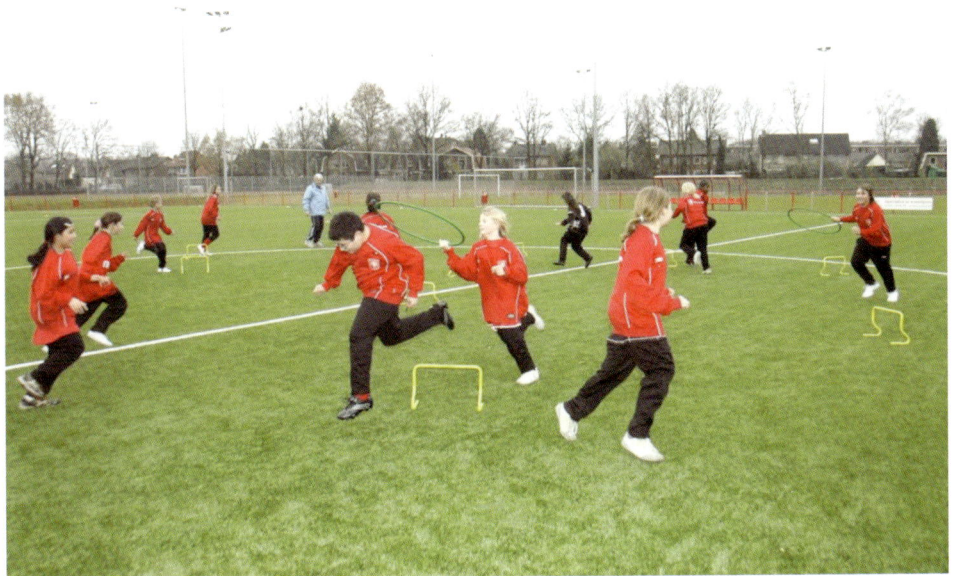

Foto 55: Sprünge über die Mini-Hürden.

Variation:

- Vgl. dto., wobei der Trainer/Lehrer eine Anzahl von Fängern bestimmt, die, mit einem Reifen ausgestattet, versuchen sollen, die springenden Schüler zu „fangen". Gelingt dies, zählt nur die Anzahl der bis dahin übersprungenen Mini-Hürden. Danach geht das Wettspiel für diesen Spieler wieder von vorne los oder er tauscht mit dem Fänger die Rollen. Welcher Spieler schafft die „längste Serie" pro festzulegender Zeiteinheit (z. B. 45 Sekunden)?

Sechste Form: Bockspringen im Wechsel (ohne Foto)

Man bildet Teams mit je vier Spielern, weist diesen eine Nummer zu und markiert ein Feld. Alle Spieler laufen zunächst „frei" in dem Feld umher. Auf Zeichen des Trainers/ Lehrers oder Kapitäns durch das Rufen z. B. „Nummer eins", stellen sich alle Spieler mit dieser Nummer als „Bock" auf und alle anderen Spieler springen über diese hinweg. Im Verlauf der Form kommen alle Nummern zum Zuge. Der Trainer/Lehrer legt überdies eine Zeit fest, in der die Spieler ihre jeweiligen Bocksprünge absolvieren sollen. Welcher Spieler schafft die (aufaddiert) meisten Bocksprünge?

Siebte Form: Reifenspringen

Man bildet Teams mit je fünf Spielern und nummeriert jedes Team von eins bis fünf durch. Die Teams stehen in einer Linie von eins bis fünf hintereinander. Die Form startet, indem der erste Spieler eines Teams (Nummer eins) den Reifen in den Händen hält und auf ein Signal des Trainers/Lehrers hin den Reifen senkrecht aufstellt und mit einem Spreizsprung versucht, diesen zu überspringen. Gelingt dies, nimmt der Spieler mit der Nummer zwei den Reifen an sich und versucht sich an derselben Aufgabenstellung. Etc.

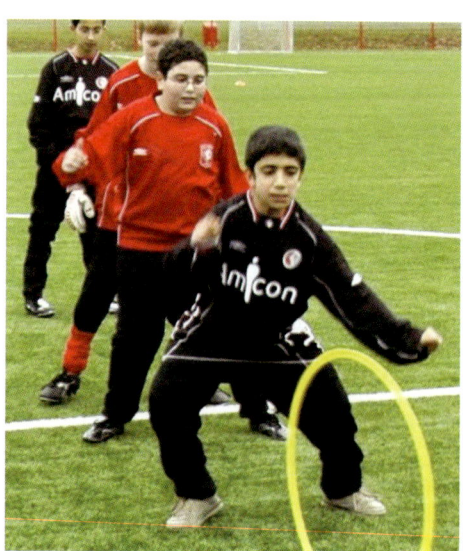

Foto 56: Vorbereitung auf den Spreizsprung über den senkrecht aufgestellten und zugerollten Reifen.

Wenn der Reifen beim fünften Spieler angelangt ist, nimmt dieser den Reifen in die Hände, sprintet mit diesem an den Anfang seines Teams und vollzieht den geschilderten Ablauf von vorne. Das Reifenspringen ist beendet, wenn der Spieler mit der Nummer eins wieder mit dem Reifen vor seinem Team steht. Der Trainer/Lehrer soll den Abstand zwischen dem ersten und letzten Spieler eines Teams sichtbar markieren. Gegebenfalls den Erst- und Zweitplatzierten mit der Uhr stoppen. Dadurch können Diskussionen vermieden werden. Überdies sollte auf die korrekte Ausführung des Spreizsprungs geachtet werden (Akzeptanz von Regeln). Die Anzahl der Durchgänge je nach Trainingsziel festlegen und ab und an unterschiedliche Größen bei den Reifen verwenden.

Welches Team schafft den schnellsten Durchgang?

Achte Form: Die Einbeinigen

Man bildet Vierergruppen, diese stehen um ein mit vier Hütchen markiertes Quadrat (vgl. Foto 57). Die Spieler fassen sich bei den Händen und versuchen, sich auf einem Bein so zu verhalten, dass sie das Gleichgewicht nicht verlieren und ebenfalls nicht mit dem Fuß auf die Hütchen gelangen. Setzt ein Spieler sein zweites Bein auf, fällt hin oder berührt mit einem Bein eines der Hütchen, erhält dieser einen Minuspunkt und die Form wird kurzzeitig unterbrochen. Die Spieler wechseln nach jeder Unterbrechung das „Hüpfbein". Je nach Trainingszustand sind die Anzahl der Wiederholungen und Serien und die Länge der Pausen vom Trainer/Lehrer teamorientiert zu bemessen. Welcher Spieler erhält die wenigsten Minuspunkte?

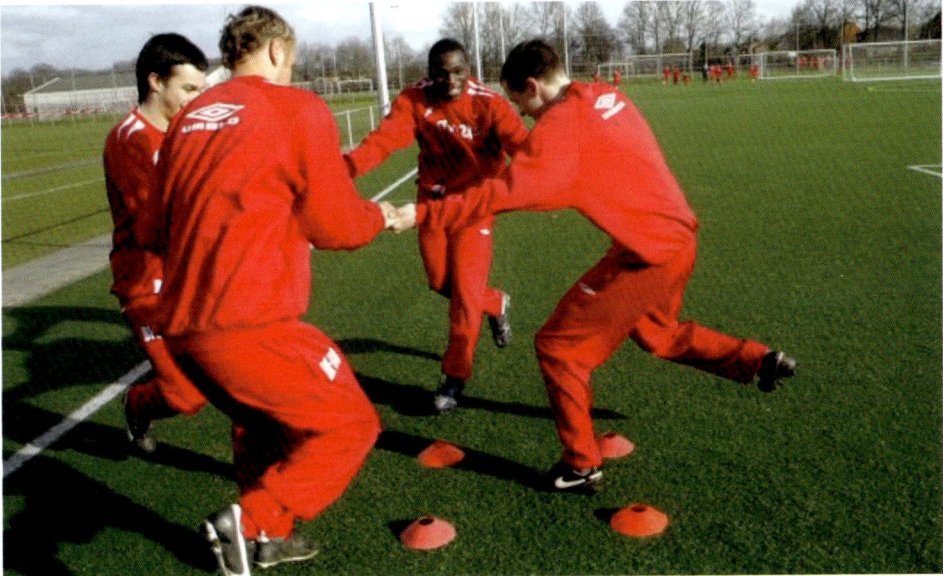

Foto 57: Hüpfender Kreis.

Variation:

*   Die Spieler erhalten einen Minuspunkt, wenn sie mit einem Bein das Quadrat betreten oder eines der Hütchen berühren. Das hat in der Regel eine Intensivierung der Armaktivität zur Folge.

Neunte und zehnte Form: Stoß- und Ziehzweikämpfe

Man bildet Paare, die sich in einem zu markierenden Korridor gegenüber positionieren. In der ersten Variante (Foto 58) nehmen die Spieler mit den Händen Kontakt mit den Schultern der Partner auf. Die Spieler versuchen, sich mithilfe von Einbeinsprüngen gegenseitig aus dem Gleichgewicht zu bringen, sodass ein Spieler den markierten Korridor verlassen muss (Ausweichmanöver) oder das zweite Bein zur Hilfe nimmt. In beiden Fällen erhält der Spieler einen Minuspunkt. Auf den regelmäßigen Wechsel des Sprungfußes achten.

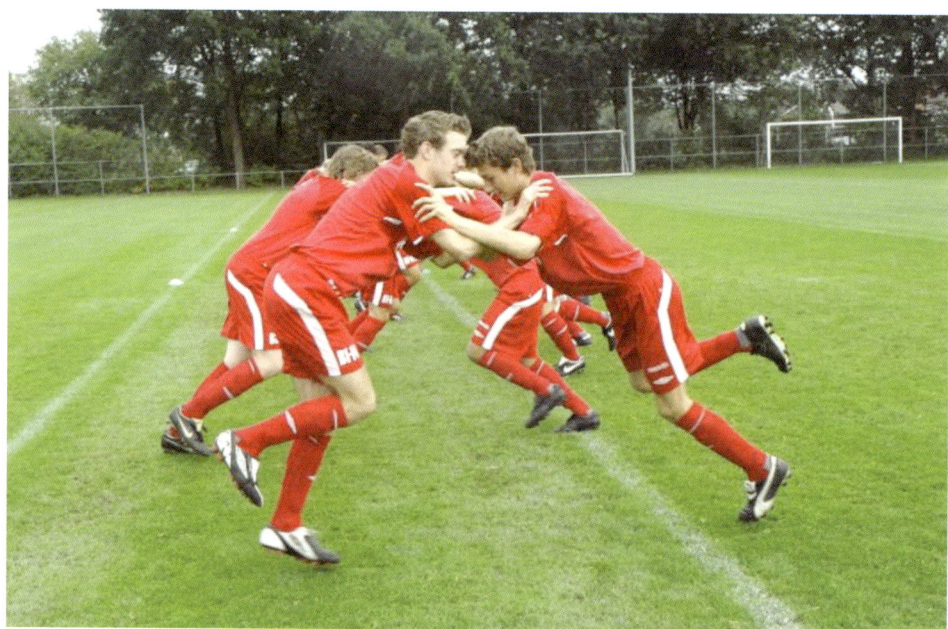

Foto 58: Drücke den Partner hinkelnd über die Linie!

In der zweiten Variante (Foto 59) umfassen beide Spieler mit den Händen fest die Unterarme des Partners und versuchen, auf ein Signal des Trainers/Lehrers hin, den Partner über die eigene Linie zu ziehen. Jeder gelungene Versuch ergibt einen Pluspunkt. Wer schafft im Team im „jeder gegen jeden" die meisten Pluspunkte?

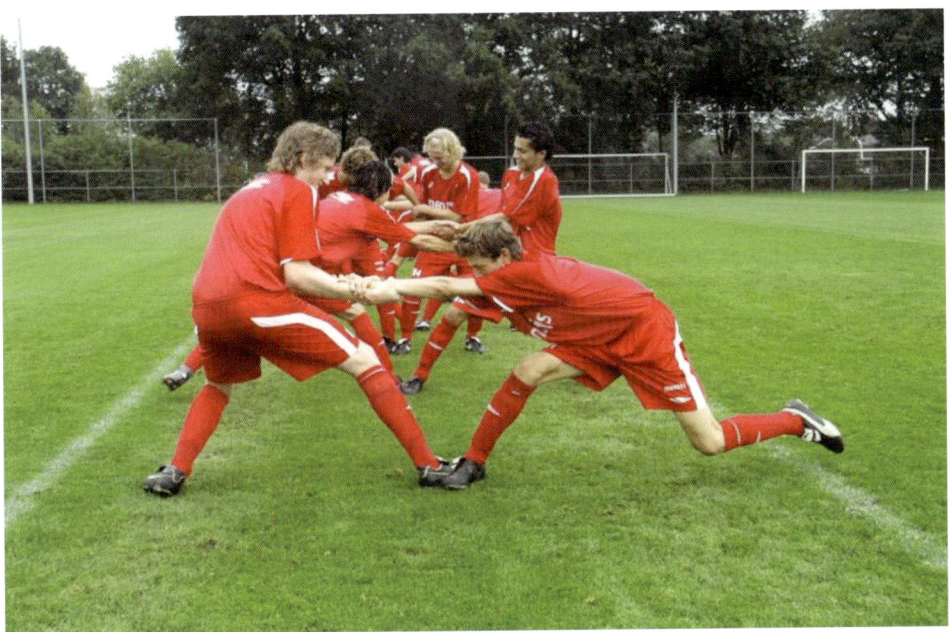

Foto 59: Den Partner aus der Balance bringen!

Aufgrund der hohen Belastungsintensitäten soll der Trainer/Lehrer die Be- und Entlastungsphasen teamorientiert festlegen.

Variationen:

- Ziehe den Partner hinkend über die eigene Linie.
- Versuche, den Partner mit verschränkten Armen auf dem Rücken mithilfe von Schulterstößen über die Linie zu drängen. Vorsicht: Kopfstöße thematisieren und unbedingt vermeiden.

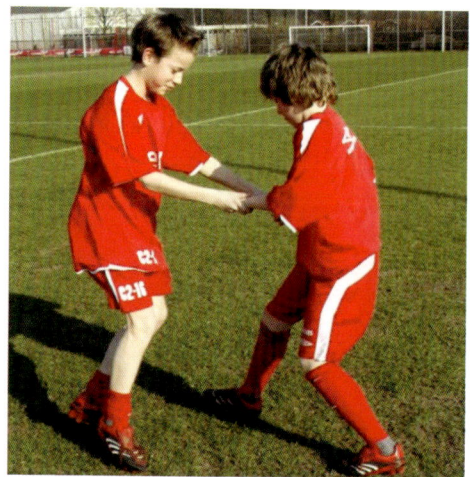

Foto 60: Antizipative Verhaltenskontrolle anbahnen lernen!

Elfte Form: Schnelle Füße

Die Partner fassen sich fest bei den Händen, springen einbeinig und versuchen, mit dem anderen Fuß den Sprungfuß des Partners zu berühren (nicht treten oder stampfen; vgl. Foto 60). Nach jedem Treffer, der zu einem Pluspunkt führt, wird der Sprungfuß gewechselt. Wer schafft die meisten Berührungen?

Die Anzahl der Wiederholungen und Serien und die Länge der Pausen sind vom Trainer/Lehrer vorab zu berücksichtigen und festzulegen.

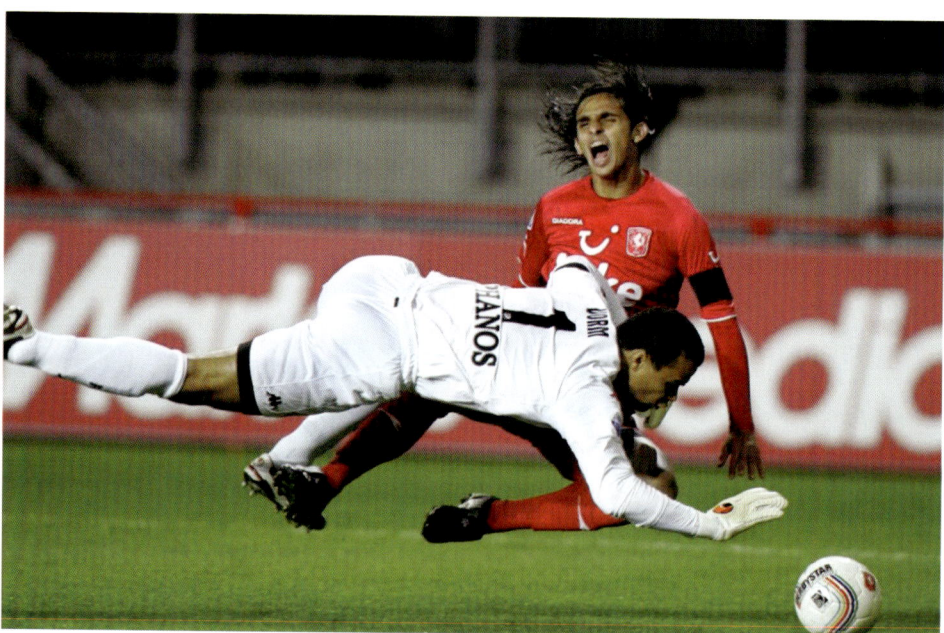

Foto 61: Schmerzen durch eine situationsadäquate Fußarbeit vermeiden lernen!

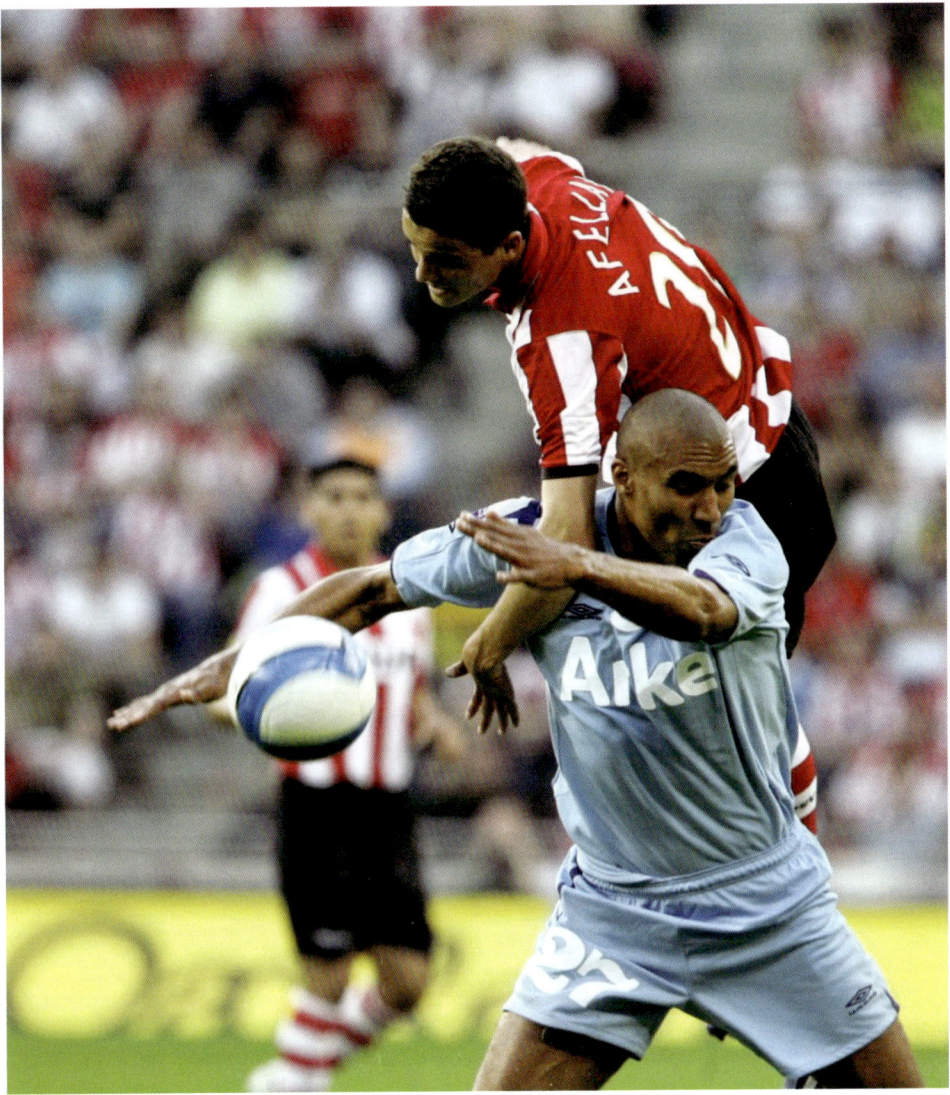

Foto 62: Im Sprung einen Zweikampf führen zu können, ist eine Frage von Mut, Timing, Technik und Explosivität. Darauf sollte man sich durch Training vorbereiten.

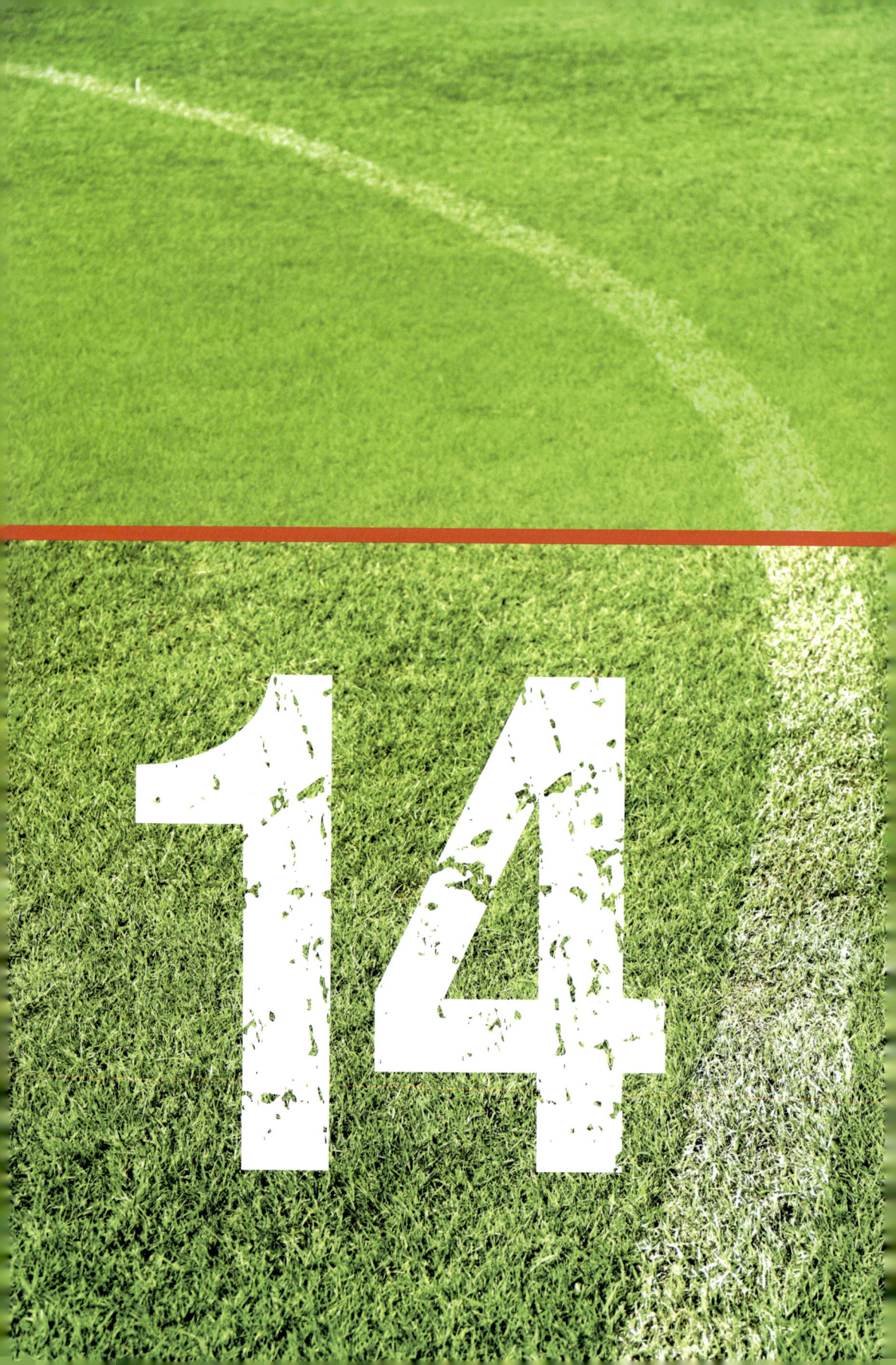

14 SPRUNGÜBUNGEN FÜR FUSSBALLSPIELER

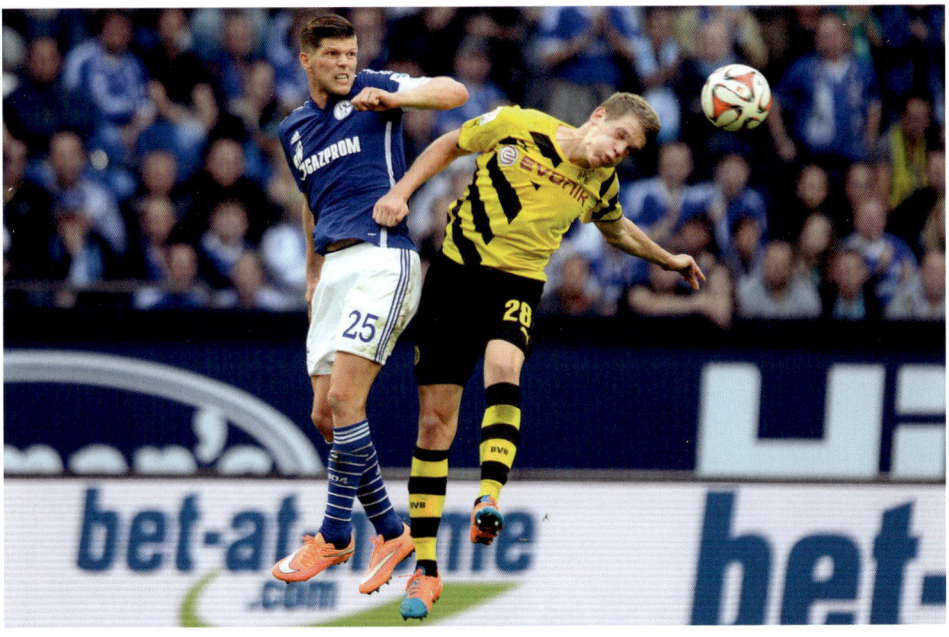

Im Fußball treten Verletzungen und Überlastungsschäden in über zwei Drittel der Fälle im Bereich der unteren Extremitäten auf (vgl. Schmitt, 2013, S. 18). Da bei Sprüngen von Kindern und Jugendlichen bereits im Alltag Kraftspitzen bis zum Achteinhalbfachen des Körpergewichts auf den Bewegungsapparat auftreten können (vgl. Fuchs et al., 2001) und insbesondere Apophysenabrisse und Verletzungen der Epiphysenfugen unbedingt vermieden werden müssen, ist es für Trainer/Lehrer von grundsätzlicher Bedeutung, unkontrollierte und nichtphysiologische Sprungtechniken über eine präzise Technikschulung (unter Einbezug von Belastungspausen) auszuschließen.

Schaltet man, wie von den Autoren in Kap. 13 für die Trainingspraxis dargestellt, den Sprungübungen sogenannte *Springspiele* vor, schafft man als Trainer/Lehrer eine ausreichende Grundlage für ansteigende Belastungsintensitäten (Prävention und Steigerung der Belastungsverträglichkeit). Folgt man überdies den Untersuchungsergebnissen von Sadres et al. (2001), kann an dieser Stelle herausgestellt werden, dass vor allem durch eine Auswahl altersspezifischer Kraftelemente und eine sichere und präzise Betreuung der Junioren im Kindes- und Jugendalter kein erhöhtes Verletzungsrisiko und kein negativer Einfluss auf biologische Reifungsprozesse konstatiert werden kann.

Da Fußball ein Sportspiel mit einem erhöhten Gegnerkontakt darstellt, ist nach Schmitt (2013, S. 18) zu beachten, dass es bei Kindern und Jugendlichen häufiger als bei Erwachsenen zu knöchernen Verletzungen kommt. Dabei treten diese ca. dreimal häufiger an der oberen als an der unteren Extremität auf. Überdies trifft man in diesem Zusammenhang positionsspezifische Verletzungsmuster bei Fußballspielern an:

* Torhüter: obere Extremitäten und hintere Kreuzbandverletzungen.
* Feldspieler weisen im Schnitt bevorzugt Verletzungen im Bereich der unteren Extremitäten auf (vgl. dto.). Abwehrspieler sind von Verletzungen am häufigsten betroffen.

Treten über einen längeren Zeitraum vor allem in den Wachstumsphasen der Junioren Schmerzen beim Sprung(kraft)training auf, müssen diese vom Trainer/Lehrer sehr ernst genommen werden. Eine fachärztliche Beratung ist jederzeit sinnvoll. Häufig kann jedoch auch ein spezifisches, moderates, exzentrisches Krafttraining und koordinatives Training dazu führen, dass diese Schmerzen nicht mehr auftreten (begleitende präventive Maßnahmen; vgl. dto.).

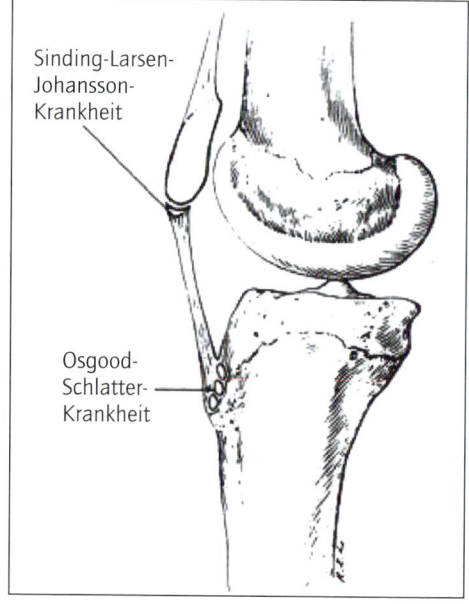

Sinding-Larsen-Johansson-Krankheit

Osgood-Schlatter-Krankheit

An dieser Stelle sollen zwei Beispiele angeführt werden, die nach Einschätzung der Autoren in den Wachstumsphasen der Junioren häufig auftreten: Schmerzen im Bereich des (1) Knie- und (2) Fußgelenks.

Zu (1): Zeigen Junioren häufig Schmerzen am Übergang Sehnenansatz der Patellasehne zum Schienbein an, erkennt man sehr häufig an dieser Stelle eine Schwellung. Problematisch ist, dass sich gerade

Abb. 52: Zwei typische Krankheitsbilder bei Juniorenspielern im Fußball im Bereich des Kniegelenks.

an dieser Stelle der Wachstumskern des Schienbeinknochens befindet. Dieses Krankheitsbild, das man als Trainer/Lehrer nicht unterschätzen sollte, nennt man *Osgood-Schlatter-Krankheit* (vgl. Abb. 52).

Weist der Junior häufiger auf einen Schmerz direkt unterhalb der Kniescheibe hin (vgl. Abb. 52), dann kann dies auf ein Krankheitsbild hinweisen, dass man mit *Sinding-Larsen-Johansson-Krankheit* bezeichnet. In beiden Fällen ist eine genaue fachärztliche Diagnose angezeigt.

Zu (2): Die Spieler geben an, dass sie Schmerzen am Ansatz der Achillessehne auf das Fersenbein verspüren (vgl. Abb. 53). Auch an dieser Stelle befindet sich ein Wachstumskern. Dieses Krankheitsbild wird in der Medizin mit *Sever-Schinz-Krankheit* bezeichnet.

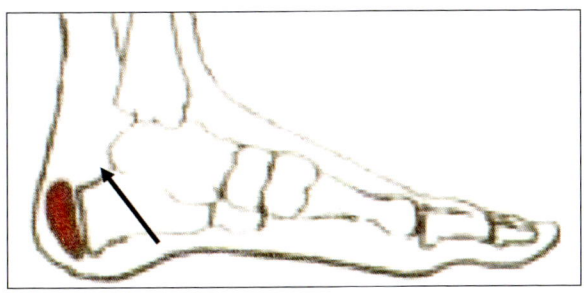

Abb. 53: Ein weiteres typisches Krankheitsbild im Juniorenbereich: Sever-Schinz-Krankheit im Bereich des Fußgelenks.

Darüber hinaus treten häufig Verhärtungen der Streckmuskulatur, Zerrungen und Faserrisse der Beuger, Überdehnung oder Zerrung der Achillessehne, Zerrung der Plantarsehne im Fußgewölbe, Knochenhautbeschwerden, Rückenprobleme, Sprunggelenk- und Bandverletzungen auf. Was kann man als Trainer/Lehrer bei diesen Symptomen tun? Präventiv besteht die Möglichkeit, vorab zu analysieren, ob sich die Junioren tatsächlich in einer starken Wachstumsphase befinden oder nicht. Das regelmäßige Messen und Wiegen sollte daher u. a. wichtiger Bestandteil eines ambitionierten Juniorentrainings sein. Dementsprechend wird das Sprungtraining bezüglich seines Umfangs, seiner Intensität und der Wahl des Untergrunds angepasst.

Oftmals ist es ratsam, Sprungtraining auf Naturgras durchzuführen und darauf zu achten, dass beim Anlegen einer neuen Spielfläche und Laufbahn ein Schüttgut Anwendung findet, das dämpfende Eigenschaften besitzt. Beim Wintertraining in der Halle ist darauf zu achten, dass Turnmattenbahnen (Rollen), Judomatten und/oder ein Schwingboden für das Sprungtraining zur Verfügung stehen. Das Schuhwerk wird in diesem Kontext ebenfalls auf den Bodenbelag, die Fußstellung (z. B. bei einem Hohl-, Spreiz- oder Knickfuß) und mögliche orthopädische Einlagen abzustimmen sein.

Darüber hinaus sind zeitlich begrenzte Pausen ohne Sprünge, ein ständiger Wechsel von Sprungtraining und Koordinationstraining und das Hinzuziehen eines Facharztes und/ oder Physiotherapeuten ratsam. In den Spielsportarten hat sich eine Sprungkraftentwicklung im Erwachsenenbereich für Fortgeschrittene innerhalb der Saisonvorbereitung (1. bis 10./12. Woche) mit

- zunächst Bergaufsprüngen und Kraftzirkeln mit Betonung der Beine,
- danach Sprungserien auf dem Rasen, gezielten Beinkraftübungen und
- abschließend Sprungserien auf Kunststoffbelägen auf Weite und integriertem Maximalkrafttraining

durchgesetzt (vgl. Schlumberger, 2006, S. 128-129; Killing, 2008, S. 172).

Die nachfolgenden Sprungübungen können für das Training in vier Kategorien eingeteilt werden:

- Erste Kategorie: Sprungübungen ohne Hilfsmittel und im freien Raum

- Zweite Kategorie: Sprungübungen mit Gymnastikreifen

- Dritte Kategorie: Sprungübungen mit Seilen und Stangen

- Vierte Kategorie: Sprungübungen mit Mini-Hürden

14.1 Sprungübungen ohne Hilfsmittel und im freien Raum

Grundformen: Die Spieler führen Sprungübungen durch, die einbeinige Sprünge (Hinkelsprünge), beidbeiniges Hüpfen (vorwärts, seitweits, rückwärts), Sprungläufe, Wechselsprünge, Hocksprünge, Spreizsprünge, Spreizhocksprünge und Sprünge mit ganzer Drehung (links- und rechtsherum) beinhalten.

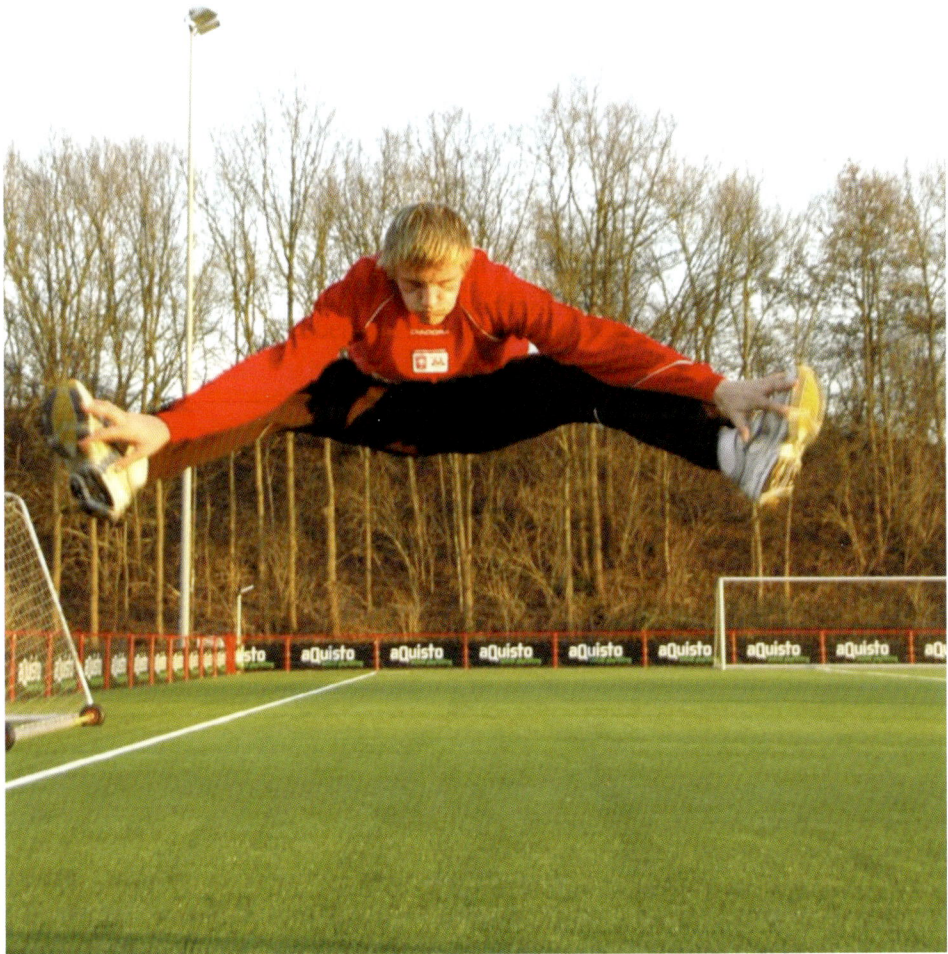

Foto 63: Spreizhocksprung

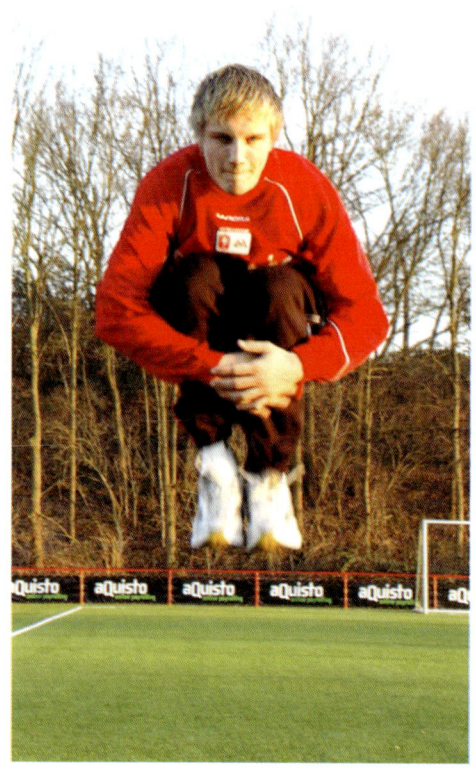

Foto 64: Hocksprung in den freien Raum.

Variationen:

In der Trainingspraxis haben sich sogenannte *Sprungkombinationen* bewährt.
Diese sind in der Regel koordinativ sehr
anspruchsvoll. Der Trainer/Lehrer sollte
daher im Trainingsprozess ein besonderes
Augenmerk auf die technische Ausführung
und, je nach Trainingsziel, die Pausen legen (Regel: Qualität vor Quantität). Mögliche Sprungkombinationen stellen sich wie
folgt dar:

- 2-mal links und 2-mal rechts einbeinige Sprünge ausführen. Etc.
- 3-mal links und 3-mal rechts einbeinige Sprünge durchführen. Etc.
- 4-mal hüpfen, 4-mal links einbeinige Sprünge, 4-mal rechts einbeinige Sprünge
  und abschließend 4-mal Sprungläufe.
- 2-mal links einbeinige Sprünge in Verbindung mit einem hohen beidbeinigen
  Sprung.
- 2-mal rechts einbeinige Sprünge in Kombination mit einem beidbeinigen Sprung etc.
- Vier Spreizsprünge in alle Himmelsrichtungen.
- Vier Hocksprünge in alle Himmelsrichtungen.
- Vier Spreizhocksprünge in alle Himmelsrichtungen.

14.2 Sprungübungen mit Gymnastikreifen

Situationsarrangements mit Sprüngen und Sprungkombinationen eignen sich nach den Erfahrungen der Autoren in der Trainingspraxis in besonderem Maße zur Ausbildung der Sprungkraft eines Fußballspielers. Setzt man sie im Training variantenreich ein, erhöht das erkennbar den motivationalen Charakter und hilft, die führenden Trainingsreize optimal zu setzen. Auch an dieser Stelle gilt eine individuelle und teamspezifische Trainingssteuerung durch den Trainer/Lehrer. Die eingezeichneten Kreuze stellen die beteiligten Spieler, die Kreise die Reifen und die Dreiecke die Markierungshütchen dar.

Erste Form: In der Umlaufbahn einbeinige Sprünge und beidbeinige Sprünge einsetzen

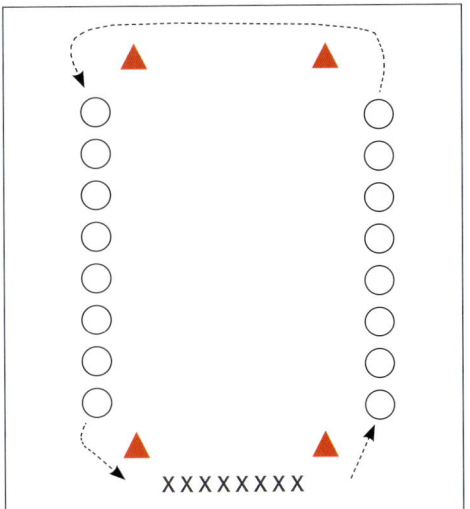

Abb. 54: Einbeinige Sprünge im Rundlauf.

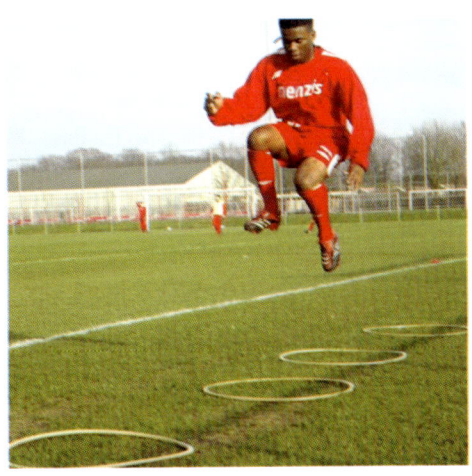

Foto 65: Höhe und Weite der einbeinigen Sprünge koordinieren.

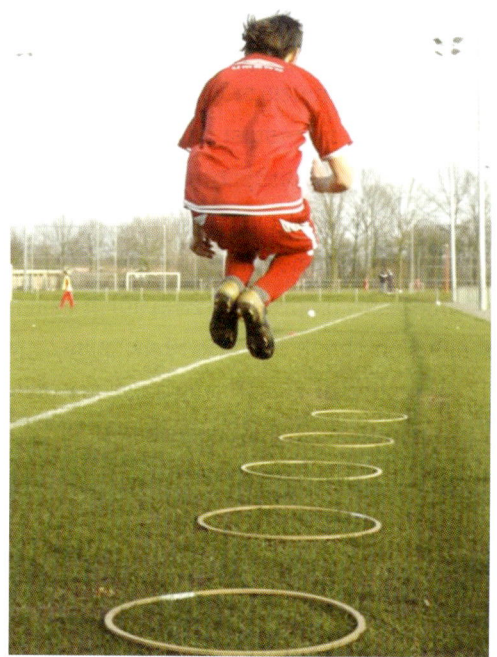

*Foto 66: Beidbeinige Sprünge
mit Zielrichtung Raumgewinn.*

Variation:

- Diagonaler Ablauf mit einbeinigen Sprüngen und beidbeinigen Sprüngen durch zwei Teams. Die Steuerung von Be- und Entlastungsphasen ist mithilfe dieser Variation sehr gut umsetzbar. Die Anzahl der Ringe und die Weite der Abstände richtet sich nach dem Trainingsziel.

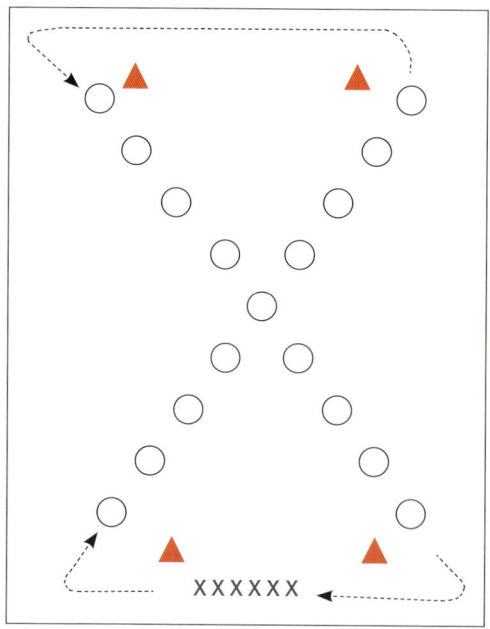

*Abb. 55: Einbeinige Sprünge und
beidbeinige Sprünge in der Diagonalen.*

Zweite Form: Schlittschuhsprünge

Vgl. die erste Form. Diese Form erfährt in internationalen Fußballleistungszentren in Kombination mit dem Eislaufen eine immer größere Bedeutung, weil insbesondere die Bewegungsstruktur angebahnt und muskulär angesprochen wird, die den schnellen Richtungswechseln im Wettkampffußball sehr ähnlich ist.

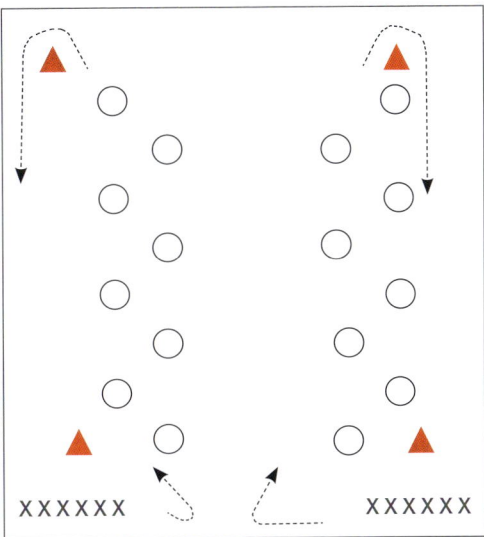

Abb. 56: Organisierte Schlittschuhsprünge.

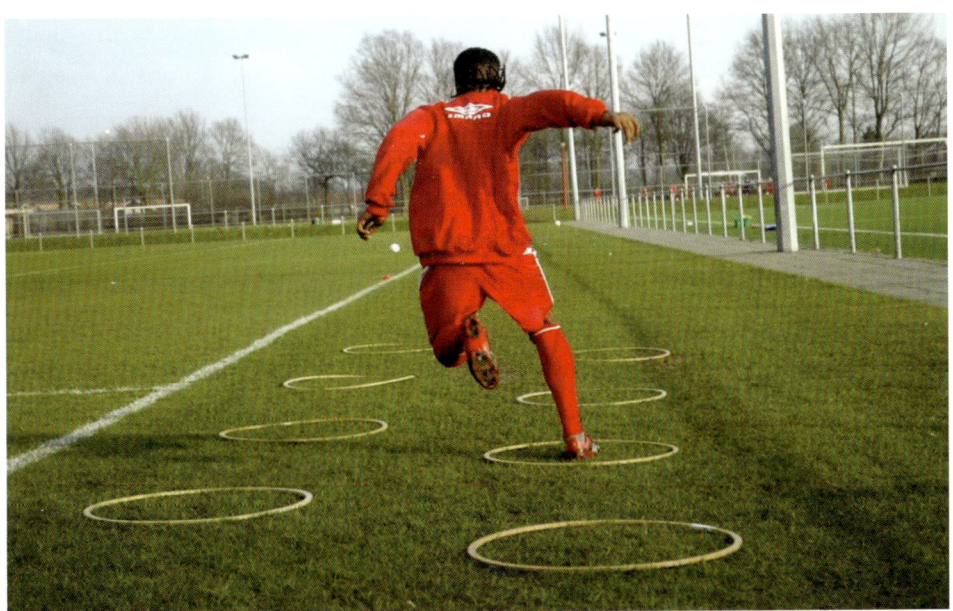

Foto 67: Schlittschuhsprünge mit Armunterstützung.

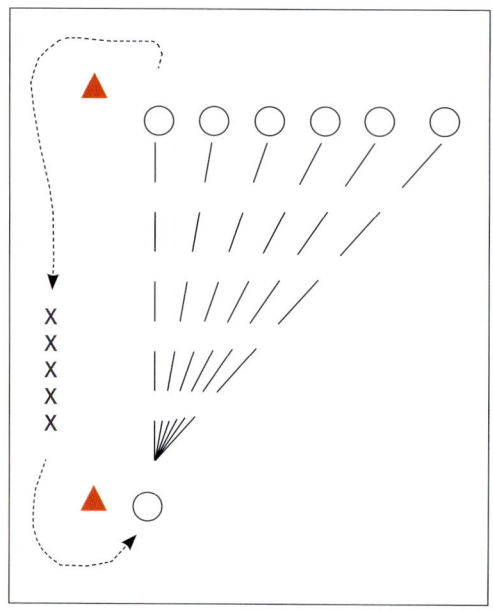

Dritte Form: Siebenersprünge

Vgl. die zweite Form. Die Spieler sollen mit maximal sieben Sprungläufen aus dem ersten Reifen heraus die ausgelegten sechs Reifen erreichen. Wer erreicht mit sieben Sprungläufen auch den am weitesten entfernt liegenden Reifen (ansteigende Entfernung)? Die Entfernung der jeweiligen Reifen an das Sprung-Leistungsniveau des Teams anpassen.

Abb. 57: Organisierte
Sprungläufe auf Weite.

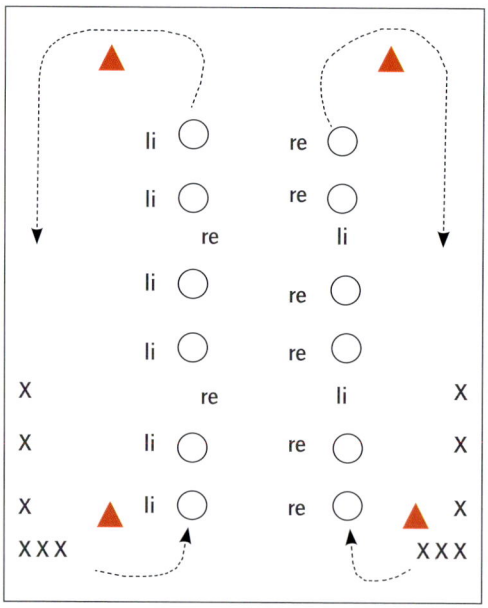

Vierte Form: Kombinationssprünge

Vgl. die dritte Form. Die Spieler führen im Wechsel einbeinige Sprungkombinationen durch. Die Abstände der Reifen sollen dem Sprung-Leistungsniveau der Gruppe angepasst werden, jedoch auf der Leistungsebene 2 bis 2,5 Meter nicht unterschreiten.

Abb. 58: Kombinierte
einbeinige Wechselsprünge.

14.3   Sprungübungen mit Seilen und Stangen

Jeder Fußballspieler sollte ein Springseil besitzen. Auf und jenseits des Fußballplatzes kann dieses variabel und abwechslungsreich für die Fußballfitness eingesetzt werden: Hüpfen, Laufen, einbeinige Sprünge (auch in Kombinationen), Sprungläufe, kurze Wechselsprünge, Skippings etc. Mithilfe der Koordination von Arm- und Beinbewegungen können überdies progressive Frequenzsteigerungen und großer und kleiner Raumgewinn (besonders im Wechselspiel), Richtungswechsel, Bogenläufe etc. ohne einen großen organisatorischen Aufwand schnell in die Trainingspraxis umgesetzt werden.

Das Springseil eignet sich ebenfalls als eine Art Markierung, über die gesprungen werden kann. Legt man das Seil zusammen und zieht es an beiden Enden mit den Händen auseinander, steht es dem Spieler z. B. für Hocksprünge zur Verfügung.

Stangen, ob aus Holz oder Kunststoff, lassen sich im Training ebenfalls ausgezeichnet als Markierungen und Hindernisse einsetzen, Hierüber könen die Spieler springen. Insbesondere bei den Jüngsten sollte darauf geachtet werden, dass der Einsatz von Seilen als Hindernisse am Boden den Stangen vorzuziehen ist. Erfolgt der Fußaufsatz auf einer am Boden liegenden Stange, kommt es häufig zu einer Art plötzlichem Wegrutschen. Die Bewegung kann nicht mehr kontrolliert werden, die Verletzungsgefahr steigt hierdurch deutlich an.

Nachfolgend einige Organisationsformen, die den Einsatz von Seilen und Stangen als Hindernisse im Training verdeutlichen sollen. Die Kreuze stellen die beteiligten Spieler und, die gestrichelten Linien und die schwarzen Pfeile die Bewegungsrichtung, die Dreiecke Markierungen und die schwarzen Balken die eingesetzten Seile bzw. Stangen dar (vgl. Abb. 59):

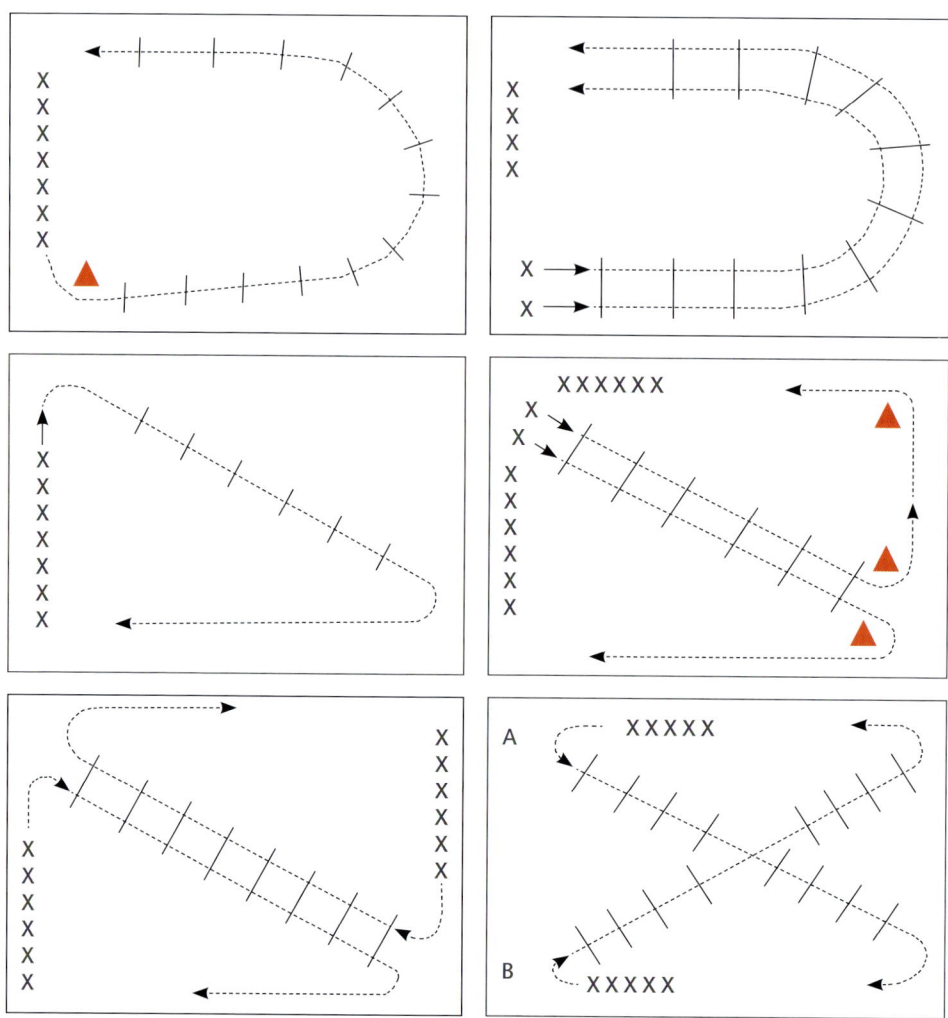

Abb. 59 Sechs selbsterklärende Organisationsformen für das Springen über Seile und Stangen im Rahmen des Teamtrainings.

Die nachfolgenden beiden Fotos zeigen zwei Organisationsformen, in denen die Spieler als wichtige Helfer für ihre Mitspieler eingesetzt werden. Die Formen dienen nicht nur der praktischen Umsetzung des motorischen Trainingsziels, sondern auch der Ausbildung mitverantwortlichen Handelns, der Kooperation und des gegenseitigen Helfens und Sicherns (Teamspirit).

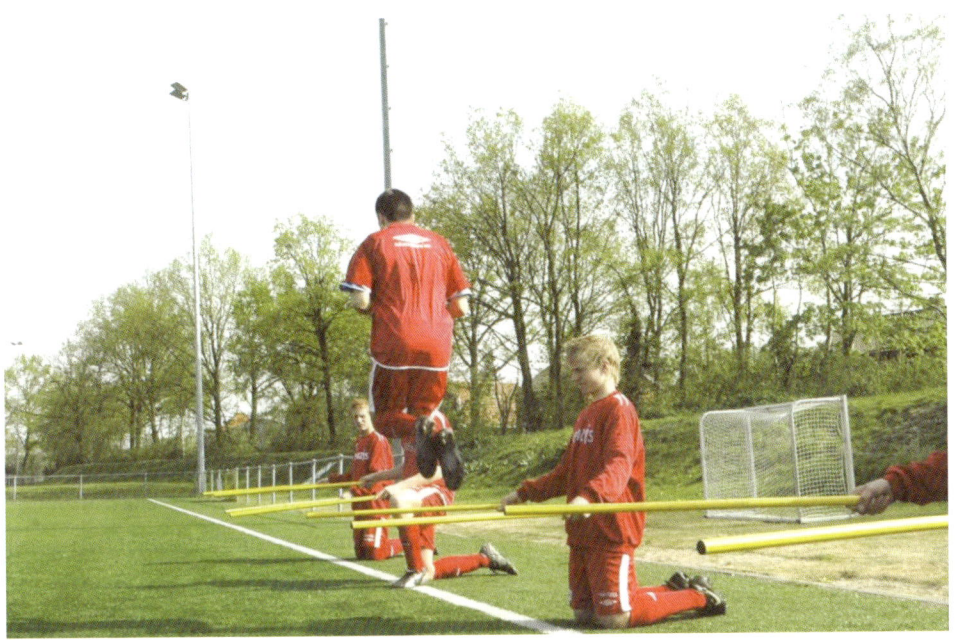

Foto 68: Beidbeinige Sprünge über jeweils zwei gehaltene Stangen.

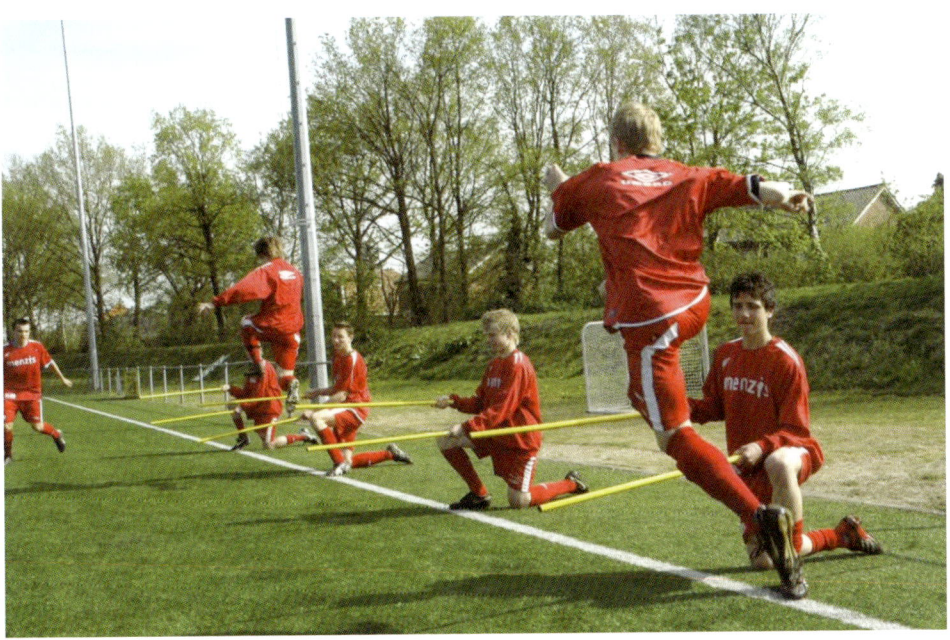

Foto 69: Steigesprünge wie beim „Springreiten" und mit Partnerhilfe.

14.4 Sprungübungen mit Mini-Hürden

Der Einsatz von Mini-Hürden (in unterschiedlichen Höhen) spielt im heutigen Sprungtraining eine wichtige Rolle, da er eine variable methodische Hilfe darstellt, die insbesondere Brems- und Beschleunigungswege abbildet, die im heutigen modernen Fußball ständig vorkommen: einbeinige und beidbeinige Sprünge in und nach Zweikampfsituationen (am „Boden" und besonders in der „Luft"), schneller Fußaufsatz dicht unter dem Körperschwerpunkt (und mit kurzem Stützweg) und unvollständiger Kniestreckung mit hoher Schrittfrequenz und großer Schrittlänge bei Sprints hin zum und weg vom Ball etc. (vgl. u. a. Schmidtbleicher, 1984; Mann, 1999). Gemeinsam mit der Ausbildung einer anforderungsspezifischen Gesamtkörperspannung (vgl. Kap. 16) und dem frühzeitigen Einleiten und Beenden der Schwungelemente (Arme, Beine, Kopf und Rumpf) trägt das Training mit Mini-Hürden zur Realisierung einer modernen Sprinttechnik im Fußballspiel dazu bei, Bewegungen unter Zeitdruck erfolgreich auszuführen.

Die Autoren konnten jedoch in der regelmäßigen Trainingsarbeit mit Spielern feststellen, dass Mehrfachsprünge über Mini-Hürden häufig lediglich „abgespult" werden. Das heißt, dass bei der Bewältigung des Zeitdrucks bei Bewegungen mit kurzen Aktionszeiten (Ausbildung kurzer Zeitprogramme) und steilen Kraftanstiegen (Explosivkraft) nicht immer die notwendige Bewegungsqualität im Vordergrund der Trainingsausführung steht. Insbesondere im Training der Junioren spielt der endgültige Abdruck, demnach das endbeschleunigte elementare Programm, eine entscheidende Rolle bei der Entwicklung der Schnelligkeit mit und ohne Ball, weil es nur bei höchster Bewegungsgeschwindigkeit zur Wirkung kommt. Daher ist eine hohe Bewegungsqualität entscheidend für die angestrebte Möglichkeit der frühzeitigen und synchronen Ansteuerung vor allem der schnellen Muskelfasern. Techniktraining und Sprungkrafttraining sind in einem modernen Fußballtraining „Geschwister" und sollen unter dem Aspekt des Schnelligkeitstrainings, wie in den nachfolgenden Beispielen für die Trainingspraxis dokumentiert, umgestaltet werden (vgl. Voss et al., 2007, S. 32f. und 43f.). Die hohe Anzahl der Umsetzung der Zielbewegung ist immer wichtiger als ein hoher Belastungsumfang im „Abspulmodus".

*Foto 70: Beidbeinige Sprünge
über Mini-Hürden.*

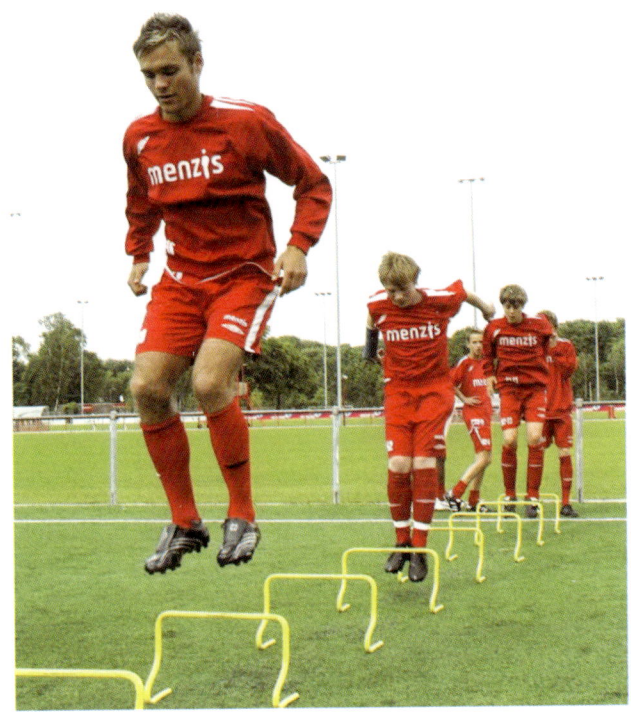

*Foto 71: Einbeinige Sprünge
in einem bestimmten
Sprungrhythmus.*

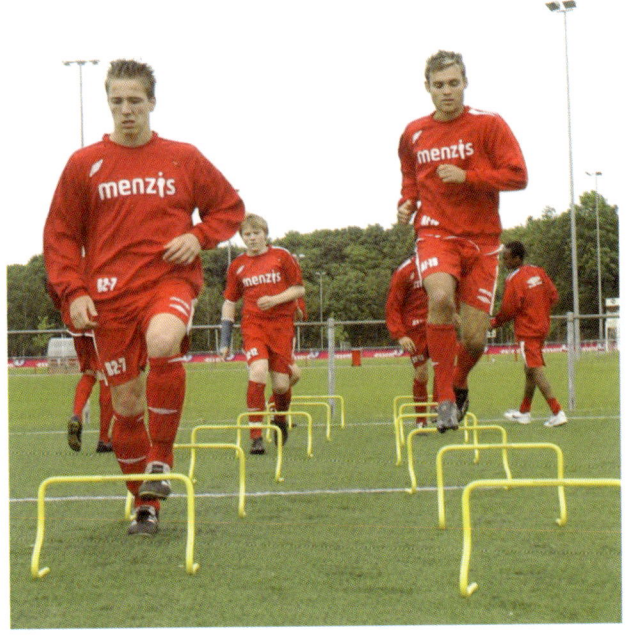

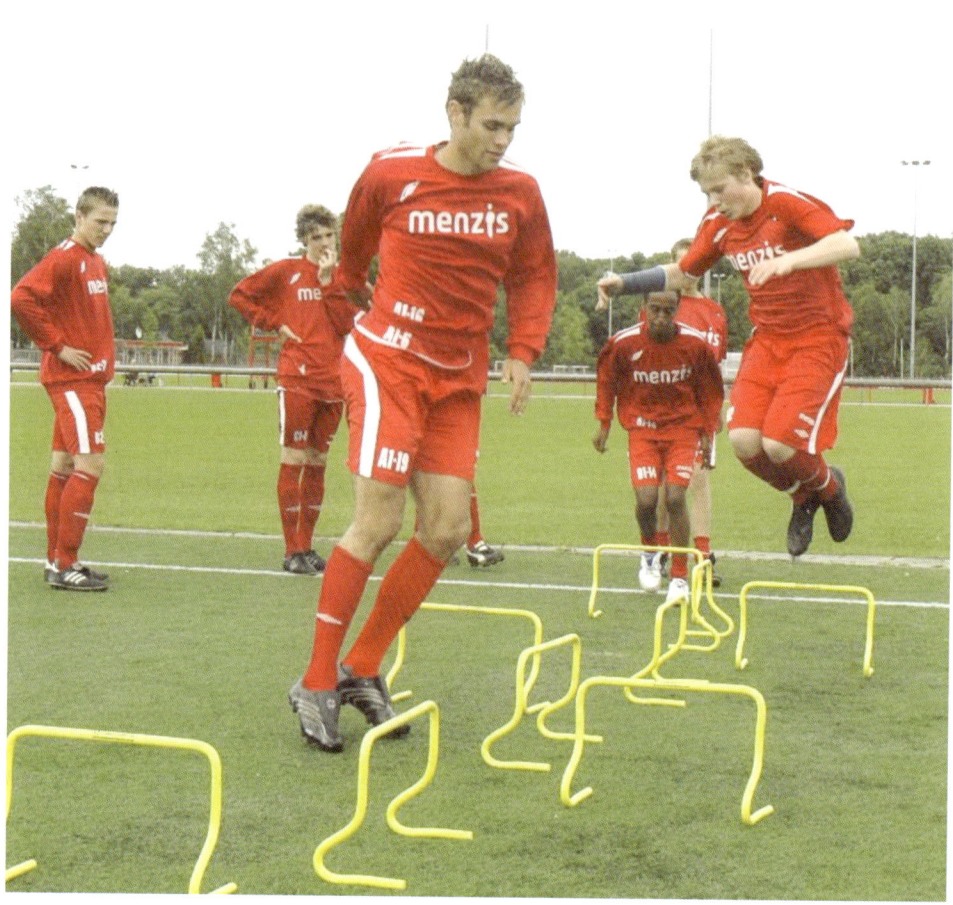

Foto 72: Beidbeinige Sprünge mit z. B. 90°-Drehungen.

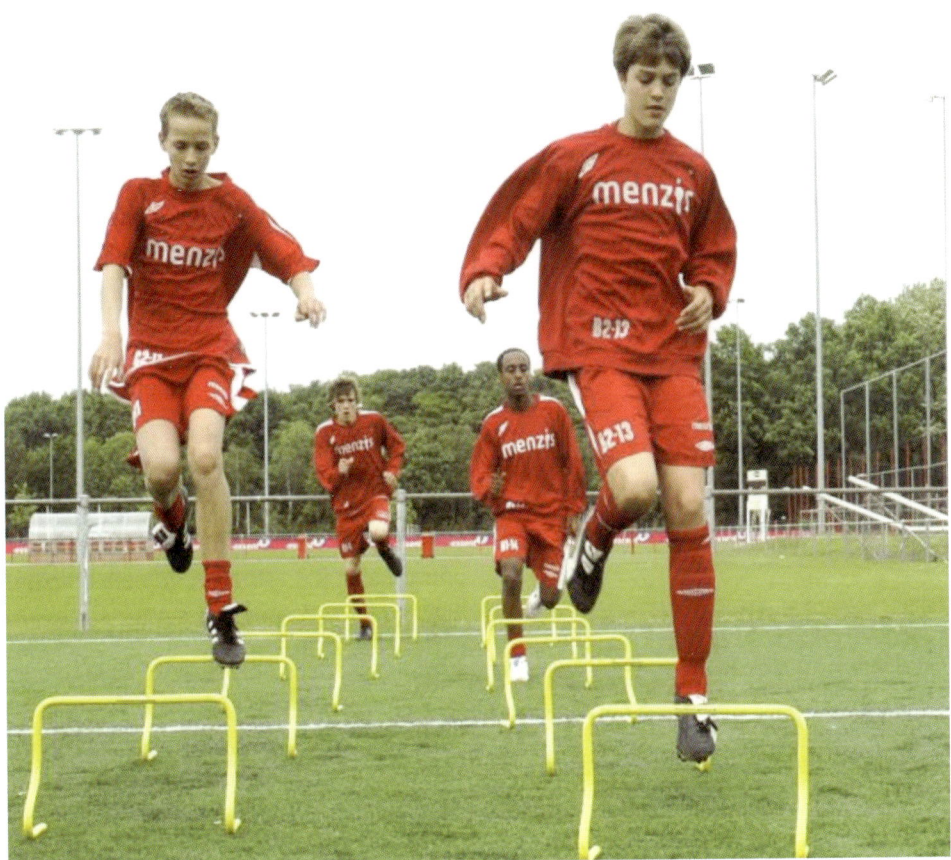

Foto 73: Hopserläufe über Mini-Hürden.

Die Hopserläufe werden im ständigen Wechsel mit links bzw. mit rechts über die Mini-Hürden ausgeführt. Der Abstand der Hürden beträgt bei den B-Junioren z. B. ca. drei bis vier Meter.

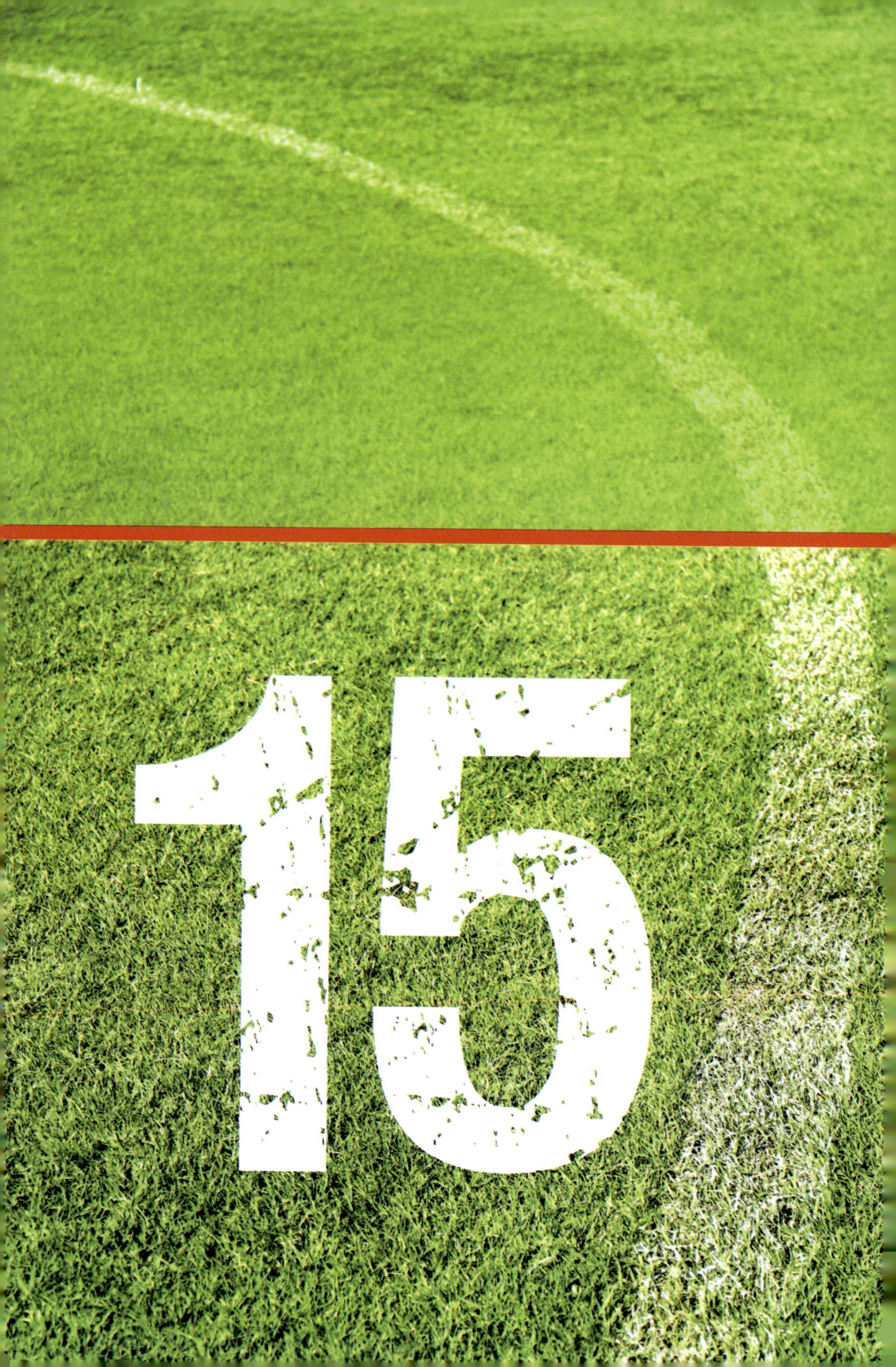

15 WARUM SOLLEN SICH FUSSBALLSPIELER WURFSPIELEN ZUWENDEN?

„Die neue Sichtweise: = Orientierung an Anforderungen statt an Fähigkeiten."
(Roth, Memmert & Schubert, 2006, S. 37)

Im heutigen modernen Fußballspiel hängt insbesondere der weitere Ballbesitz der eigenen Mannschaft zunehmend vom Torwartspiel ab. Am Beispiel des Abwurfverhaltens des derzeit weltbesten Torhüters Manuel Neuer (FC Bayern München) ist ersichtlich, welche herausragende Bedeutung und Funktion seine Technik des Wurfs für die Mannschaft und die Umsetzung einer (Spiel-)Philosophie einnehmen kann: Während er noch „Auf Schalke" spielte und nach dem Abfangen von Flanken sehr schnell in die *Offensivaktion* umschaltete, war er dadurch in der Lage, mit seinen präzisen, weiten Abwürfen von zum Teil über 60 Metern das Spiel der gesamten Mannschaft extrem zu beschleunigen und damit Druck (physisch und psychisch) auf die gegnerische Mannschaft auszuüben.

Das Zuspiel mit der Hand durch den Torwart kann demnach auch als eine Art Pass angesehen werden, da diese Zuspiele (Anrollen, Schleuderwurf, Schlagwurf) die gleiche Botschaft an die Mitspieler richten, wie Pässe mit dem Fuß. Überdies kann das Zuspiel mit der Hand wesentlich genauer erfolgen als mit dem Fuß und der Ball nicht „geklaut" werden, solange der Torhüter ihn in den Händen hält. Demnach kann die Ausführung ohne großen Zeitdruck erfolgen, was die Erfolgsquote deutlich erhöht.

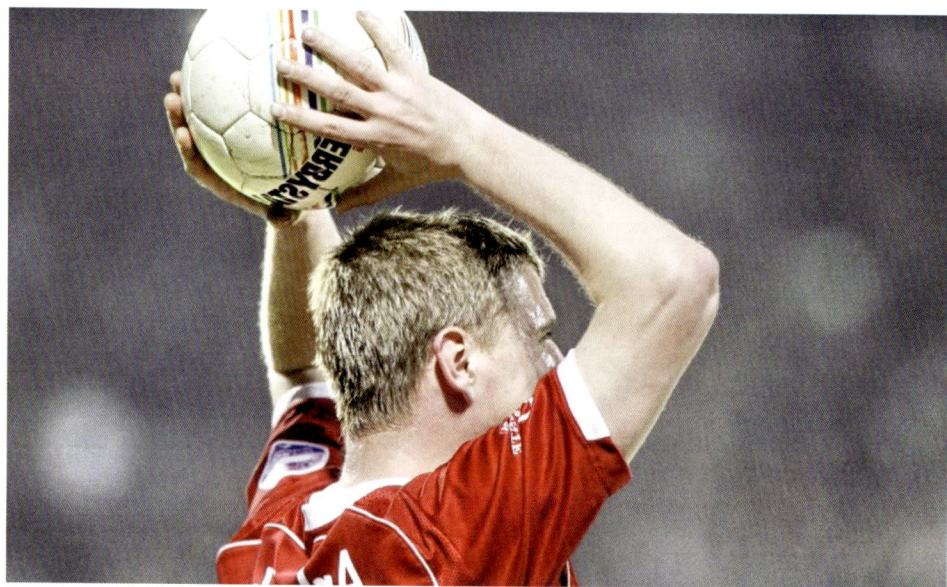

Foto 74: Ein wirksamer Einwurf will gelernt sein!

Betrachtet man darüber hinaus in einem normalen Bundesligaspiel die Anzahl der Einwürfe durch die Feldspieler, muss man konstatieren, dass dieser ca. 50-mal in einem Spiel vorkommt. D. h., im Durchschnitt erfolgt häufiger als alle zwei Minuten ein Einwurf. Bei den Jüngsten kommt der Einwurf in einem Wettspiel noch deutlich häufiger vor, da insbesondere die Techniken der Ballannahme und -weiterleitung und des Passens zumeist noch nicht präzise und sicher genug ausgeprägt sind und dadurch häufiger der Ball ins Seitenaus gelangt.[25] Da der *Einwurf-Pass* der einzige Pass ist, der im Fußball mit der Hand gespielt werden kann, wird ihm zumeist im Fußballtraining keine besondere Beachtung geschenkt: „Einwerfen kann ja jeder! Beide Füße am Boden und Hände und Ball hinter den Kopf und gut ist."

Die Autoren möchten jedoch an dieser Stelle auf einige technische und taktische Details eingehen, die uns Trainern/Lehrern nicht entgehen sollten und die (neben dem Torwartspiel) für das entsprechend umfangreichere und intensivere Training des Wurfs als Grundlage für einen erfolgreichen *Einwurf-Pass* sprechen:

---

25   Wie man diese wichtigen Anforderungen an den Fußballspieler der Zukunft bereits frühzeitig in den Blick nehmen kann, zeigen aktuell Roth/ Roth, C. & Hegar (2014, S. 155-192) mithilfe ihrer Mini-Ballschule.

- Der Einwerfende ist in Ballbesitz *(Pass-Philosophie)*.

- Beim *Einwurf-Pass* ist der Gegner *im Spielfeld in Überzahl* und, das klingt an dieser Stelle trivial, die Mannschaft in Ballbesitz *in Unterzahl*. Diese Tatsachen sind vielen Spielern im Moment des Geschehens nicht immer *bewusst*.

- Steht der Gegner geordnet oder ungeordnet im Raum? Von dieser Entscheidung ist der zeitliche Einsatz des *Einwurf-Passes* abhängig, schnell oder langsam einzuwerfen *(Pass-Taktik)*.

- *Einwurf-Pässe* müssen präzise sein *(Pass-Technik)*.

- Fast jeder *Einwurf-Pass* stellt für die Mitspieler einen halbhohen Ball dar, sodass dieser zunächst einmal technisch präzise angenommen werden muss (Annahme-Technik).

Überdies können weite *Einwurf-Pässe* insbesondere in der gegnerischen „heißen" Zone ein wirksames Mittel sein, um in Tornähe durch einen Einwurf als Flanke Torgefahr zu generieren (vgl. Hyballa & te Poel, 2015). Eine sichere, präzise und dynamische Wurftechnik ist darüber hinaus von einer gut ausgebildeten Rumpfstabilität abhängig. Hierauf werden die Autoren in den folgenden Kapiteln noch näher eingehen.

Trainer/Lehrer sollten daher allen Spielern insbesondere im Nachwuchstraining regelmäßig Wurfspiele anbieten (Sammeln von Wurferfahrung) und auf die funktionalen und regelgerechten Ausführungen[26] der Techniken in der Ausbildung Wert legen (Fußstellung, Körperspannung, Abwurfpunkte, Lage der Ellbogen etc.). Hierdurch tragen Trainer/Lehrer im Fußball auch zur Prävention bei.

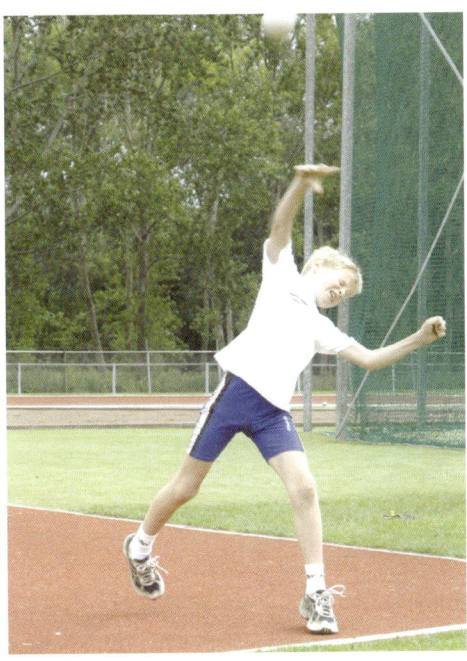

Foto 75: Werfen will geübt sein, auch im Fußball-training.

---

[26] Die Autoren verweisen an dieser Stelle aufgrund des limitierten Publikationsrahmens auf die gültigen Regeln zum Einwurf im Fußball. Diese können beim Deutschen Fußball-Bund als PDF-Datei unter www.dfb.de kostenneutral bezogen werden.

Erste Form: Speed Race

Die Spieler zweier Teams (x und o) bilden gemeinsam (vgl. Abb. 60) einen Kreis. Jedes Team ist im Besitz eines Balls (Fußball, Medizinball etc.). Die beiden Bälle werden von den Startpunkten aus mithilfe des Startkommandos des Trainers/Lehrers gegen oder mit dem Uhrzeigersinn geworfen (linke bzw. rechte Hand und/oder beidarmig als Einwurf) (vgl. Foto 75). Welches Team holt das andere Team ein?

Die Größe der Teams und des Kreises, die Abstände der Spieler zueinander, das Gewicht des Balls und die Anzahl der Durchgänge und Pausen so wählen, dass ein wettkampfadäquates Werfen (und Sprinten) für das eigene Team angesteuert werden kann.

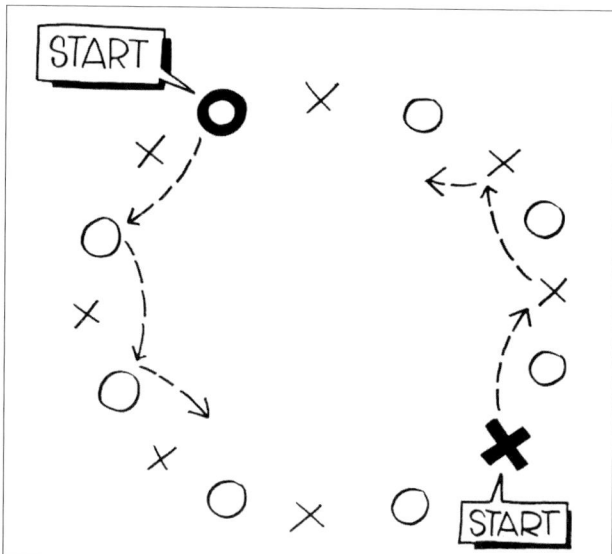

Abb. 60: Speed Race
in versetzter Stellung.

Variationen:

* Nachlaufaktionen: Der Spieler, der geworfen hat, geht seinem Wurf nach und nimmt den Platz des Fängers ein. Wenn die letzten Spieler der beiden Teams den Ball fangen, sprinten sie an die Stellen, an denen sich kein Spieler mehr befindet und das Wettspiel beginnt wieder von vorne: Welches Team holt das andere Team ein?

- Dto., wobei der Ball vom Spieler angenommen, gedribbelt und dann zum folgenden Spieler mithilfe eines *Lupfer-Passes* zum *Einwurf-Pass* gespielt werden soll.
- Dto., wobei der Ball angenommen und danach zum Spieler mit einem *Brust-* oder *Volley-Pass* zum *Einwurf-Pass* gespielt werden soll.
- Dto., wobei eine Kombination von *Kopf-* und *Einwurf-Pass* durchgeführt werden soll.

Zweite Form: Trefferball (ohne Abbildung)

Zwei gleich große Teams stehen sich auf einem zu markierenden Feld gegenüber. Es sind zwei bis drei Bälle im Spiel. Die Spieler der beiden Mannschaften sollen sich gegenseitig abwerfen. Dies geschieht mithilfe eines „Aufsetzers" (über den Bodenkontakt). Glückt dies, dann muss der Spieler, der abgeworfen worden ist, sich schnell an den Spielfeldrand setzen. Fängt ein Spieler den Wurf eines Spielers der gegnerischen Mannschaft, dürfen die Spieler, die am Spielfeldrand sitzen, wieder mitspielen. Welches Team hat nach einer bestimmten Spielzeit die meisten Feldspieler im Feld?

Die Feldgröße, die Anzahl der Spieler und Bälle und die Länge der Spielzeit, der Pausen und Wiederholungen je nach Trainingsziel festlegen. Beim Ballmaterial darauf achten, dass Verletzungen nicht möglich sind.

Variationen:

- Vgl. dto., wobei nun der Spieler der anderen Mannschaft „direkt" abgeworfen werden soll. Die Spieler können nun die unterschiedlichsten Verhaltensweisen ausprobieren (unterschiedlich lange stehen bleiben, täuschen etc.).
- Dto., wobei farbig gekennzeichnete „Blockspieler" eingesetzt werden können. Hinter diesen können sich die Spieler der Teams kurzweilig im „Deckungsschatten" aufhalten und vor den Würfen schützen etc.

Dritte Form: Treibball

Zwei Teams stehen sich außerhalb eines zu markierenden Feldes gegenüber. Beide Teams erhalten zahlreiche Tennisbälle und sollen versuchen, einen in der Mitte des Feldes platzierten Medizinball zu treffen und diesen über eine festzulegende Markierung zu „treiben". Für jedes gelungene Teamwork („Der Medizinball hat die Markierung überrollt!") erhält die jeweilige Mannschaft einen Bonuspunkt. Tennisbälle, die im Spielfeld liegen bleiben, können aus diesem zum erneuten Werfen genommen werden. Würfe dürfen nur von der eigenen Grundlinie aus vorgenommen werden. Regelverstöße werden mit Punktabzug geahndet („Fair geht vor!"). Welches Team erreicht zuerst drei Bonuspunkte?

Die Entfernung der Position des Medizinballs zu den Werfern je nach Leistungsniveau festlegen.

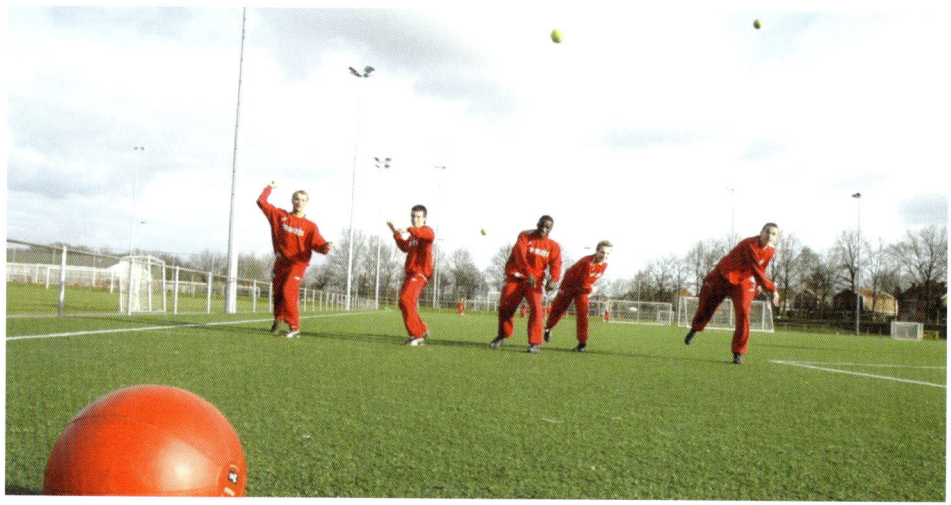

Foto 76: Treibball. Zielgenauigkeit ist gefragt!

Variationen:

- Dto., mit unterschiedlichen Unterstützungsflächen (Bänke, Mini-Tore etc.): Variation in der Höhe.
- Dto., mit unterschiedlichen Ballmaterialien.
- Dto., mit Beidarmigkeit und *Einwurf-Passen*.
- Dto., mit torwartspezifischen Techniken (Anrollen, Schleuderwurf, Schlagwurf).
- Dto., wobei einige Mitspieler die Bälle von den Seiten so einwerfen, dass die Spieler die Bälle (z. B. leichte Juniorenbälle) mit einem Flugkopfball oder *Volley-Pass* in Richtung Medizinball spielen können.

Vierte Form: Raumgewinn (ohne Foto)

Zwei Teams stehen sich auf einem großen Feld gegenüber. Die Spieler der Teams werden jeweils mit Zahlen von eins bis . . . nummeriert. Die Nummer eins des ersten Teams wirft den Medizinball (vgl. die Stellung der Teams bei der dritten Form) in Richtung des gegenüberstehenden Teams. Die Nummer eins dieses Teams muss den Medizinball von der Position aus werfen, an der der Ball den Boden berührt hat. Etc. Die zeitliche Dauer je nach Trainingsziel und Leistungsstand festlegen. Wichtig ist, dass die Spieler häufig zum Werfen kommen, sie sich schnell abwechseln und die Motivation und der Einsatz hoch bleiben.

Welches Team erreicht nach einer festzulegenden Zeitspanne den größten Raumgewinn?

Variationen:

- Dto., mit unterschiedlichen Ballmaterialien.
- Dto., mit Beidarmigkeit und *Einwurf-Passen*.
- Dto., mit torwartspezifischen Techniken (Anrollen, Schleuderwurf, Schlagwurf).

Fünfte Form: Aufsetzerball in Teamarbeit (ohne Foto)

Drei Spieler werden mit einem Band oder Leibchen einheitlich gekennzeichnet und versuchen, in Teamarbeit und mit nur einem Ball, in einem zu markierenden Feld, Einzelspieler mit einem Aufsetzerball zu treffen. Die drei Spieler dürfen nicht mit dem Ball laufen, sie sollen mithilfe von *Einwurf-Pässen* erfolgreiche Aktionen vorbereiten. Wird ein Spieler getroffen, erhält er einen Minuspunkt. Er darf jedoch weiter mitspielen. Wie viele Spieler konnte die Dreiergruppe pro festzulegender Zeiteinheit abwerfen? Welcher Spieler konnte die wenigsten Minuspunkte erzielen?

Die Anzahl der ausweichenden Spieler und die Größe des Spielfeldes je nach Trainingsziel festlegen.

Variation:

- Vgl. die vierte Form.

Sechste Form: Bounceball (ohne Foto)

Man bildet zwei Teams à ca. sechs Spieler und gibt zwei Bälle aus. Die Spielfläche besitzt das Ausmaß eines Volleyballfeldes. Dieses wird durch Bank- oder Pylonenreihen oder Mini-Tore oder ein Tennisnetz oder eine Zauberschnur in zwei gleich große Felder unterteilt. Die beiden Teams versuchen, aus ihrem Feld heraus durch Anwendung von (flachen) Aufsetzerbällen die Bälle so zu positionieren, dass diese nach dem Bodenkontakt in ihrem eigenen Feld direkt auf den Boden des gegnerischen Feldes fallen. Das wettstreitende gegnerische Team versucht, durch Fangen zu verhindern, dass die Aufsetzerbälle den Boden ihres Feldes berühren. Welches Team erzielt die meisten Treffer?

Variation:

- Vgl. die vierte Form.

Siebte Form: Überkopfball

Man bildet zwei Teams (z. B. 3 gegen 3, wie auf Foto 77 abgebildet) und lässt diese mit zwei leichten Medizinbällen in einem zu markierenden Feld (z. B. Volleyballfeld) gegeneinander wettstreiten. Beide Teams werden durch ein Netz (z. B. Volleyballnetz) oder ein bewegliches Tor voneinander getrennt. Die Spieler der Teams versuchen, mit einer vorgegebenen Wurftechnik (z. B. beid- oder einarmiges Stoßen oder *Einwurf-Passen*, den Medizinball seitwärts zu werfen etc.) die Medizinbälle über das Netz o. Ä. zu werfen. Berühren die Medizinbälle den Boden, dann erhält das gegnerische Team einen Pluspunkt.

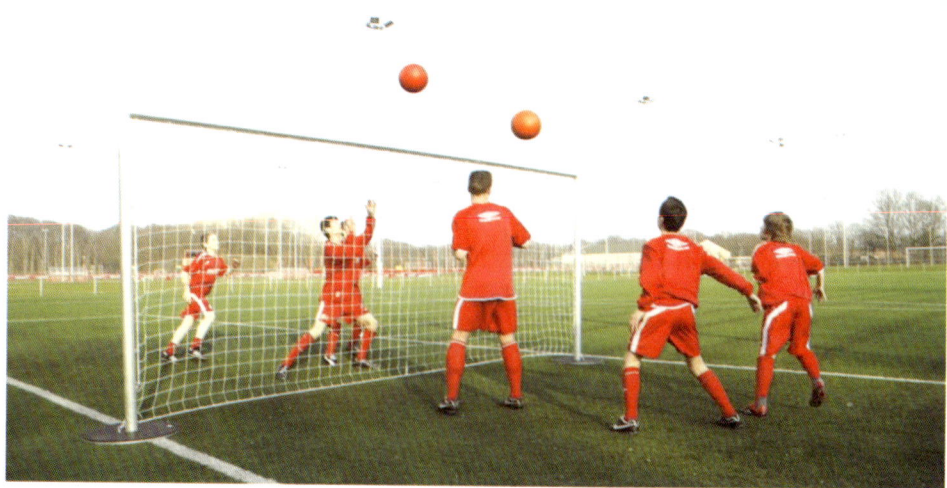

Foto 77: Überkopfball als Teamspiel.

Variation:

- Nachdem ein Spieler einen Medizinball über das Netz geworfen hat, muss er das Feld durch einen schnellen Antritt verlassen, um danach wieder im Feld mitspielen zu können. Man kann als Trainer/Lehrer auch Pylone außerhalb der Felder aufstellen. Diese werden dann nach einem Wurf oder Stoß berührt oder umlaufen. Man kann auch Pylone einsetzen, die unterschiedliche Farben aufweisen. Der Trainer/Lehrer gibt dann nach einem Wurf oder Stoß die anzulaufende Farbe durch Zurufen an (Orientierung unter Zeitdruck). Die Mitspieler sollen grundsätzlich versuchen, ihre Positionen so zu verändern, dass sie in Unterzahl das Spielfeld kurzzeitig wirksam abdecken können (Teamwork).

Achte Form: Stressball

Man bildet zwei Teams (vgl. Foto 78 mit zwei Teams à 10 Spieler). Ein Team nimmt zunächst, mit Nummern von (hier) eins bis zehn gekennzeichnet, auf einer Holzbank (oder auf dem Boden) in einer Linie Platz. Das zweite Team befindet sich zunächst verteilt in einem zu markierenden Feld. Die Nummer eins des sitzenden Teams wirft einen Medizinball ins Feld und sprintet danach mit oder gegen den Uhrzeigersinn kontinuierlich um sein Team. Für jede Runde erhält der Spieler einen Punkt. In der Zwischenzeit versucht das Team im Feld, den Medizinball zu fangen und sich hinter dem Fänger schnell Körper an Körper aufzustellen und die Beine zu grätschen. Der Medizinball wird daraufhin durch die gegrätschten Beine zum nächsten Spieler weitergegeben. Dieser übernimmt

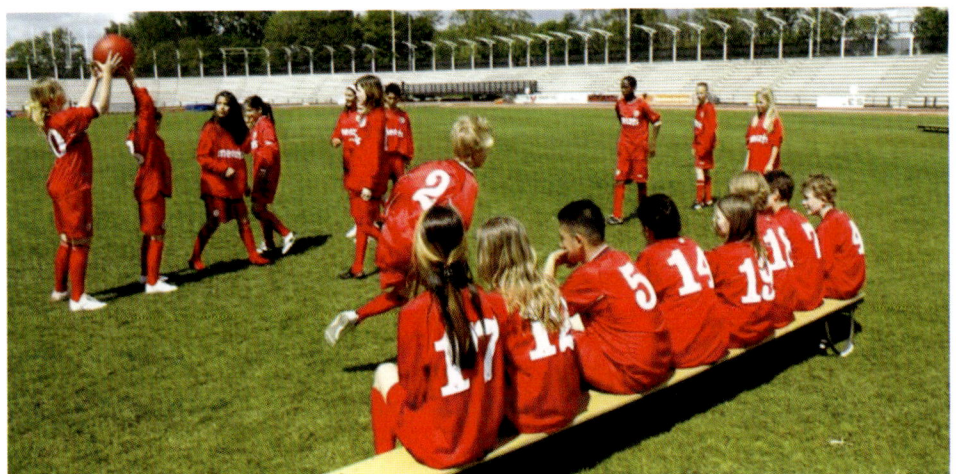

Foto 78: Teamwork gegen Speed.

den Medizinball und gibt diesen über Kopf nach vorne zum nächsten Spieler weiter. Der Medizinball wird demnach wellenförmig weitergegeben. Wenn der Medizinball den letzten Spieler erreicht hat, ruft dieser „Stopp!" Der Trainer/Lehrer fragt nach den erlaufenen Runden und setzt das Spiel mit dem zweiten Spieler fort. Etc. Wenn alle Spieler an der Reihe waren, wird die Punktsumme ermittelt und festgehalten. Es erfolgt der Aufgabenwechsel. Welches Team kann sich am besten organisieren bzw. am schnellsten laufen? An dieser Stelle empfiehlt sich der Einsatz eines Belohnungssystems: Die „Teamworker des Tages" werden vom Aufräumen o. Ä. befreit.

Variationen:
- Kleinere Teams bilden: z. B. Viererkette gegen die Sturmreihe. Die Mittelfeldmotoren gegen die Flügelspieler etc.
- Nach jeder gesprinteten Runde setzt sich der Spieler hin und ein anderer Teamspieler sprintet eine Runde etc.

Neunte Form: Präzision ist Trumpf!

Die Spieler stehen ca. 20 Meter auseinander. Zwischen ihnen befindet sich jeweils ein Markierungshütchen (vgl. Foto 79). Die Spieler versuchen, mithilfe eines Handballs, Tennisballs, Softballs oder Fußballs, die Markierungshütchen zu treffen. Welcher Spieler erzielt zuerst drei Treffer?

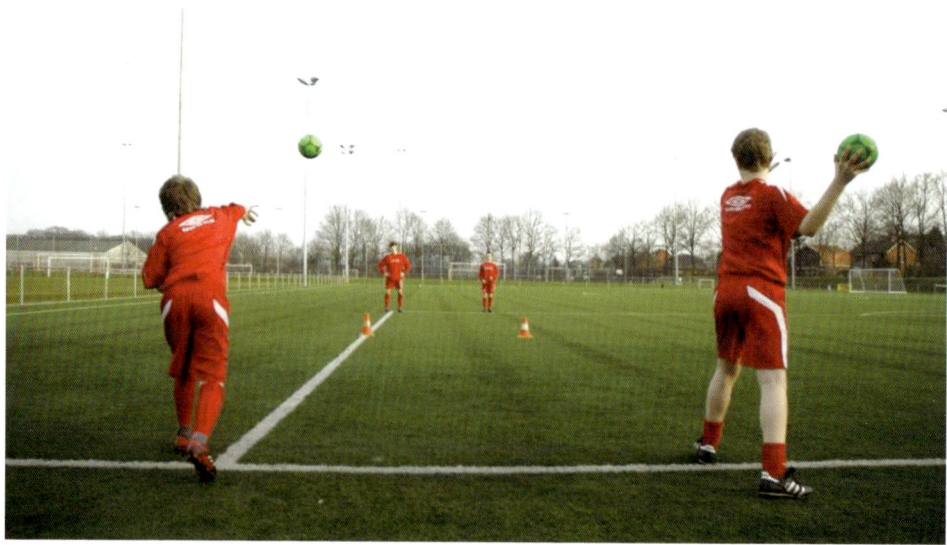

Foto 79: Präzise Würfe sind keine Selbstverständlichkeit. Übung macht den Meister!

Variationen:

- Mehrere Pylone werden auf einer Bank platziert. Welcher Spieler „räumt" mithilfe eines Schlagwurfs am schnellsten die Pylone von der Bank ab? Präzision und Schnelligkeit sind gefragt!
- Dto., und mit Beidarmigkeit und *Einwurf-Passen*.
- Dto., und mit Zielrichtung dritter Spieler, der den Ball mit einem *Volley-, Kopfball-* oder *Brust-Pass* auf den zweiten Spieler verlängert.
- Dto., und mit torwartspezifischen Techniken (Anrollen, Schleuderwurf, Schlagwurf).
- Dto., und in einer Sporthalle mit schwingenden Seilen.
- Dto., und in einer anderen Geometrie (Dreieck, Raute, Fünfer- oder Sechser-Gitter (vgl. Hyballa & te Poel, 2015)).

Zehnte Form: Die Artisten

Die Spieler legen sich einen Ball in die große Öffnung der Pylone, werfen ihn hiermit hoch in die Luft und versuchen, den fliegenden Ball nach einer dynamischen Ganzkörperstreckung wieder „weich" aufzufangen (vgl. Foto 80). Welcher Spieler fängt in einer festzulegenden Zeiteinheit die meisten Bälle auf? Bitte auf eine Mindestwurfhöhe achten!

Diese kann durch Markierungen an einem Zaun oder Kopfballpendel für alle sichtbar festgelegt werden.

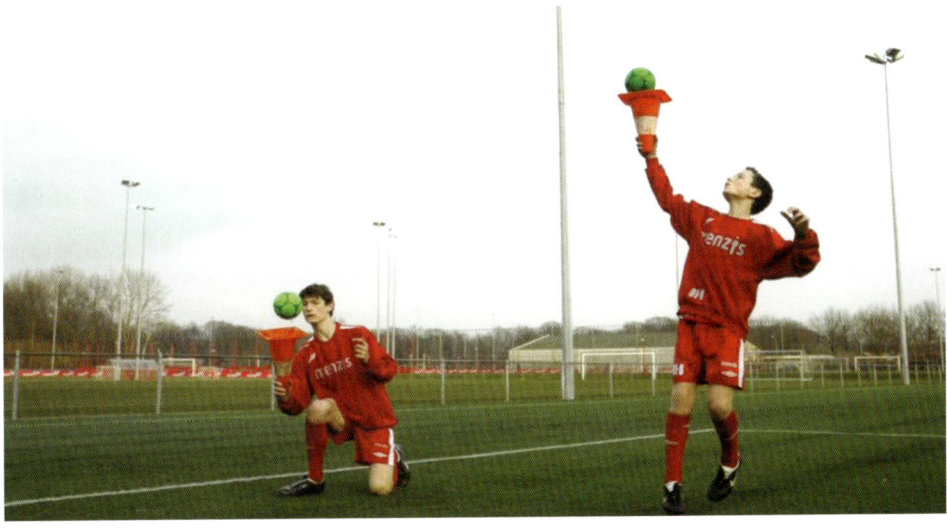

Foto 80: Der Fußballer als Artist.

Variationen:

- Dto., und mit unterschiedlichem Ballmaterial und unterschiedlich großen Pylonen.
- Dto., und der Einsatz von zwei Pylonen je Spieler.
- Dto., und der Einsatz mehrerer Bälle je Spieler.
- Dto., und Beidarmigkeit.
- Dto., und mit unterschiedlichen Abrollübungen (Rolle vorwärts bzw. rückwärts bzw. seitwärts) nach der Ganzkörperstreckung.
- Dto., und als Partnerübung („Bälle tauschen!").
- Dto., und mit Einsatz der Lösung von Rechenaufgaben.

Elfte Form: The Catcher

Man bildet zum Beispiel Fünfergruppen (drei Werfer und zwei Fänger) (vgl. Foto 81). Die beiden Fänger verwenden ein selbst gefertigtes Fangnetz (hier ein Gymnastikreifen mit einem Netz) und stellen sich in einer festzulegenden Entfernung nebeneinander auf. Die Werfer versuchen, im ständigen Wechsel von einer Markierung aus mithilfe eines Schlagwurfs den Ball so zu werfen, dass dieser ins Netz fliegen kann. Welches Team schafft pro festzulegender Zeiteinheit die meisten Treffer? Kooperation und Kommunikation sind überdies gefragt. Auf eine ausreichende Anzahl an Bällen achten.

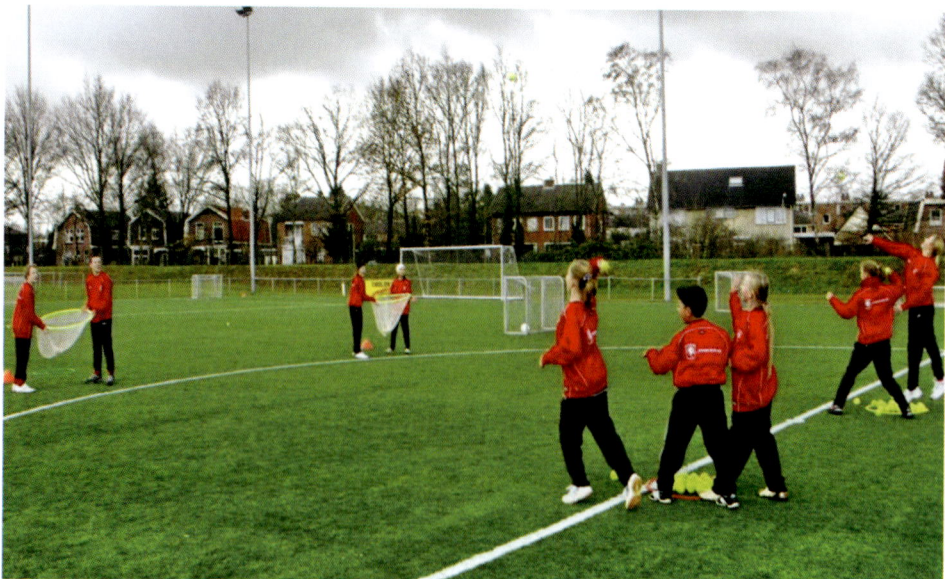

Foto 81: Werfen und Fangen als Gemeinschaftsprojekt.

Variationen:

- Vgl. die 10. Form.
- Die Gruppe steht gemeinsam am Ausgangspunkt und die Bälle werden von den Werfern dosiert in den Lauf der Catcher geworfen. Welches Team schafft die weiteste Entfernung, ohne dass der Ball den Boden berührt?

Zwölfte Form: Ringe aufspießen

Jeweils zwei Spieler stehen sich in ca. 10 Meter Abstand gegenüber. Sie versuchen, sich einen Gummiring mithilfe eines Stabs zuzuwerfen und zu fangen. Welches Spielerpaar schafft die meisten Ringtreffer?

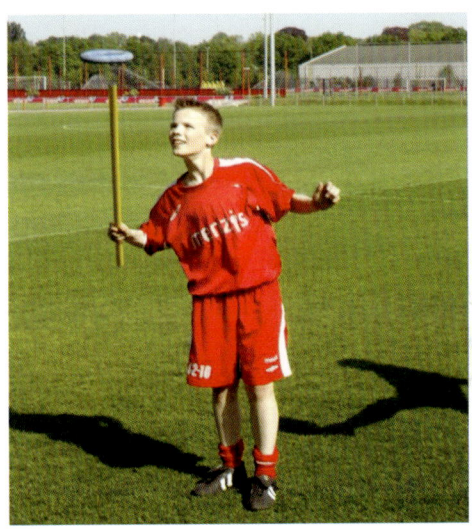

Foto 82: Finde die Mitte des Rings.

Variationen:

- Beidarmigkeit.
- Einsatz unterschiedlich großer Ringe und Stäbe.
- Auf bewegliche Ziele: Der Partner ist in Bewegung.
- Entfernungen werden permanent erhöht oder verringert.
- Die Höhe des Zuwurfs (und damit der Krafteinsatz) wird vergrößert (z. B.: über Tore oder Zauberschnüre werfen).
- Ein dritter Spieler kommt hinzu. Er versucht, den Zuwurf zu behindern (aktiv, teilaktiv).

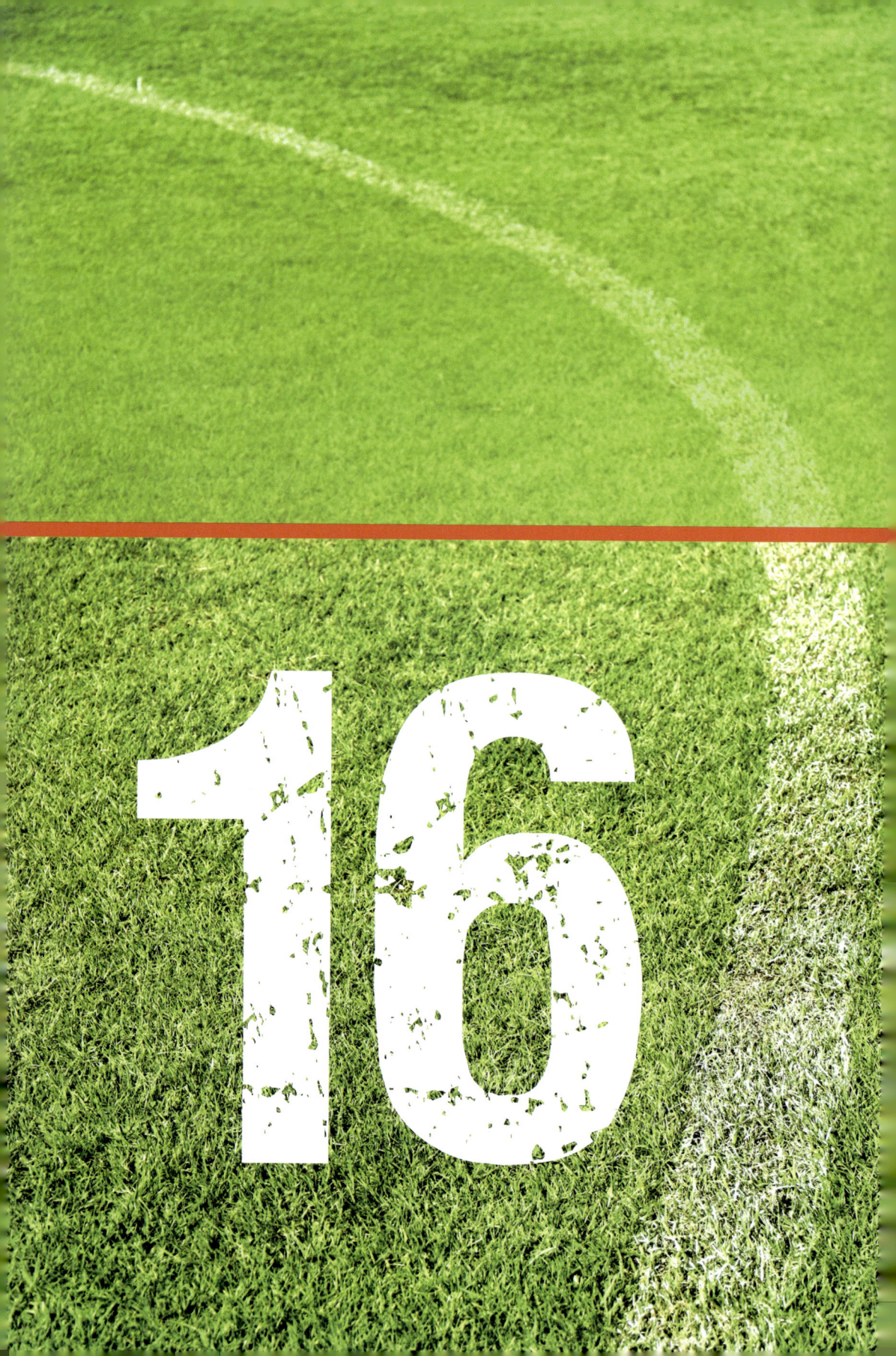

16 KRAFT- UND ATHLETIK-TRAINING IM NACHWUCHS-LEISTUNGSFUSSBALL

„Der Unterschied zwischen Jugendlichen und Senioren wird hier in nahezu allen Variablen deutlich. Allerdings zeigt sich keine Dominanz der Profispieler zu den krafttrainierten Nachwuchsspielern in den gemessenen DVZ-Leistungen. Hier wird deutlich, dass ein Krafttraining anscheinend altersspezifische Leistungsunterschiede im Dehnungs-Verkürzungszyklus (DVZ (a. d. A.)) neutralisieren kann. Demnach ist ein langfristig angelegtes, periodisiertes Krafttraining im Jugendfußball zu empfehlen, um den Einstieg in den Seniorenfußball zu erleichtern."

(Sander et al., 2013, S. 24)

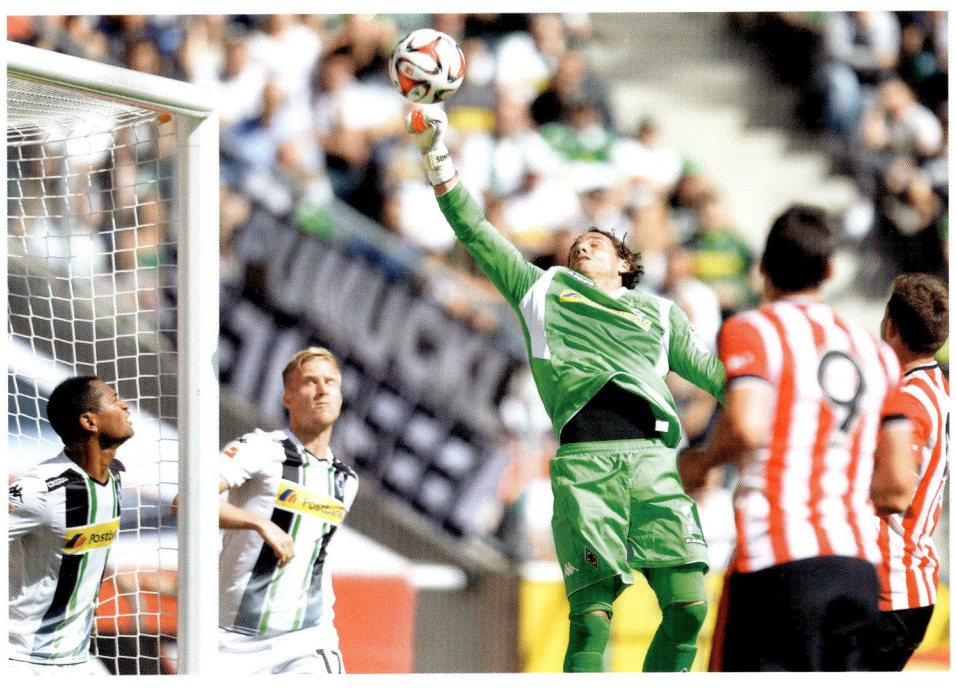

Da im Fußball vor allem dynamische und hochexplosive Bewegungen dominieren, die durch beschleunigende bzw. abbremsende „Kraftmanifestationsformen" charakterisiert werden können, sind ausgebildete Trainer/Lehrer angehalten, im Trainingsprozess auf die Ausbildung einer schnellkräftigen und ausdauernden Muskulatur zu achten, die auch die „Haltearbeiten" nicht aus dem Blick verlieren darf.

Die Autoren konnten in den Kap. 7, 8 und 9 darauf hinweisen, dass zu einem leistungssteigernden und präventiven Gesamttrainingskonzept sowohl im spitzensportorientierten Nachwuchsleistungsfußball als auch im ambitionierten Amateurfußball die zukünftig verstärkte Integration des Kraft- und Athletiktrainings angeraten ist (vgl. u. a. Lopez-Segova et al., 2010; Silvestre et al., 2006; Javanovic et al., 2011). Zur Bestätigung dieser grundlegenden Aussage verweisen die Autoren nachfolgend unsortiert und fragmentarisch auf folgende Studienergebnisse:

- Hoff (2005), Masuda et al. (2005), Weineck (2004) und Wisloff et al. (2004) zeigten in ihren Studien, dass besonders die *Bedeutung der Maximalkraft in den unteren Extremitäten* für schnellkräftige Bewegungen, wie Sprints, Sprünge oder Torschüsse im Fußball, von besonderer Bedeutung ist.

- Broich (2009) konnte sich im Zuge quantitativer Verfahren zur Leistungsdiagnostik im Leistungsfußball insbesondere mit isometrischen und dynamischen Kraftfähigkeiten leistungsbestimmender Muskeln und Muskelgruppen beschäftigen und hierbei schwerpunktmäßig der Frage nachgehen, wie sich das optimale Verhältnis von Agonisten und Antagonisten („Balancen") darstellen lässt (dto., S. 40). Broich stellte heraus, dass „. . . ein signifikanter Zusammenhang zwischen der isometrischen und dynamischen Maximalkraft der Knieflexoren und Knieextensoren und der Schnellkraft und maximalen Leistung bei Profispielern" besteht (S. 41). „Die Ausprägung des dynamischen Kraftniveaus der Knieflexoren und -extensoren beeinflusst die Qualität von Relativkraft und schnellkräftigen Bewegungen" (dto.). Broich fand überdies bei Messungen im Bereich der Knieextensoren heraus, dass es signifikante Unterschiede im dynamischen Kraftniveau zwischen Profi- und Jugendspielern gibt (S. 47). Broich leitete hieraus ab, dass das *dynamische Kraftniveau der Kniestrecker* an Relevanz für Wettkämpfe als bedeutsamer Faktor für maximal beschleunigende Bewegungen gewinnt. Es kann überdies angenommen werden, dass eine Wechselbeziehung zwischen dynamischer Maximalkraft bei isokinetischen Messungen der Knieextensoren und der Ballgeschwindigkeit bei Schüssen besteht (vgl. u. a. Newman et al., 2004, S. 867-872; Masuda et al., 2005, S. 44-52).

- Neben der Maximalkraft spielt die Ausbildung des Reaktivkraftvermögens für die Sprung- und Schnelligkeitsleistungen im Fußball eine wesentliche Rolle (vgl. Güllich, 1996; Cometti et al., 2001; Schlumberger, 2006; Kollath et al., 2006; Kotzamanidis et al., 2005).

  Bei Fußballspielern sollte zur *Stärkung des Reaktivkraftvermögens* ein schnellkraftorientiertes Maximalkrafttraining als begleitende Maßnahme standardmäßig eingesetzt werden (vgl. Broich, 2009, S. 49).

- „Die *isometrische Maximalkraft der Knieextensoren und -flexoren* (H. d. A.) hat eine elementare Bedeutung auf die Explosivkraft sowie auf die dynamische Maximalkraft. Ihr Hauptziel ist es, durch Identifizierung individueller Stärken und Schwächen eine optimierte trainingsinduzierte Verbesserung der leistungslimitierenden Faktoren im Fußball zu ermöglichen" (dto., S. 51).

- „Das Fußballspiel enthält zum großen Teil sehr einseitige muskuläre Beanspruchungen. Dies führt zu einer einseitigen muskulären Kraftentwicklung der Leistungsmuskulatur und zur Vernachlässigung der Muskulatur der Antagonisten sowie der Haltemuskulatur" (dto., S. 52).

- Studien von Caldwell et al. (2009) und La Torre et al. (2007) können dokumentieren, dass ausschließliches Fußballtraining im Saisonverlauf zu keinen Steigerungen im Sprint und Sprung führt (vgl. auch Ronnestad et al., 2008 und Ronnestad et al., 2011).

- Lockie et al. (2012) konnten empirisch nachweisen, dass ein Krafttraining zu höheren Leistungssteigerungen im Sprint über 5 bis 10 Meter führen kann als ein Sprinttraining.

- Sander et al. (2012) fanden heraus, dass ein *zweimaliges wöchentliches Krafttraining* im Rahmen eines Gesamttrainingskonzepts im Nachwuchsbereich integrierbar ist und z. B. bei einer Gruppe von C-Junioren zu Leistungssteigerungen im Sprint über 30 Meter führen kann (S. 42).

- Rowland (2004) weist darauf hin, dass in einem *10-jährigen, langfristig und vielseitig geplanten (und periodisierten) Krafttraining* von einer guten Entwicklung der Sprintleistung ausgegangen werden kann.

- Ullrich et al. (2014) konnten in einer Studie mit Elite-Nachwuchsathleten zeigen, dass bereits ein 10-wöchiges trainingsbegleitendes Kraftausdauertraining systematische Anpassungen der neuromuskulären Ermüdungsresistenz der Rumpfextensoren und -flexoren und moderate MVC-Zunahmen[27] der Hauptmuskelgruppen zur Folge hatte.

---

27 MVC bedeutet Maximum Volontary Contraction. Diese wird in der Regel in einem Muskel durch einen Amplitudenmittelwert der höchsten Signalportion ermittelt.

Myer et al. (2008) brachten in diesem Kontext bereits limitierte neuromuskuläre Kapazitäten großer Rumpfmuskelgruppen mit Verletzungen des vorderen Kreuzbandes bei Athletinnen in Verbindung und Weineck (2004, S. 203ff.) führt den fußballtypischen „Kreuzschmerz" auf eine schwache Bauch- und Rückenmuskulatur zurück.

- Der niederländische Profi-Torwarttrainer Eddie Pasveer (ehemals FC Twente Enschede und De Graafschap) entwickelte für das Athletiktraining der Profitorhüter einen neuartigen funktionellen Ansatz mit dem bekannten Varioband und ist mit dieser Methode sehr erfolgreich. Aufgrund des limitierten Publikationsrahmens wird an dieser Stelle lediglich auf die DVD verwiesen (epasveer@home.nl):

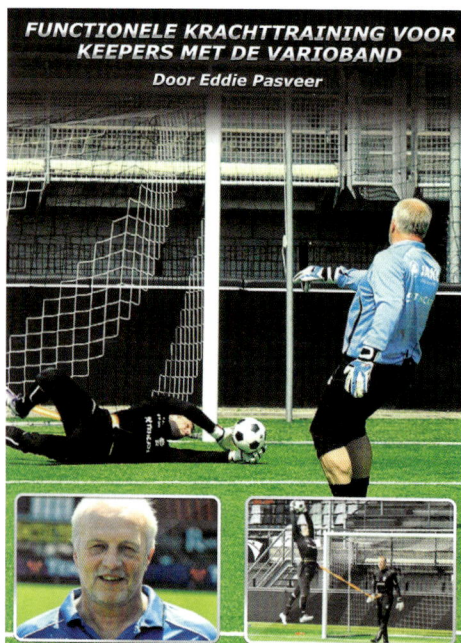
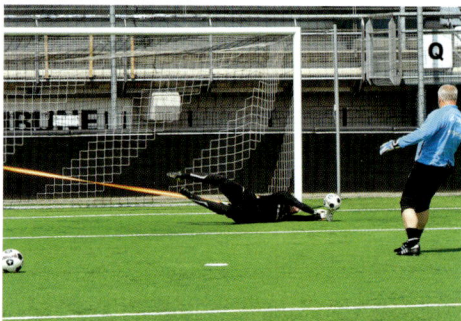
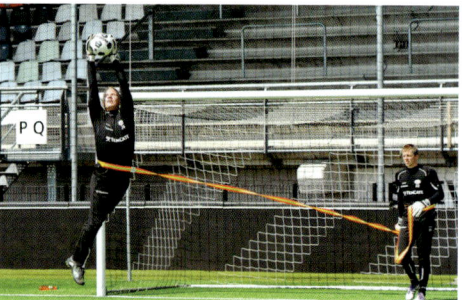

Foto 83: Eddie Pasveer beim professionellen Torwarttraining mit dem Varioband.

„Fünf Einheiten pro Woche. Außerdem gehen wir dreimal die Woche in den Kraftraum. Schon bei den Jugendspielen geht es physisch richtig hart zu. Die Tacklings sind wirklich anders als in Deutschland".

(Yusuf Coban (18 Jahre, gebürtiger Aalener und Spieler der U18 und U19 des Premier-League-Klubs Stoke City) am 16.03.2015 im *kicker*, 24, S. 22)

Zusammengefasst führt der Einsatz unterschiedlicher Trainingsmittel z. B. im Rahmen einer Schnellkraftentwicklung zu einer Steigerung und kann vereinfacht und schemenhaft wie folgt dargestellt werden:

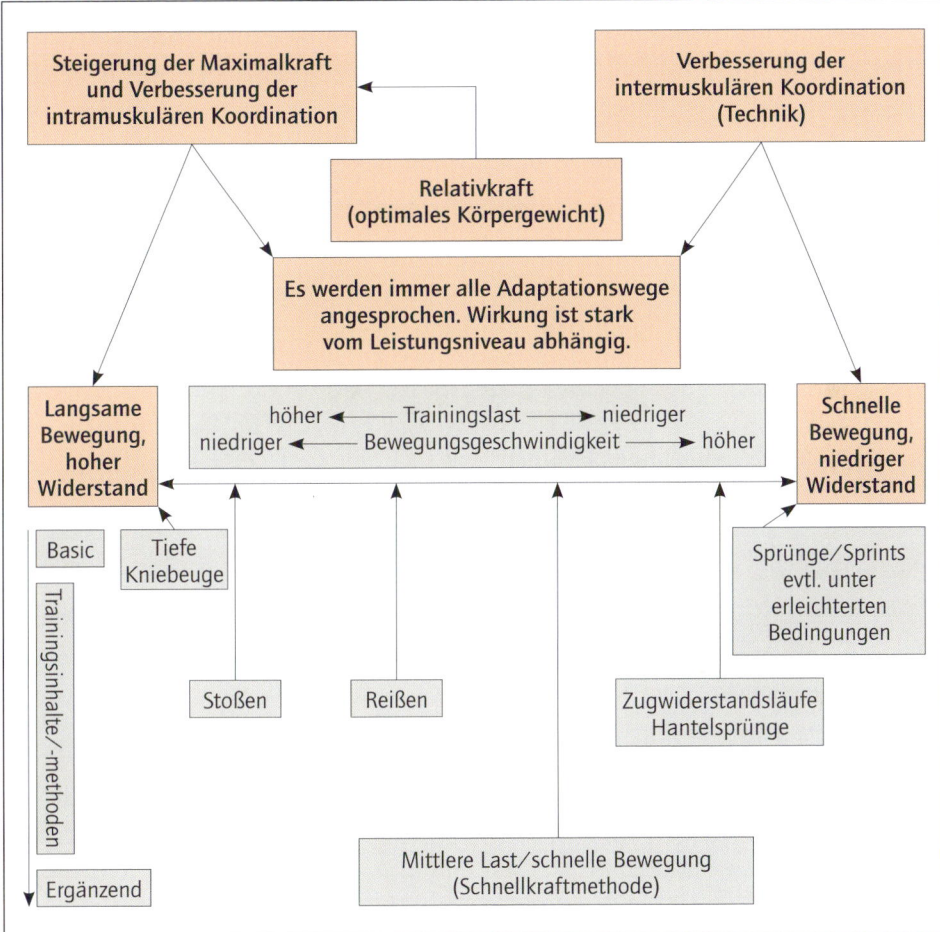

Abb. 61: Vereinfachtes Schema zur Schnellkraftentwicklung (in Anlehnung an Wirth et al., 2012, S. 38).

Wie bereits in Kap. 1 thematisiert werden konnte, sollte im modernen Fußballtraining dem Athletiktraining als Form der Fußballfitness im langjährigen Ausbildungsprozess große Aufmerksamkeit geschenkt werden. Dieses wird, je nach Alter und Entwicklungsstand, durch ein „klassisches" Krafttraining mit Freihanteln und modernen Studio- und speziellen Entwicklungsgeräten ergänzt und zielt primär auf die Optimierung der für den professionellen Fußballspieler führenden Fähigkeiten der Maximal- und Explosivkraft[28] ab. Ein Training mit hohen Belastungsintensitäten und der Zielrichtung einer optimalen Auslenkung der Schnellkraft (vgl. Wirth et al., 2011, S. 36-42) setzt umfangreiche und detaillierte Kenntnisse insbesondere des Freihanteltrainings voraus und sollte von lizenzierten Trainern und Fußballlehrern mit einer zusätzlichen Ausbildung zum Sportwissenschaftler und Ausbildungen beim DHB in Kooperation mit dem DFB, der Trainerakademie Köln der Deutschen Sporthochschule Köln und dem DOSB verbunden werden.[29] Das klassische Krafttraining wird daher nachfolgend nicht thematisiert und soll in einer möglichen weiteren Publikation gesondert aufgegriffen und für den Fußballsport aufbereitet werden.[30] Das trifft auch für das Dehnen und Aufwärmen, Cool-down und die Zeiträume für Anpassungsprozesse, Periodisierungen und Regenerationszeiten[31] vor und nach dem Spiel und Training für Fußballspieler zu. An dieser Stelle verweisen die Autoren auf die bereits vorliegenden einschlägigen Quellen, die die wichtige Themenstellung für das Training und den Wettkampf ausführlich und praxisrelevant aufgreifen: u. a. Wegmann (2012), Timmermanns (2010), Freiwald (2009) und Oltmanns (2009).

Insbesondere der ehemalige Landesauswahltrainer des Hessischen Fußball-Verbandes, Günter Wegmann, konnte in einer DVD zum Thema *Dehnen und Kräftigen für Fußballspieler* die Verbindung beider Gegenstandsbereiche unter den Aspekten eines langfristigen Leistungsaufbaus und eines präventiven Handelns des Trainers/Lehrers durch ein gezieltes und systematisches Fußballtraining herausarbeiten. Daher wird an dieser Stelle auf diese Schnittstelle bewusst verzichtet.

Es ist für den Trainer/Fußballlehrer bei der Planung, Durchführung und Auswertung eines Kraft- und Athletiktrainings nach wie vor von zentraler Bedeutung, dass er die

---

28 Ein Krafttraining, das sich durch hohe Muskelanspannungen auszeichnet, ist das entscheidende Triggersignal für die Freisetzung der Titinkinase aus dem Kontraktionsprotein Titin, welches letztendlich die Muskelhypertrophie einleitet (vgl. Hottenrott & Neumann, 2010, S. 13).

29 Die aktuelle Langhantelausbildung der Trainerakademie Köln des DOSB beträgt 96 Lerneinheiten in vier Modulen/Blöcken (plus Vertiefungsarbeiten von ca. 20 Lerneinheiten mit den eigenen Spielern). Sie erfordert darüber hinaus eine ausbildungsbegleitende Hausarbeit, die die Grundlage für eine theoretische Prüfung darstellt. Die Ausbildung schließt mit einer Zertifizierung ab.

30 Dem interessierten Leser wird an dieser Stelle die aktuelle Diskussion um den Stellenwert des Langhanteltrainings in den Sportspielen auf unterschiedlichen Leistungsniveaus empfohlen (vgl. Steinhöfer, 2014). Geht sie doch der bisher ungeklärten Frage nach, wie die Mechanismen eines bilateralen Transfers motorischer Fähigkeiten tatsächlich funktionieren (vgl. Issurin, 2013).

31 An dieser Stelle soll auf die aktuellen Publikationen zu den Gegenstandsbereichen Ermüdung und Regeneration in der Zeitschrift *Leistungssport* (2014, 44 (5)) verwiesen werden. Diesbezüglich scheint insbesondere das Enzym mTORC1 (Bestandteil eines Proteinkomplexes) bei der Bildung von Proteinen nach dem Krafttraining (um bis zu sechs Stunden) für die erwarteten Adaptationsprozesse von besonderer Bedeutung zu sein (Trainingsplanung: vgl. Schurr, 2014, S. 97).

Trainingsgruppe und jeden einzelnen Spieler bezüglich der Kraftfähigkeiten, der allgemeinen Zusammenarbeit in der Gruppe und der Kenntnisse zum Sichern und Helfen einschätzen kann. Um im Rahmen eines mehrjährigen Leistungsaufbaus insbesondere bei der konditionellen Fähigkeit Kraft allgemeine Vorgehensweisen aufzuzeigen, werden nachfolgend beispielhaft und nicht sportartorientiert Eckpunkte eines prozessorientierten Trainings tabellarisch aufgezeigt:

Tab. 12: Mehrjähriger Aufbau von Maximal- und Schnellkraft (*abhängig vom Anforderungsprofil der Sportart und der Trainingsperiode) (in Anlehnung an Wirth et al., 2012, S. 45).

Mehrjähriger Aufbau von Maximal- und Schnellkraft				
Entwicklungsphase	Volumen	Intensität	Dauer	Ziel
Beginn des Krafttrainings	Niedrig	Niedrig	Ein Jahr	Technikschulung
Allgemeines Krafttraining	Moderat	Niedrig-moderat	Zwei Jahre	Entwicklung physiologischer Grundlagen/Technikschulung
Beginn der gezielten Entwicklung der Kraftfähigkeit	Moderat-hoch*	Moderat-hoch*	Drei Jahre	Entwicklung einer hohen Bewegungsqualität in den Trainingsübungen Start der sportartspezifischen Entwicklung physiologischer Merkmale
Maximale Ausprägung der Kraftfähigkeit*	Hoch*	Hoch-maximal*		Entwicklung der höchsten Bewegungsqualität in den Trainingsübungen Maximale Ausprägung der physiologischen Merkmale*

Die Vermeidung von Unfällen muss im Kraft- und Athletiktraining die oberste Priorität einnehmen. Die Autoren empfehlen bei der Aufnahme eines langfristig geplanten Kraft- und Athletiktrainings (vgl. Kap. 8), an Testverfahren (und damit Messinstrumente) zu denken, die heute einem ambitionierten Fußballtraining zur Verfügung stehen. Aufgrund des limitierten Publikationsrahmens verweisen die Autoren auf folgende Quellen, die aus umfangreichen Untersuchungsprotokollen zu den Bereichen der internistischen Untersuchungen, Analysen des Immunstatus, orthopädisch-traumatologischen Untersuchungen, biomechanischen Funktionsdiagnostiken, der differenziellen Ausdauer- und Kraftdiagnostik und der fußballspezifischen technisch-koordinativen Untersuchungsdesigns bestehen: Beck & Bös (1995, S. 209-251); McGill et al. (1999 und 2002);

Beck et al. (2006, S. 151-158); Durastanti & Durastanti (2008); Kleinöder (2004, S. 58-65); Lottermann, Laudenklos & Friedrich (2003, S. 6-15); Mester & Kleinöder (2008, S. 27-48); Weineck (2004, S. 329-346); Swiss Olympic (2003)).

In den nachfolgenden Teilkapiteln wird demnach nach dem Prinzip der Variation bei der Auswahl der Trainingsinhalte und Ausführungsmodalitäten (bei stabilen oder instabilen Unterstützungsflächen) verfahren und mit Elementen der Teambildung und der Gruppen- und Mannschaftsführung verknüpft. Dabei achten die Autoren besonders darauf, dass auf Bewegungsmuster und Gerätestrukturen im Trainingsprozess zurückgegriffen werden kann, die den Einsatz von Trainingsmaschinen (inklusive Kabelzugmaschinen) an dieser Stelle nicht notwendig machen (Ressourcenökonomie).[32]

Bei einem Kraft- und Athletiktraining vor der Pubertät sollen die folgenden Empfehlungen beachtet werden:

Tab. 13: Empfehlungen zu einem Kraft- und Athletiktraining vor der Pubertät in Anlehnung an Wirth et al., 2012, S. 45).

Trainingsetappe[33]	Sätze	Wiederholungen	Adaptation
Base	3	10-15	Neuronal/morphologisch
Strength	3	6-10	Neuronal/morphologisch
Power	2-3	6-8	Neuronal
Peaking	1-2	6-8	Neuronal
Aktive Pause	–	–	–

Die nachfolgenden zahlreichen Formen werden von den Autoren bewusst fragmentarisch beschrieben und erläutert. Die Fotos lassen die Details auf Anhieb ekennen.

---

32   Auf die Anwendung aktueller Fitnesstrends beim Athletiktraining im Fußball, wie zum CrossFit, soll an dieser Stelle lediglich verwiesen werden (vgl. Beilenhoff, 2015, S. 18-27).

33   Die englischen Fachbegriffe sind selbsterklärend und im Zusammenhang mit der Tab. 3 auf S. 62 in diesem Buch beschrieben.

16.1 Spielerische Athletiktrainingsformen

Erste Form: Hands up and speed! (Foto 84)

Mehrere Gruppen von etwa fünf Spielern spielen gegeneinander. Fünf Junioren sitzen hintereinander und der vorderste Spieler (Nummer 1) beginnt auf Zeichen der Lehrer/ Trainer und gibt den Medizinball mit nach oben gestreckten Armen über den Kopf an seinen hinteren Mitspieler weiter. Danach richtet er sich schnell auf, sprintet an das Ende seiner Gruppe und nimmt dort Platz. Spieler 2 macht dasselbe etc. Die Gruppe „verschiebt" sich also nach hinten.

Bitte das Gewicht des Medizinballs je nach Ausbildungstand und Trainingsschwerpunkt wählen.

Wettkampfregel:

* Welcher Gruppe schafft es am schnellsten einen vorher bestimmten Abstand abzulegen?

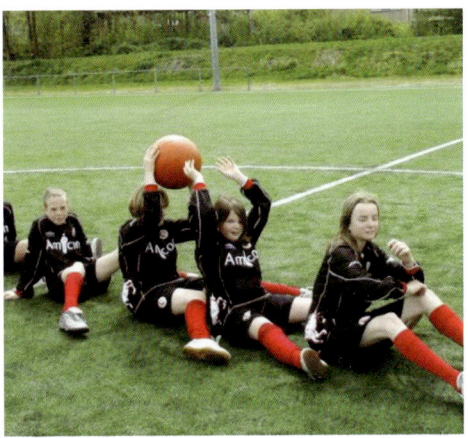

Foto 84: Medizinball durchreichen.

Variation:

* Dto., und im Stand (Foto 85).

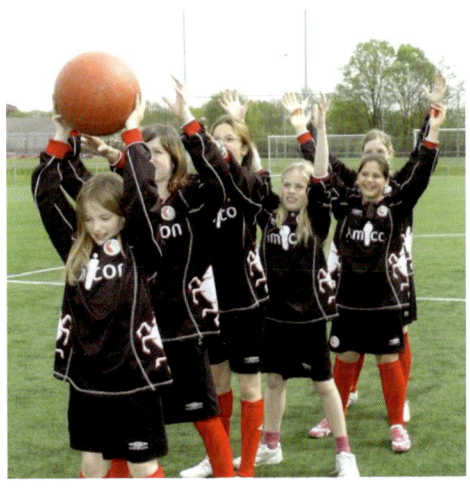

Foto 85: Den Medizinball über Kopf nach hinten reichen und am Ende durch die gegrätschten Beine zurückrollen.

Zweite Form: Einwurfstaffel (Foto 86)

Man bildet Gruppen von je fünf Junioren, die sich in der im Foto 86 abgebildeten Reihenfolge aufstellen. Ziel ist es, den Medizinball mit einem regelgerechten Einwurf zum Mitspieler zu werfen. Reihenfolge: Spieler 1 (rechts) wirft den Medizinball zum Spieler 2 (links), der zu Spieler 1 zurückwirft und sich danach wieder hockt, Spieler 1 wirft zu Spieler 3 etc. Nachdem Spieler 5 den Medizinball zum Spieler 1 geworfen hat, nimmt dieser die Position dieses Spielers ein. Spieler 1 stellt sich jetzt vor Nummer 2 auf, etc. Bitte das Gewicht des Medizinballs je nach Ausbildungsstand und Trainingsschwerpunkt wählen.

Wettkampfregel:

•   Welche Gruppe hat als Erste alle Plätze getauscht?

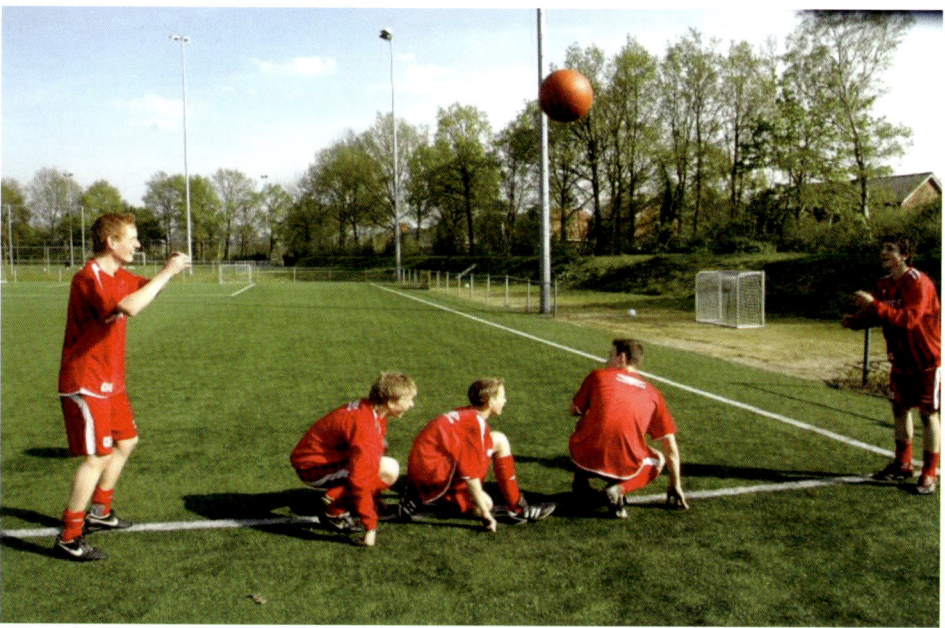

Foto 86: Teamgeist und Timing bei der Einwurfstaffel.

Dritte Form: „Hält die Brücke?" (Foto 87)

Gruppen von je fünf Spielern bilden eine Brücke (vgl. Foto 87) und sollen einen Medizinball von links nach rechts und wieder zurück rollen.

Wettkampfregel:

- Welche Gruppe rollt den Medizinball am schnellsten achtmal hin und her?

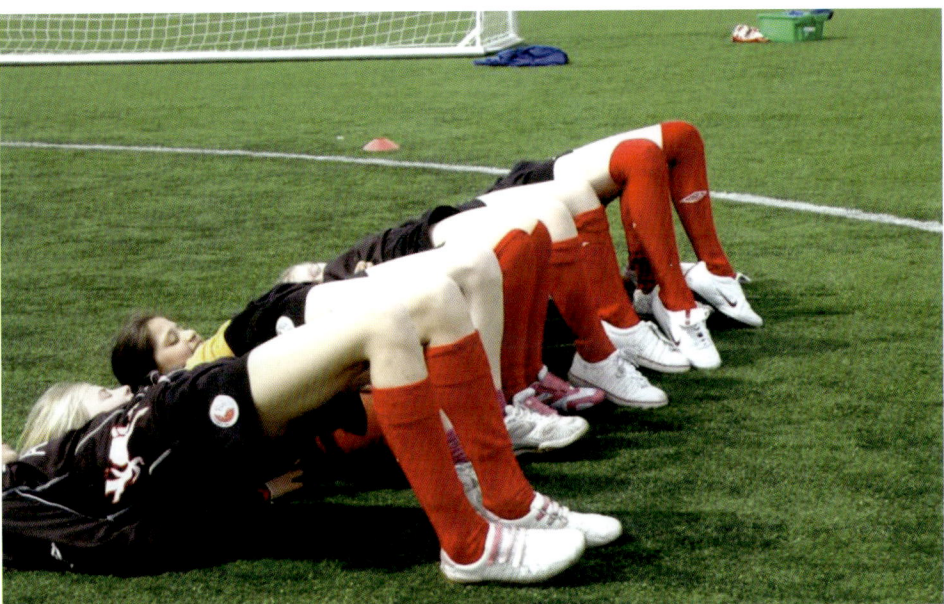

Foto 87: Die gemeinsame Brücke soll „Spannung halten"!

Variation:

- Drei Spieler gehen in den Liegestütz, wobei der Rumpf so angehoben wird, dass der Medizinball durchgerollt werden kann. Zwei Spieler rollen von den Kopfseiten aus den Ball achtmal hin und her. Wettkampfregel: Dto., und mit Aufgabenwechsel.

Die Anzahl der Wiederholungen und Serien und das Gewicht des Medizinballs soll nach dem Ausbildungsstand der Gruppe und dem Trainingsziel ausgewählt werden.

Vierte Form: Paketübergabe! (Foto 88)

Man bildet gleich große Gruppen und reicht den Medizinball, wie abgebildet (Foto 88), von vorne nach hinten durch. Hierzu muss man die Beine spreizen. Der hinterste Spieler (und danach alle anderen Mitspieler) führt beim Erhalt des Medizinballs eine halbe Drehung durch, reicht den Medizinball, der den Boden nicht berühren darf, wieder zur anderen Seite durch.

Wettkampfregel:

*   Welche Gruppe ist nach zum Beispiel acht Durchgängen die Schnellste? Fällt der Ball auf den Boden, muss er wieder an den Anfang zurückgeführt werden.

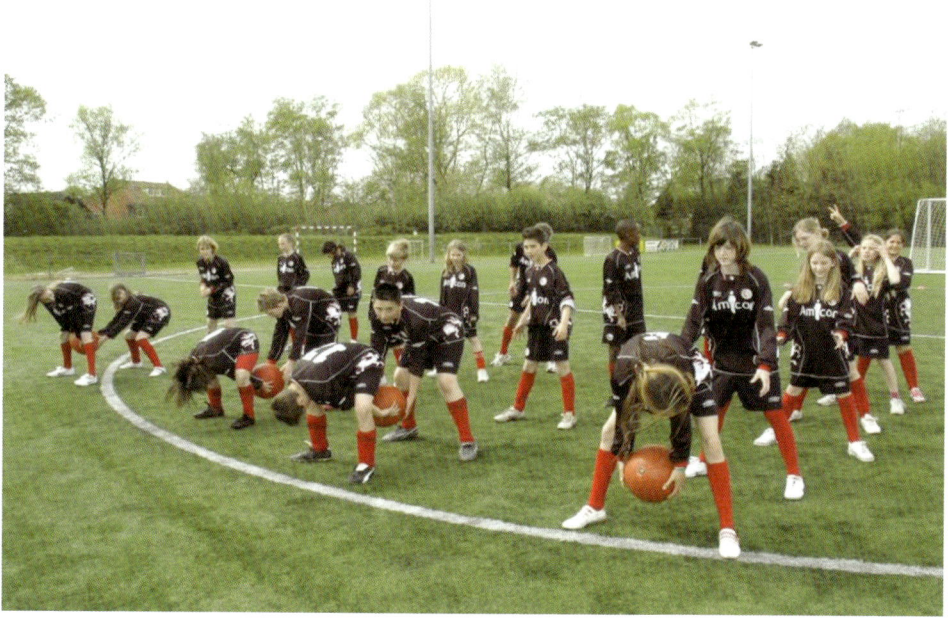

Foto 88: Kommt das Paket an?

Fünfte Form: Bankheben (Fotos 89a, b)

Je nach Größe und Gewicht der vorhandenen Bänke und Leistungsstand und Zielstellung Gruppengrößen festlegen und zunächst den abgestimmten technischen Vorgang des Bankhebens (vgl. Fotos 89a, b) mehrfach üben lassen. Ein Spieler der Gruppe „sagt", wenn möglich, alle Spieler diese verantwortungsvolle Aufgabe im Verlauf der Form einmal vornehmen lassen, den Beginn des gemeinsamen Hebevorgangs an und der Trainer achtet auf die sichere Durchführung der Form (Sichern und Helfen). Wird dieser sicher und kooperativ beherrscht, kann folgende Wettkampfregel festgelegt werden: Welche Gruppe kann am schnellsten die Bank sechsmal hin- und hertransportieren? Die Anzahl der Serien richtet sich nach dem Leistungsstand und Trainingsziel.

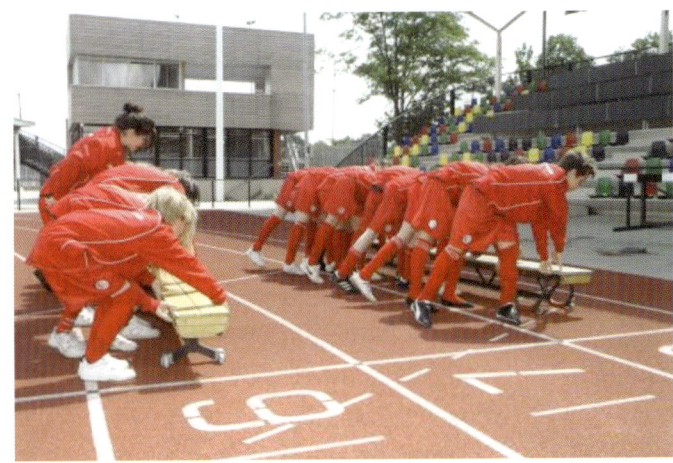

Foto 89a: Zusammenarbeit ist gefragt!

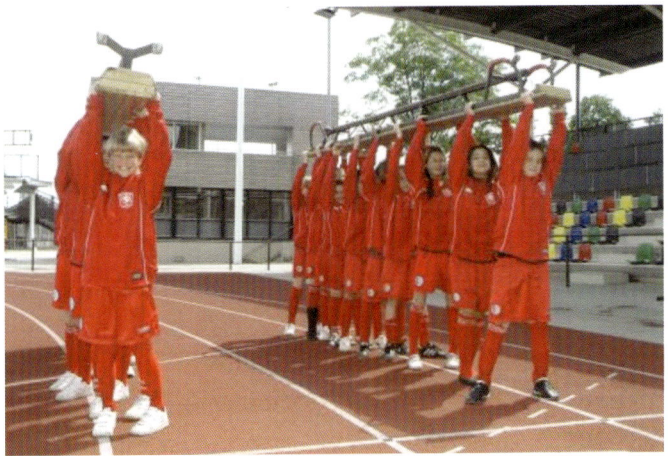

Foto 89b: Über Kopf heben und sicher auf der anderen Seite absetzen.

Sechste Form: Rückwärtsgang (Fotos 90a, b)

Vgl. die fünfte Form, wobei die Gruppen die Bank gemeinsam durch die gegrätschten Beine so nach hinten führen müssen, dass diese gemäß den Wettkampfregeln (1) den Boden nicht berührt, (2) nach jedem Durchführen der vorderste Spieler an das Ende der Gruppe sprintet (und dort wieder die Bank anfasst) und (3) die Bank mit voller Länge über eine zu markierende Linie (Markierung) transportiert werden muss.

Die Entfernung zu dieser richtet sich nach dem Leistungsstand und dem Trainingsziel.

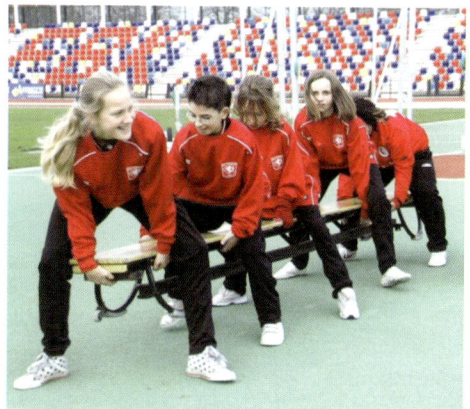 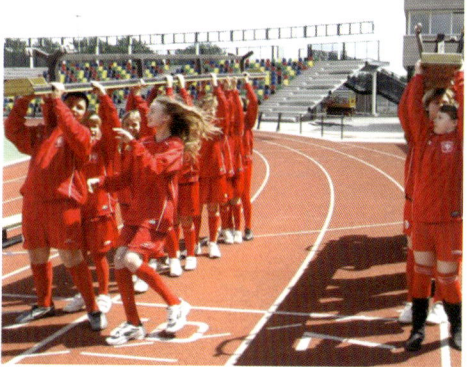

Foto 90a: Haltearbeit, Teamwork und Gewandtheit sind gefragt!

Foto 90b: Stoßen und Geschicklichkeit, eine verantwortungsvolle Teamaufgabe!

Variationen:

- Dto., und: „Führt die Bank nach vorne durch!"
- Dto., und: „Führt die Bank über Kopfhöhe nach vorne durch!" (vgl. Foto 90b). Vorsicht: Der Kopf darf nicht berührt werden, ansonsten beginnt der Durchgang wieder von vorne. „Benutze die Arme als Stoßdämpfer!"

Siebte Form: „Wir stützen und halten dich!" (Fotos 91a-d)

Vgl. die sechste Form, wobei die Spieler die Bank von unten mit den Armen in Kopfhöhe stützen sollen, sodass der Spieler den Vorgang genau beobachten kann. Ein Mitspieler balanciert von der einen zur anderen Seite. Um das Balancieren zunächst sicher gestalten zu können, ist eine „Aufsteigehilfe" (Kastentreppe) mit zweifacher Sicherung (Mitspieler links und rechts) angeraten. Am Ende des Balanceakts soll der Spieler von der Bank springen und sicher und federnd landen. Ein weicher, trockener und ebener Untergrund ist angeraten. Der „Abgang" kann ebenfalls durch die beiden sichernden Mitspieler begleitet werden. Elemente des Sicherns und Helfens aus dem Turnen/der Akrobatik sollten vorab intensiv geübt worden sein (Stichworte: Klammer-, Stütz- und Klammergriff als Drehgriff). Auch bei dieser Form spielen die Prinzipien Kooperieren und Sich-Verständigen eine wichtige Rolle.

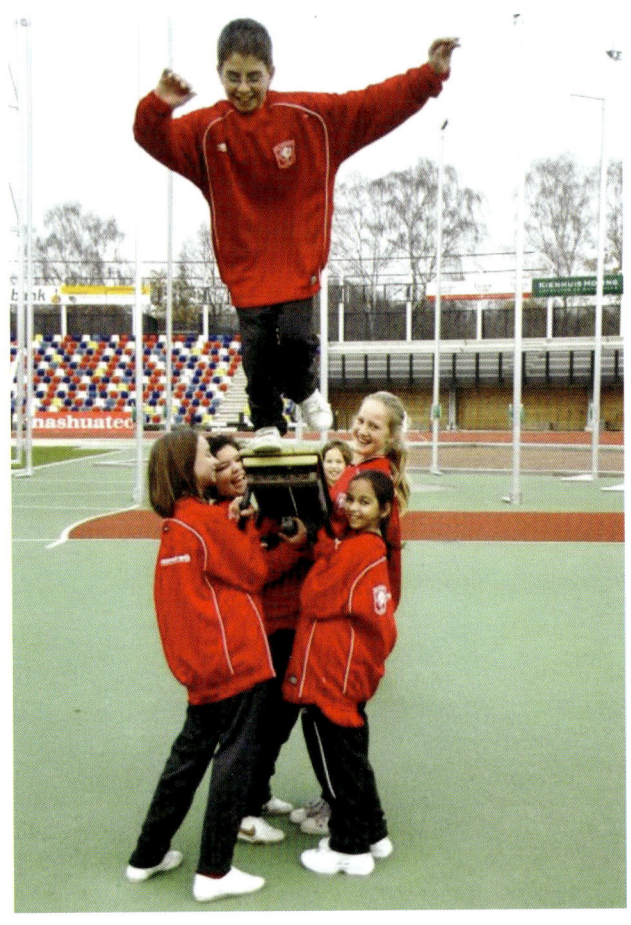

Foto 91a: Kraft, Mut und Mitverantwortung gehören zusammen.

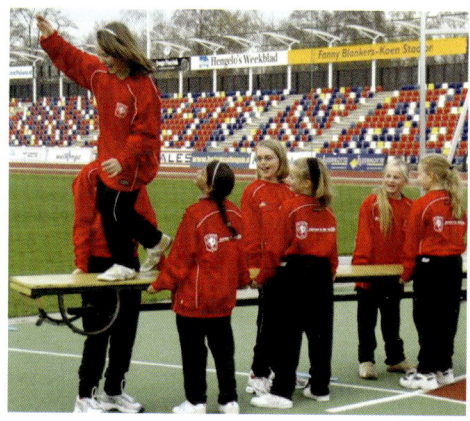

Variationen:

- Dto., wobei die Spieler die Bank gemeinsam im Kammgriff und in Hüfthöhe halten (vgl. Foto 91b).

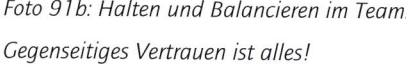

Foto 91b: Halten und Balancieren im Team.
Gegenseitiges Vertrauen ist alles!

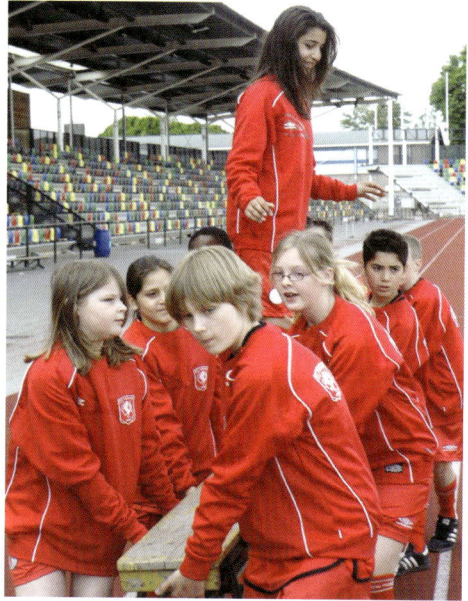

- Dto., wobei die Gruppe einen Spieler mithilfe der Langbank über eine festgelegte Markierung sicher und schnell transportieren soll (Wettkampfform gegen andere Gruppen, auf Zeit und/oder in Form eines Parcours) (vgl. Foto 91c).

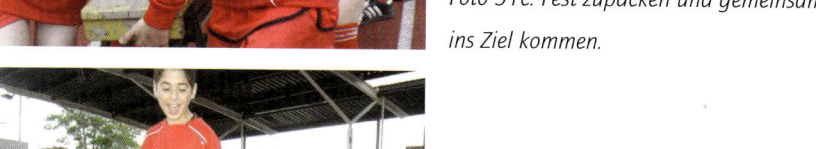

Foto 91c: Fest zupacken und gemeinsam
ins Ziel kommen.

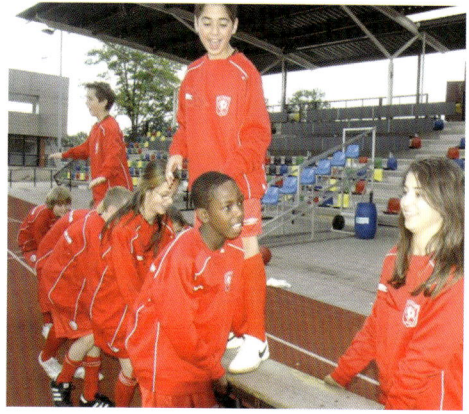

- Dto., wobei zwei Spieler transportiert werden. Die Verteilung der Haltpunkte so untereinander festlegen, dass kein Ungleichgewicht entstehen kann (vgl. Foto 91d).

Foto 91d: Verantwortung und Krafteinsätze
steigen an.

Achte Form: The Crawler (Foto 92)

Man bildet Dreiergruppen und lässt die Spieler, wie abgebildet, im Hang rücklings krabben, wobei der Stab im Ristgriff fixiert wird. Die Stäbe werden von den „Trägern" nach Möglichkeit im Zwiegriff gehalten und geführt. Die Träger müssen darauf hingewiesen werden, dass die Stäbe während des Transports nicht losgelassen werden dürfen. Kommunikation innerhalb der Dreiergruppe ist ausdrücklich erwünscht.

Wettkampfformen:

- Je nach Leistungsstand und Trainingsziel sollen die Dreiergruppen in Serien eine entfernt liegende Wendemarke umlaufen und zum Ausgangspunkt zurückkehren. Dort führen sie einen Partnerwechsel durch. Welche Gruppe wechselt am schnellsten?
- Dto., und durch einen zu kreierenden Parcours.
- Dto., und als Staffelwettbewerb.
- Dto., und mithilfe eines zu führenden Balls.
- Dto., und bei hohem technischen Ausbildungsstand als Jonglierparcours mit und ohne Bodenkontakt.

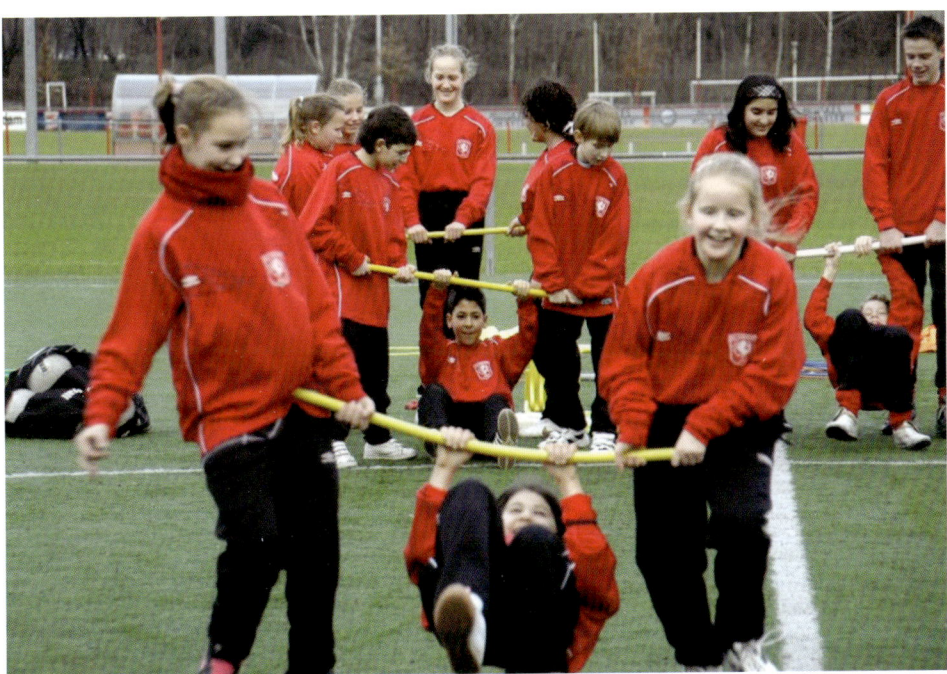

Foto 92: Wir schaffen das gemeinsam im höchsten Tempo!

Neunte Form: Transporter (Foto 93)

Die Spieler führen die abgebildete Form in Vierergruppen durch, wobei ein Spieler im Liegestütz verharren muss. Die Haltegriffe orientieren sich an der achten Form. Der hintere Träger achtet beim Sichern auf die angepassten halben Klammergriffe oberhalb der Fußgelenke.

Wettkampfform:

* Vgl. die achte Form.

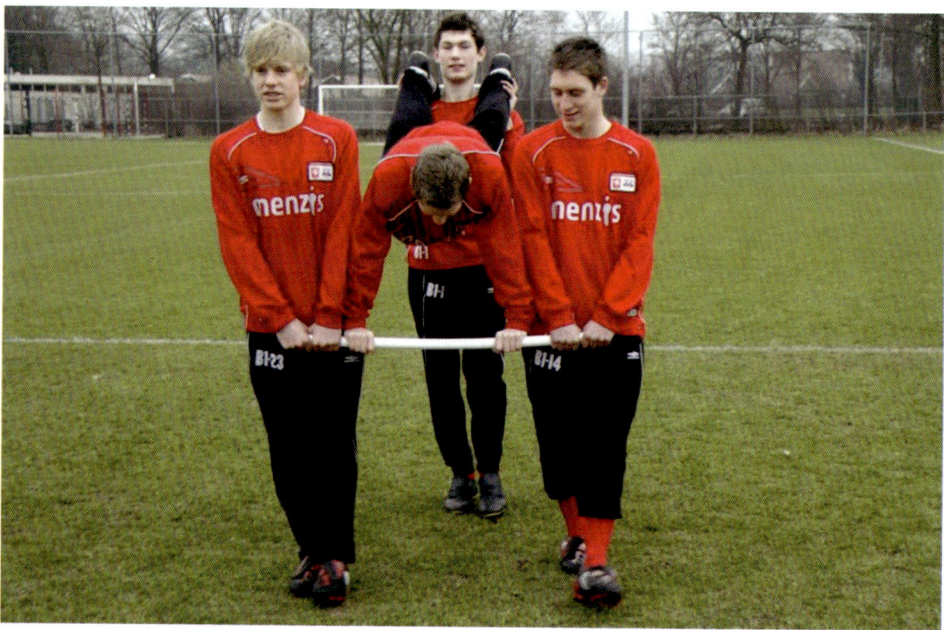

Foto 93: Mit hoher Körperspannung und im Teamwork schnell und sicher ans Ziel kommen.

Zehnte Form: Flieger rücklings (Foto 94)

Man bildet, je nach dem Leistungsstand, dem Trainingsschwerpunkt und dem Körpergewicht der Spieler, Gruppen, die in der Lage sind, einen Spieler, wie abgebildet, zu stützen und nach hinten sicher weiterzureichen. Der hintere Spieler fasst den Spieler im halben Klammergriff unter beide Achseln und lässt diesen in Abstimmung mit seinen Mitspielern sicher zu Boden.

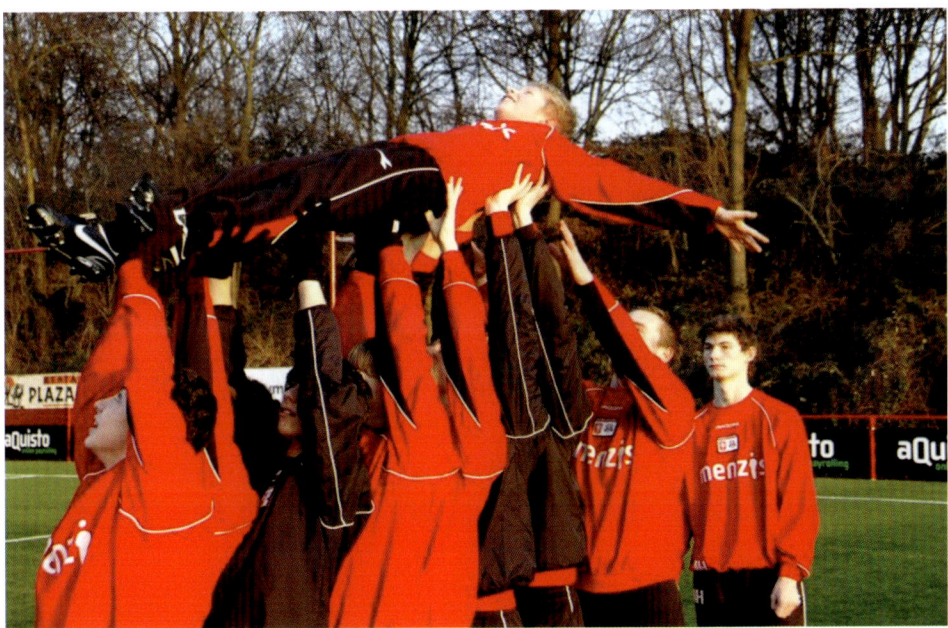

Foto 94: „Du kannst uns vertrauen!"

Der Spieler wird zu Beginn dieser „kraftvollen" Vertrauensübung aus der Hockstellung angehoben und nimmt eine Ganzkörperspannung mit seitlicher Armführung vor. Diese Form kann nur mit Spielern durchgeführt werden, die das Sichern und Helfen fehlerfrei beherrschen und sich ihrer großen Verantwortung für die Sicherheit des rücklings zu führenden Spielers bewusst sind. Der Trainer sollte auf eine doppelte Absicherung achten, nur ebene und trockene Flächen wählen und, wenn möglich, Weichbodenmatten zur seitlichen Sicherung auslegen. Die Anzahl der Wiederholungen richtet sich nach dem Trainingsziel.

16.2 Training der Kraft- und Gleichgewichtsfähigkeit

Erhöhte Kraftpotenziale und eine damit einhergehende, verbesserte Gelenkstabilität sind im heutigen modernen Fußball Grundelemente einer athletischen Ausbildung (vgl. u. a. Kollath & Buschmann, 2010, S. 18-19; Ülsmann, 2012). Bei der Anpassung an unterschiedliche Untergründe (Kunstrasen alter und neuer Prägung, Naturrasen, Asche, Hallenboden (Futsal), Sand (Beachsoccer) und unterschiedliche Kunststoffbeläge (auf Outdoormultifunktionsanlagen)), Witterungsverhältnisse und gesteigerte Zweikampfaktionen (auf dem Boden, im Sprung und in der Luft) führt eine mangelnde Gleichgewichtsfähigkeit und Standfestigkeit vor allem zu einem erhöhten Verletzungsrisiko und einer limitierten komplexen Leistungsfähigkeit.

Die nachfolgenden Formen fokussieren sich primär auf die Arten des *propriozeptiven*[34] und *sensomotorischen*[35] Trainings, wobei Letzteres mit dem heute üblichen Begriff des *Stabilisationstrainings* als in etwa deckungsgleich angesehen werden kann. Die *statische* und *dynamische* Stabilisation folgt, sportartspezifisch betrachtet, den Zielen einer sicheren und präzisen Bewegungsausführung, der Prävention vor Verletzungen durch Überbelastungen und der Rehabilitation nach Verletzungen (dto., S. 15).

---

34   Die vier Rezeptoren (Muskelspindel, Gelenksensoren, Sehnenspindel und Hautsensoren) ermöglichen den Spielern über die Stellung und Bewegung der Gelenke die Orientierung des Körpers im Raum.

35   Basiert auf der Wahrnehmung und Verarbeitung sensorischer Informationen (vestibulär, akustisch, optisch, taktil und kinästhetisch). Die Grundlage stellt die Propriozeption dar. Diese wirkt durch Training bei der Optimierung der Informationsaufnahme und -verarbeitung und der Umsetzung der sensorischen Informationen in eine entsprechende Bewegungshandlung mit (vgl. Kollath & Buschmann, 2010, S. 11-14).

16.2.1 Individuelles Kraft- und Gleichgewichtstraining

Die nachfolgenden Formen richten sich nach dem Leistungs- und Entwicklungsstand der Spieler und den Trainingszielen und -schwerpunkten der Trainer. Daher werden nachfolgend von den Autoren keine konkreten Angaben oder Orientierungswerte zur Belastungs- und Beanspruchungsgestaltung vorgenommen. Die Fotos beinhalten jedoch zum großen Teil Markierungen (gelbe Punkte), die dem Trainer wesentliche optische Ausführungshinweise für das funktionsgerechte und wirksame Training geben sollen.

Die nachfolgenden Formen können als Teil des Aufwärmprogramms im Fußballtraining, Aufbautraining zwischen dem Aufwärmen und ersten Hauptteil, Schwerpunkt im Rahmen des Hauptteils und/oder als eigene Trainingseinheit konzipiert werden. Sie sollen, neben den in Kap. 16.1 angeführten Aspekten, im Ausbildungsprozess wie folgt variiert werden: beidseitiges Üben, mit externen Störfaktoren, mit Tempovariationen, unter Zeit-, Orientierungs-, Präzisions- und Komplexitätsdruck (vgl. Kröger & Roth, 2014).

Erste Form (Foto 95)

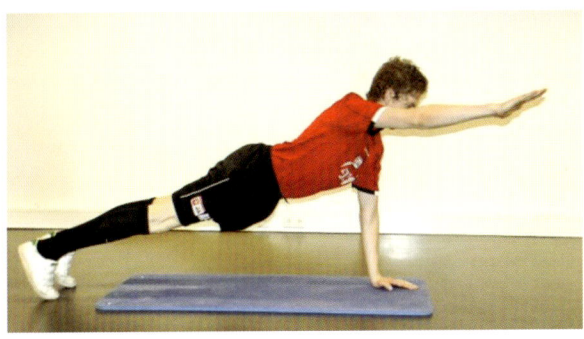

Foto 95: Liegestütz und abwechselnd einen Arm in der Verlängerung der Körperachse ruhig ausstrecken. Die Hüfte wird hierbei nicht gedreht.

Zweite Form (Foto 96)

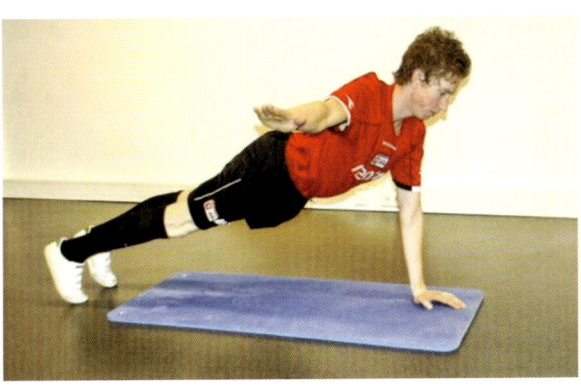

Foto 96: Vgl. die erste Form, wobei abwechselnd und ohne Drehung der Hüfte ein Arm seitlich vom Körper weggeführt wird.

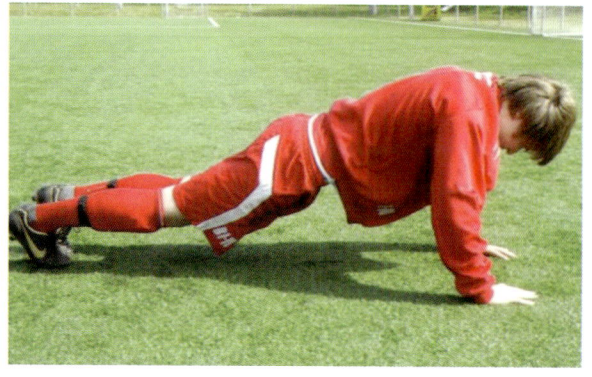

Dritte Form (Foto 97)

Foto 97: Aus dem Liegestütz durch schnelles Abdrücken mit den Händen vom Boden und federndes Landen sukzessive in eine Körper- und Armstreckung gelangen. Die Form ähnelt einem „Hüpfen" mit den Armen.

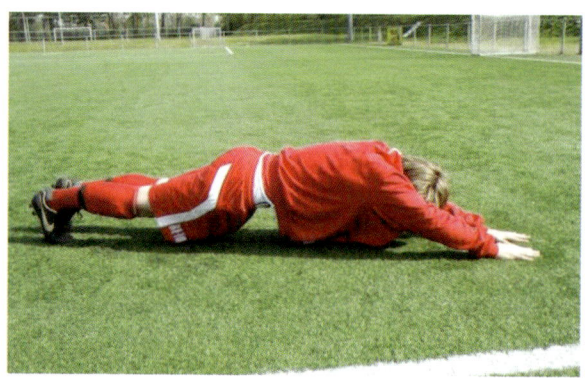

Vierte Form (Foto 98)

Foto 98: Halte die Endstellung!

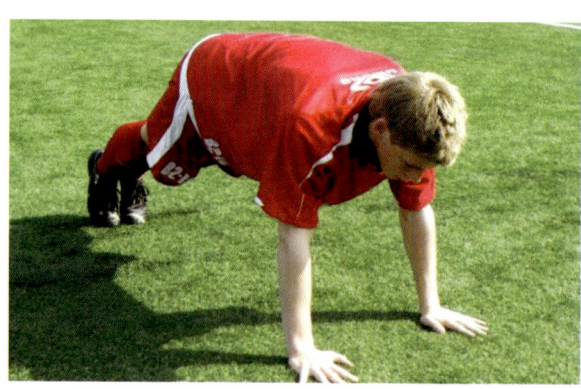

Fünfte Form (Foto 99)

Foto 99: Ausgangsstellung zum Einnehmen der „Spinne" (vgl. Foto 100).

Sechste Form (Foto 100)

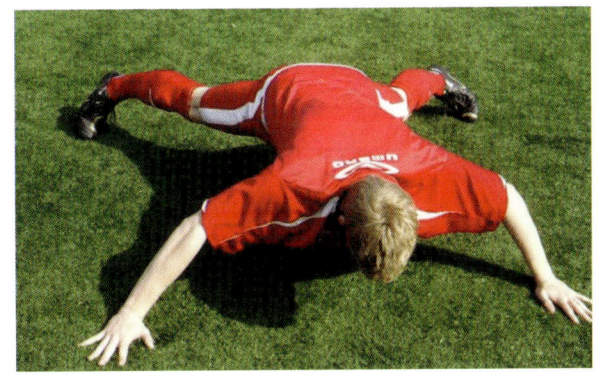

Foto 100: Wie groß kann die Spinne werden? Halte die Endstellung!

Siebte Form (Foto 101)

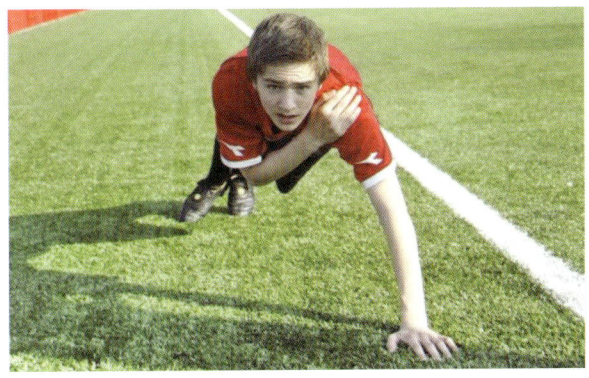

Foto 101: Liegestütze und abwechselnd die rechte und linke Hand zur entgegengesetzten Schulter führen.

Achte Form (Foto 102)

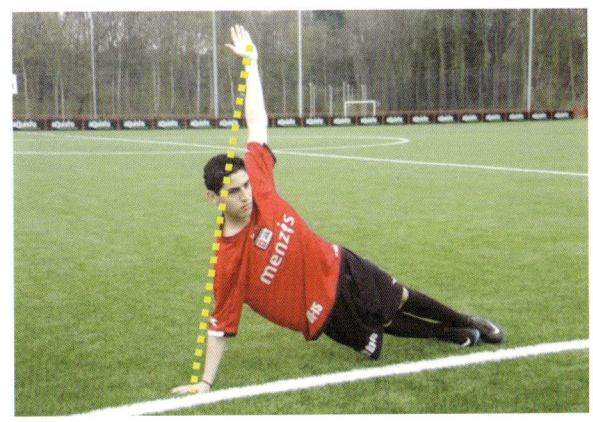

Foto 102: Abwechselnd aus dem Liegestütz die gestellte Position einnehmen, wobei der Rumpf und die Beine eine Linie bilden sollen. Das trifft auch für die Linie Arme und Schultern zu.

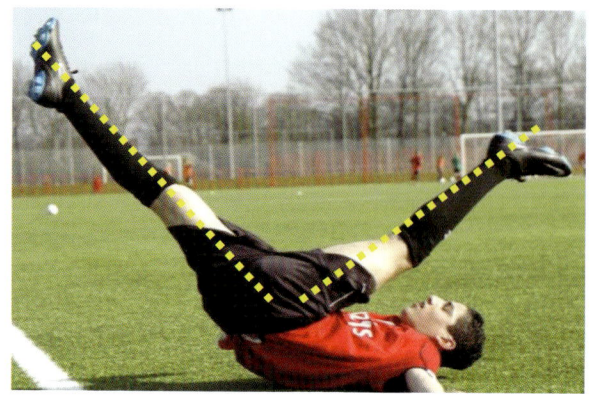

Neunte Form (Foto 103)

Foto 103: Scherbewegung mit abwechselnden Beinbewegungen des körpernahen Beins in Richtung Boden. Der Winkel von 90° sollte nicht überschritten werden.

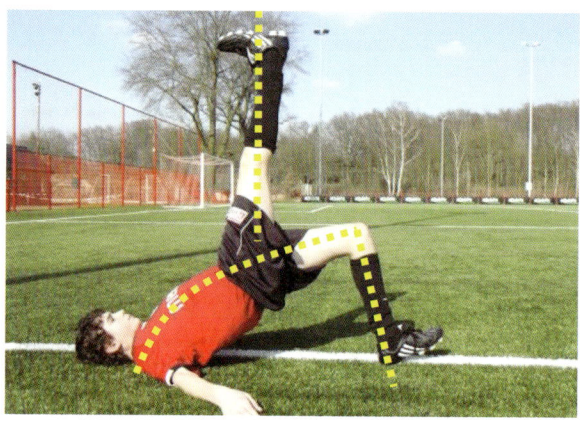

Zehnte Form (Foto 104)

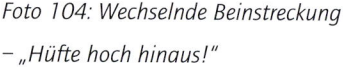

Foto 104: Wechselnde Beinstreckung – „Hüfte hoch hinaus!"

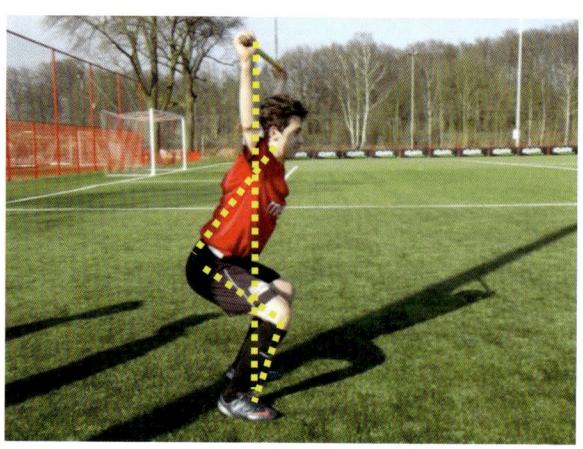

Elfte Form (Foto 105)

Foto 105: Ruhige Squatbewegungen mit dem Stab.

Zwölfte Form (Foto 106)

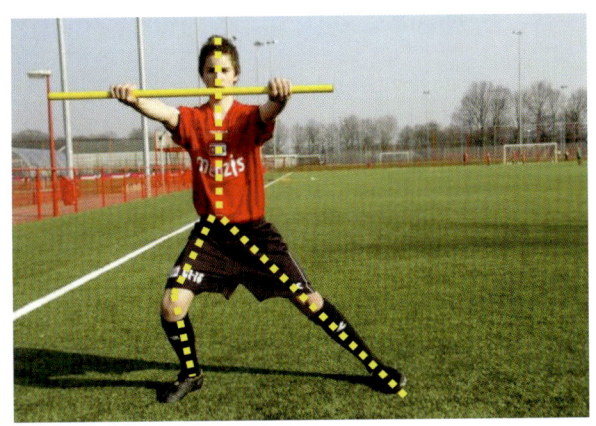

Foto 106: Armstreckung vor dem Körper mit gleichzeitigem Ausfallschritt nach links und rechts (im Wechsel) und aufrechter Rumpfposition.

13. Form (Foto 107)

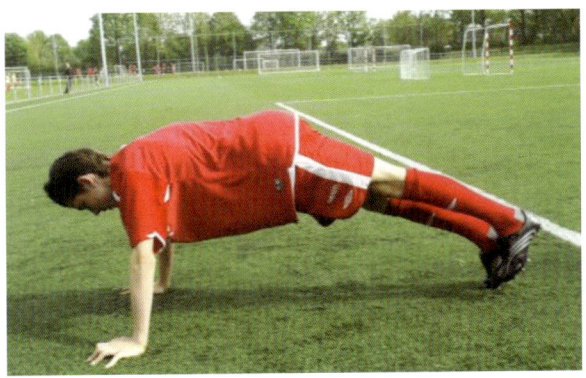

Foto 107: Aus dem Liegestütz das „Durchsacken" einleiten und ein Bein im Wechsel so hoch wie möglich ausstrecken (vgl. Foto 108).

14. Form (Foto 108)

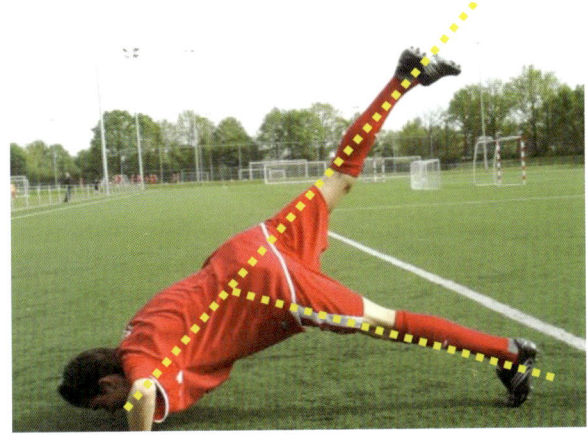

Foto 108: Strecke dein Bein aus dem „tiefen" Liegestütz in Verlängerung deines Rumpfs hoch aus.

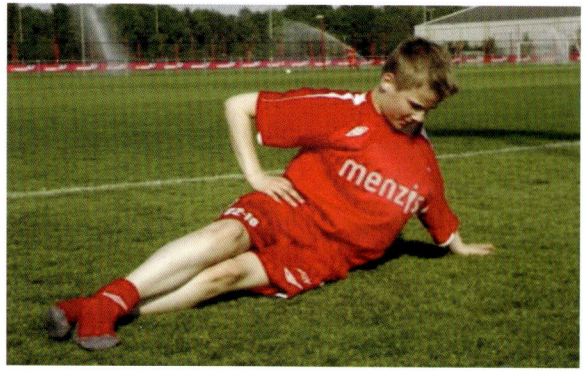

15. Form (Foto 109)

Foto 109: Aus der Seitwärtslage die Beine aneinanderlegen und die Hüfte in Verlängerung der Beine strecken und die Hüfte anheben.

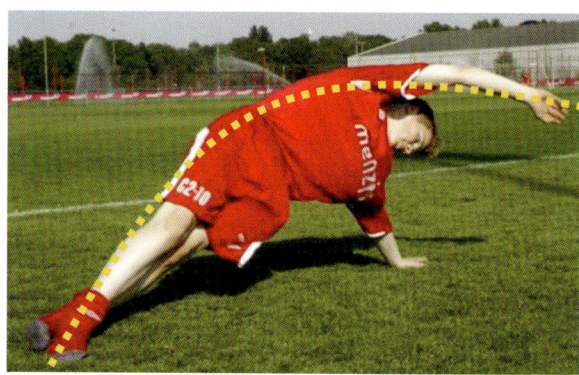

16. Form (Foto 110)

Foto 110: Abdrücken vom Boden und Einnehmen eines „Bogens", den „freien" Arm weit ausstrecken.

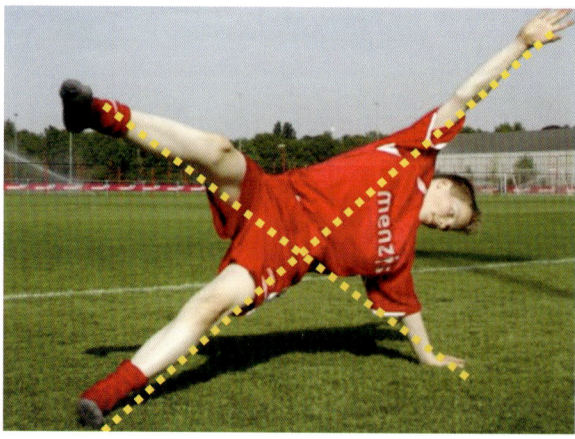

17. Form (Foto 111)

Foto 111: Hampelmann im seitlichen Stützen und die Endposition halten.

18. Form (Foto 112)

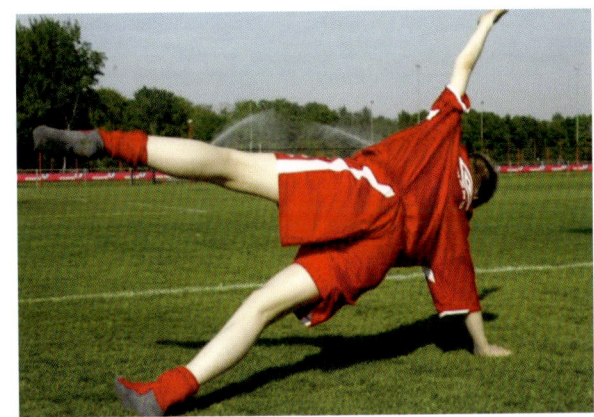

Foto 112: Wechselposition einnehmen, Dysbalancen kompensieren (vgl. Foto 111).

19. Form (Fotos 113a, b)

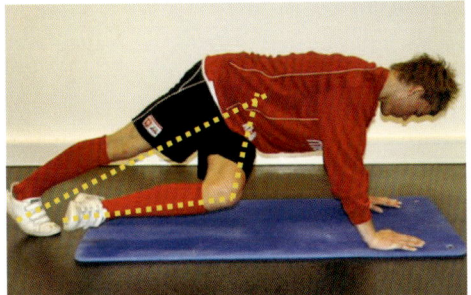 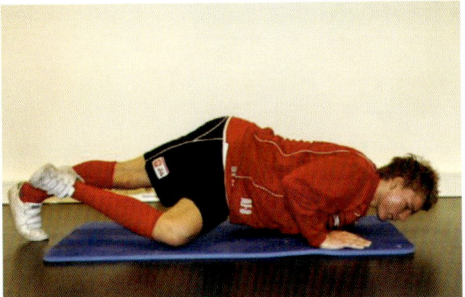

Fotos 113a, b: Liegestütz auf einem Bein, wobei das „freie" Bein ohne Bodenberührung nach innen geführt, die Arme gesenkt und danach wieder gestreckt werden.

20. Form (Fotos 114a, b)

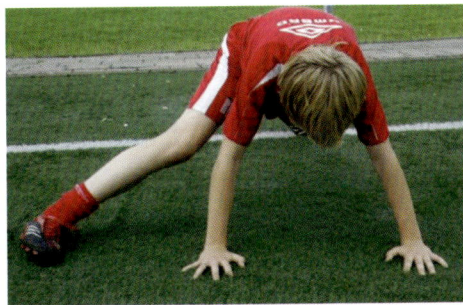 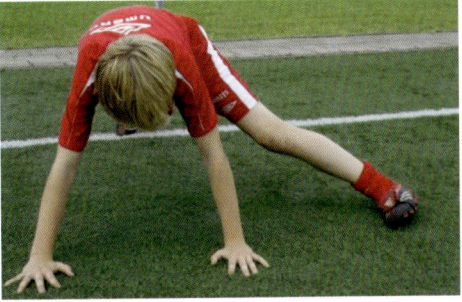

Fotos 114a, b: Führe aus dem Liegestütz weite Wechselsprünge (links / rechts) durch.

21. Form (Fotos 115a, b)

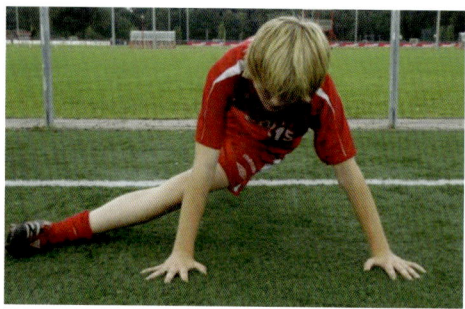 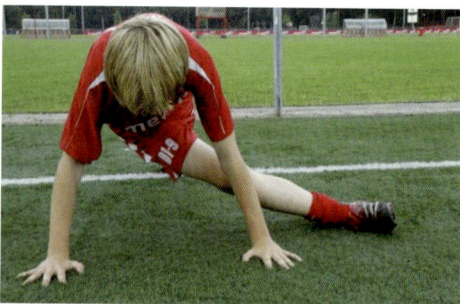

Fotos 115a, b: Vgl. Fotos 114a, b, wobei nun diagonal ausgeführte (rhythmische) Wechselsprünge mit einer anschließenden Stoppbewegung oder bei Fortgeschrittenen einem ständigen Hin und Her (Scherbewegung) durchgeführt werden.

22. Form (Fotos 116a, b)

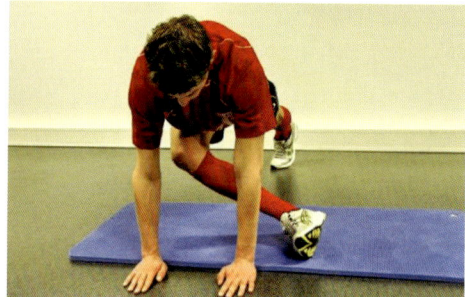 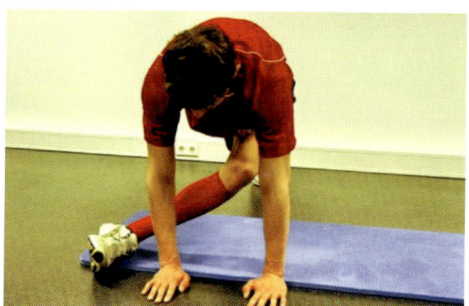

Fotos 116a, b: Aus dem Liegestütz diagonale Wechselsprünge durchführen. Hierbei wird der vordere Fuß so nahe wie möglich an den Händen un Armen innen vorbeigeführt.

23. Form (Fotos 117a, b)

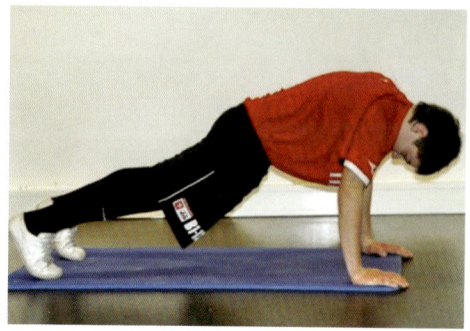 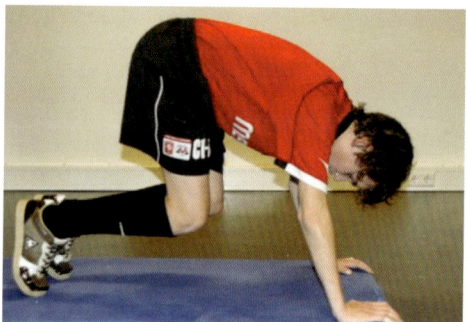

Fotos 117a, b: Hocksprung aus dem Liegestütz bis zur 90°-Stellung im Kniegelenk.

24. Form (Fotos 118a, b)

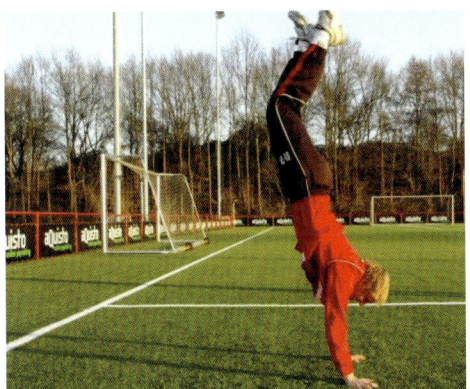 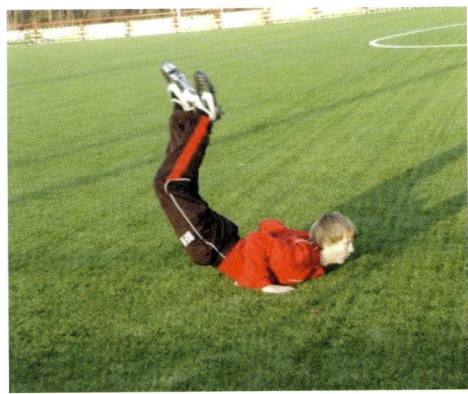

Fotos 118a, b: Aus dem Handstand durch eine dosierte Beugung in den Ellbogengelenken abrollen und über die Auflösung der Bogenbewegung des Rumpfs (ventral) wieder in den Stand gelangen. Eventuell mit Hilfestellungen durchführen lassen und in die Haltegriffe einweisen.

25. Form (vgl. Fotos 119a, b)

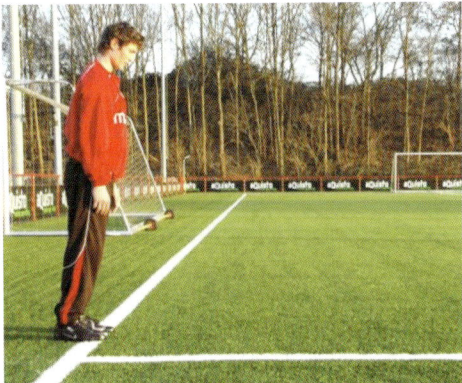 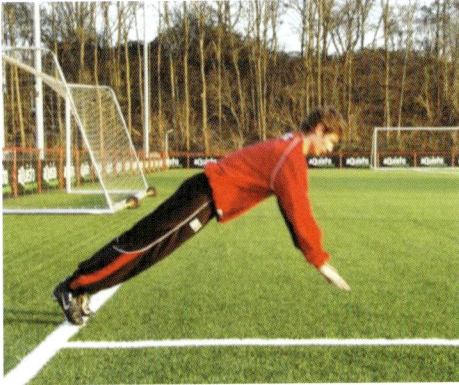

Fotos 119a, b: Falle aus der senkrechten Standposition wie ein „Brett" vorneüber und fange dich mit deinen Armen („Stoßdämpfern") federnd ab. Anfänger üben aus dem Kniesitz.

26. Form (Fotos 120a, b)

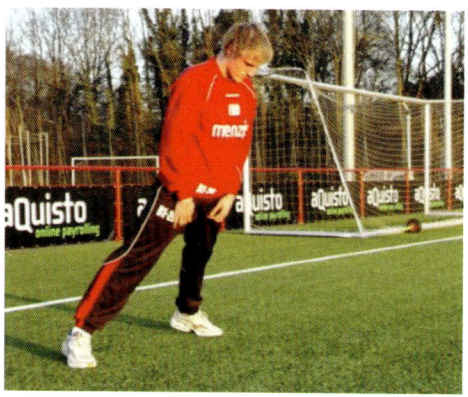 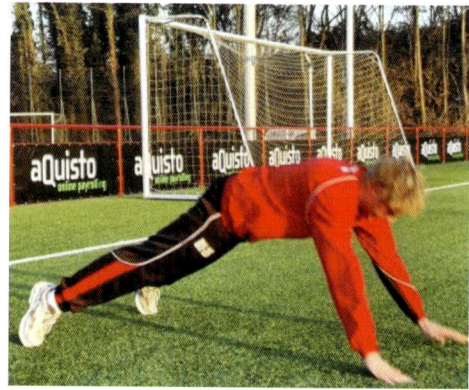

Fotos 120a, b: Vgl. Fotos 119a, b, wobei der Spieler den Spreizstand einnimmt.

27. Form (Fotos 121a, b)

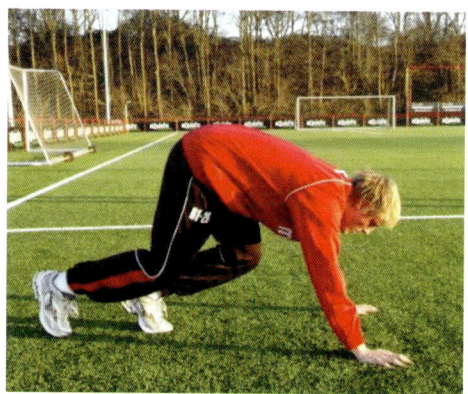 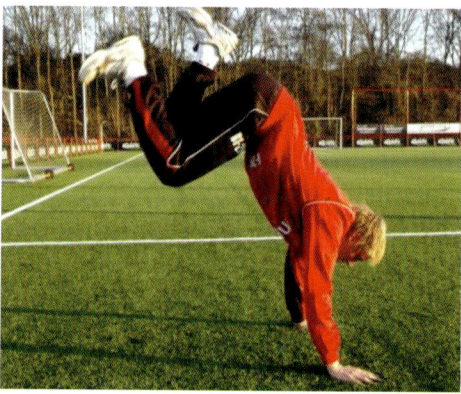

Fotos 121a, b: Der Spieler springt aus der Startposition, die er nach dem Serienprinzip wechselt, über die gestreckten Arme in Richtung Senkrechte, wobei er die Startstellung beibehält und federnd landet.

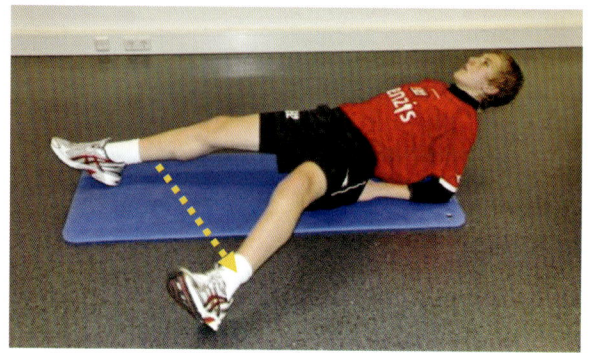

28. Form (Foto 122)

Foto 122: Scherbewegungen aus dem Unterarmstütz rücklings durchführen.

29. Form (Foto 123)

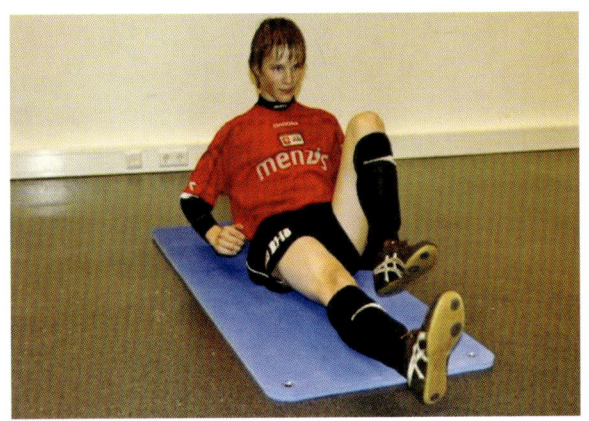

*Foto 123: Radfahren
aus dem Langsitz.*

30. Form (Foto 124)

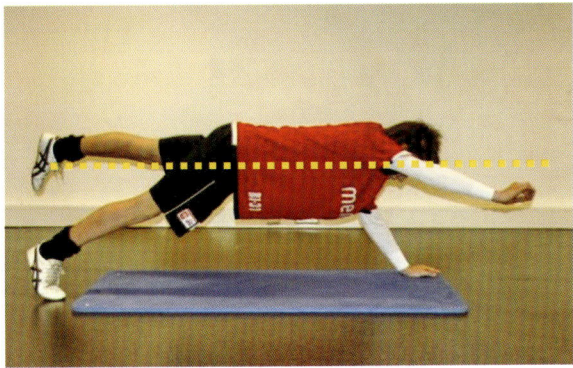

*Foto 124: Wechselseitige
Ganzkörperstreckung aus dem
Liegestütz und zeitlich
begrenzt halten.*

31. Form (Foto 125)

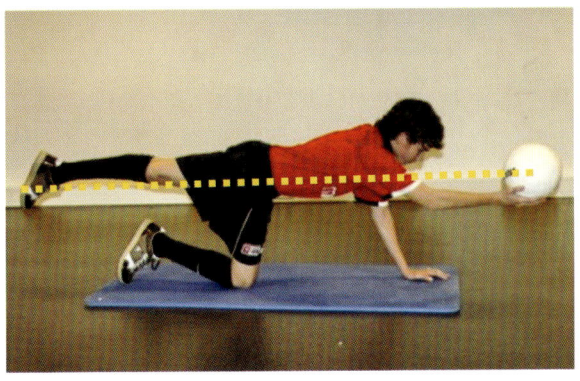

*Foto 125: Wechselseitiger Hand- und
Kniestand mit Übergabe des Balls
von der einen in die andere Hand.*

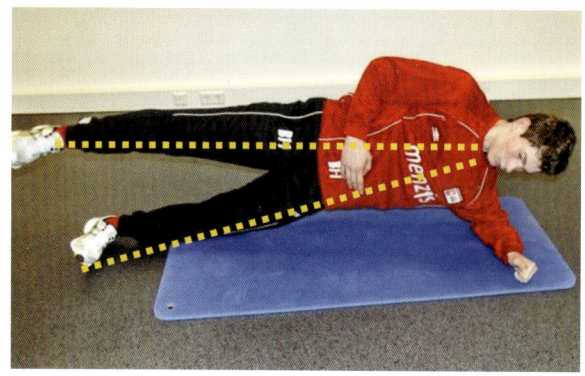

32. Form (Foto 126)

Foto 126: Ellbogenstütz in der Seitenlage und das „freie" Bein gestreckt nach oben anheben. Seitenwechsel vornehmen.

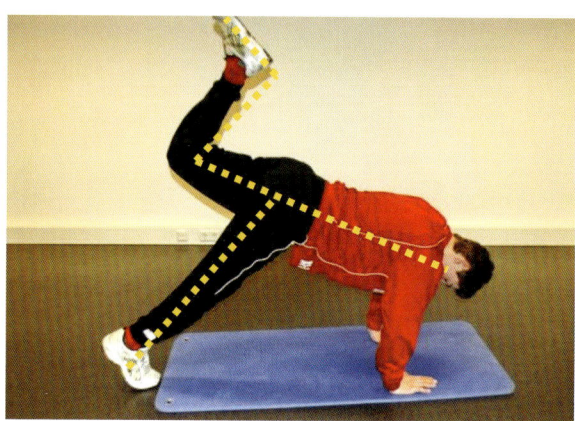

33. Form (Foto 127)

Foto 127: Aus dem Liegestütz ein Bein in einer 90°-Kniestellung in die Senkrechte anheben. Beinwechsel vornehmen.

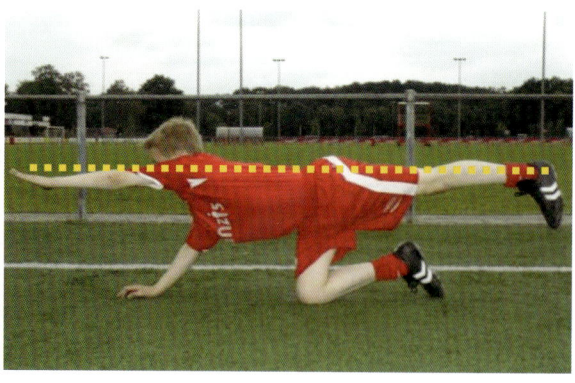

34. Form (Foto 128)

Foto 128: Halte im Kniestand das Gleichgewicht (im Wechsel) auf einer Körperseite.

35. Form (Foto 129)

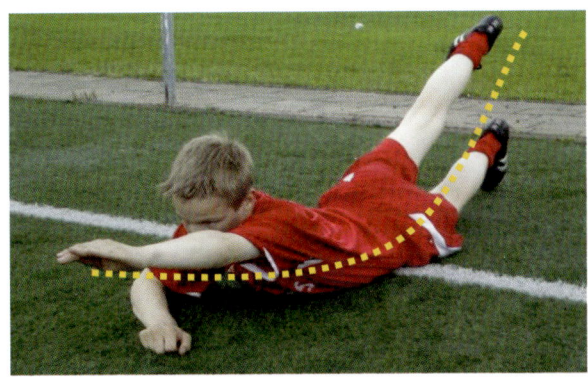

Foto 129: In Bauchlage aus gestreckter Körperhaltung gegengleich ein Bein und einen Arm anheben und halten.

36. Form (Fotos 130a, b)

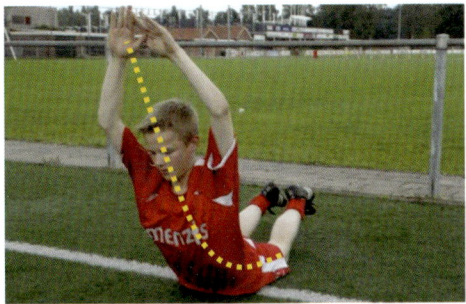

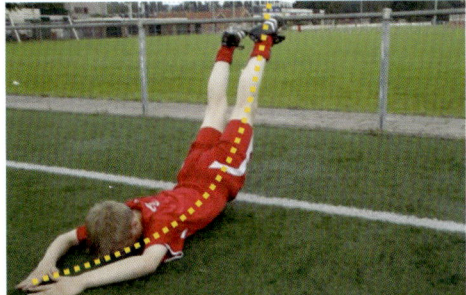

Foto 130a: Bilde aus deinem Rumpf einen „halben Reifen".

Foto 130b: Strecke deinen Rumpf in Bauchlage und du trittst in eine Schaukelbewegung ein.

37. Form (Fotos 131a, b)

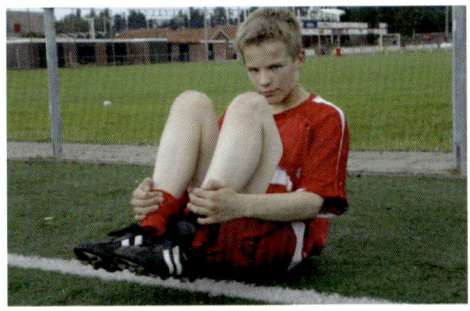

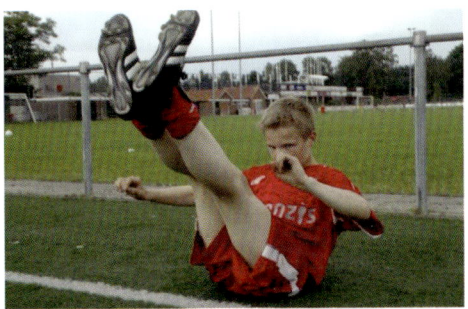

Foto 131a: Aus dem Sitz beide Beine gebeugt mit den Händen fixieren.

Foto 131b: Beide Beine vom Körper wegstrecken, ohne auf den Rücken zu fallen.

38. Form (Fotos 132a, b)

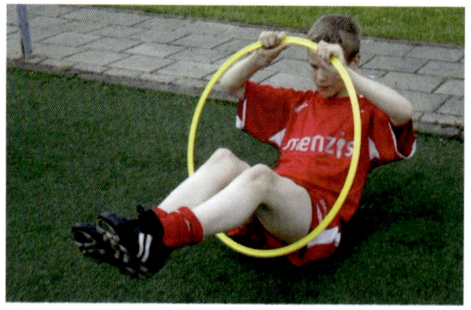 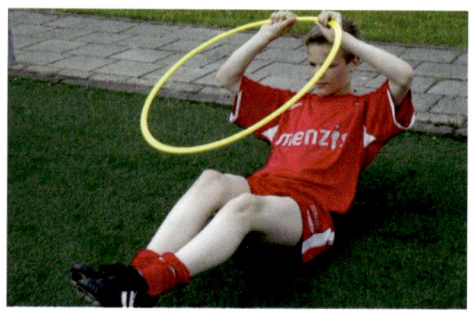

Foto 132a: Strecke und beuge die Beine schwebend durch den Reifen!

Foto 132b: „Spiele" mit deinem Rumpf und halte die Balance!

39. Form (Fotos 133a, b)

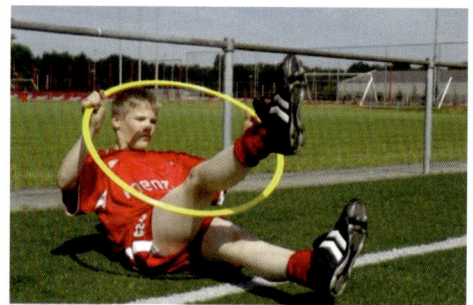 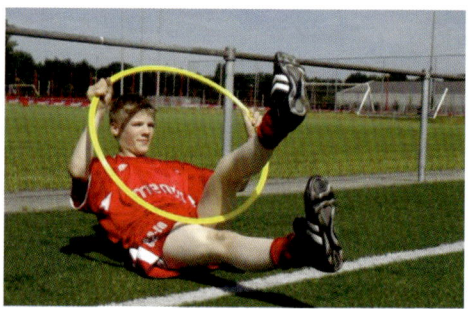

Foto 133a: Vgl. die 38. Form, wobei die Beine wechselseitig durch den Reifen geführt werden.

Foto 133b: „Bleibe gerade sitzen und strecke deine Beine aus!"

40. Form (Fotos 134a, b)

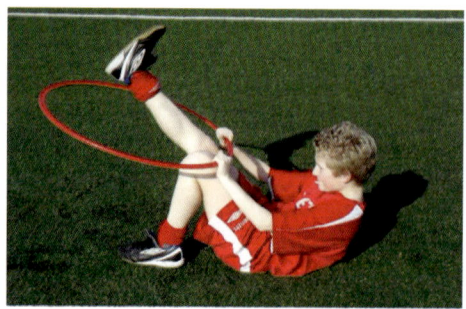 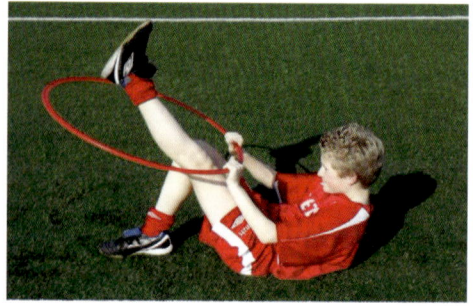

Foto 134a: „Strecke abwechselnd dein linkes und rechtes Bein durch den Reifen. Ein Bein bleibt hierbei immer am Boden."

Foto 134b. „Du darfst mit dem Rumpf ruhig zwischen den Beinwechseln auf den Boden kommen."

41. Form (vgl. Fotos 135a, b)

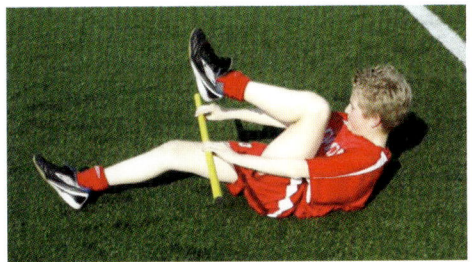
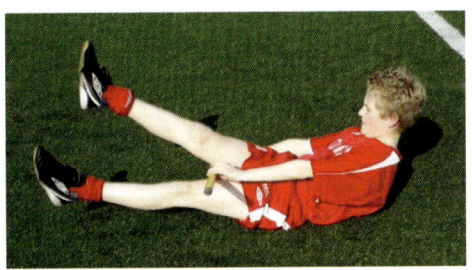

Foto 135a: „Strecke deine Beine im Wechsel über den Stab."

Foto 135b: „Strecke stets deine Beine durch und halte deinen Rumpf hoch."

42. Form (Fotos 136a, b)

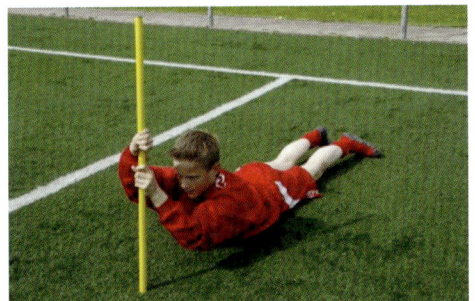
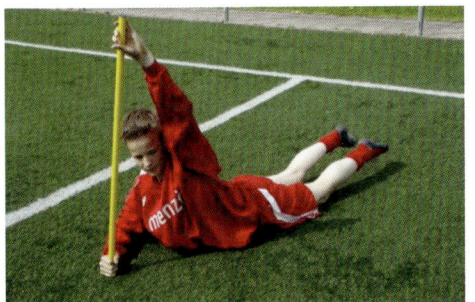

Foto 136a: „Fixiere den Stab in der Mitte, drehe ihn um 180° und richte dich dabei mit dem Rumpf auf (Bilde eine Bauchschaukel!)."

Foto 136b: „Fixiere den Stab an den Enden, drehe ihn um 180° und richte dich auf, sodass der Oberkörper angehoben wird."

43. Form (Fotos 137a, b)

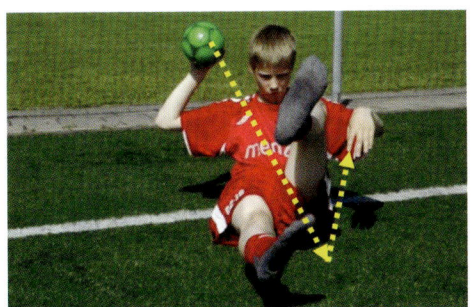
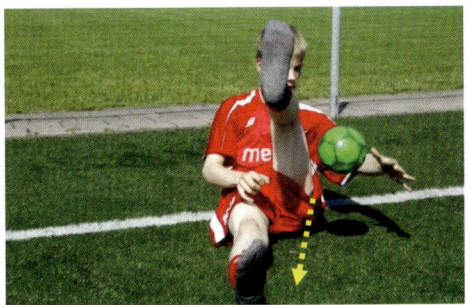

Foto 137a: „Hebe aus dem Schwebesitz deine gestreckten Beine wechselseitig an und prelle einen Handball mit Bodenkontakt von innen nach außen."

Foto 137b: „Halte deine Beine möglichst immer gestreckt."

44. Form (Fotos 138a-f)

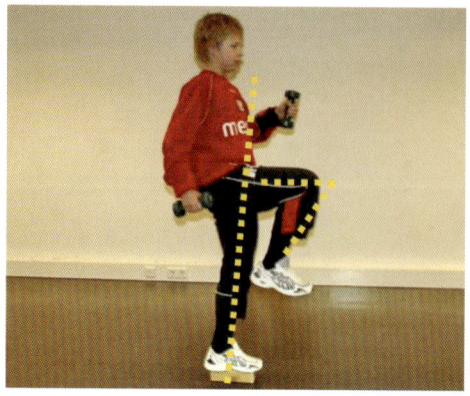

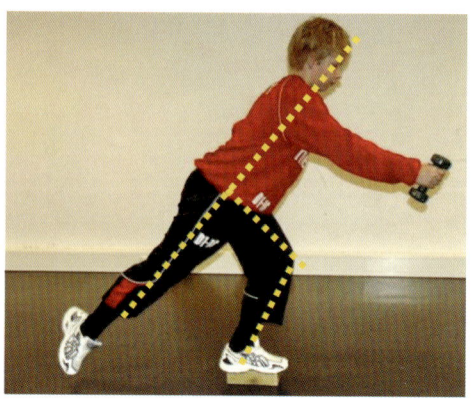

Foto 138a: „Stehe mit einem Bein auf einem Block und führe mit den Knien und Armen (mit Gewichten und in einer 90°-Position) eine Gegenbewegung durch."

Foto 138b: „Vgl. Foto 138a und führe nun ein Bein weit nach hinten."

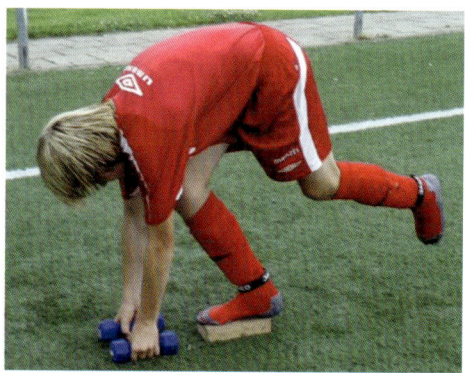

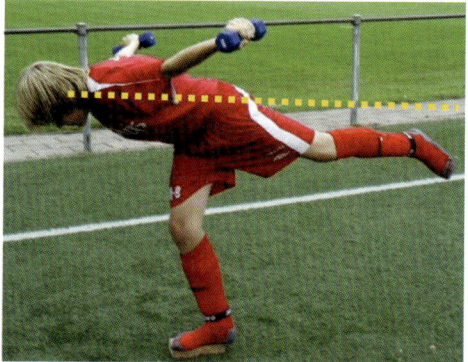

Foto 138c: „Vgl. Foto 138e und berühre mit den Hanteln den Boden."

Foto 138d: „Vgl. Foto 138b und gehe in einen Schwebestand über. Rumpf und Bein streben eine nahezu gerade Linie an."

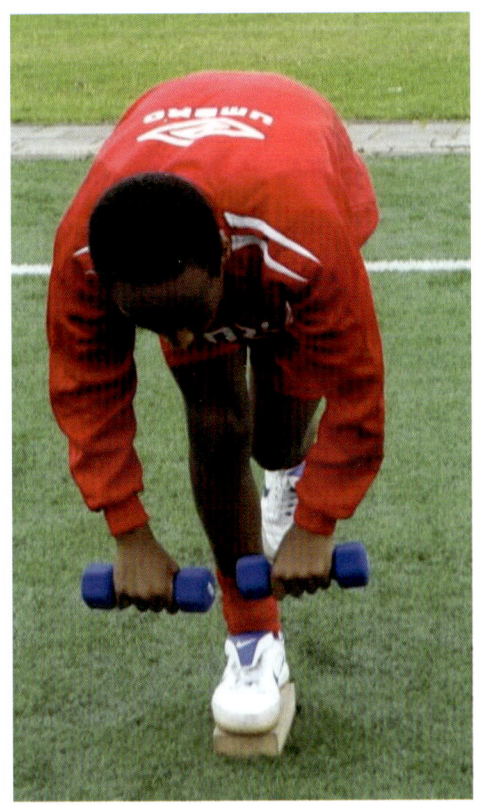 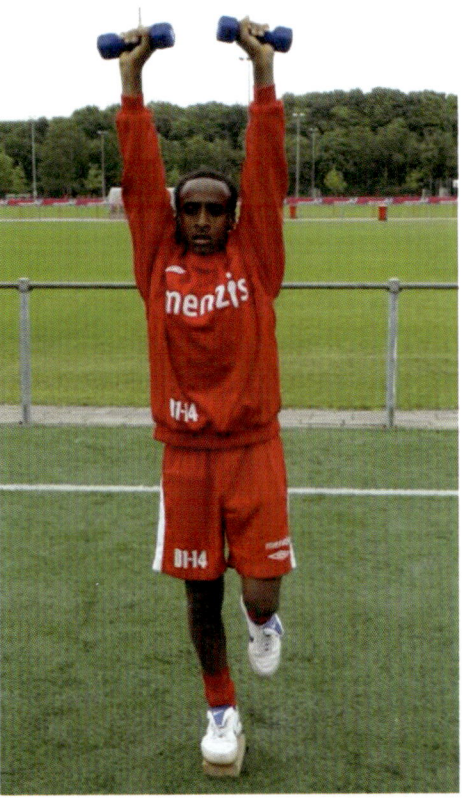

Foto 138e: „Vgl. Foto 138c und berühre erneut den Boden."

Foto 138f: „Vgl. Foto 138c und gehe kontrolliert in die Ganzkörperstreckung über."

16.2.2   Partnerschaftliches Kraft- und Gleichgewichtstraining

Man kann es mittlerweile für das Leistungstraining als eine empirisch gesicherte Tatsache ansehen, dass Trainingsformen auf instabilen Unterstützungsflächen eine erhöhte Muskelaktivität während einer Bewegung zur Folge haben (und damit auch einen erhöhten Trainingseffekt) (vgl. u. a. Anderson & Behm, 2005). Die nachfolgend dargebotenen partnerschaftlichen Formen kommen diesem konstituierenden Prinzip jeder sportlichen Bewegung, der **Perturbation**, sehr nahe. Der ständige Kampf gegen das Ungleichgewicht, z. B. in den nachfolgenden Zieh- und Schiebekämpfen, stellt hohe Anforderungen an das zentrale Nervensystem und dieses „kämpft" mit allen Mitteln, um die Bewegungsaufgabe erfüllen zu können. Wie in einem Fußballzweikampf: Richtung, Zeitpunkt und Größe der gegnerischen Störung sind zumeist unbekannt.

Erste Form: (Fotos 139a, b)

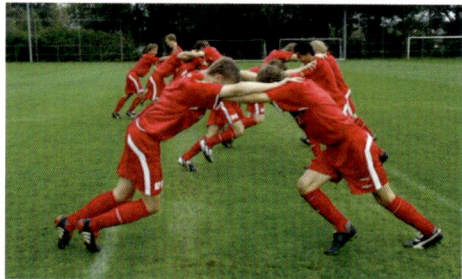 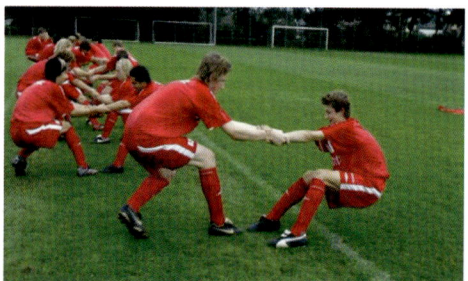

Foto 139a: Wie abgebildet: „Schiebe den Partner („Bob") über die Linie!"

Foto 139b: Wie abgebildet: „Ziehe mit dem Handgelenk-Handgelenk-Griff den Partner über die Linie!"

Zweite Form (Fotos 140a, b)

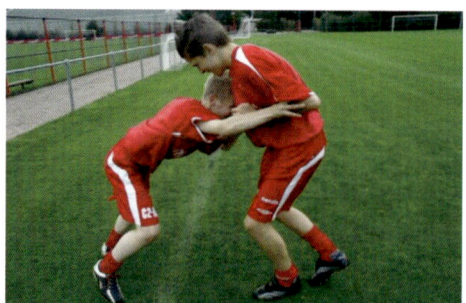 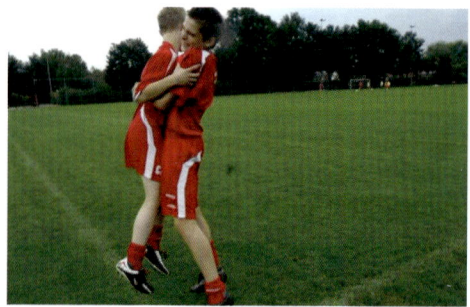

Foto 140a: Ringkampf

Foto 140b: „Versucht, euch einander vom Boden abzuheben!"

Dritte Form (Fotos 141 a, b)

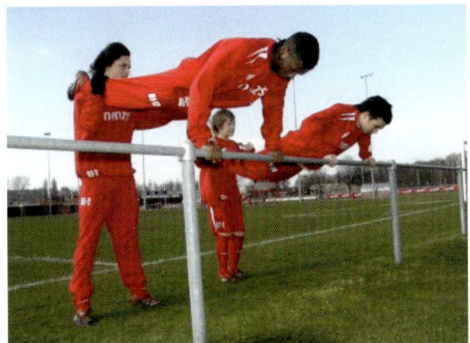
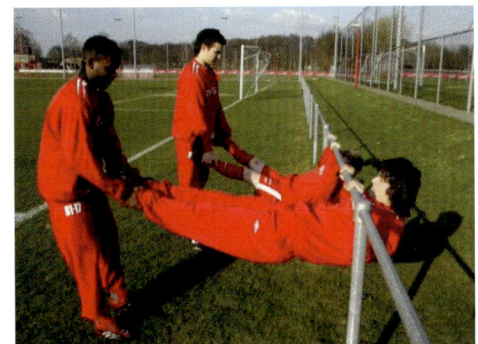

Foto 141a: Wie abgebildet: „Halte absolute Körperspannung und führe Liegestütze im Ristgriff durch. Die Sicherung erfolgt mit dem halben Klammergriff!"

Foto 141b: Wie abgebildet: „Klimmzüge im Ristgriff in der Waagerechten, wobei der Partner im halben Klammergriff präzise sichert, sodass der Spieler die Körperspannung permanent aufrecht halten kann!"

Vierte Form (Fotos 142a, b)

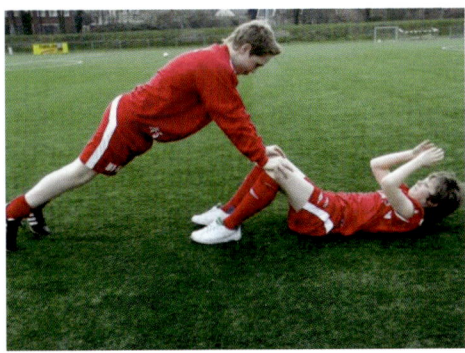
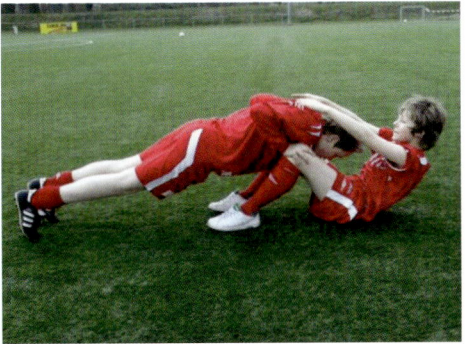

Foto 142a: Ein Spieler führt Liegestütze mit halben Klammergriffen auf den Knien des Partners aus.

Foto 142b: Der andere Spieler cruncht auf und berührt mit den Händen den Rücken des Partners. „Synchron arbeiten!"

Fünfte Form (Fotos 143a, b)

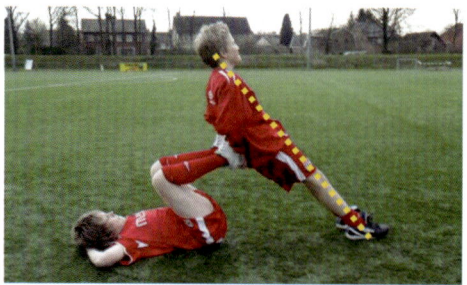

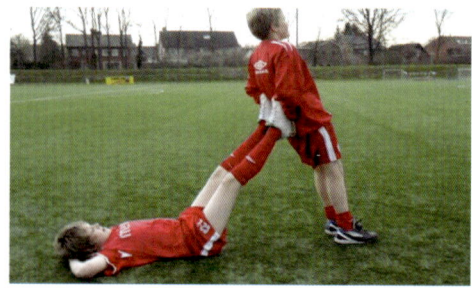

Foto 143a: „Beinpresse mit Partner!" Beindruck in paralleler Fußstellung in Höhe des Kreuzbeins vornehmen. Die Handflächen des Partners (in Ganzkörperspannung) berühren die Schuhsohlen. Keine Stollenschuhe verwenden.

Foto 143b: Vgl. Foto 143a, wobei der passive Partner die Körperspannung beibehält.

Sechste Form (Fotos 144a, b)

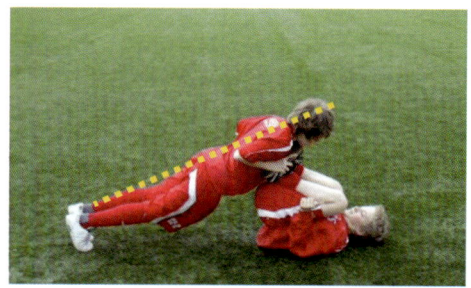

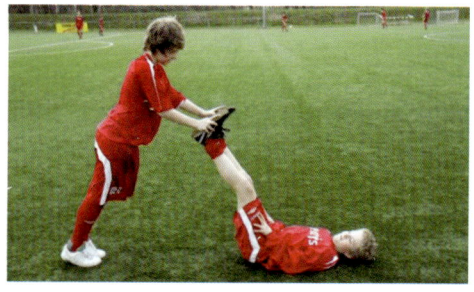

Foto 144a: Wie abgebildet: „Liegestütze im halben Klammergriff!"

Foto 144b: Vgl. Foto 144a, wobei die Beinpresse des Partners wirksam wird.

Siebte Form (Fotos 145a, b)

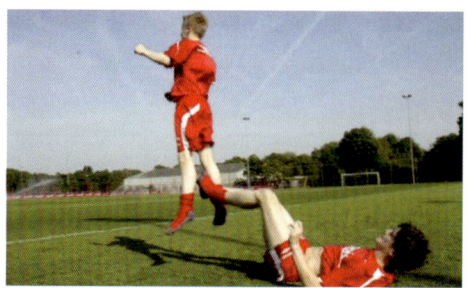

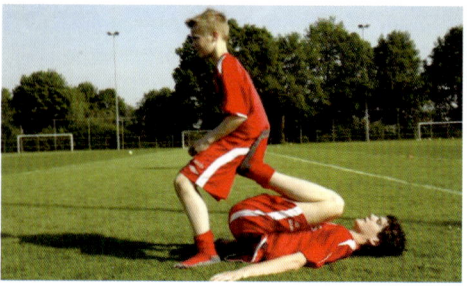

Foto 145a: Wie abgebildet – Katapult:. Halte in der Flugphase die Balance und lande beidbeinig und sicher.

Foto 145b: Fußposition am Gesäß des Partners. Keine Stollenschuhe verwenden.

Achte Form (Fotos 146a, b)

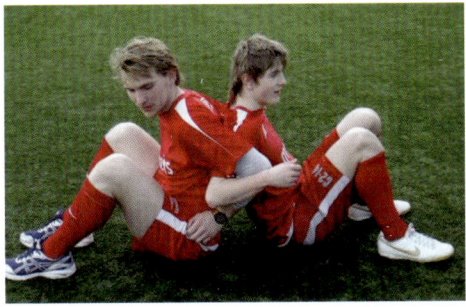 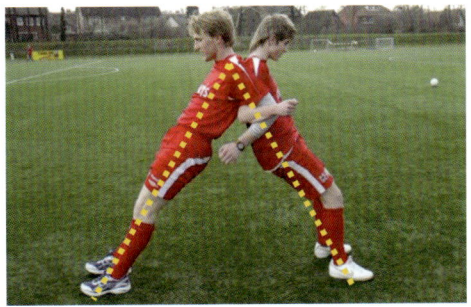

Foto 146a: Wie abgebildet, einhaken und Bodenkontakt aufnehmen.

Foto 146b: „Sich abgestimmt aufrichten, Balance
halten und Körperstreckung durchführen."

Neunte Form (Foto 147)

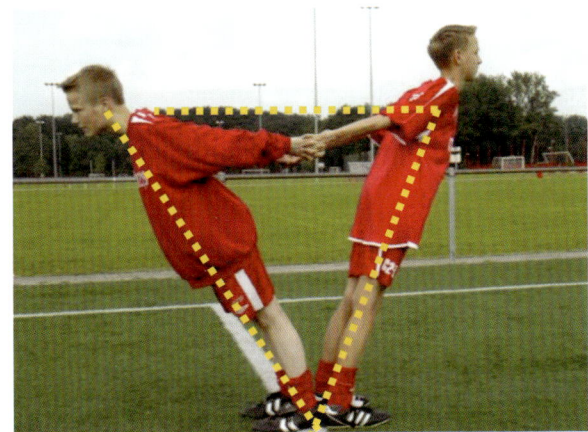

Foto 147: „V-Flieger" mit
z. B. Finger- oder Handgelenk-
Handgelenk-Griff:
„Haltet die Balance!"

Zehnte Form (Foto 148)

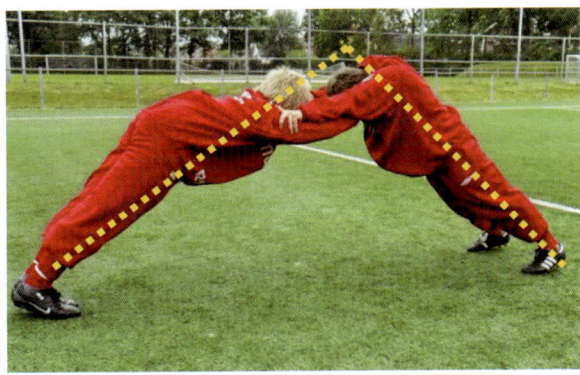

Foto 148: „Flieger" mit halbem
Klammergriff. „Wie weit könnt ihr
auseinandergehen, ohne die Balance
zu verlieren?"

Elfte Form: Herüberziehen (Fotos 149a, b)

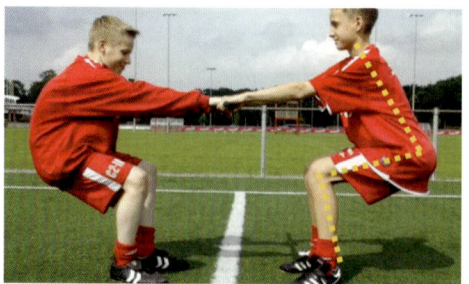 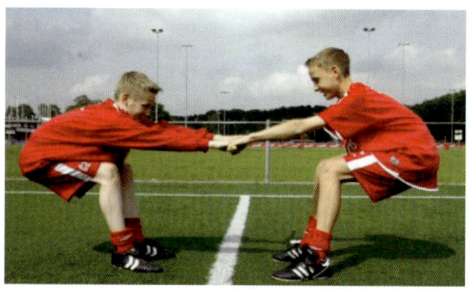

Foto 149a: Wie abgebildet: „Haltet mithilfe eines Stabs die 90˚-Position!"

Foto 149b: Vgl. Foto 149a, wobei die Spieler versuchen sollen, sich ständig aus der Position herauszuziehen!

Zwölfte Form (Fotos 150a, b)

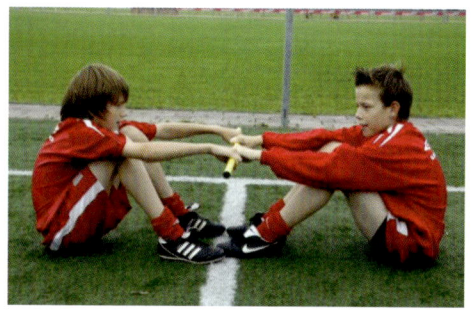 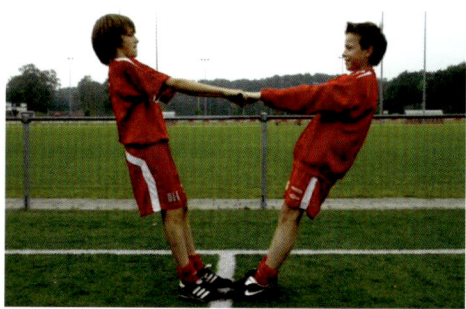

Foto 150a: Wie abgebildet, mit Ristgriff am Stab.

Foto 150b: Vgl. Foto 150a und sich aufrichten und die Arme und den Rumpf gestreckt halten.

13. Form (Fotos 151a, b)

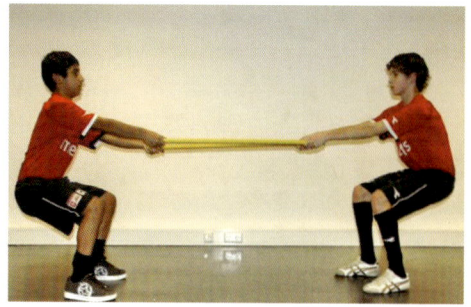 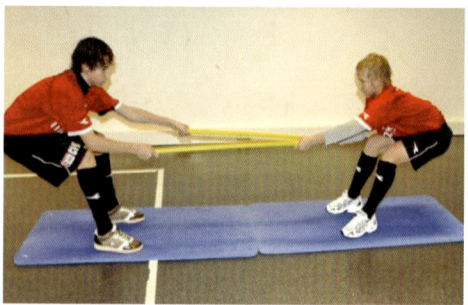

Foto 151a: Zwei Stäbe im halben Klammergriff an den Enden fixieren und die 90˚-Position einnehmen.

Foto 151b: Vgl. Foto 151a und versuchen, den Partner aus der Balance zu bringen: „Wer verschiebt als Erster seine Füße?"

14. Form (Fotos 152a, b)

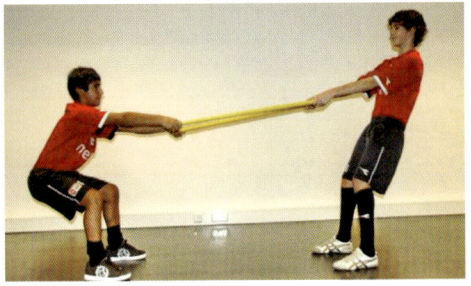 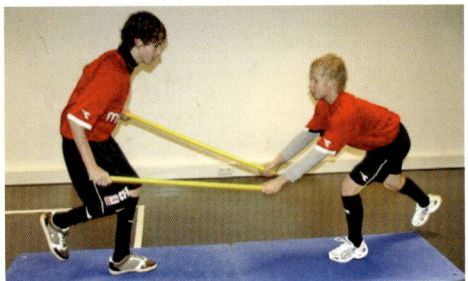

Foto 152a: „Wippe" – im Wechsel die Beine beugen und strecken, die Hände im halben Klammergriff „lang" an den Stäben halten und die Balance nicht verlieren.

Foto 152b: „Haltet auf einem Bein die Balance!" Wettkampfform: „Wer versetzt als Erster sein Standbein (– 1 Punkt) oder muss das zweite Bein zu Hilfe nehmen (– 2 Punkte)?" Regelmäßig das Standbein wechseln.

15. Form (Fotos 153a-d)

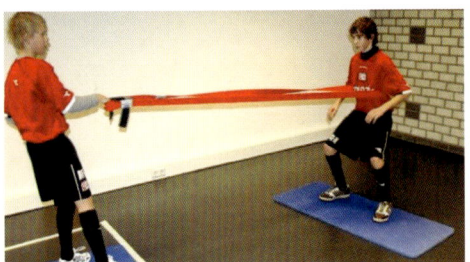 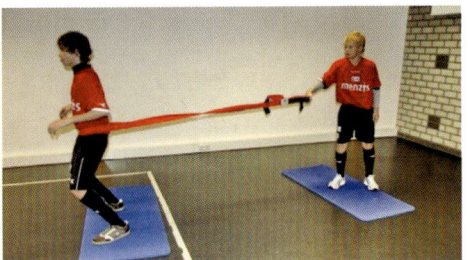

Foto 153a: Wie abgebildet: „Halte deine Balance gegen die Zugbewegungen mithilfe des Reivo-Bands."

Foto 153b: Vgl. Foto 153a, wobei ein Spieler keinen Blickkontakt aufnehmen kann. „Anspannen, entspannen!"

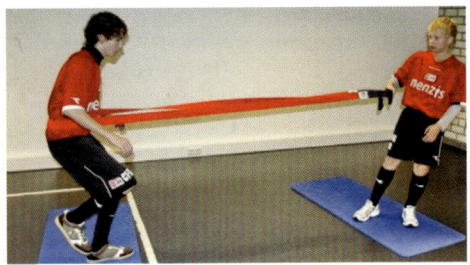 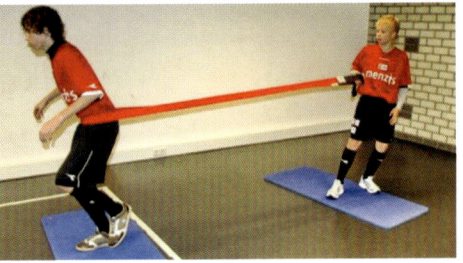

Foto 153c: Wie abgebildet, wobei der Spieler auf einem Bein stehend versucht, die plötzlich nachlassende bzw. ansteigende Spannung auf dem Reivo-Band ohne Gleichgewichtsverlust auszugleichen.

Foto 153d: Vgl. Foto 153c und nun mit dem Rücken zum Partner.

16. Form (Fotos 154a, b)

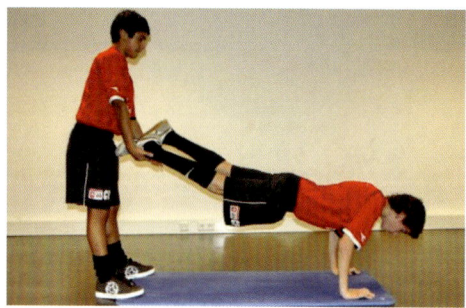 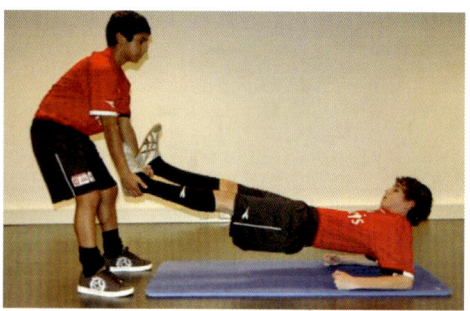

Foto 154a: Der Spieler versucht, die abgebildete Position der Liegestütze mit Partnerhilfe beizubehalten. Der Partner löst ohne Vorankündigung den Kammgriff (rechts oder links).

Foto 154b: Vgl. Foto 154a, hier im Unterarmstütz rücklings.

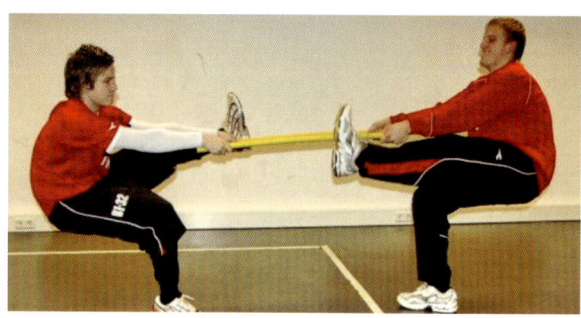

17. Form (Foto 155)

Foto 160: Kasatschok mit zwei Stäben, die im halben Klammergriff gehalten werden: „Berührt im Wechsel die Stäbe mit der Innen- oder Außenseite des Fußes."

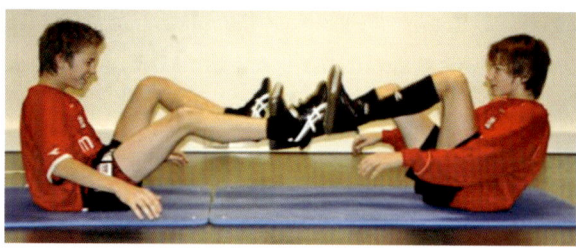

18. Form (Foto 156)

Foto 156: Im Langsitz miteinander Radfahren und den Rumpf „auf Spannung" halten.

Variationen:

1. Beinfangen im Schwebesitz: Ein Partner bewegt seine geschlossenen Beine schnell auf und ab. Der andere Partner versucht, mit gespreizten Beinen im Schwebesitz die Beine des Partners durch das Zusammenführen der Beine zu „fangen".

2. Vgl. 1., wobei die Arme vor der Brust verschränkt werden.

3. Beinstoßen: Welcher Partner „fällt zuerst um" oder benutzt die Arme zum Abstützen? Wettkämpfe initiieren.

19. Form (Fotos 157a, b)

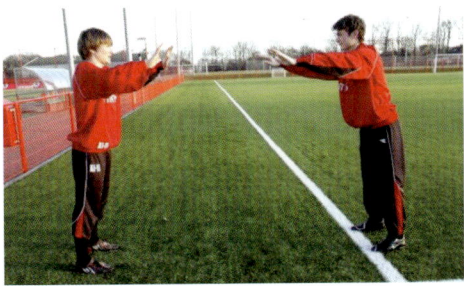 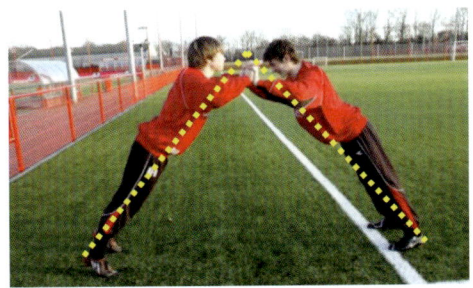

Foto 162a: Wie abgebildet, etwa eine Körperlänge auseinanderstehen.

Foto 162b: In die ausgestreckten Arme fallen, wobei die Handflächen abfedernd ineinandergreifen. Nach festem Handkontakt die Arme schnellkräftig strecken. Die Spieler sollen wieder in die sichere Ausgangsstellung gelangen. Vorsicht: Blickkontakt halten und das Kommando absprechen, sodass Kopfverletzungen ausgeschlossen werden können.

20. Form (Foto 158)

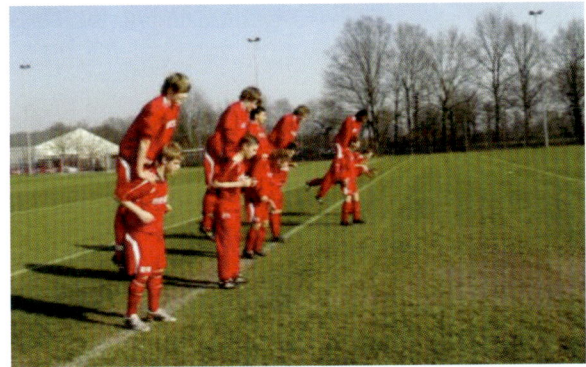

Foto 158: Sprung in den Stütz, wobei die Stützflächen die Schultern des Partners darstellen.

21. Form (Foto 159)

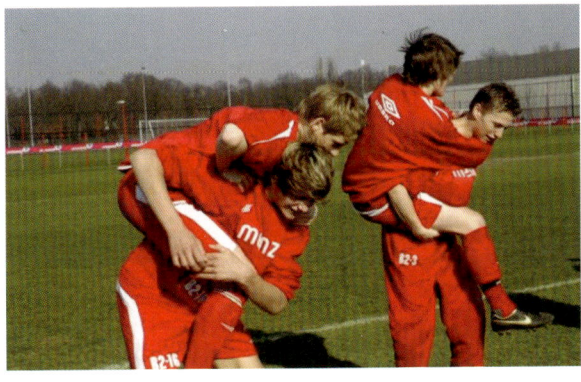

Foto 159: Kletterbaum: Ein Spieler versucht, so schnell wie möglich, ohne Bodenkontakt, um den Partner herumzuklettern. Wettkampfformen zwischen den Paaren initiieren.

22. Form (Fotos 160a-f)

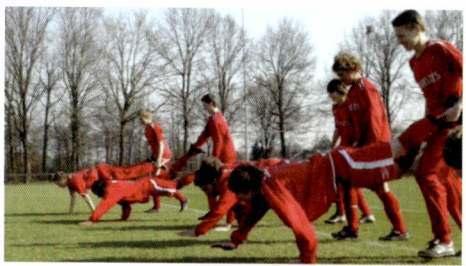

Foto 160a: Schubkarre im Liegestütz. Der Partner sichert im Kammgriff.

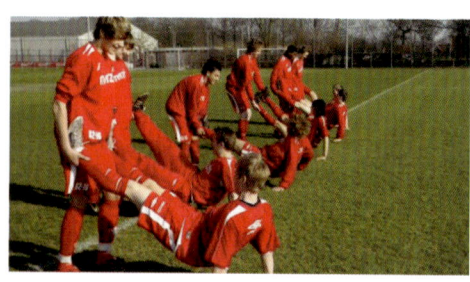

Foto 160b: Vgl. Foto 160a als Variation: Schubkarre rücklings im Liegestütz. Wettkampfformen initiieren.

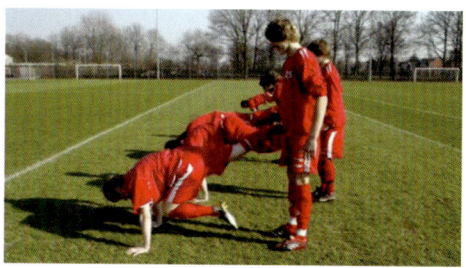

Foto 160c: Wie abgebildet und aus dem Liegestütz wechselseitig das „freie" Bein in Richtung Brust führen. Der Partner sichert jeweils ein Bein im Kammgriff.

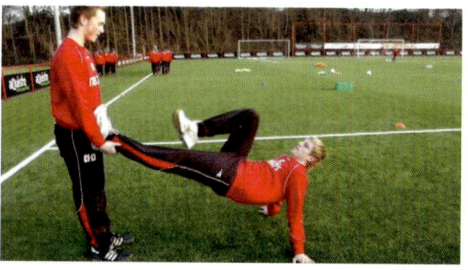

Foto 160d: Vgl. Foto 160c, der Spieler soll in Rückenlage die Knie abwechselnd links und rechts zur Brust führen.

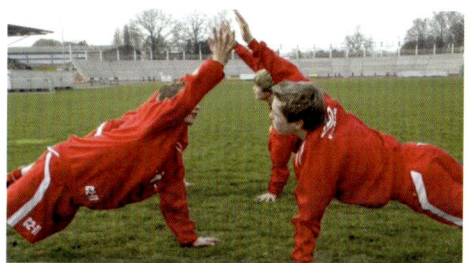

Foto 160e: Aus dem Liegestütz heraus, wie abgebildet, wechselseitig die Handflächen gegeneinanderführen: „Hoch hinausstrecken und klatschen!"

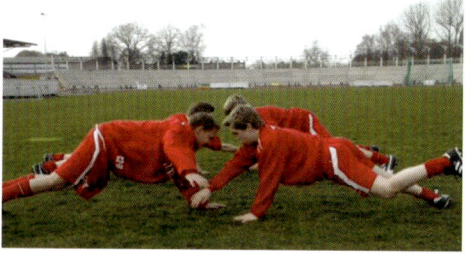

Foto 160f: „Spannung halten! Wer verliert zuerst sein Gleichgewicht und fällt auf den Bauch?" Regel: Die Arme des Partners können berührt werden. Wettkampf: Welcher Spieler hat zuerst drei Punkte?

Variation:

- Schere-Stein-Papier (Schnick-Schnack-Schnuck): Beide Spieler heben gleichzeitig die rechte bzw. linke Hand und führen auf Kommando die bekannten Zeichen durch. Wettkämpfe initiieren (Liegestützkampf).

270

23. Form (Foto 161)

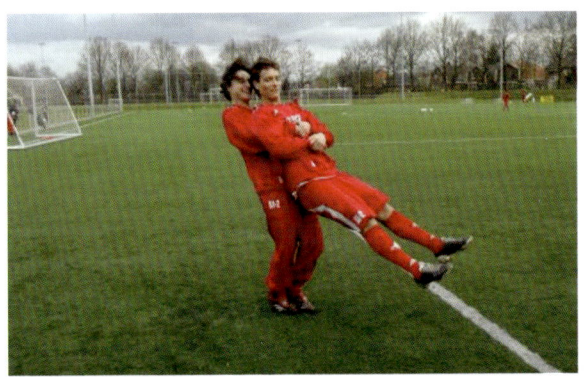

Foto 161: Karussell: Der Partner soll im Brustgriff oder anderen geübten Griffarten, wie abgebildet, mithilfe von kleinen Schritten zum „Fliegen" gebracht werden.

24. Form (Foto 162)

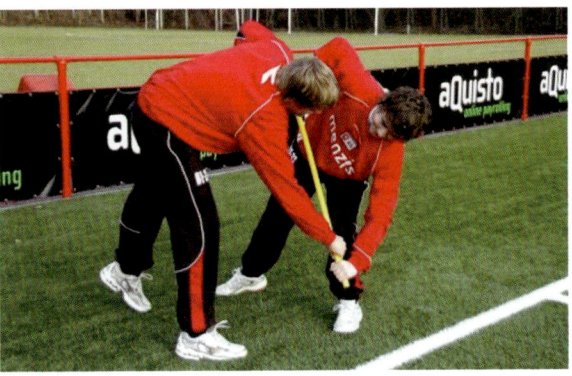

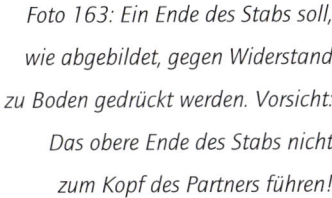

Foto 162: „Versucht, euch gegenseitig seitlich zu Boden zu drücken!" In der Sitzposition rücklings einhaken.

25. Form (Foto 163)

Foto 163: Ein Ende des Stabs soll, wie abgebildet, gegen Widerstand zu Boden gedrückt werden. Vorsicht: Das obere Ende des Stabs nicht zum Kopf des Partners führen!

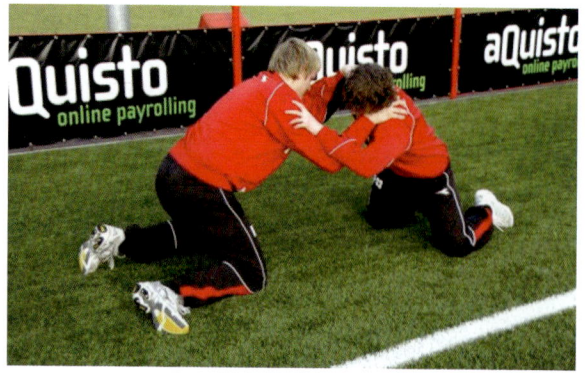

26. Form (Foto 164)

Foto 164: Aus dem Kniestand heraus den Partner durch Schulterfassen seitlich zu Boden führen und damit aus dem Gleichgewicht bringen.

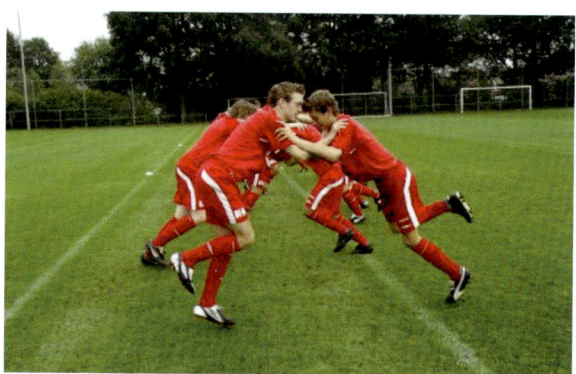

27. Form (Foto 165)

Foto 165: Hüpfen, Schieben und Balancieren auf einem Bein: Wer verlässt als erster den durch Linien markierten Korridor oder muss mit dem freien Bein Bodenkontakt aufnehmen.

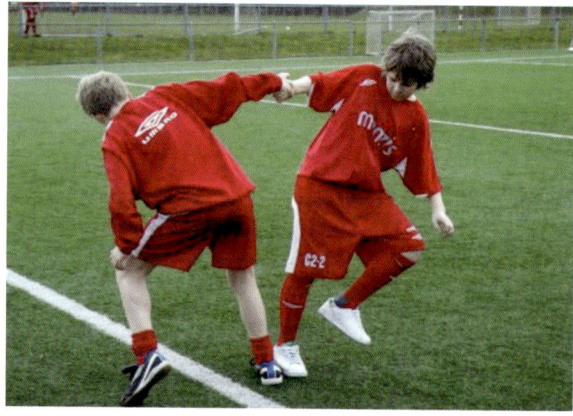

28. Form (Foto 166)

Foto 166: Einbeiniges Balancieren und einarmiges Ziehen im Hand-gelenk-Handgelenk-Griff: Welcher Spieler bleibt 10 Sekunden lang in der Balance?

29. Form (Fotos 167a, b)

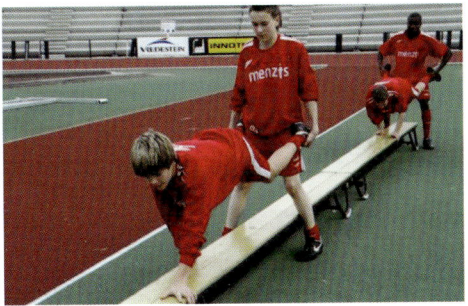

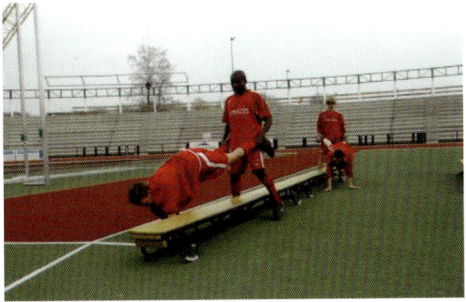

Foto 167a: Schubkarre auf der Langbank.

Foto 167b: Zickzackschubkarre über die Langbank.

30. Form (Foto 168)

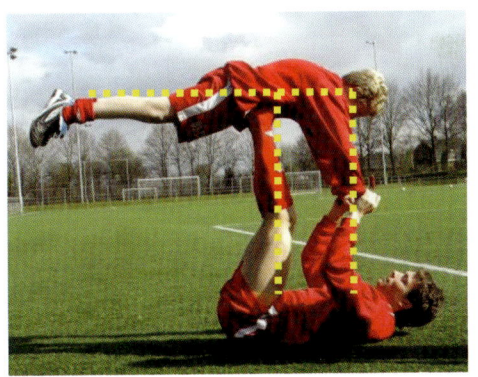

Foto 168: Flieger vorwärts: Haltet die Balance (wie abgebildet)! Beide Füße (ohne Schuhe) auf den geraden Bauchmuskelstrang unterhalb des Sternums platzieren. Achtung: Die Fußtechnik vorab präzise demonstrieren und die Spieler auf die hohe Verantwortung gegenüber dem „Flieger" aufmerksam machen: Stürze ausschließen.

31. Form (Foto 169)

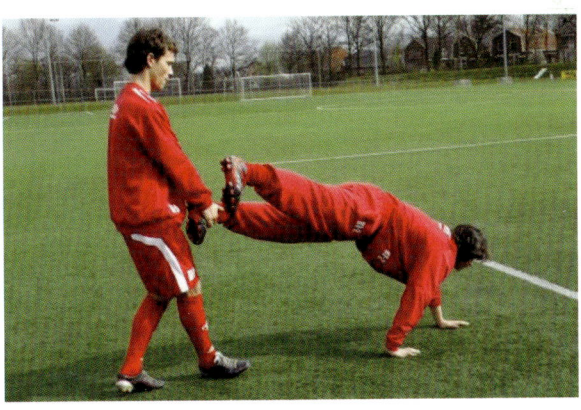

Foto 169: Schubkarre mit einem „freien" Bein. Wettkampf: Fünf Meter bis zur Linie, Drehung mit Wechsel des „freien" Beins und wieder zurück. Wettkampfformen initiieren.

32. Form (Fotos 170a, b)

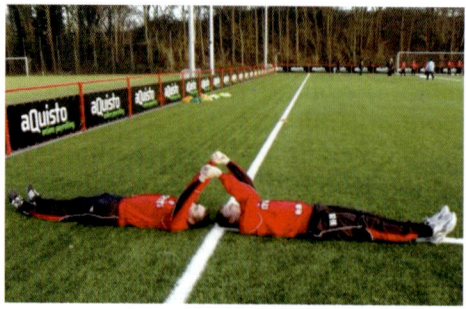 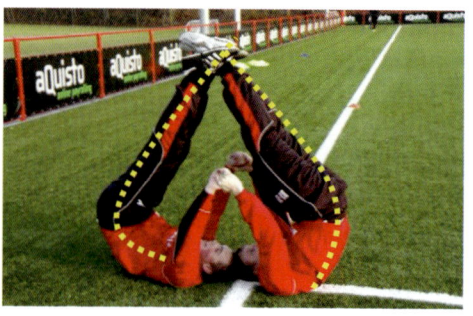

Foto 170a: In Rückenlage greifen die Handflächen der ausgestreckten Arme fest ineinander.

Foto 170b: Aufkerzen, sodass sich die Füße der Spieler berühren.

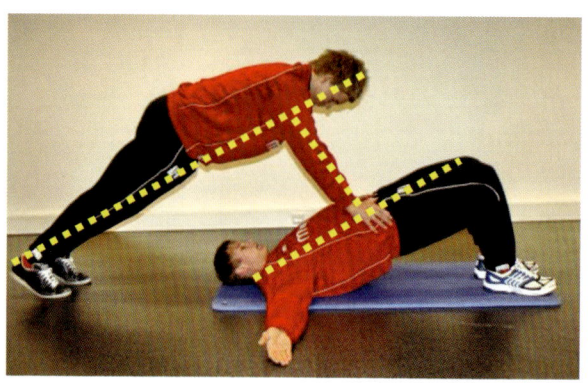

33. Form (Foto 171)

Foto 171: Liegestütz vs Brücke.

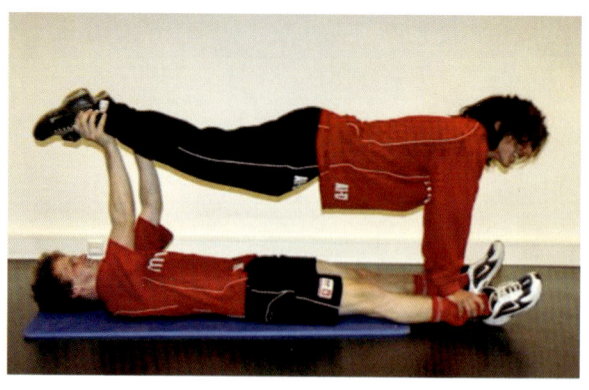

34. Form (Foto 172)

Foto 172: Synchrones Strecken und Beugen mithilfe von Klammergriffen.

35. Form (Fotos 173a, b)

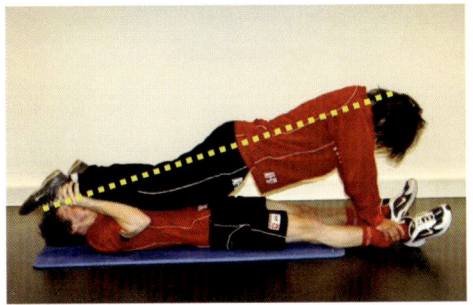 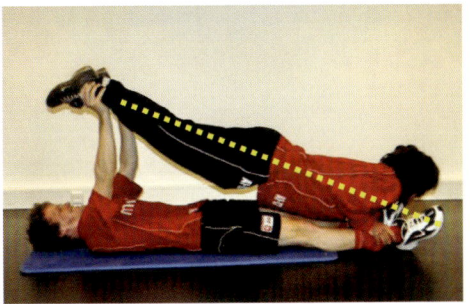

Foto 173a: Die Partner strecken abwechselnd ihre Arme.

Foto 173b: Der Partner ohne Bodenkontakt stabilisiert seinen Körper wie ein „Brett".

36. Form (Foto 174)

37. Form (Foto 175)

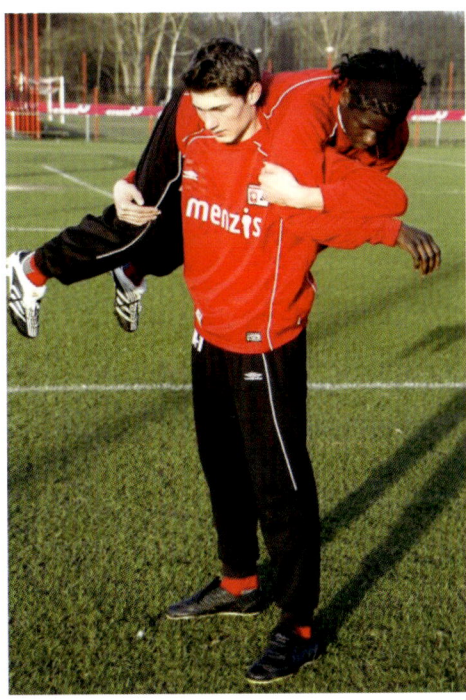 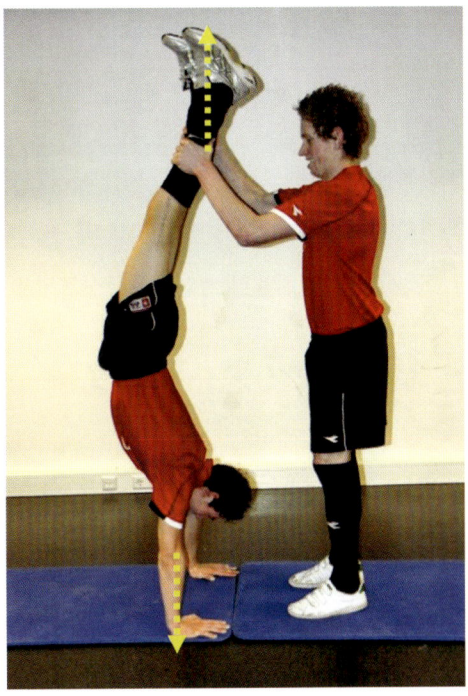

Foto 174: Variable Laufformen im Wechsel im Schultertragegriff für Geübte.

Foto 175: Ganzkörperstreckung im Stütz mit Partnerhilfe und mit Beugen und Strecken der Arme.

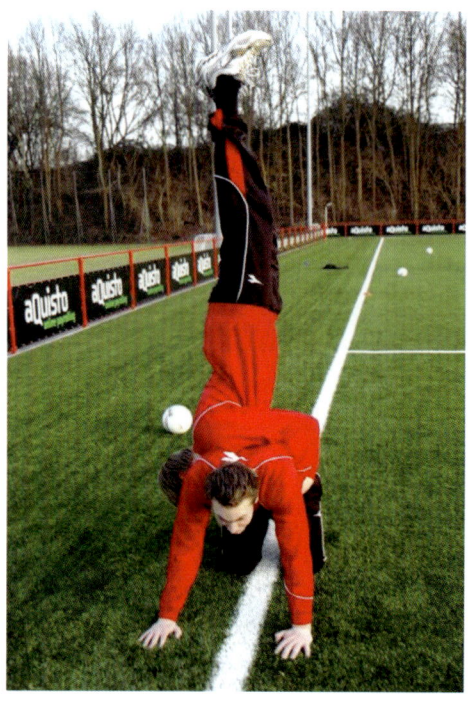

38. Form (Foto 176)

Foto 176: Der Spieler umklammert den Partner, der eine sichere Bankstellung eingenommen hat. Der Spieler versucht, mithilfe der Ganzkörperstreckung, in die „Kerze zu gehen" und hält hierbei mit Unterstützung des Partners die Balance.

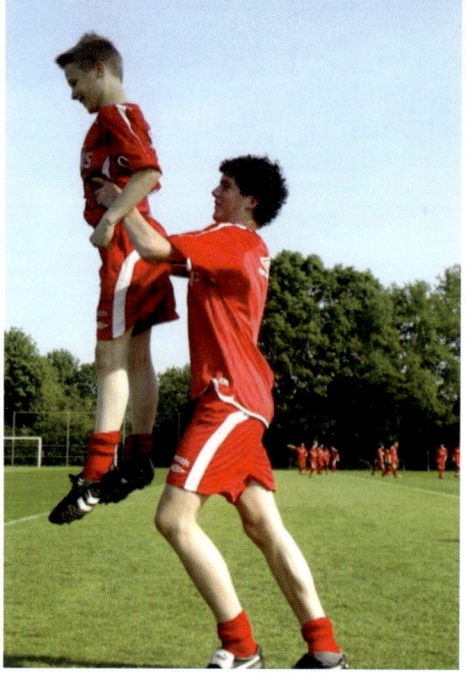

39. Form (Foto 177)

Foto 177: Der Spieler hebt den Partner mithilfe des halben Klammergriffs dynamisch in die Höhe und lässt ihn „fliegen". Dieser führt zu Beginn vom Boden aus den Beinen eine Auftaktbewegung (tief-hoch) durch. Auf eine federnde Landung achten.

40. Form: Akrobatik (Fotos 178a-d)

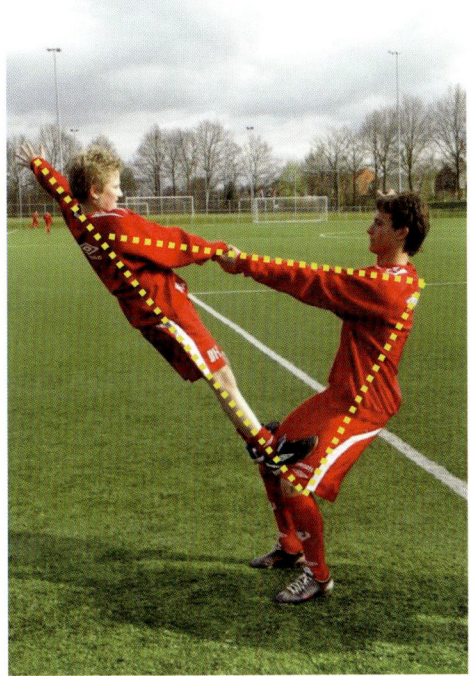

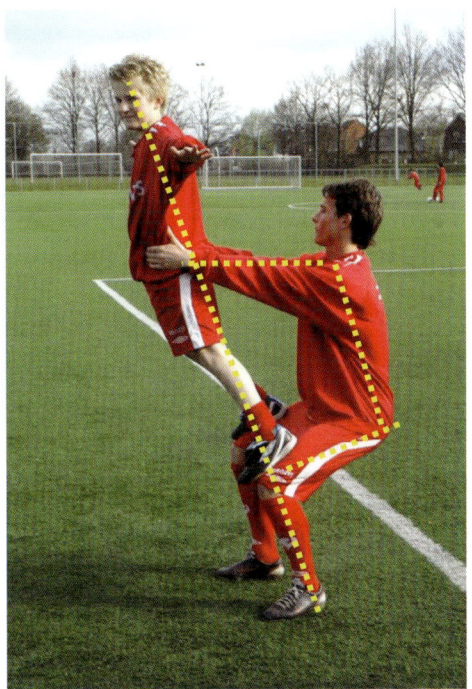

Foto 178a: Stuhl: Handgelenk-Handgelenk-Griff und Hallenschuhe benutzen. Variation: Beide Spieler lösen einen Arm und führen diesen seitwärts.

Foto 178b: Galionsfigur: Der Partner hält den Spieler sicher in der Höhe des Beckens im Klammergriff fest.

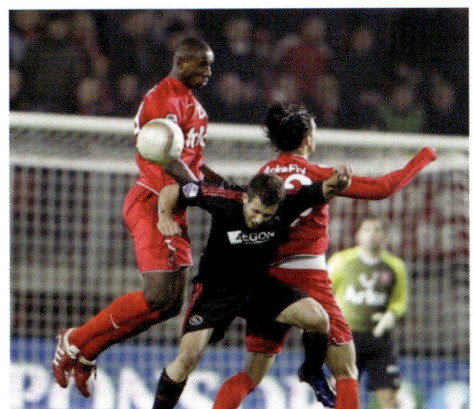

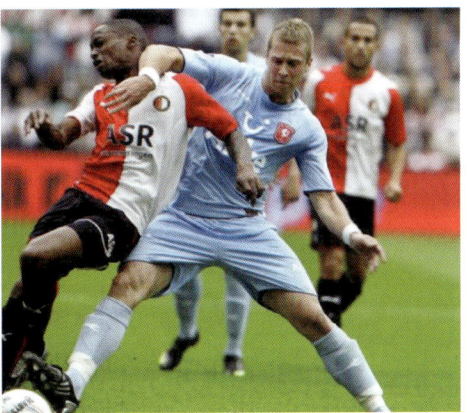

Foto 178c: Praxistest im Spitzenfußball – Zweikämpfe in der Luft mit höchstem Risiko.

Foto 178d: Körperkontakt und dennoch im Ballbesitz bleiben! Spitzenfußball von heute.

41. Form (Fotos 179a, b)

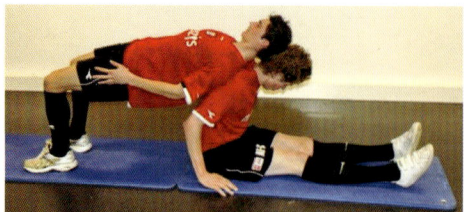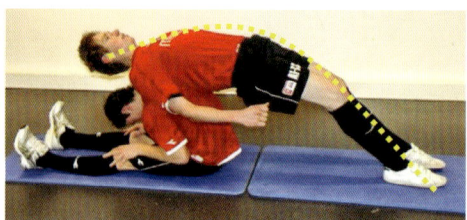

Foto 179a: „Forme eine Brücke auf dem Rücken deines Partners."

Foto 179b: Flexibilität ist gefragt.

42. Form (Fotos 180a, b)

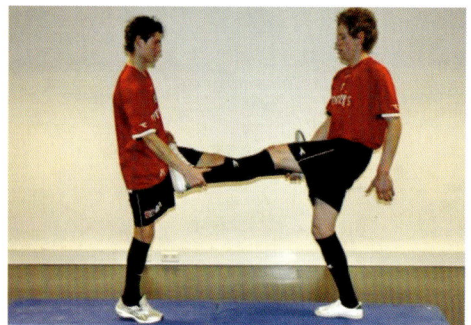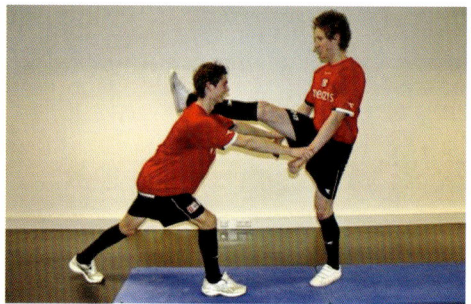

Foto 180a: Hüpfen auf einem Bein und beide Spieler stabilisieren den Bewegungsablauf im Kreis mit halben Klammergriffen.

Foto 180b: Vgl. Foto 180a. Nunmehr soll der Partner versuchen, ein Bein hochzuführen, ohne dass dieser sein Gleichgewicht verliert. Der Partner soll das Bein mit Vorsicht hochheben!

43. Form (Fotos 181a, b)

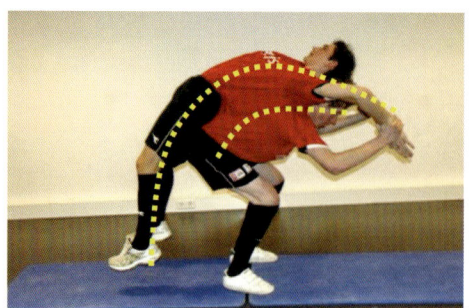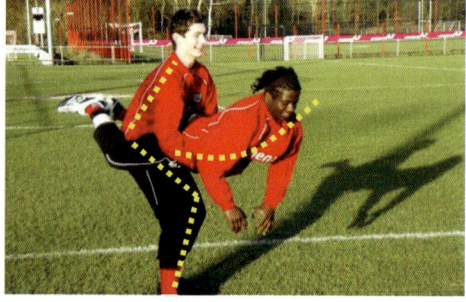

Foto 181a: „Spannt zwei Bögen und haltet die Balance."

Foto 181b: „Schwinge deinen Partner kontrolliert nach links und rechts. Der Spieler stützt sich stets federnd mit den Händen schnellkräftig vom Boden ab!"

44. Form (Fotos 182a-d)

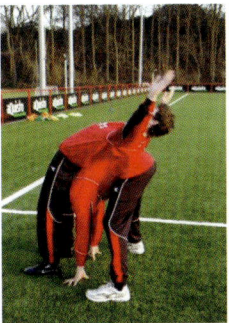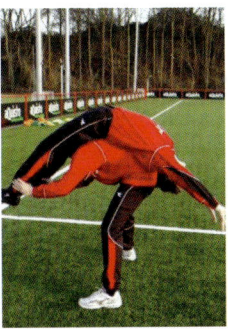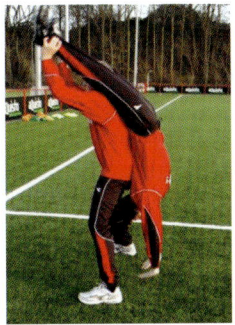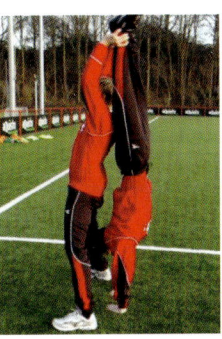

Fotos 182a-d: Wie abgebildet, wobei sich der Partner im sicheren Spreizstand positioniert und sich zusätzlich mit den Händen auf dem Boden abstützt. Der Spieler stellt sich mit gespreizten Beinen rücklings vor den Partner, beugt sich mit gleichzeitiger Armstreckung allmählich nach hinten, sodass er Körperkontakt mit dem Partner aufnimmt. Dieser fixiert den Spieler oberhalb der Fußgelenke mithilfe halber Klammergriffe. Anschließend leitet der Partner durch das stetige und nicht ruckhafte Aufrichten seines Oberkörpers den Handstand des Spielers ein. Die Form kann durch die Wiedereinnahme der Startphase (Fotos 182a-d) oder (bei sicheren Könnern) den Abgang über den Handstand beendet werden. Das abgebildete Rückführen kann auch als eigenständige Form durchgeführt werden. Hierbei geht der Spieler zu Beginn gegen den Rücken seines aufrecht stehenden Partners in einen Handstand. Dieser umfasst mithilfe halber Klammergriffe die Unterschenkel des Spielers, senkt seinen Oberkörper ab und zieht hierdurch den Partner zügig und kontrolliert nach vorne unten.

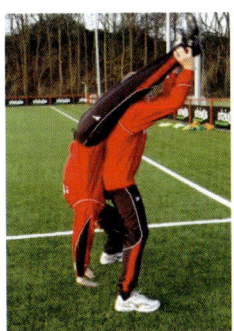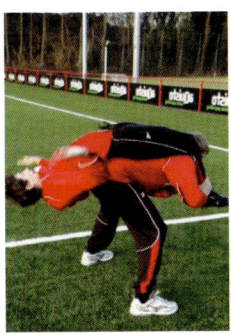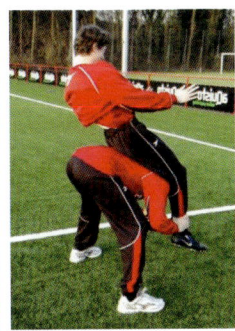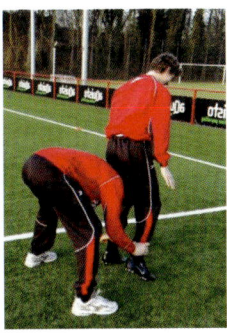

Fotoreihe 182e-h: Rückführen in die Ausgangsposition (vgl. Fotos 182a-d). Es empfiehlt sich, zu Beginn die 44. Form (und ihre Variation) mit vier Spielern durchführen zu lassen. Die beiden zusätzlichen Spieler wenden hierbei die bereits angesprochenen Stützgriffe an, sodass der Spieler in der Längsachse stabilisiert werden kann. Ein schnelles Überschlagen der Beine und/oder Einknicken der Arme in der Stützphase kann somit vermieden werden.

16.2.3 Kraft- und Gleichgewichtstraining zu dritt

Das gegenseitige Helfen, die Trainingsarbeit in Gruppen und das Aufrechterhalten einer hohen Motivation und Anstrengungsbereitschaft nimmt für Trainer/Lehrer im heutigen Leistungsfußball einen immer größeren Stellenwert ein.

Kooperieren, wettkämpfen und *sich verständigen* sind pädagogische Perspektiven eines verantwortungsvollen, leistungsorientierten Fußballtrainings. Die sich hieraus entwickelnden Team-, Sozial-, Handlungs- und Urteilskompetenzen „fallen nicht vom Himmel" und sollten Tag für Tag im Ausbildungsprozess vom Trainer/Lehrer didaktisch und methodisch angebahnt werden, gerade im oftmals lediglich individuell durchgeführten Athletiktraining.

Die nachfolgenden Formen sollen hierauf Bezug nehmen und insbesondere die freudvolle „Erlebenswelt" leistungsorientierter Nachwuchsspieler mit in das Kraft- und Gleichgewichtstraining in Dreiergruppen einbeziehen. Stupides Athletiktraining sollte der Vergangenheit angehören.

Erste Form (Fotos 183a-c)

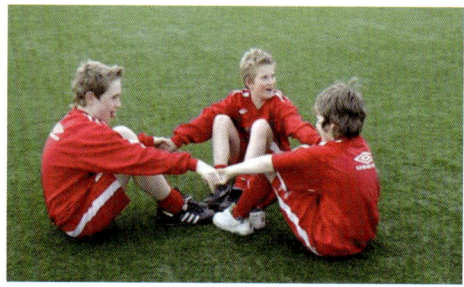 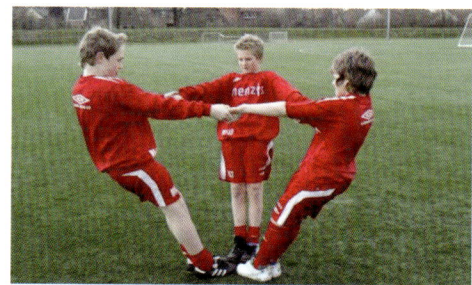

Foto 183a: Wie abgebildet, die Füße in der Dreiergruppe gegeneinanderstellen.

Foto 183b: Vgl. Foto 183a mit anschließendem Strecken der Beine. „Ganzkörperstreckung und fester Griff!"

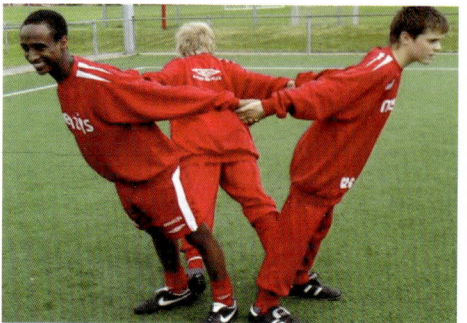

Foto 183c: Vgl. Foto 183b, wobei die Spieler mit dem Rücken zueinander die Balance halten sollen.

Zweite Form (Fotos 184a, b)

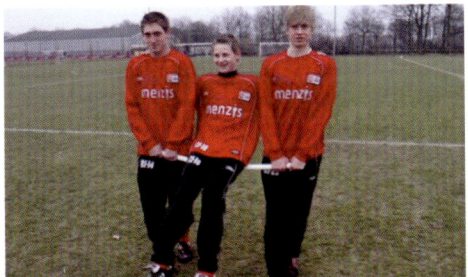 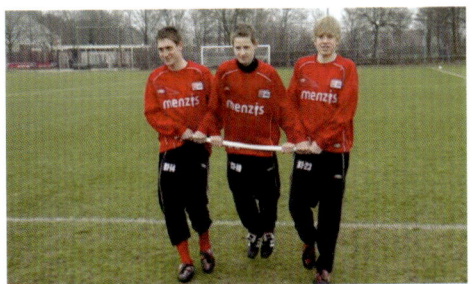

Foto 184a: Vgl. Kap. 15, wonach der zu tragende Spieler beim zu vereinbarenden Staffelspiel allein die Balance halten soll.

Foto 184b: Nun befindet sich der Spieler in der Mitte im Ristgriff im Stütz und versucht, im Zuge eines Staffellaufs ohne Bodenberührung im Gleichgewicht zu bleiben.

Dritte Form (Fotos 185a-d)

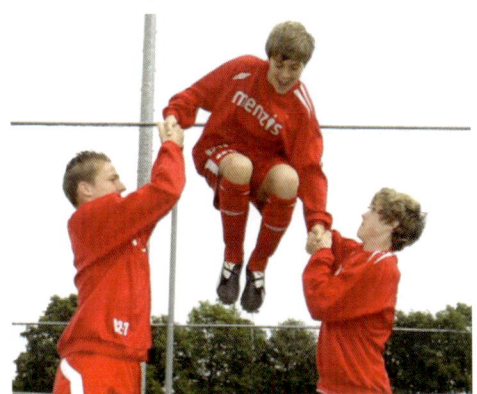 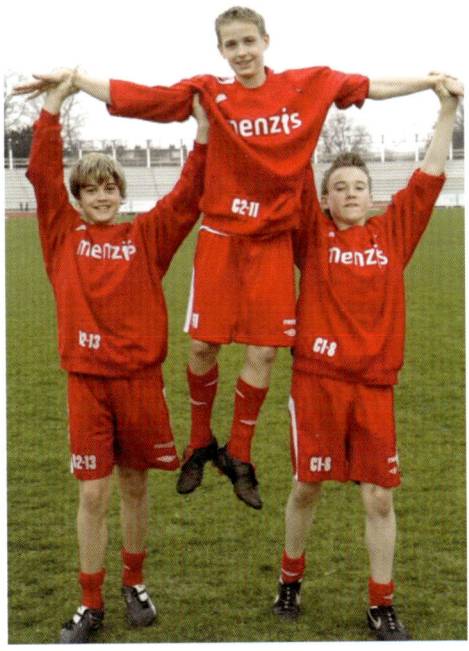

Foto 185a: Zwei Spieler unterstützen die vertikale Sprungbewegung des dritten Spielers mithilfe von Stützgriffen. „Hocke am höchsten Punkt an!"

Variationen:

- Hocke und Drehung.
- Zwei mittelhohe Strecksprünge werden mit einem maximal hohen Strecksprung mit Partnerhilfe verbunden. Abläufe kreiieren.
- In der Fortbewegung (Drehungen vor-zurück-links-rechts).

Foto 185b: Vgl. Foto 185a, wobei die Partner den Spieler durch halbe Klammergriffe, wie abgebildet, stützen und einige Meter tragen sollen. Laufstaffeln entwickeln und Wettkämpfe ausführen lassen.

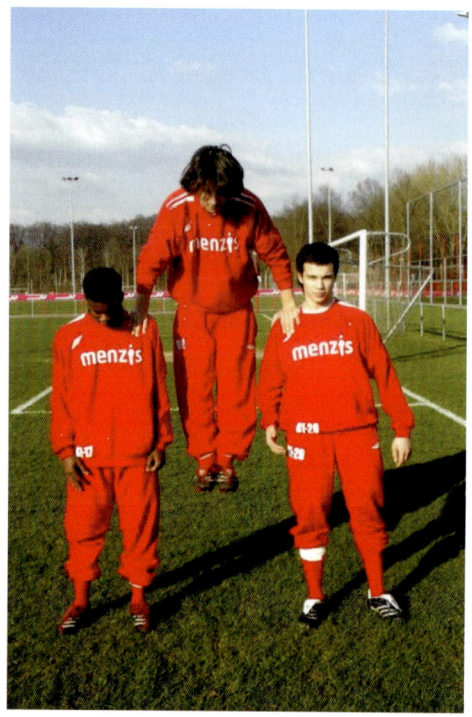

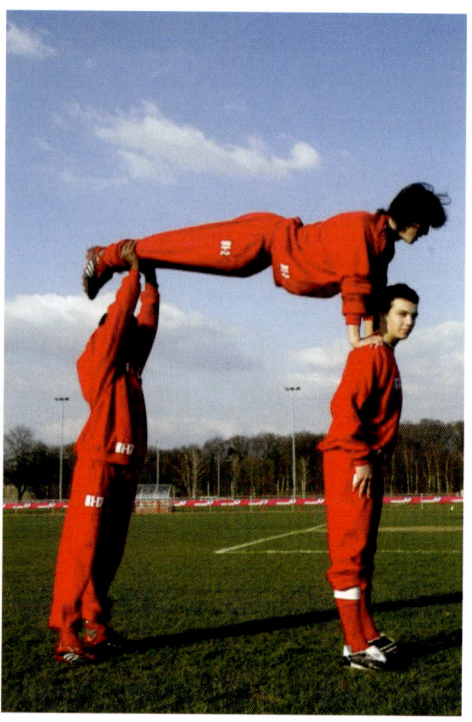

Foto 185c: Der mittlere Spieler geht aus dem Stand in den Stütz über (Stützsprung). Die Partner dürfen seitlich nicht ausweichen, es besteht Verletzungsgefahr. Ca. drei Sekunden lang im Stütz verharren.

Foto 185d: Flieger: In der abgebildeten Form ca. zehn Meter weit gemeinsam laufen. Achtung: Vorab z. B. im Kniestand üben lassen und auf die vorhandenen Kraftfähigkeiten der Spieler achten. Eventuell weitere Spieler mit einbeziehen, die weiterführend sichern und helfen.

Vierte Form (Fotos 186a-d)

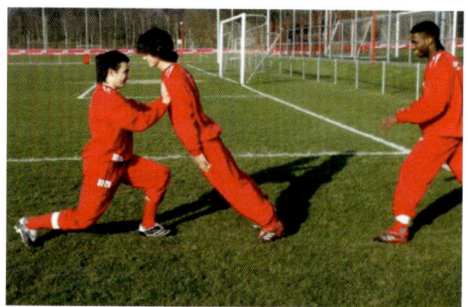

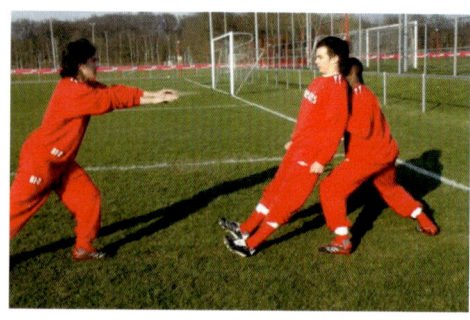

Foto 186a: Vertrauen und Körperspannung.

Foto 186b: In Schrittstellung abfedernd auffangen.

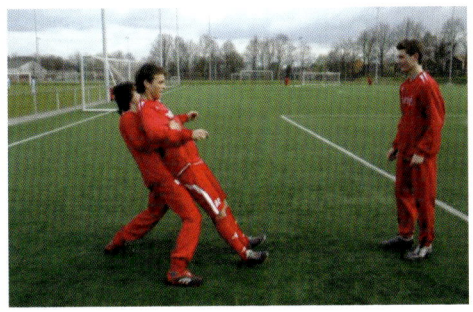

Foto 186c: Vgl. Foto 186b. Wirft den gestreckten Spieler (Brett) hin und her.

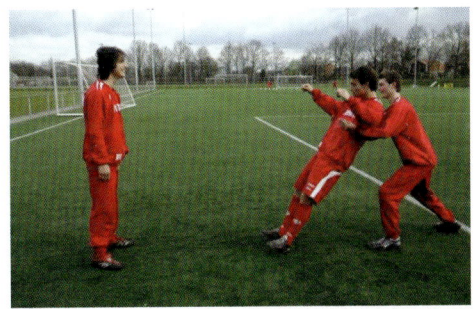

Foto 186d: Vgl. Foto 186c. Der „Innenspieler" macht immer Drehungen um 180°. Die Mitspieler sollen frühzeitig den Körper abbremsen. Kooperation wird verlangt.

Fünfte Form (Fotos 187a, b)

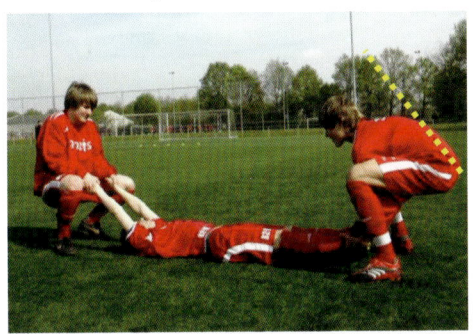

Foto 187a: Ziehbewegungen und Körperspannung. Nicht aus dem Rücken ziehen!

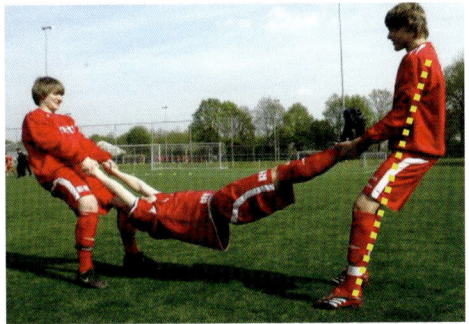

Foto 187b: Vgl. Foto 187a. Der Spieler wird mithilfe der Beinstreckungen der Partner aus der Hocke und einer entgegengesetzte Verlagerung der Körperlängsachsen in eine horizontale Lage gezogen. Danach wird sukzessive entlastet und der Spieler vorsichtig zu Boden geführt. Den Rücken möglichst gerade halten (vgl. die gestrichelte Linie).

Sechste Form (Fotos 188a, b)

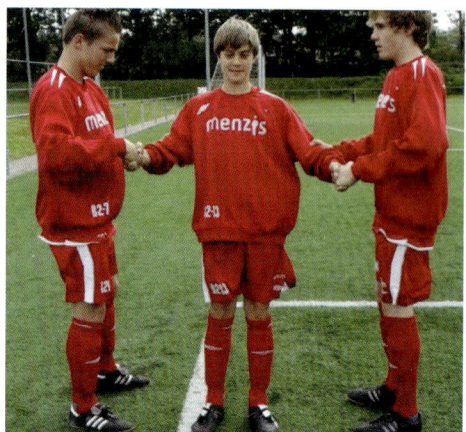 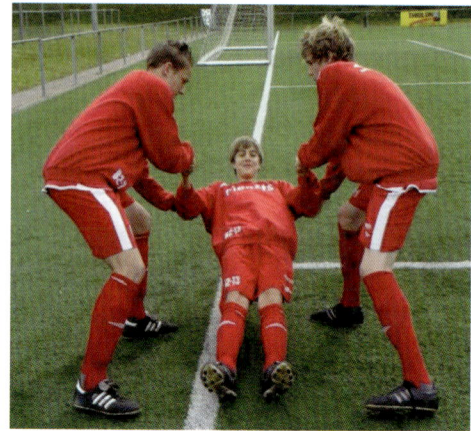

Foto 188a: „Toter Mann": Die Partner wenden einen halben Klammergriff und einen Handgelenk-Handgelenk-Griff bei dem Spieler an.

Foto 188b: Vgl. Foto 188a und die Partner federn die Fallbewegung nach hinten unten durch einen seitlichen Ausfallschritt ab. Befindet sich der Spieler in einer stabilen horizontalen Lage, wird er ca. drei Sekunden lang gehalten und dann wieder unter Einhaltung der Körperspannung aufgerichtet.

Siebte Form (Foto 189a, b)

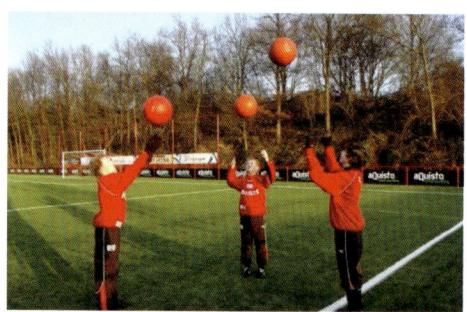 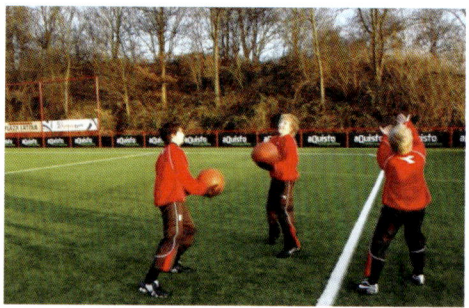

Foto 189a: Die Medizinbälle werden synchron mithilfe eines Druckwurfs in die Höhe geworfen.

Foto 189b: Vgl. Foto 189a und nach zwölfmaligem Hochwerfen tauschen die Spieler in der Ballbewegung nach oben die Plätze: links- bzw. rechtsherum. Der Kapitän gibt das entsprechende Kommando. Das Dreieck sollte immer aufrechterhalten werden, „Kommunikation ist Trumpf"!

16.2.4 Individuelles Athletiktraining mit dem „Alleskönner" Medizinball

Der Medizinball ist nicht erst seit der medialen Berichterstattung über das Konditionstraining des sehr erfolgreichen Fußballlehrerkollegen Felix Magath ein bewährtes Übungsgerät. Überdies gehört er zur Grundausstattung vieler Trainingsstätten und gestattet dem Trainer/Lehrer, die Umsetzung zahlreicher Trainingsziele, wie etwa koordinative, sensomotorische und konditionelle. Konditionell betrachtet, bietet der Medizinball als Zusatzlast die Möglichkeit, Kraftanforderungen zu erhöhen und/oder über den Faktor Zeit die Energieversorgung anzubahnen.

Geht es im Training darum, gewohnte Bewegungen auszulenken oder komplexer zu gestalten und Teilbewegungen mithilfe des Medizinballs zu fixieren, um damit Trainingswirkungen auf andere Körperteile erzielen zu wollen, ermöglicht dieser dem Trainer/Lehrer eine koordinative Schulung erster Güte. Darüber hinaus erhält der Trainer/Lehrer ein zusätzliches methodisches Mittel, mit dessen Hilfe er eine hohe organisatorische Flexibilität (Stationen-, Circuit- oder Rundläufe und Einzel- und Gruppenarbeit) erfährt, die durch eine durchdachte Anordnung eine (individuelle) gezielte Belastungs- und Beanspruchungsdosierung gewährleistet und die Emotionen fördert. Konkret: Medizinbälle mit viel Tempo, Spieler mit hohem Bewegungsanteil und Spielformen mit mehreren Bällen gleichzeitig und hohem Fun-Faktor.

Die Ballauswahl sollte bewusst betrieben werden. Zu schwere und veraltete Bälle sind insbesondere im Nachwuchstraining ein „No-Go!" und entwicklungsgemäße Kunststoff-/Gummibälle sind auf dem Trainingsplatz zumeist die richtige Wahl.

Die Sicherungsmaßnahmen sollten bei der Trainingsplanung präzise betrachtet werden. Die räumliche Anordnung der Trainingsformen auf dem Fußballfeld soll rollende und fliegende Bälle auf unbeteiligte Zuschauer, das Drauftreten und Umknicken der Spieler und zu geringe Sicherheitsabstände (z. B. beim Schocken und Ausholen) ausschließen helfen.

In der Praxis hat sich ein einheitliches Warn- und Stoppsignal bewährt. Hierdurch können Gefahrensituationen frühzeitig erkannt und verantwortungsvoll von allen Beteiligten beherrscht werden. Die direkte Beteiligung der Spieler an diesen Vorsichtsmaßnahmen fördert in hohem Maße die Urteilskompetenz.

Einem Athletiktraining mit dem Medizinball haftet somit zu Unrecht der Habitus des antiquierten Konditionstrainings an.

Erste Form (Fotos 190a, b)

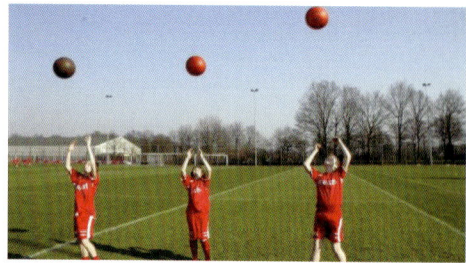

Foto 190a: Würfe und Stöße nach oben und sitzend fangen.

Foto 190b: Vgl. Foto 190a mit umgekehrter Durchführung: Im Sitzen werfen, im Stand fangen.

Zweite Form (Fotos 191a, b)

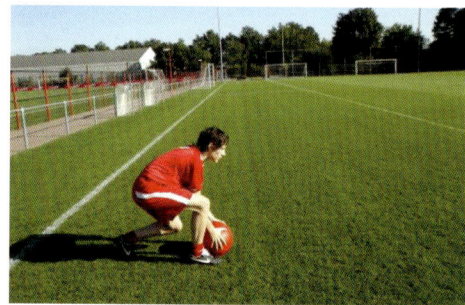
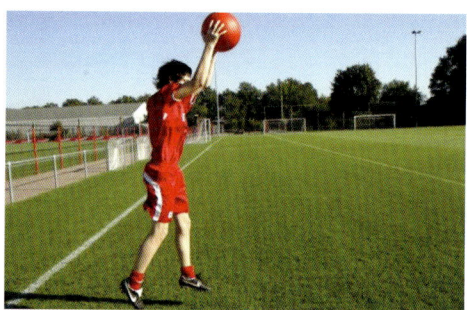

Foto 191a: Strecksprünge aus der Schrittstellung (im Wechsel).

Foto 191b: Vgl. Foto 191a und mit vollständiger Körperstreckung.

Dritte Form (Fotos 192a, b)

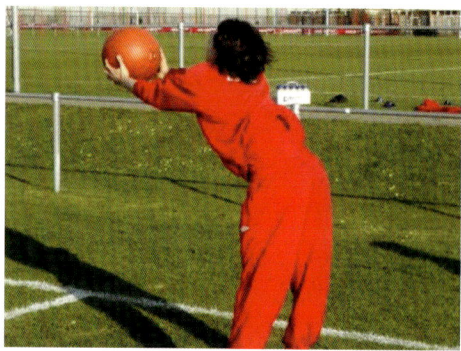
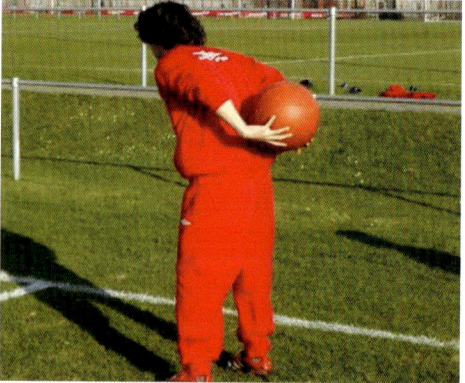

Foto 192a: Im Stand wird der Medizinball zunächst vor dem Körper gehalten und im Bogen über den Kopf nach hinten geworfen.

Foto 192b: Der Medizinball wird mit beiden Händen und ohne Blickkontakt aufgefangen. „Timing ist gefragt und versuche, so gerade wie möglich stehen zu bleiben!"

Vierte Form (Fotos 193a, b)

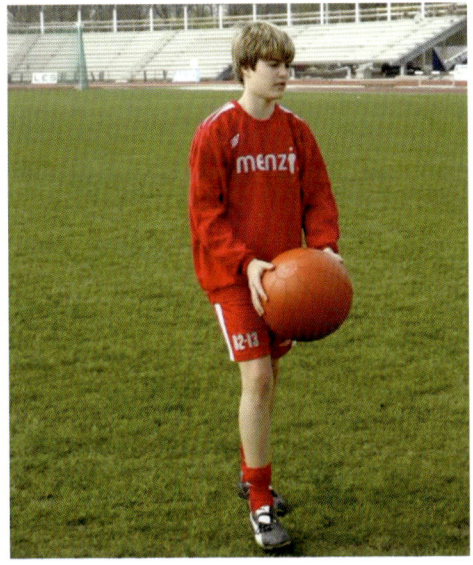 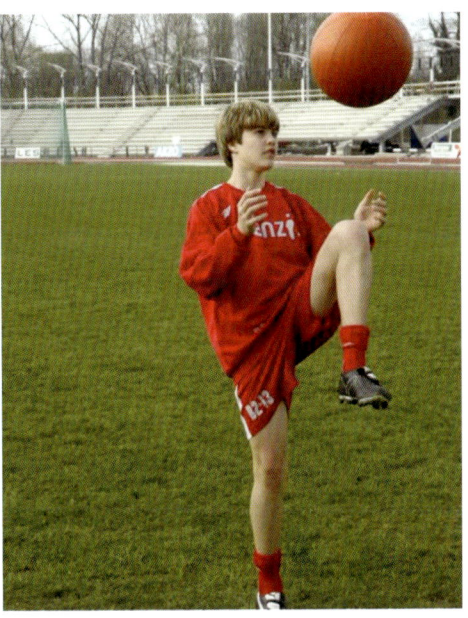

Foto 193a: „Lege den Medizinball auf einen Oberschenkel und versuche, ihn durch einen kraftvollen
Kniehub hochzudrücken."

Foto 193b: Vgl. Foto 193a und: „Strecke dich vollständig über deinen Vorderfuß."

Fünfte Form (Fotos 194a, b)

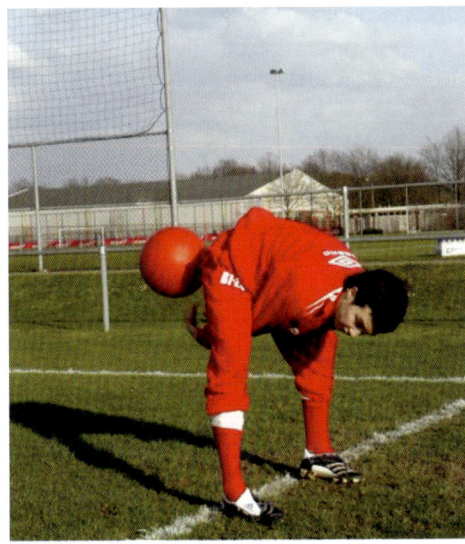 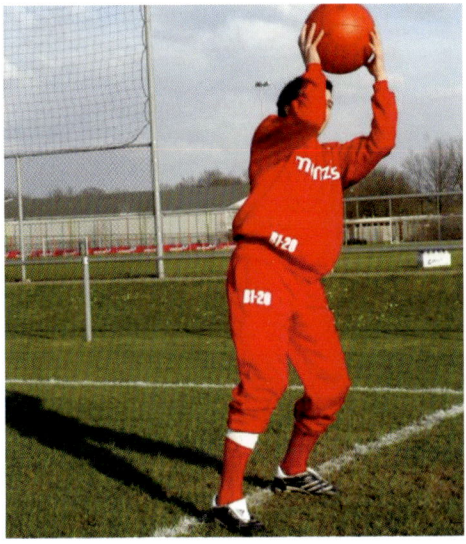

Foto 194a: Den Medizinball zwischen den Beinen
hindurch über den Rücken nach vorne werfen.

Foto 194b: Vgl. Foto 194a und den Ball sicher
fangen.

Sechste Form (Fotos 195a, b)

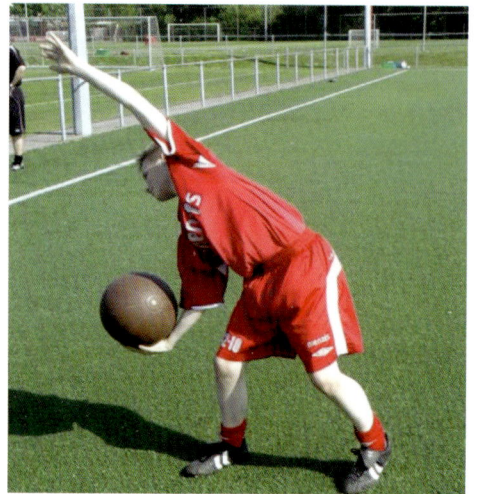 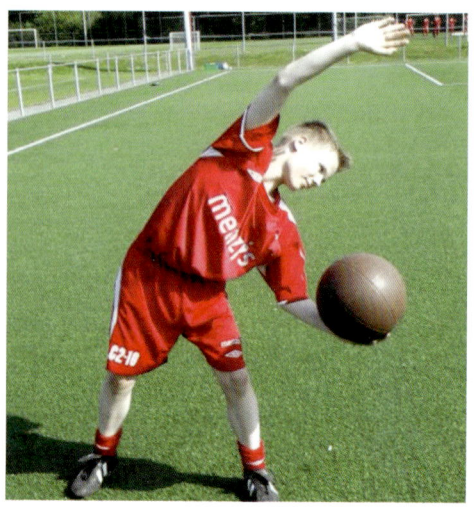

Foto 195a: Einarmige Würfe (wie abgebildet).

Foto 195b: Vgl. Foto 195a und den Rumpf immer präzise seitwärts neigen.

Siebte Form (Fotos 196a, b)

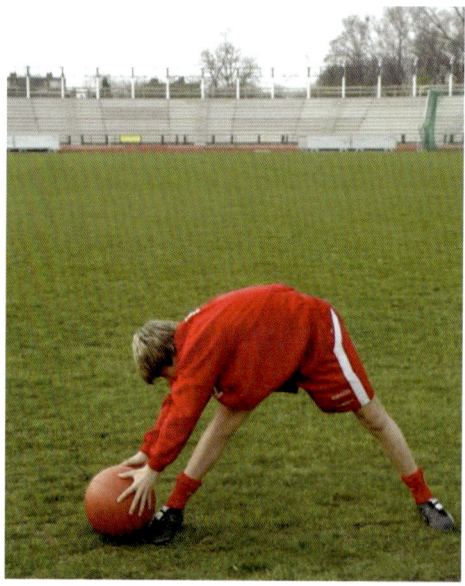 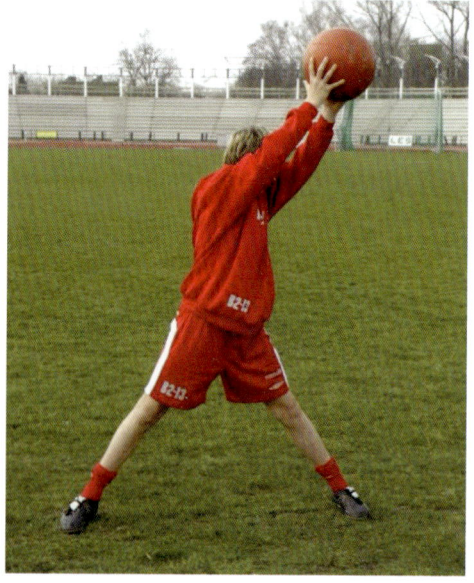

Foto 196a: Aus der Grätschhaltung den Ball seitlich zum Boden führen.

Foto 196b: Vgl. Foto 196a und ihn dann über die Körperstreckung zur anderen Seite führen. „Versuche, deine Beine nicht zu beugen."

Achte Form (Fotos 197a, b)

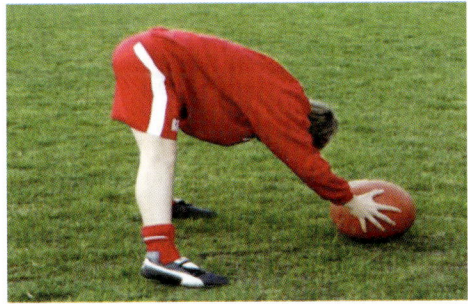

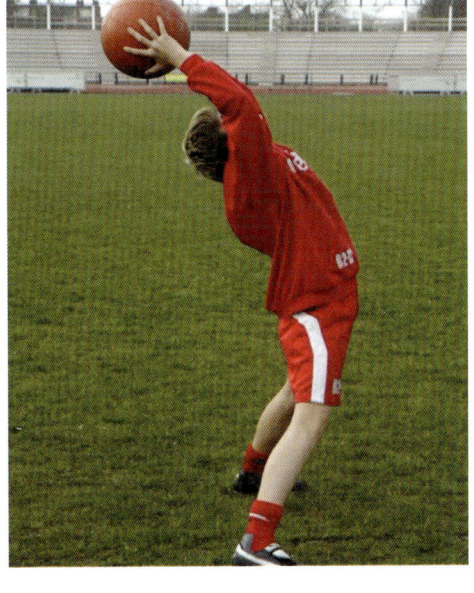

Foto 197a: Den Medizinball, wie abgebildet, weit vorne auf dem Boden ablegen.

Foto 197b: Vgl. Foto 197a und den Körper mit gestreckten Armen aufrichten.

Neunte Form (Fotos 198a-d)

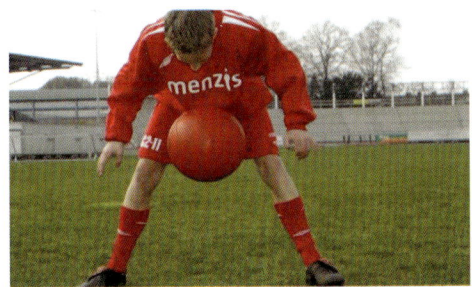

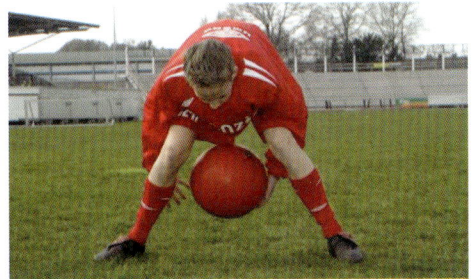

Foto 198a: Wie abgebildet, den Medizinball loslassen.

Foto 198b: Vgl. Foto 198a und ihn beidhändig im Wechsel vor und hinten den Beinen fangen.

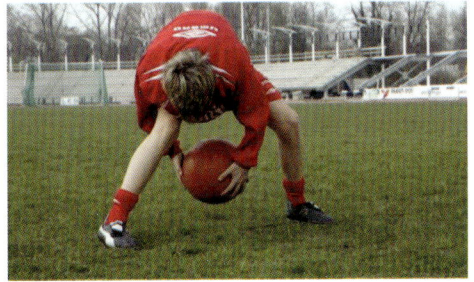

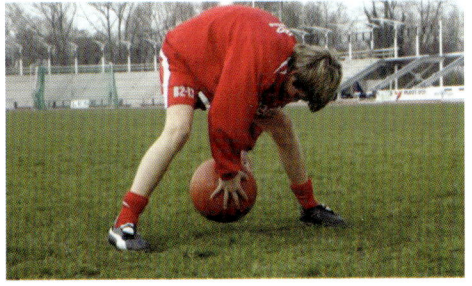

Foto 198c: Vgl. Foto 198b und den Medizinball nunmehr „schräg" fangen.

Foto 198d: Vgl. Foto 198a und den Rumpf danach stets drehen.

Zehnte Form (Fotos 199a-d)

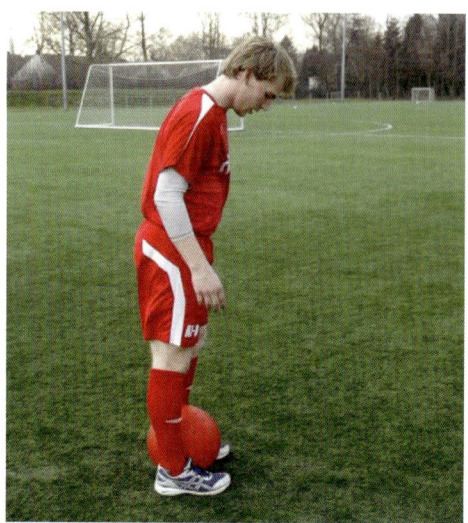

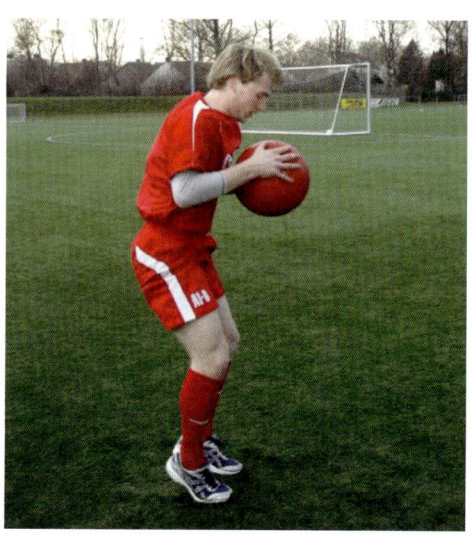

Foto 199a: Den Medizinball zwischen die Füße nehmen.

Foto 199b: Vgl. Foto 199a und den Medizinball im Sprung aufwärts „fliegen" lassen und ihn wieder sicher auffangen.

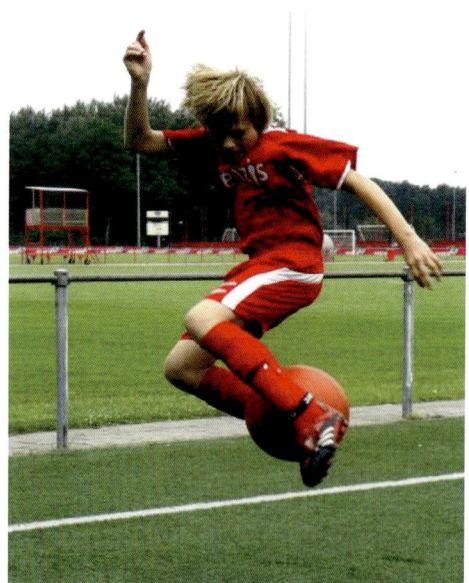

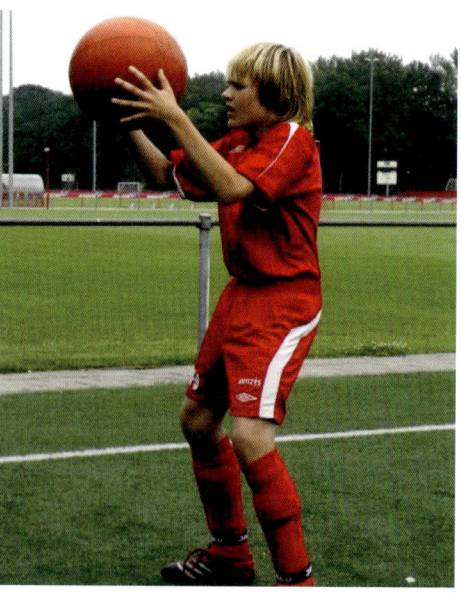

Foto 199c: Vgl. Foto 199a und den Medizinball im Sprung seitwärts nach vorne hochbringen.

Foto 199d: Vgl. Foto 199c, den Medizinball so hoch wie möglich vor dem Körper fangen.

Elfte Form (Fotos 200a, b)

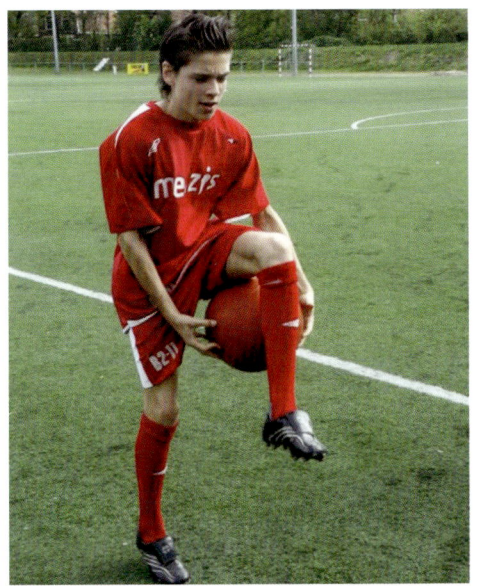

Foto 200a: Den Medizinball im ständigen Wechsel im Galopp von innen nach außen führen.

Foto 200b: Vgl. Foto 200a und den Medizinball außerhalb der Knie nach innen führen.

Zwölfte Form (Foto 201)

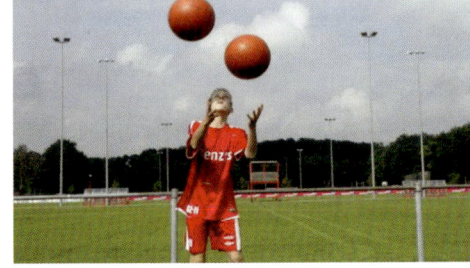

Foto 201: Zwei Medizinbälle im Wechsel jonglieren.

13. Form (Fotos 202a, b)

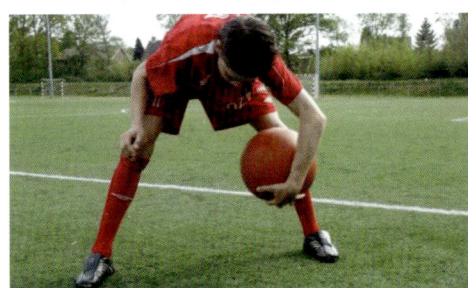

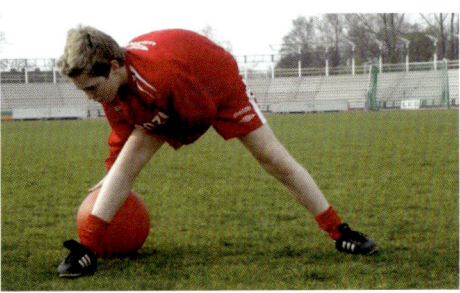

Foto 202a: Achterkreisen zwischen den gegrätschten Beinen.

Foto 202b: Achterrollen (vgl. Foto 202a).

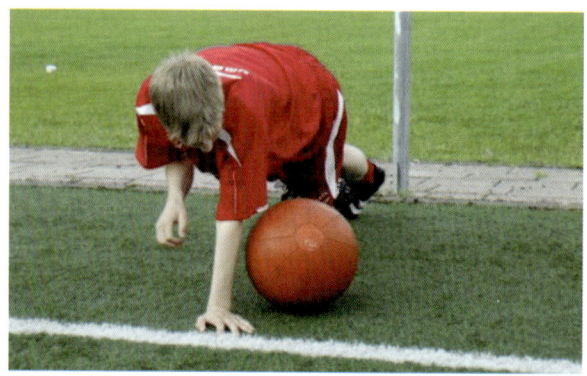

14. Form (Foto 203)

Foto 203: Im einarmigen Liegestütz den Medizinball um den Stützarm hin- und herbewegen.

15. Form (Fotos 204a-c)

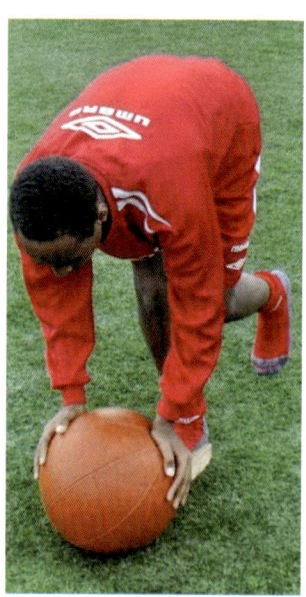
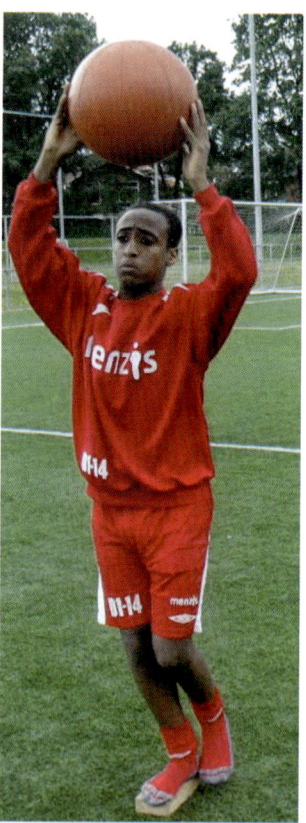
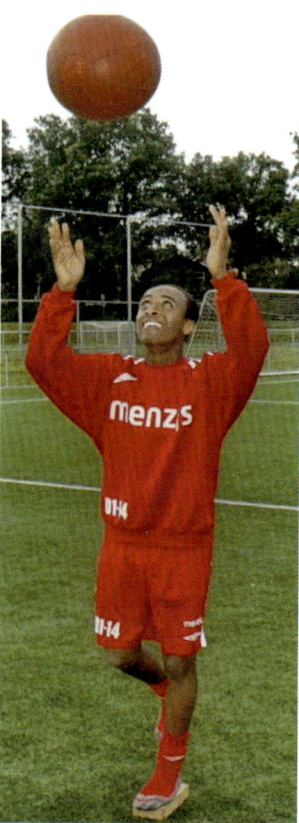

Foto 204a: Einbeinstand auf einem Holzkeil oder einem Balance Pad®. Der Medizinball wird zunächst am Boden gehalten.

Foto 204b: Vgl. Foto 204a und den Medizinball in der Balance in die Ganzkörperstreckung führen.

Foto 204c: Variation: Vgl. Foto 204b und den Medizinball hochwerfen.

16. Form (Foto 205)

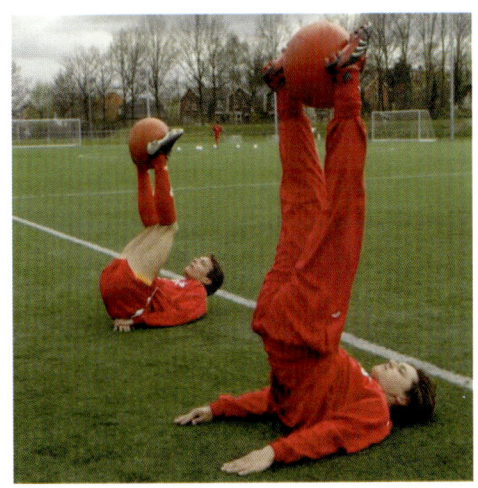

Foto 205: Aus dem Langsitz in die Kerzenhaltung gelangen.

17. Form (Fotos 206a, b)

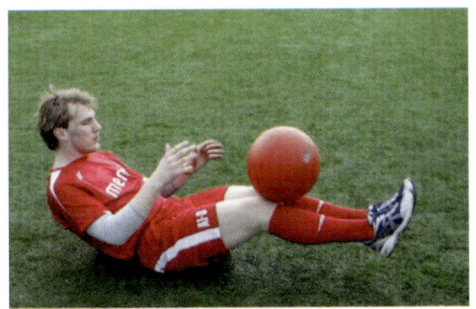

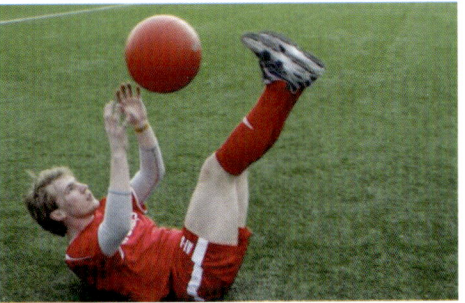

Foto 206a: „Rolle den Medizinball im Schwebesitz in Richtung Füße."

Foto 206b: „Schocke den Medizinball mit den Beinen nach schräg vorne oben und fange ihn auf, indem du den Rumpf anhebst."

18. Form (Fotos 207a, b)

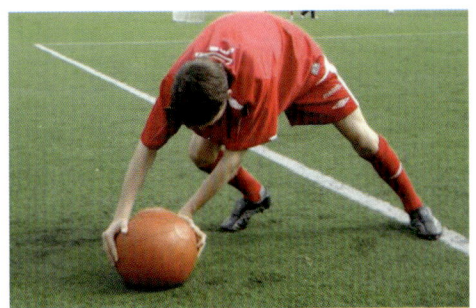

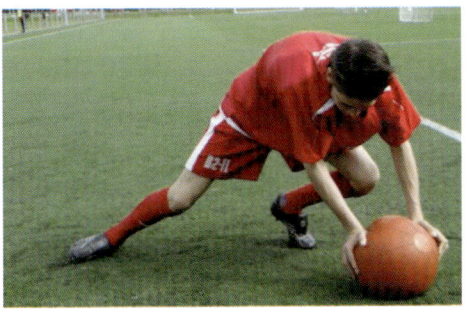

Foto 207a: Wechselsprünge seitwärts durch ein Abstützen mit den Händen auf dem Medizinball.

Foto 207b: Vgl. Foto 207a und darauf achten, dass ein Außenbein möglichst gestreckt gehalten wird.

19. Form (Fotos 208a, b)

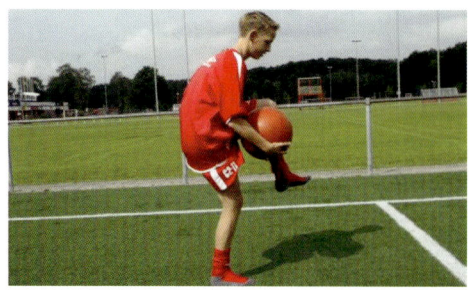
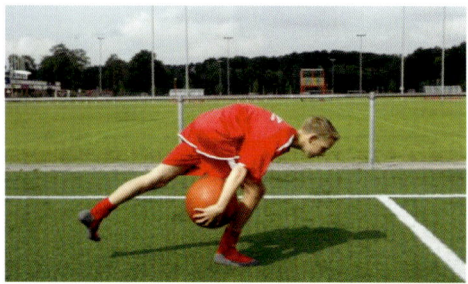

Foto 208a: Einbeinstand ohne Schuhwerk und Anheben des anderen Beins.

Foto 208b: Vgl. Foto 208a und das angehobene
Bein zurückführen mit anschließendem Durchführen des Medizinballs (wie abgebildet). „Halte die
Balance!" Variation: Unterschiedliche Unterstützungsflächen wählen.

20. Form (Fotos 209a, b)

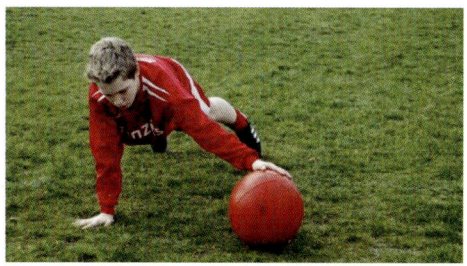
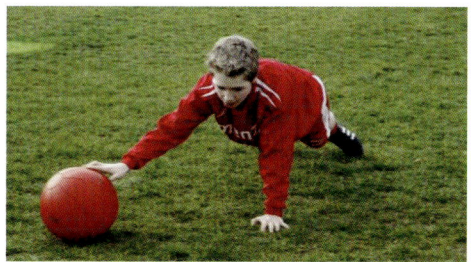

Foto 209a: Im Liegestütz den Medizinball hin- und
herrollen.

Foto 209b: Vgl. Foto 209a und den Medizinball
stets weit nach außen rollen.

21. Form: Mit den Händen auf dem Ball (Fotos 210a-d)

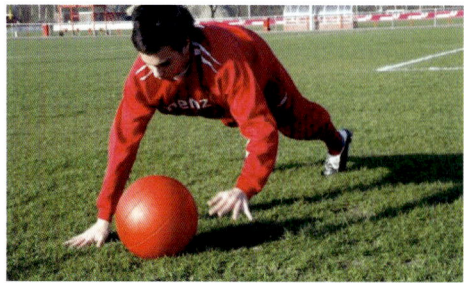
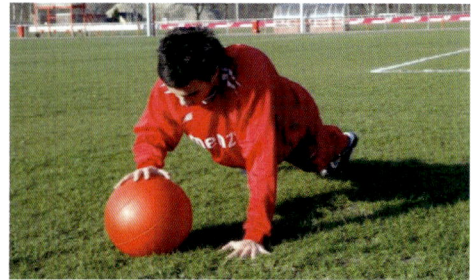

Foto 210a: Aus dem Liegestütz im Wechsel mit einer
Hand auf dem Medizinball im „Sprung" abstützen.

Foto 210b: Vgl. Foto 210a und auf eine gebeugte
Stützhaltung achten.

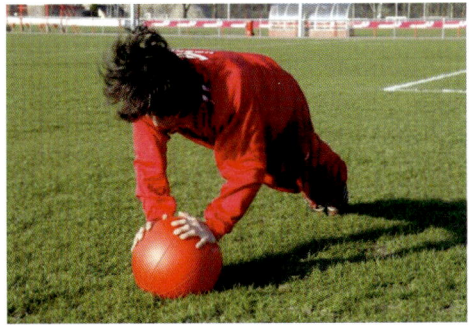 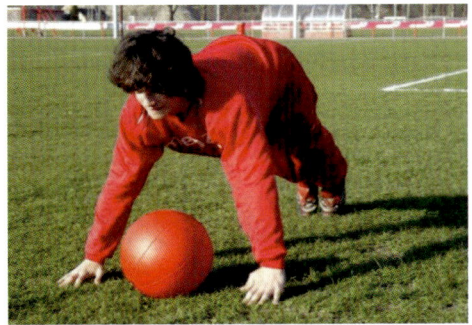

Foto 210c: Mit beiden Händen auf dem Medizin-ball abstützen (vgl. Foto 210b).

Foto 210d: Vgl. Foto 210c und durch den dyna-mischen Abdruck vom Medizinball mit gespreizten Armen federnd landen (beugen-strecken-beugen-strecken etc.). Variation: Explosive Liegestütze, wo-bei der Ball nach der Streckphase kurzfristig den Bodenkontakt verliert.

22. Form (Fotos 211a, b)

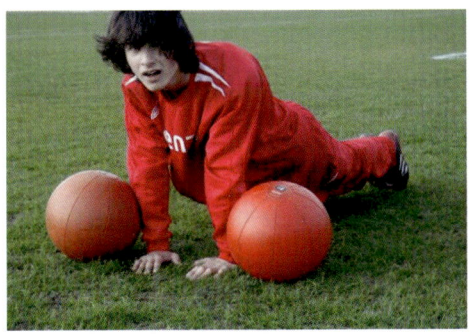 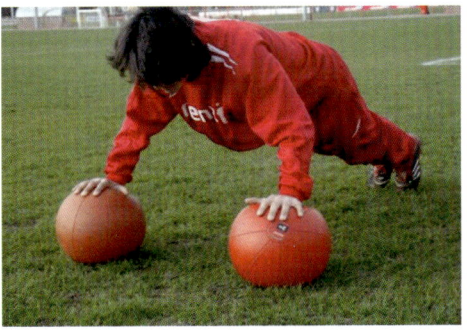

Foto 211a: Vgl. die 21. Form, wobei diese Übung hohe Ansprüche an die Kraftfähigkeiten der Spieler stellt..

Foto 211b: Vgl. Foto 211a und mit erneut nicht ge-streckten Armführungen in der Stützphase.

23. Form: (Fotos 212a-f)

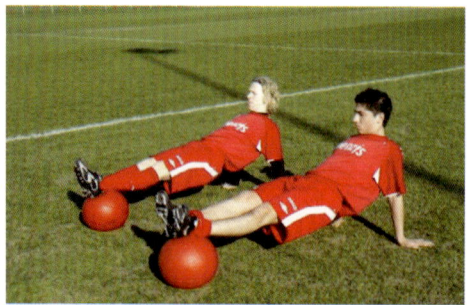

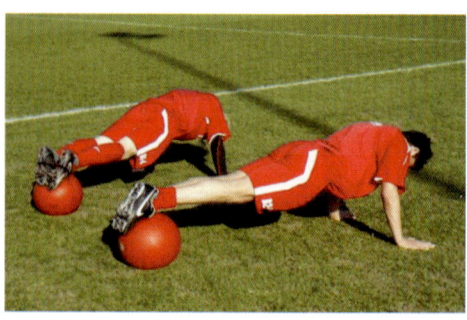

Foto 212a: Liegestütze rücklings und Abstützen auf dem Medizinball. Ca. fünf Sekunden lang halten.

Foto 212b: Liegestütze vorlings und Abstützen auf dem Medizinball. Ca. fünf Sekunden lang halten.

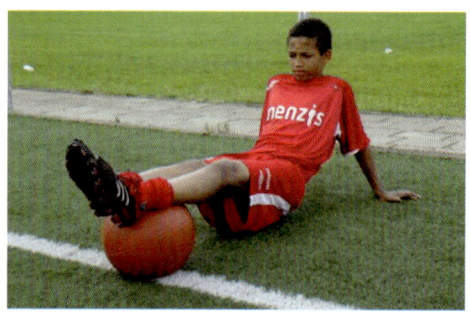

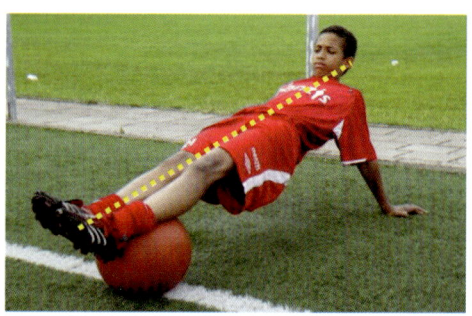

Foto 212c: Vgl. Foto 212a; aus gehockter Position die Hüfte hochheben.

Foto 212d: Vgl. Foto 212a und über die Waden nach „vorne rollen", bis die Körperstreckung erfolgt ist. Permanente Liegestütze folgen.

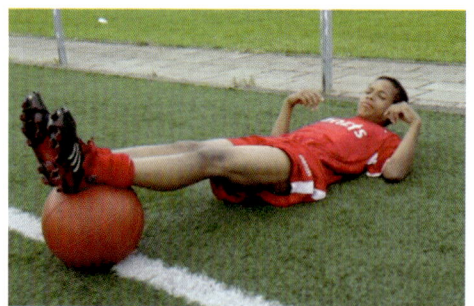

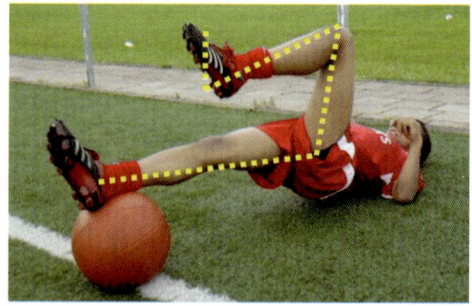

Foto 212e: Vgl. Foto 212a. Aus der Rückenlage die Hüfte hochheben.

Foto 212f: Vgl. Foto 212e abwechselnd ein Bein, wie abgebildet, gewinkelt anheben und ca. drei Sekunden lang die Hüftstreckung und Körperstabilisierung aufrecht erhalten.

24. Form (Fotos 213a-d)

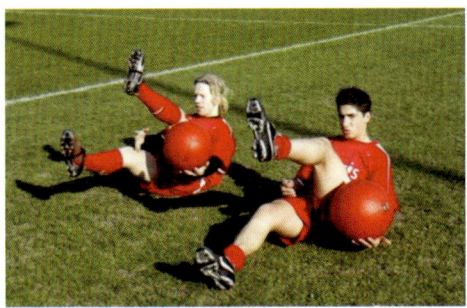

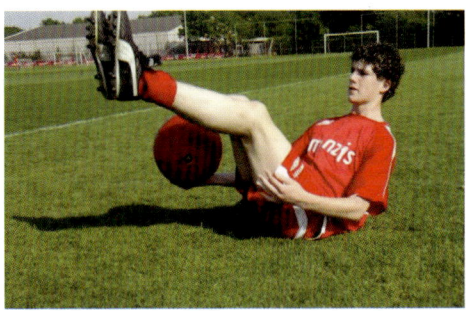

Foto 213a: Scherbewegungen der Beine vornehmen und währenddessen den Medizinball, wie abgebildet, permanent durchreichen.

Foto 213b: Der Medizinball wird ständig um die nahezu gestreckten Beine geführt.

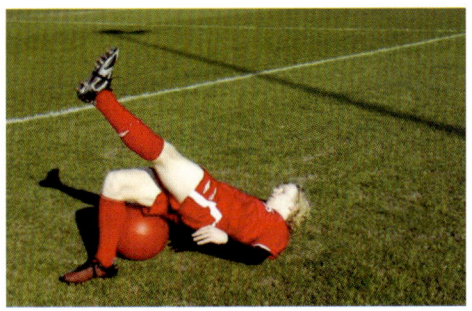

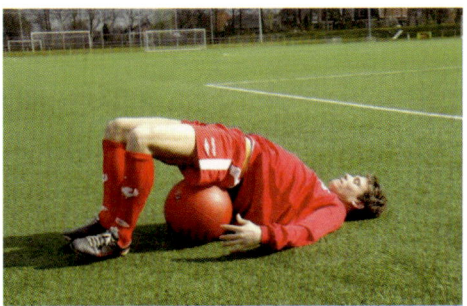

Foto 213c: Im Wechsel eine Brücke auf einem Bein „bauen" und währenddessen den Medizinball hin- und herrollen.

Foto 213d: Eine Brücke mit geschlossenen Beinen bilden und den Medizinball erneut hin- und herrollen.

25. Form (Fotos 214a, b)

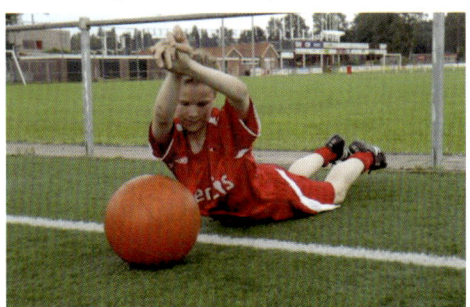

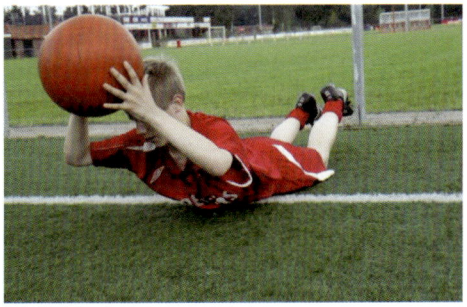

Foto 214a: „Pendele mit gestreckten Armen über dem Medizinball hin und her."

Foto 214b: „Pendele mit dem Medizinball in der Vorhalte hin und her."

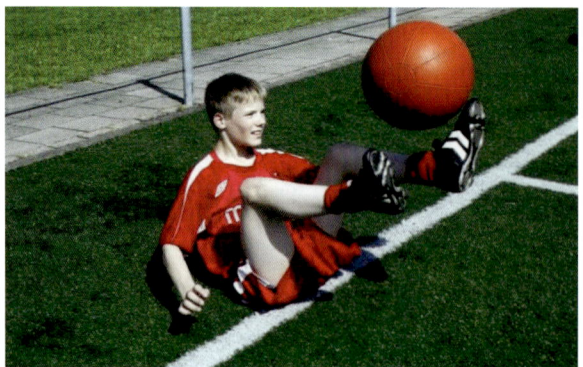

26. Form (Foto 215)

Foto 215: Aus dem Sitz den Medizin-ball mit den Füßen nach oben werfen und mit diesen wieder erneut sicher auffangen. Der Rumpf soll möglichst aufrecht gehalten werden.

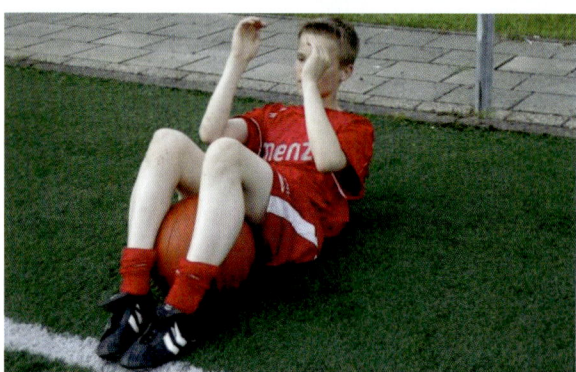

27. Form (Foto 216)

Foto 216: Den Medizinball, wie abgebildet, „einklemmen" und Crunches durchführen.

28. Form (Fotos 217a, b)

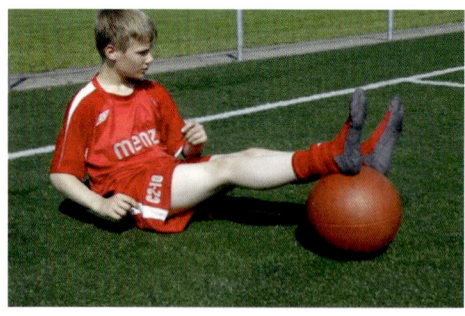 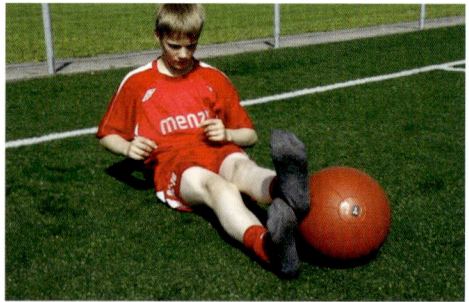

Foto 217a: „Druck auf den Medizinball": Im Schwe-besitz mit geschlossenen Beinen von der einen zur anderen Seite auf den Medizinball Druck ausüben.

Foto 217b: Vgl. Foto 217a und den Rumpf nach Möglichkeit immer aufrecht halten.

29. Form (Fotos 218a, b)

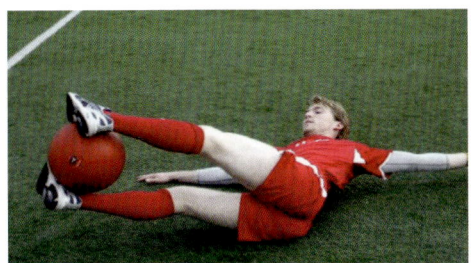 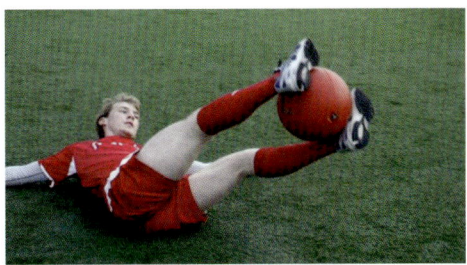

Foto 218a: Scheibenwischer: Wie abgebildet, die Beine möglichst gerade und in einem 90˚-Winkel positionieren.

Foto 218b: Vgl. Foto 218a und die Beine nicht auf dem Boden ablegen. Die seitlich ausgestreckten Arme unterstützen die Balance. „Halte deine Schultern am Boden!"

30. Form (Fotos 219a, b)

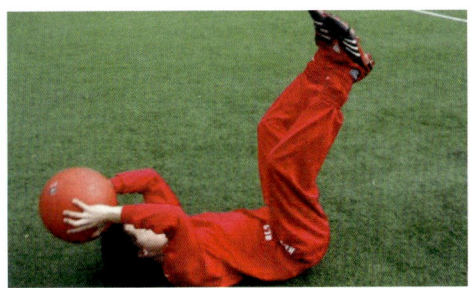 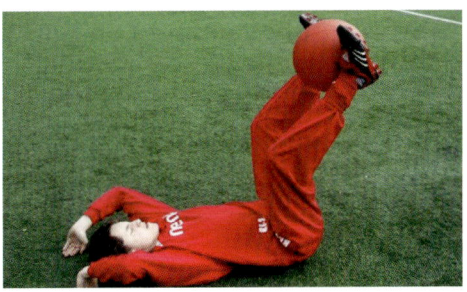

Foto 219a: „Übergabe": Vgl. Foto 218a wobei nun der Medizinball beim Aufrichten zwischen den beiden Füßen eingeklemmt wird.

Foto 219b: Vgl. Foto 219a und die Umkehrung der eingeleiteten Bewegung. Die Beine nach Möglichkeit gestreckt halten.

31. Form (Fotos 220a, b)

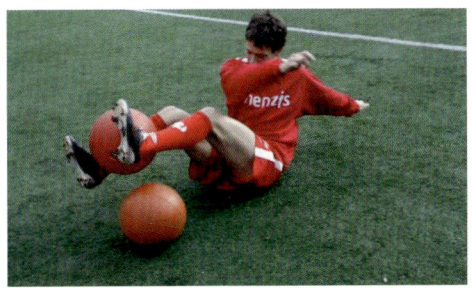 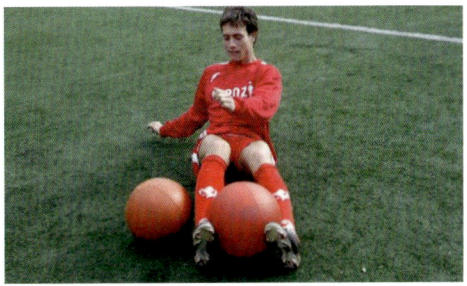

Foto 220a: Scheibenwischer im Sitzen: Wie abgebildet und besonders auf die Gegenarmbewegung achten.

Foto 220b: Vgl. Foto 220a und die möglichst gestreckten Beine im Wechsel neben den Medizinball führen und den eingeklemmten Medizinball nicht ablegen.

32. Form (Fotos 221a-d)

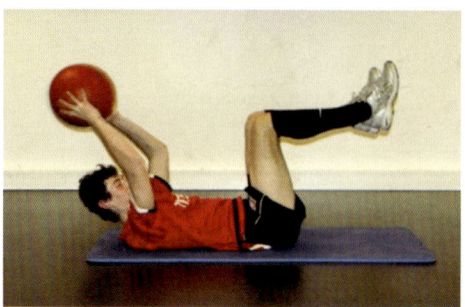

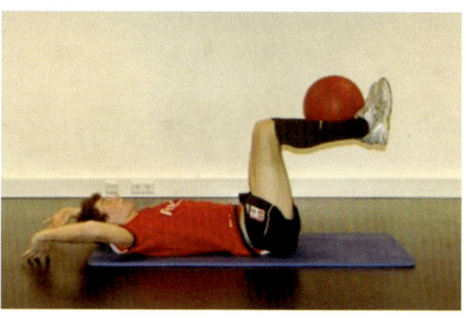

Foto 221a: Ball umlegen: Den Medizinball im ständigen Wechsel auf die angehockten Beine legen.

Foto 221b: Vgl. Foto 221a und der Medizinball liegt zwischen den Schienbeinen und der Rumpf befindet sich in in der Rückenlage.

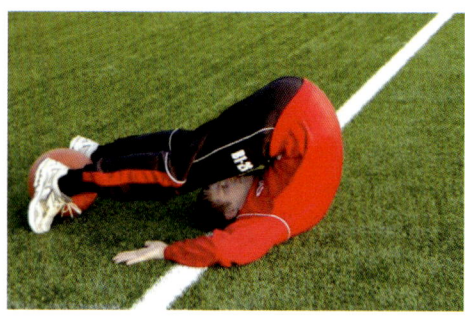

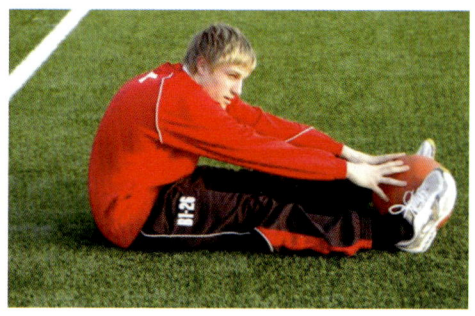

Foto 221c: Den Medizinball im Langsitz, wie abgebildet, über den Kopf nach hinten führen und den Boden mit den Füßen kurz berühren.

Foto 221d: Vgl. Foto 221c und beim Zurückrollen im Langsitz den Medizinball mit den Händen berühren.

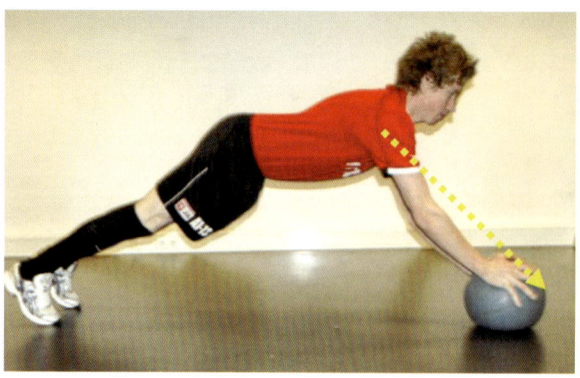

33. Form (Foto 222)

Foto 222: Den Medizinball im Liegestütz so weit wie möglich nach vorne und wieder zurückrollen.

34. Form (Foto 223)

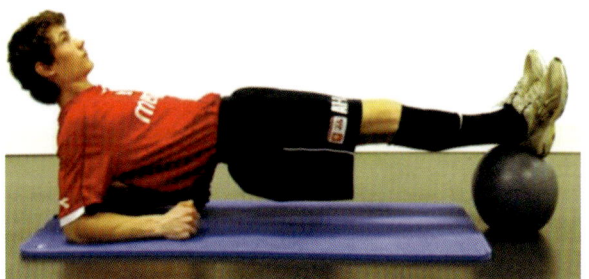

Foto 223: Liegestütze rücklings auf den Unterarmen. Hüfte heben und senken und in der Haltephase ca. drei Sekunden lang verbleiben.

35. Form (Foto 224)

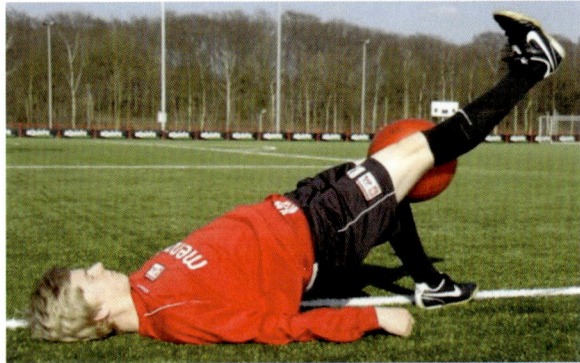

Foto 224: Einbeinige Brücke mit Medizinball! Wie abgebildet und mit Beinwechsel.

36. Form (Fotos 225a-l)

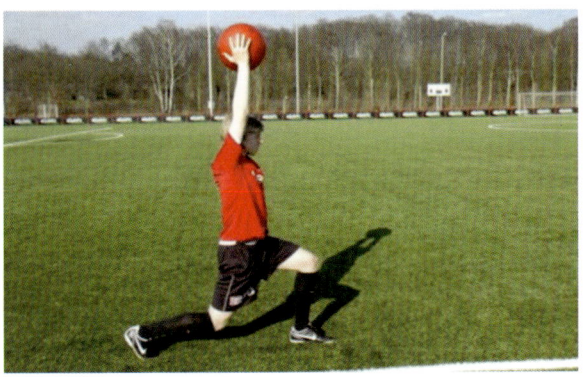

Foto 225a: Ausfallschritte: Ruhige Ausfallschritte vorwärts und rückwärts mit dem Ball in der Hochhalte. Achte auf eine Ganzkörperspannung mit aufrechtem Rumpf, die Beinachsenstabilität und vermeide einen spitzen Kniewinkel.

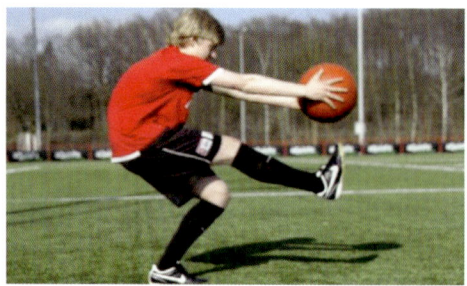

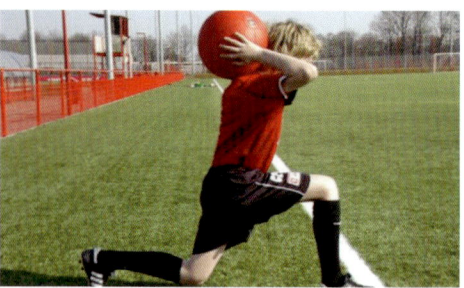

Foto 225b: Der Spieler hält den Medizinball mit den Armen gestreckt vor und kommt wechselnd einbeinig in die Hocke. Halte die Balance.

Foto 225c: Vgl. Foto 225a. Ausfallschritte aus dem Stand mit dem Medizinball im Nacken. Variation: In Brusthalte, wobei das vordere Knie nicht über die jeweilige Fußspitze hinausragen darf. Das ausgestreckte Bein berührt den Medizinball. Danach wird ein Standbeinwechsel vorgenommen. Etc.

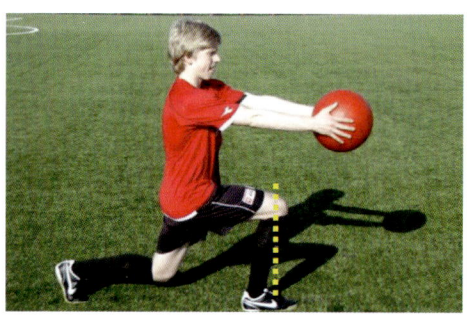

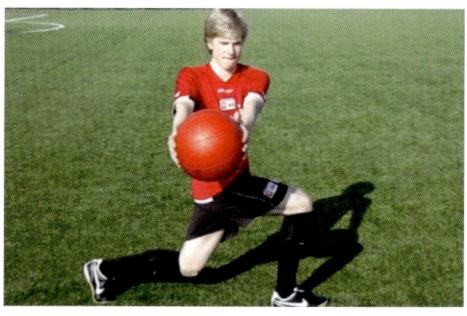

Foto 225d: Ausfallschritte mit dem Medizinball in der Vorhalte. Das Knie ist nie vor der jeweiligen Fußspitze.

Foto 225e: Vgl. Foto 225d und mit einhergehenden 90°-Drehungen und Vorwärts- und Rückwärts-Ausfallschritte.

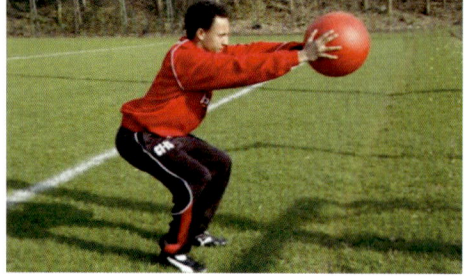

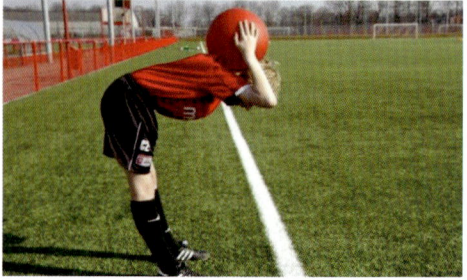

Foto 225f: Vgl. Foto 225d und halber Kniebeuge aus der parallelen Fußstellung. Die Kniewinkel können auch variiert werden.

Foto 225g: Good Mornings: Wie abgebildet und darauf achten, dass die Knie nicht nach hinten durchgedrückt und damit überstreckt werden.

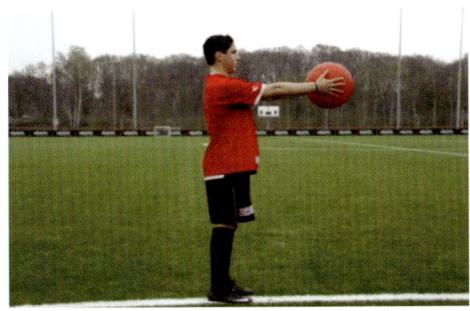 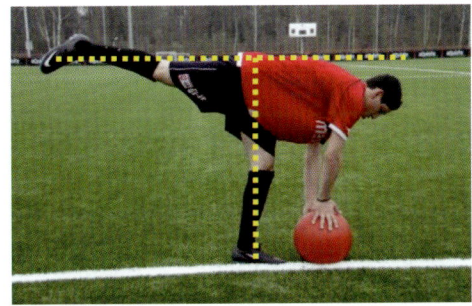

Foto 225h: Ausgangsstellung zum T-Stand (vgl. Foto 225i).

Foto 225i: Vgl. Foto 225h und die Einnahme des T-Stands (vgl. die sichtbare Tiefen- und Breitenachse.

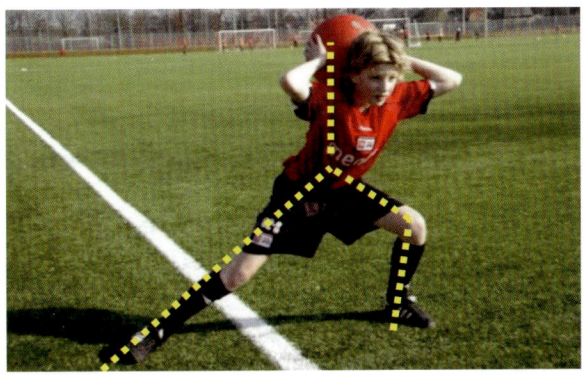

Foto 225j: Seitliche Ausfallschritte links und rechts im Wechsel. Den Rumpf aufrecht halten mit dem Medizinball im Nacken.

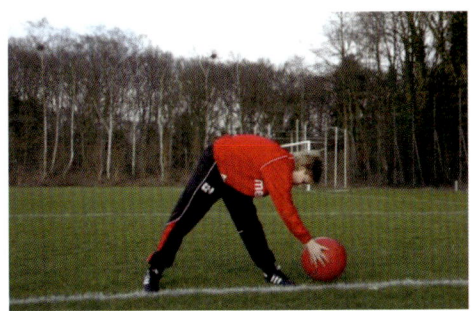 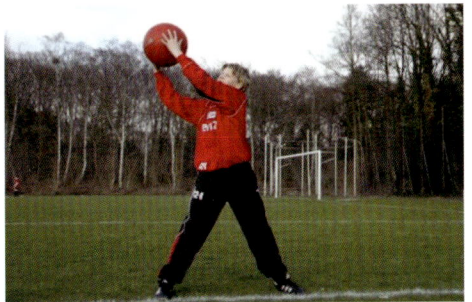

Foto 225k: Vgl. Foto 225j. Mit dem Medizinball, wie abgebildet, eine Tief-Hoch-Bewegung einleiten.

Foto 225l: Vgl. Foto 225k und Abschluss der diagonal durchgeführten Bewegung. Seitenwechsel einleiten und überdies in einer 3-D-Variante durchführbar.

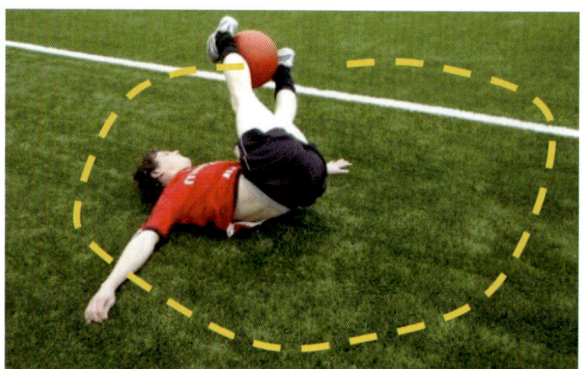

37. Form (Foto 226)

Foto 226: „Zirkel": Mit dem Medizinball zwischen den Beinen einen Kreis beschreiben. Auf Richtungsänderungen achten.

38. Form (Foto 227)

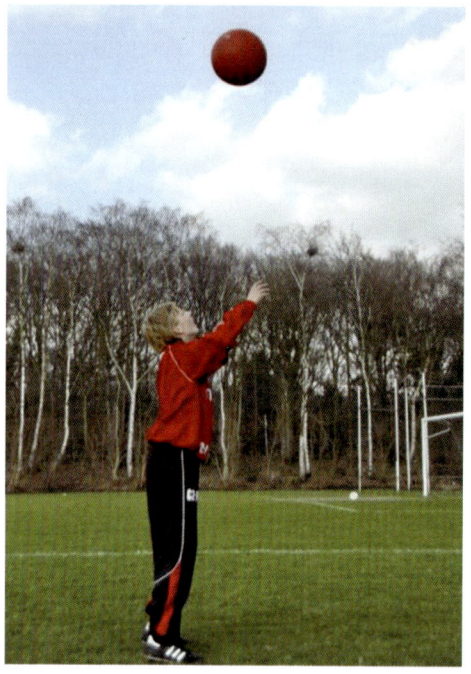

Foto 227: Den Medizinball aus der Vorhalte und halber Kniebeuge nach oben auswerfen und wieder auffangen.

39. Form (Foto 228)

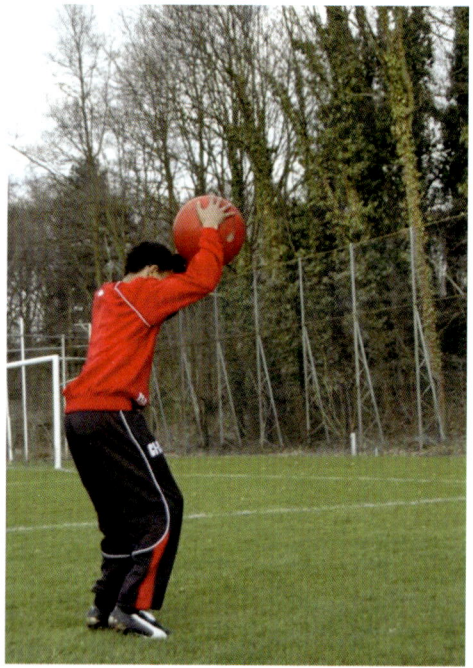

Foto 228: Den Medizinball aus der Ganzkörperstreckung heraus zu Boden prellen und wieder auffangen.

40. Form (Fotos 229a-d)

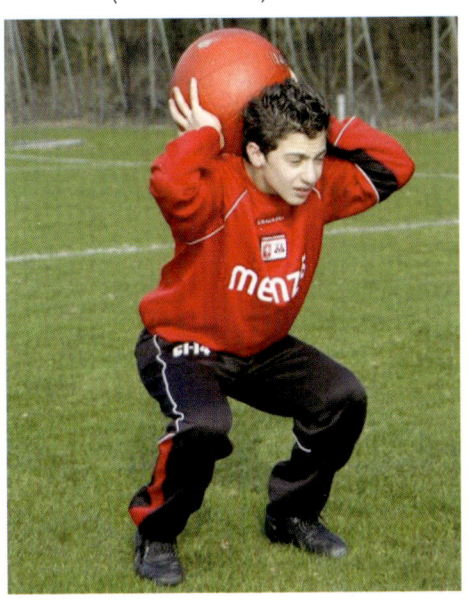

Foto 229a: Ausstoßen des Medizinballs aus der halben Kniebeuge.

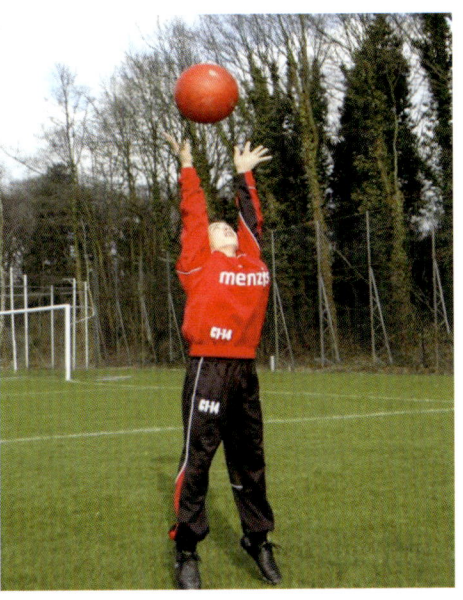

Foto 229b: Vgl. Foto 229a und anschließend eine dynamische Ganzkörperstreckung durchführen.

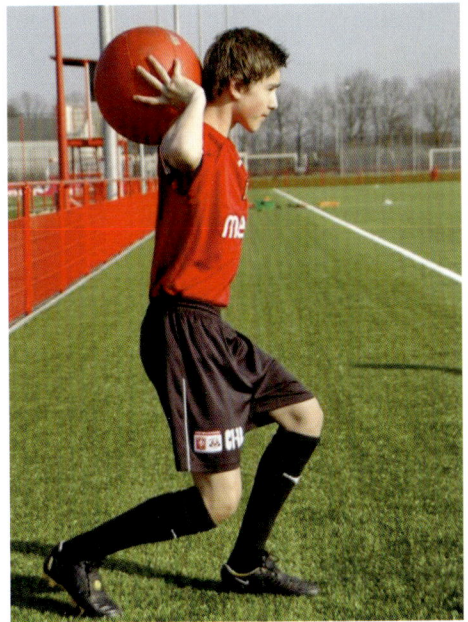

Foto 229c: Vgl. Foto 229a. Aus der Schrittstellung den Medizinball so hoch wie möglich ausstoßen.

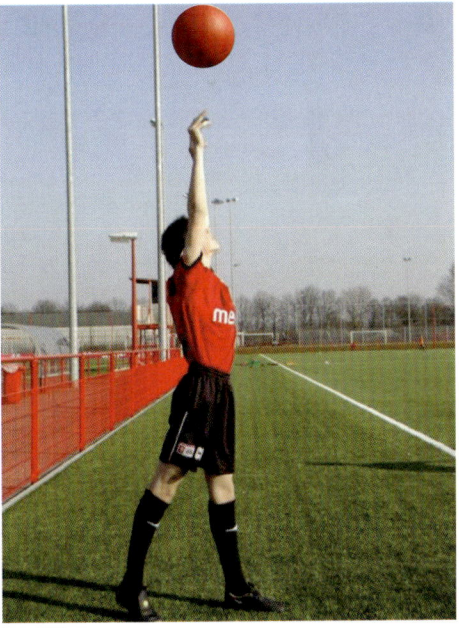

Foto 229d: Vgl. Foto 229c und sich mit dem Ausstoßen vollständig strecken.

16.2.5 Partnerschaftliches Athletiktraining mit dem „Alleskönner" Medizinball

Erste Form (Fotos 230a, b)

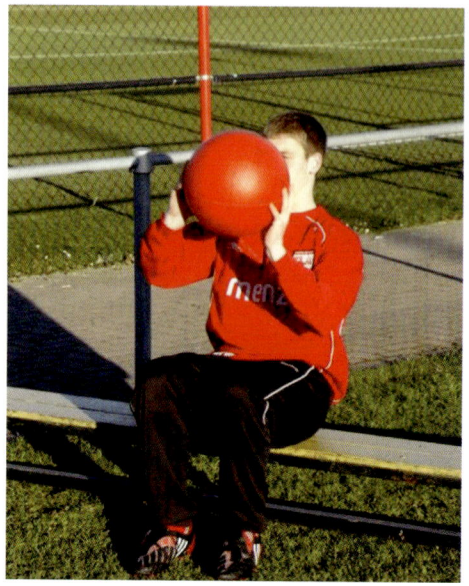
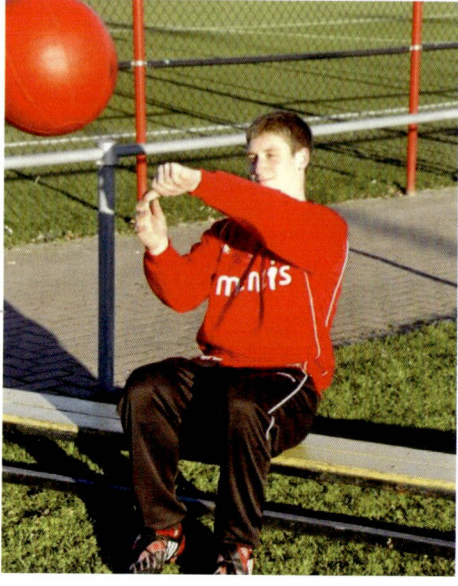

Foto 230a: Beidarmiges Ausstoßen aus dem Sitzen: Ein Spieler stößt, ein anderer fängt und wirft zurück.

Foto 230b: Vgl. Foto 230a und nun in Form eines einarmigen Ausstoßens.

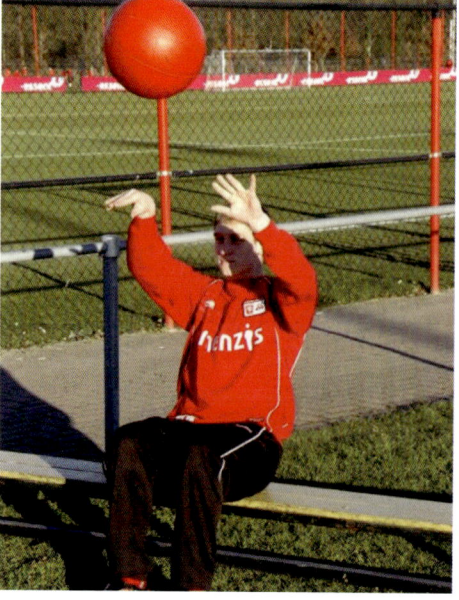

Zweite Form (Foto 231)

Foto 231: Einwurf aus der Sitzposition.

Dritte Form (Foto 232)

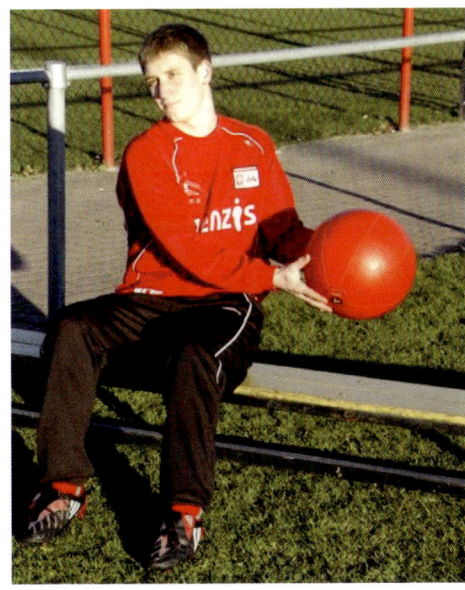

Foto 232: Beidarmiger Wurf von der Seite. Auf den Seitenwechsel achten.

Vierte Form (Foto 233a, b)

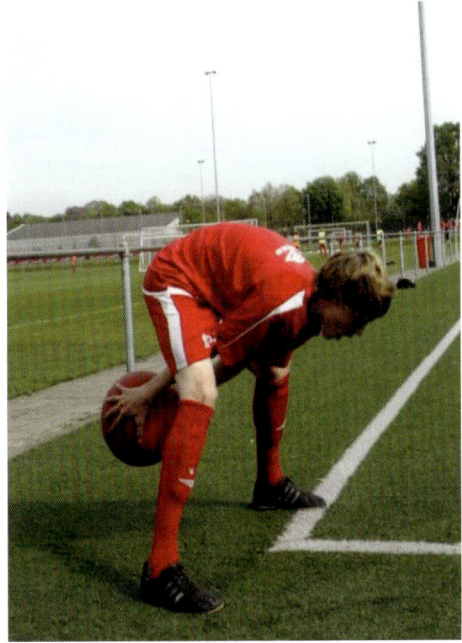

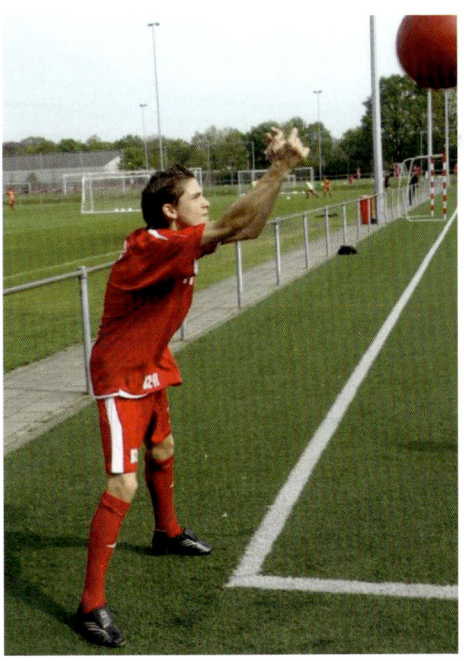

Foto 233a: „Schocken vorwärts-aufwärts", wie abgebildet.

Foto 233b: Vgl. Foto 233a und auf die Körperstreckung bis in den Zehenstand achten. Der Impuls kommt „aus den Beinen".

Fünfte Form (Fotos 234 a-d)

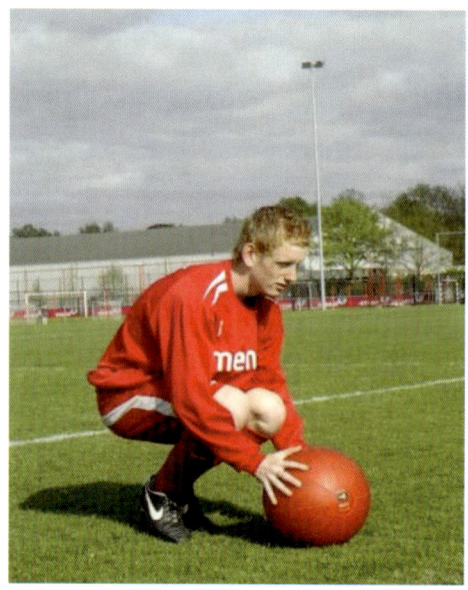

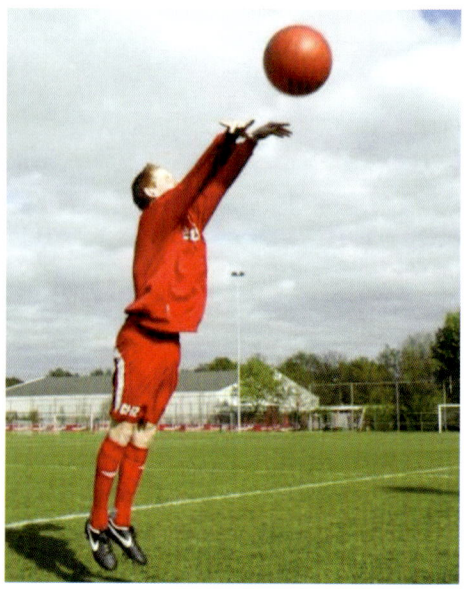

Foto 234a: Schnellkräftiges Ausstoßen aus dem Hockstand.

Foto 234b: Vgl. Foto 234a und die Handflächen „klappen nach": Stoße hoch und weit.

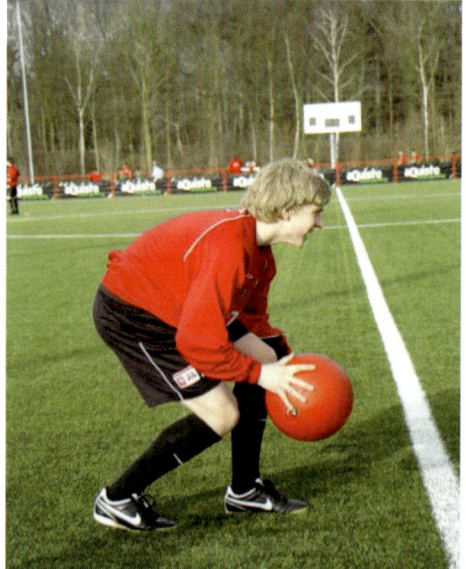

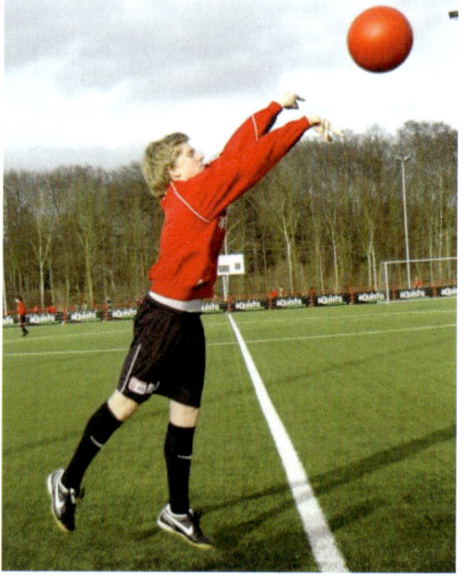

Foto 234c: Explosives Ausstoßen des Medizinballs aus der Hocke und in Schrittstellung.

Foto 234d: Vgl. Foto 234b und mit einer folgenden Sprungbewegung mit einhergehender Ganzkörperstreckung.

Sechste Form (Fotos 235a-g)

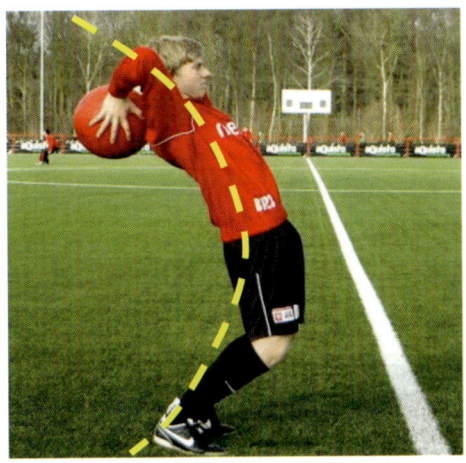

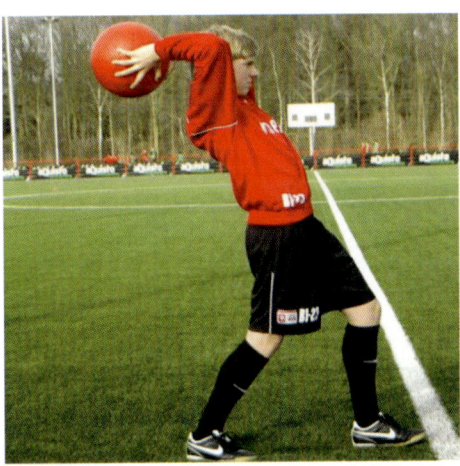

Foto 235a: Einwurf aus dem geschlossenen Fuß-stand. „Spanne den Bogen!"

Foto 235b: Vgl. Foto 235a und nun in Schrittstellung.

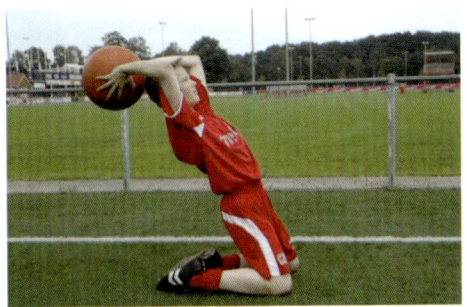

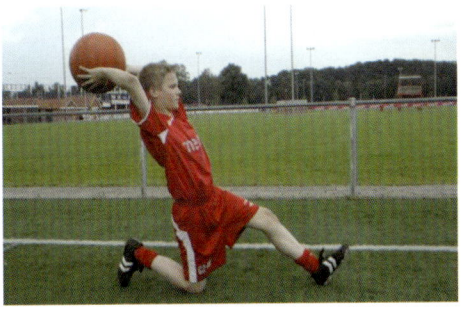

Foto 235c: Einwerfen aus dem Kniestand.

Foto 235d: Vgl. Foto 235c und im einbeinigen Kniestand und mit einem Stemmschritt.

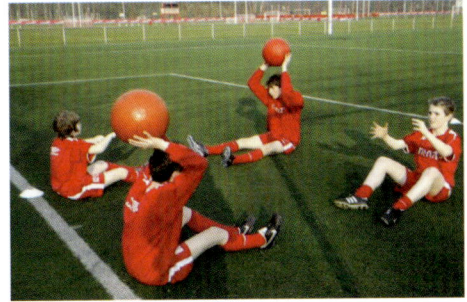

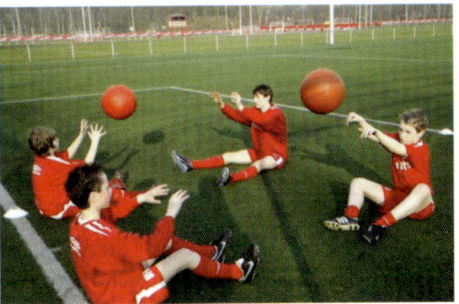

Foto 235e: Einwurf aus dem Sitzen.

Foto 235f: Stoßen aus dem Sitzen.

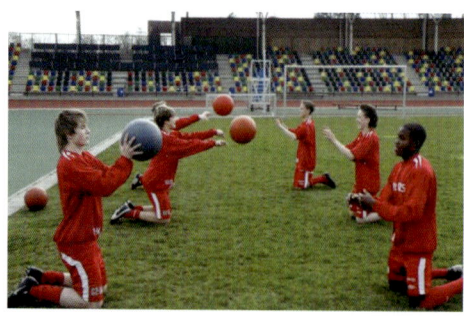

Foto 235g: Stoßen aus dem Kniestand und in der Gruppe.

Siebte Form (Fotos 236a-h)

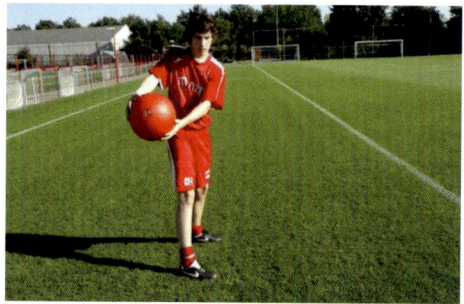

Foto 236a: Würfe seitwärts und in Schrittstellung mit einhergehender Rotation.

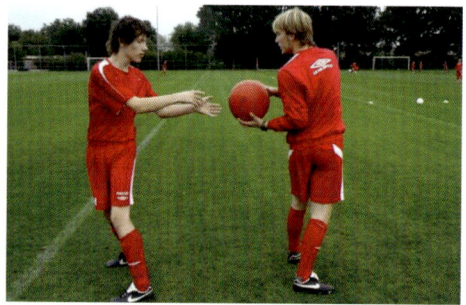

Foto 236b: „Achterbahn": Die Partner drehen sich den Rücken zu. Der Abstand zueinander beträgt ca. zwei Armlängen. Beide Partner drehen sich aus dem Grätschstand zeitgleich in eine Richtung. Der eine Spieler reicht dem anderen Spieler den Ball an.

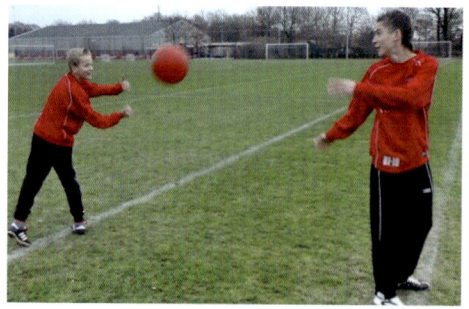

Foto 236c: Vgl. Foto 236b, wobei der Abstand zueinander vergrößert und der Medizinball seitlich und präzise zugeworfen wird.

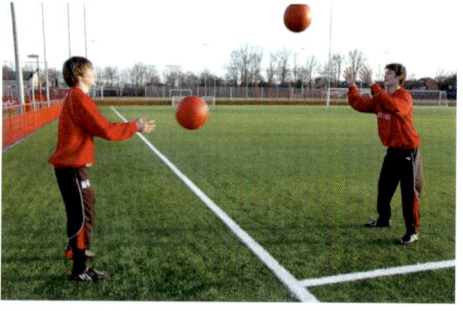

Foto 236d: „Varieté": Beide Spieler sind im Besitz eines Medizinballs und werfen sich diese aus der parallelen Fußstellung zeitgleich so zu, dass sich die Bälle in der Luft nicht berühren.

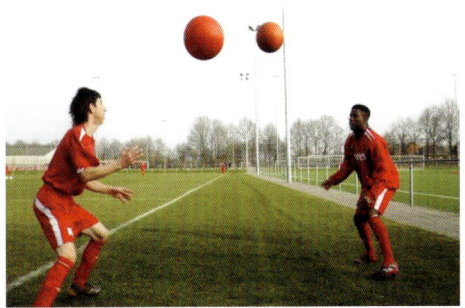

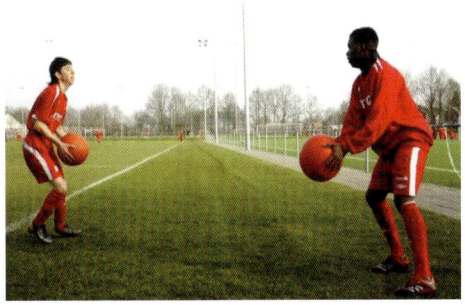

Foto 236e: Beide Medizinbälle synchron aus einer versetzten Stellung gerade anwerfen (vgl. die Darstellung).

Foto 236f: Vgl. Foto 236e und die Medizinbälle im „Seitstepp" erlaufen und fangen. Ein Spieler gibt den Rhythmus vor.

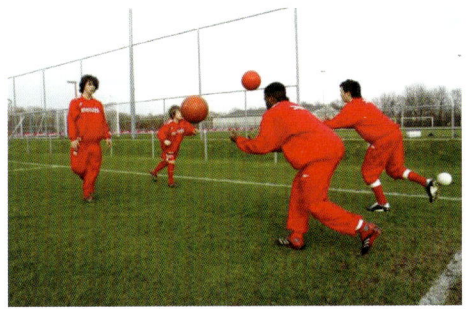

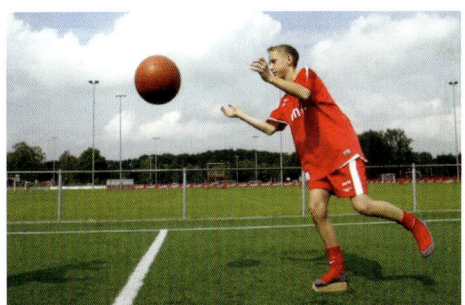

Foto 236g: Einbeinstand und den Medizinball wechselseitig zuwerfen: „Halte die Balance!"

Foto 236h: Vgl. Foto 236g und nunmehr auf einem Holzkeil oder Balance Pad® beim Zuwerfen im Gleichgewicht bleiben.

Achte Form (Fotos 237a, b)

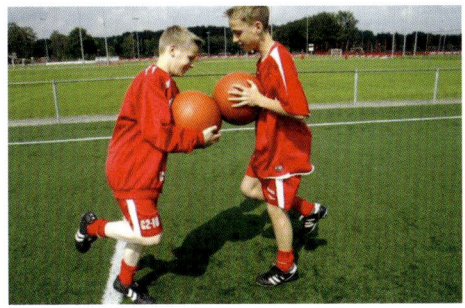

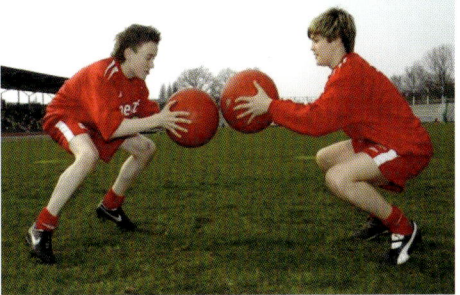

Foto 237a: „Balldruck": Die Spieler sollen versuchen, sich mithilfe der Medizinbälle aus der Balance zu bringen.

Foto 237b: Vgl. Foto 237a wobei die Spieler nunmehr aus einer Hockstellung heraus versuchen sollen, sich gegenseitig aus dem Gleichgewicht zu bringen.

Neunte Form (Fotos 238a, b)

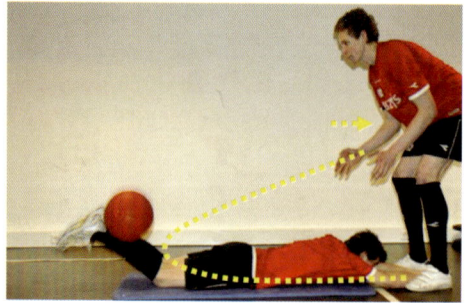 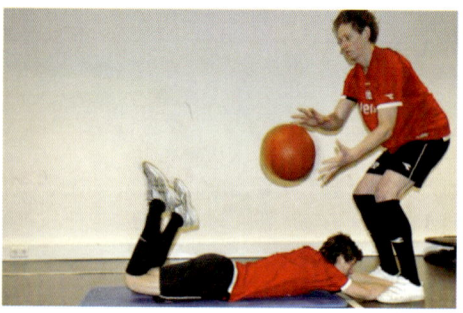

Foto 238a: Der Partner rollt den Medizinball über den Rücken des am Boden liegenden Spielers.

Foto 238b: Vgl. Foto 238a und der Spieler versucht, den Medizinball mit der Rückseite der Unterschenkel in Richtung Partner zu beschleunigen. Kann der Partner den Ball fangen?

Zehnte Form (Fotos 239a, b)

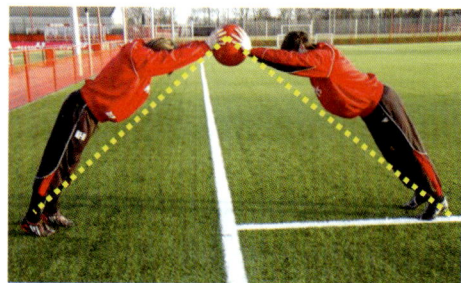

Foto 239a: „Liegestütz-Wackler": Vorlings aus rutschfester Stellung mit gestreckten Armen den Medizinball einklemmen. Ganzkörperspannung aufnehmen und darauf achten, dass das Gesäß nicht zu weit nach hinten „ausweicht". Die Körperkontrolle ist wichtiger als eine maximal auseinandergeführte Position.

Variationen:

1. Zu Beginn in Körpernähe Liegestützbewegungen durchführen.
2. In der Endposition mit kleinen Seitwärtsschritten den Ball gemeinsam transportieren.
3. Wie 2., nun werden Strecken abgesteckt: parallele Linien, Dreiecke, Rauten.
4. Übergabe des Medizinballs z. B. in einer Reihe mit mehreren Paaren ohne Ball.

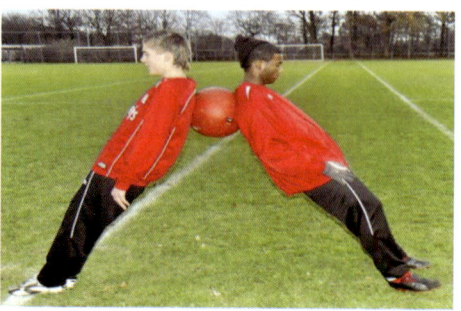

Foto 239b: Vgl. Foto 239a, aber jetzt rücklings.

Variation:

- Kniebeugesitz und den Ball in dieser Halteposition transportieren.

Elfte Form (Fotos 240a, b)

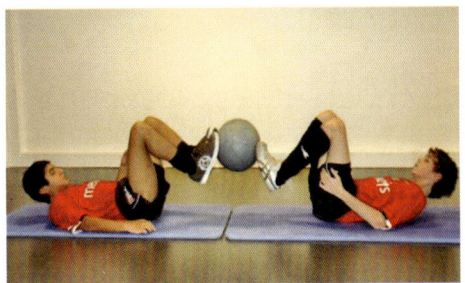 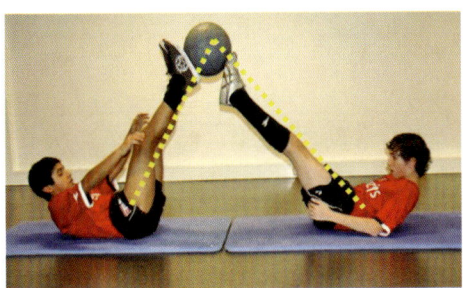

Foto 240a: Den Medizinball in der abgebildeten Form mit den Füßen gemeinsam fixieren.

Foto 240b: Vgl. Foto 240a und mit folgender Beinstreckung nach oben. „Haltet die Spannung vor allem auf der ventralen Seite aufrecht und übt Druck auf den Ball aus!"

Zwölfte Form (Fotos 241a, b)

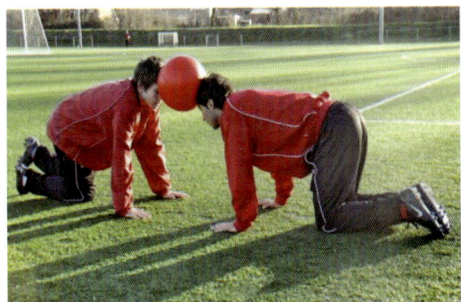 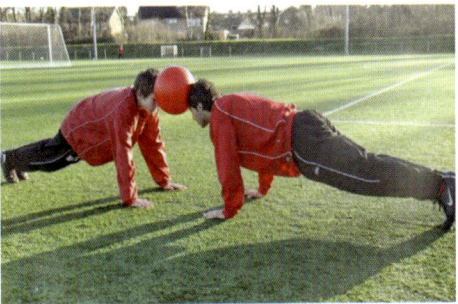

Foto 241a: „Kopfballzweikampf": Aus dem Kniestand heraus Druck auf den Ball ausüben.

Foto 241b: Vgl. Foto 241a und den Übergang in den Liegestütz durchführen.

13. Form (Fotos 242a, b)

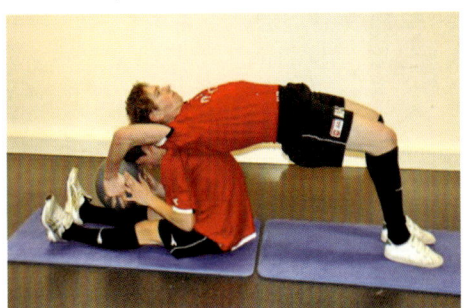 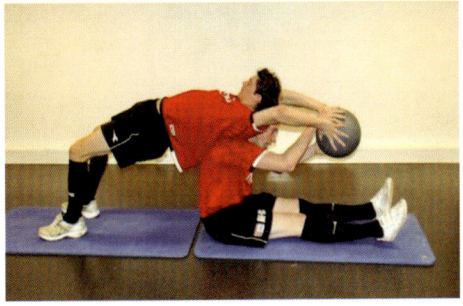

Foto 242a: „Brücke formen": Wie abgebildet und den Ball übergeben.

Foto 242b: Vgl. Foto 242a und im Wechsel. Auf die Körperstreckung achten.

14. Form (Fotos 243a, b)

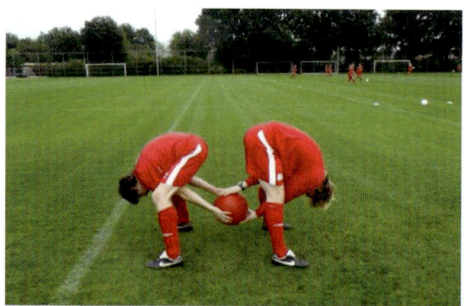

Foto 243a: „Holzfäller": In leichter Grätschstellung wird der Medizinball durch Vorbeugen durch die Beine weitergegeben.

Foto 243b: Vgl. Foto 243a und Aufrichten des Rumpfs und die Weitergabe über Kopfhöhe. „Schaue dem Ball nach!"

15. Form (Fotos 244a, b)

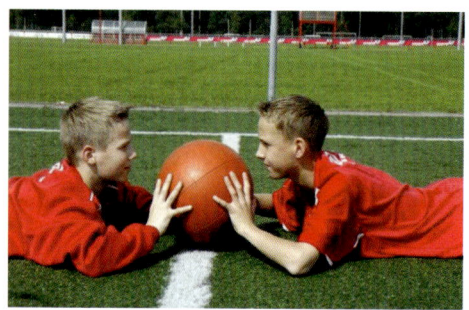
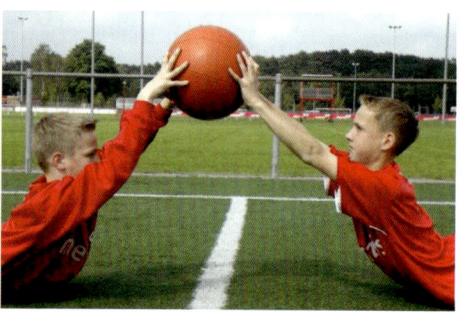

Foto 244a: „Druck auf den Ball": In Bauchlage und mit angewinkelten Armen den Medizinball fixieren.

Foto 244b: Vgl. Foto 244a und den Medizinball gemeinsam nach oben drücken. „Streckt euch!" Danach allmählich wieder Richtung Boden gelangen.

16. Form (Foto 245)

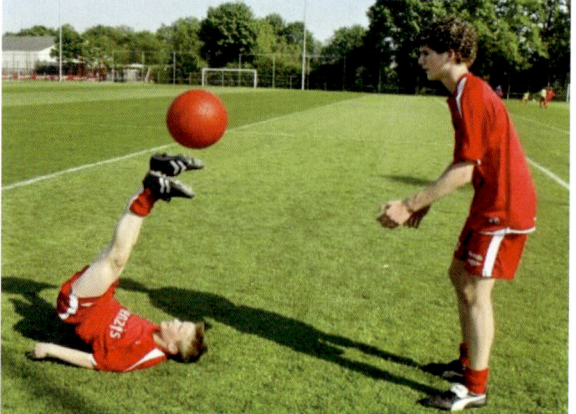

Foto 245: „Fußschleuder": Den Medizinball zwischen die Beine klemmen und diesen aus der Rückenlage zum Partner schleudern.

17. Form (Foto 246)

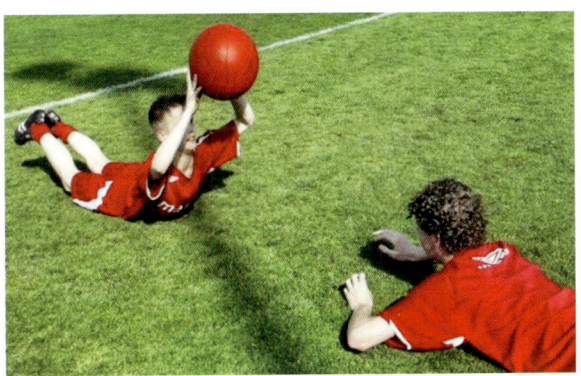

*Foto 246: „Bauchschaukel":
Aus der Bauchlage dem Partner,
wie abgebildet, den Medizinball
ständig hoch zuwerfen.*

18. Form (Foto 247)

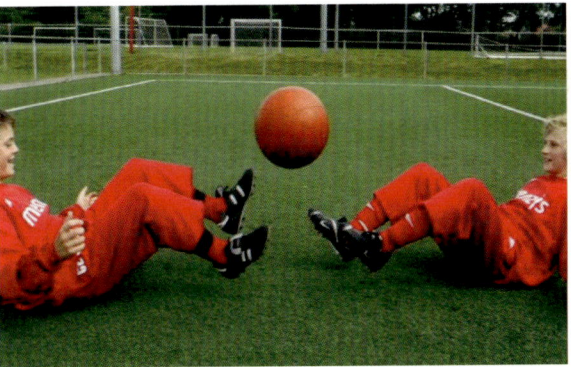

*Foto 247: „Beidbeiniges
Sitzjonglieren": Den Medizinball
immer wieder mit beiden Beinen
„auffangen" und dosiert zum Partner
schleudern.*

19. Form (Foto 248)

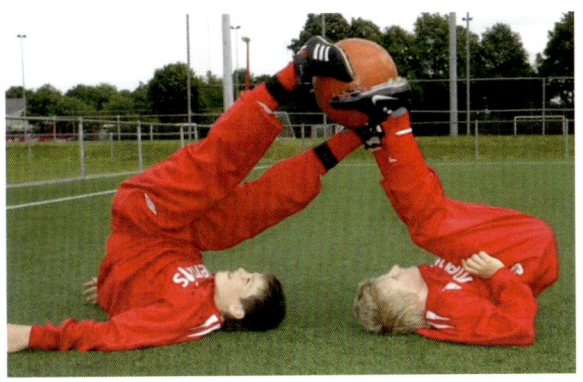

*Foto 248: Aus dem Strecksitz
rücklings dem Partner den Ball mit
den Füßen übergeben.*

20. Form (Fotos 249a, b)

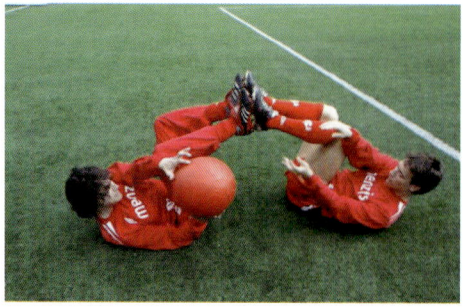

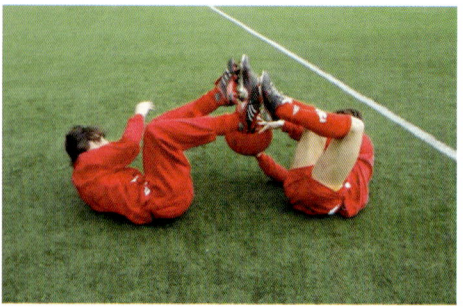

Foto 249a: „Pattex": Wie abgebildet, den Medizinball ständig um die Beine herumführen und an den Seiten übergeben.

Foto 249b: Vgl. Foto 249a und ständig Fußkontakt halten.

21. Form (Fotos 250a, b)

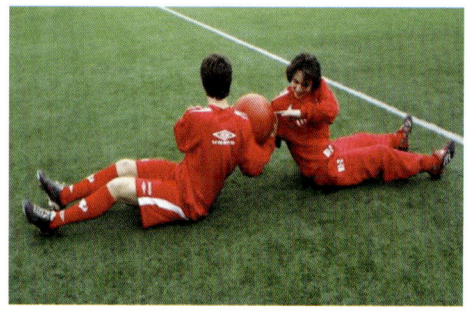

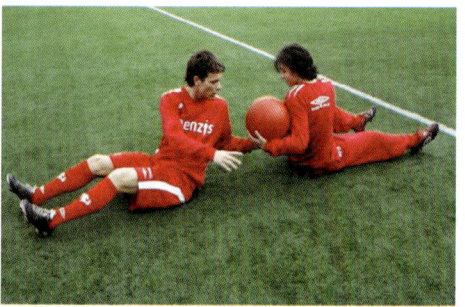

Foto 250a: Achterbahn im Sitzen: Im Strecksitz den Ball übergeben und übernehmen.

Foto 250b: Vgl. Foto 250a und den Abstand so wählen, dass die Partner sich mit dem Medizinball drehen können, ohne sich zu berühren.

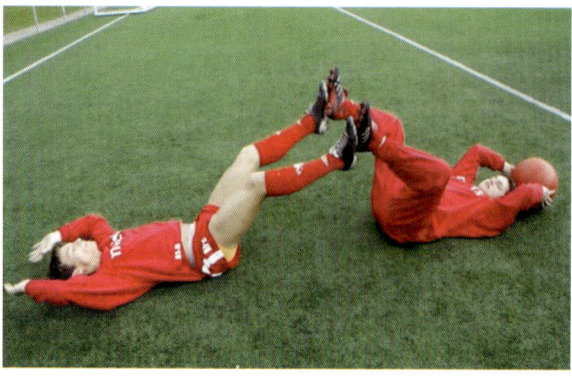

22. Form (Foto 251)

Foto 251: Übergeben des Medizinballs aus der Rückenlage mit Fußkontakt in der Schwebe („Pattex") durch Aufrollen und Zuwerfen übergeben.

23. Form (Foto 252a, b)

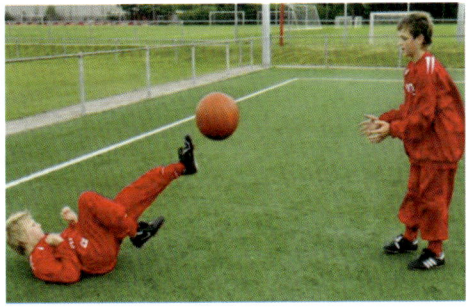 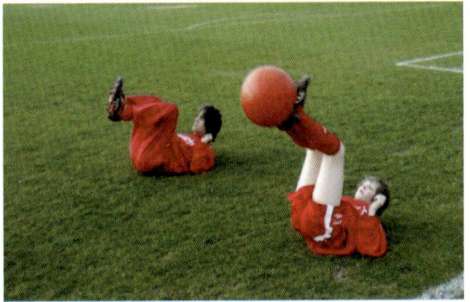

Foto 252a: Ein Partner stößt den zugeworfenen Medizinball einbeinig und mit der Fußsohle Richtung Partner zurück.

Foto 252b: Vgl. Foto 252a und mit beinbeinigem Stoßen nach Zuwurf durch den Partner.

24. Form (Foto 253)

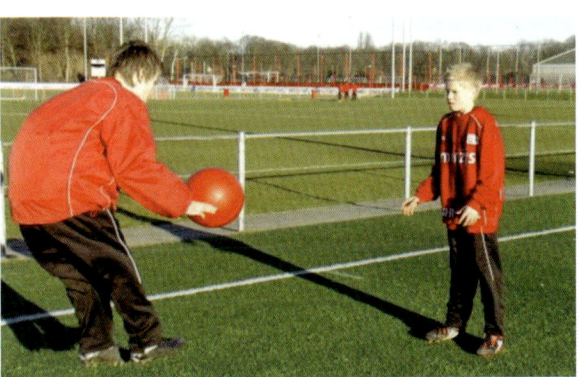

Foto 253: „Schnippen": Den Medizinball im Stand zwischen die Füße klemmen und diesen dann im Sprung zum Partner auswerfen. Der Partner soll nach Möglichkeit den Medizinball mit beiden Füßen „auffangen".

25. Form (Foto 254)

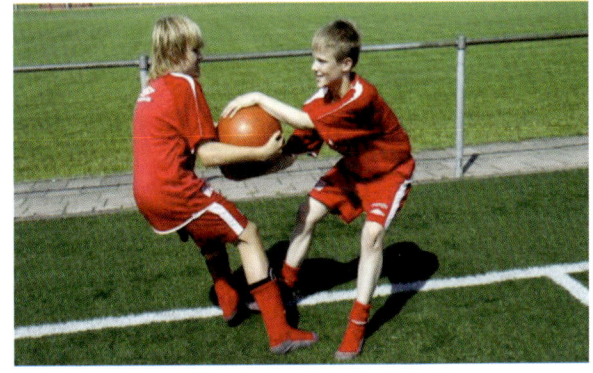

Foto 254: „Ringen um den Ball": Welcher Spieler kann den Ball „erobern"?

26. Form (Foto 255)

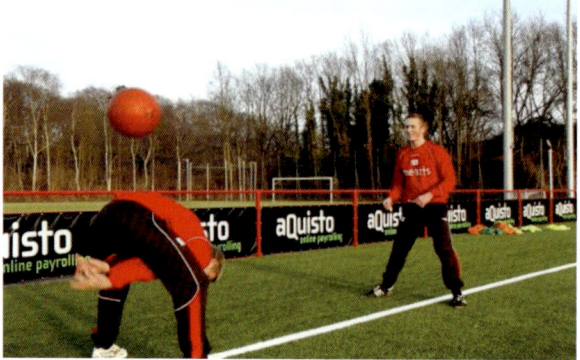

Foto 255: „Schocken von hinten nach nach vorne!"

27. Form (Foto 256a, b)

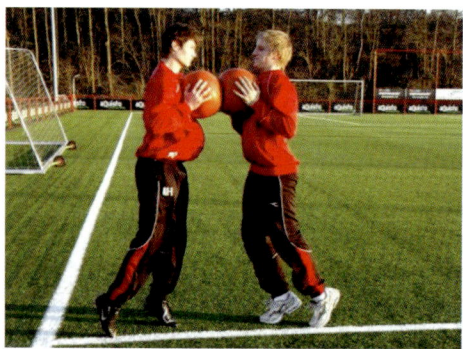

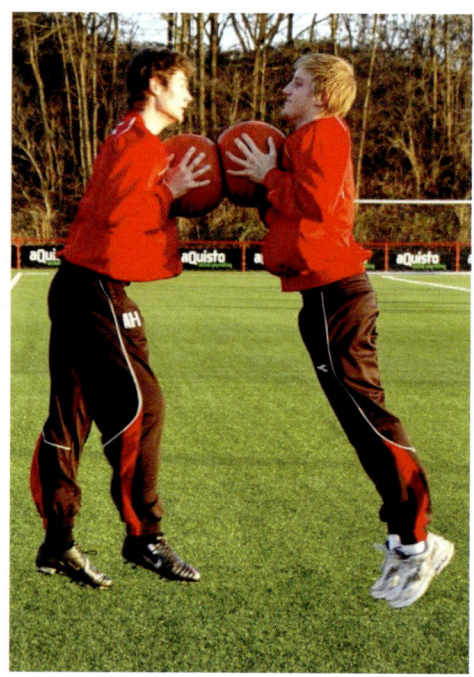

Foto 256a: „Crashen": Mit dem Medizinball aufeinander zulaufen und Kontakt aufnehmen. Auf die abgebildete Handhaltung achten.

Foto 256b: Vgl. Foto 256a und nunmehr im Sprung gegeneinander Kontakt aufnehmen. Auf die Gleichzeitigkeit der Aktionen achten.

28. Form (Foto 257)

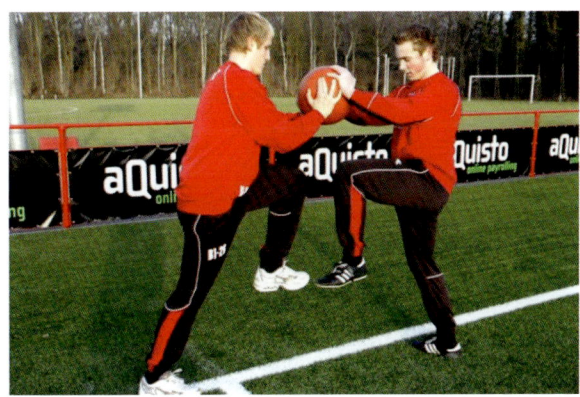

*Foto 257: Kniehub mit Medizinball:
In der abgebildeten Position
ca. drei Sekunden lang verharren
und die Balance halten.*

29. Form (Foto 258)

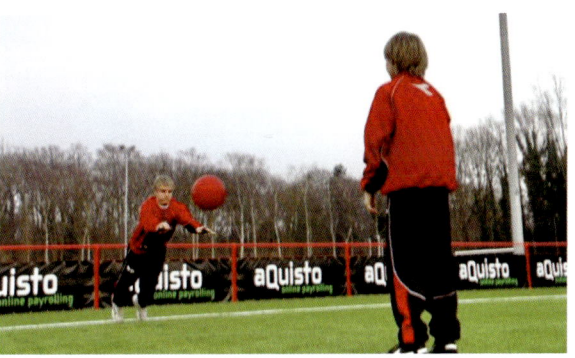

*Foto 258: „Frosch": Stoße den
Medizinball explosiv aus der Hocke
in Richtung Partner, folge dem Stoß
und lande vorlings mit anschließendem seitlichen Abrollen.*

Variationen:

- Rolle vorwärts auf der Gymnastikmatte.
- Judorolle.

30. Form (Foto 259)

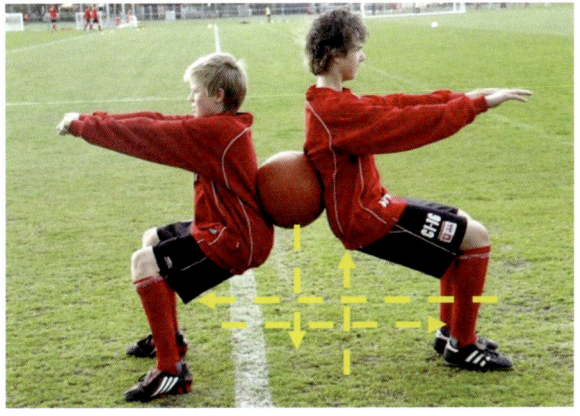

*Foto 259: „Rangieren": Gemeinsam
den fixierten Medizinball, wie abgebildet, mit kleinen Schritten in alle
Richtungen transportieren.*

Variation:

- Drehungen.

16.2.6   Individuelles Athletiktraining mit der „Kettlebell"

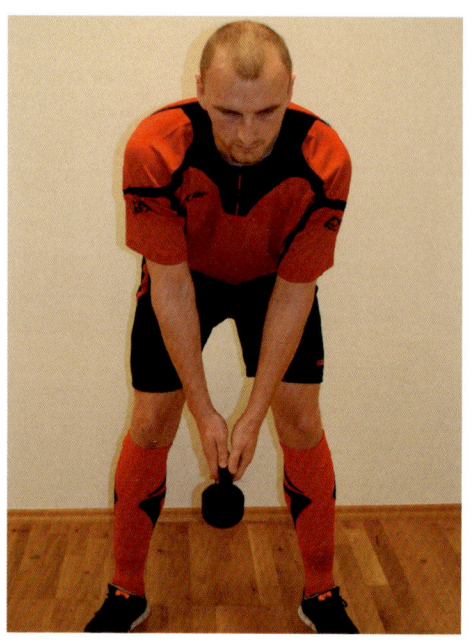

Bei der Kettlebell handelt es sich um ein kugelförmiges Gewicht, an dem ein u-förmiger Griff befestigt ist. Aufgrund seiner Form wird sie auch als **Kugelhantel** bezeichnet. Durch ihre besondere Form liegt der Körperschwerpunkt der Hantel nicht im Mittelpunkt des Griffs, sondern unterhalb des Griffs und somit außerhalb der Hand. Diese Besonderheit eröffnet dem Trainer/ Lehrer im Athletiktraining die Möglichkeit, mit krummlinigen Bewegungen mit Drehmomenten und Zentrifugalkräften zu arbeiten. Diese veränderte Belastungs- und Beanspruchungsart führt zu weiteren Adaptationen.

Da die meisten Trainingsgeräte strukturell ein- oder zweigelenkige Formen der Bewegung unterstützen, ermöglicht die Kettlebell mehrgelenkige Bewegungsformen, die Ganzkörperbewegungen sehr nahekommen und sich multiplanar darstellen. Die Kräfte wirken dementsprechend in mehreren Ebenen auf den Spieler und ermöglichen eine *hetero-* und *homolaterale* Arbeitsweise. Das führt dazu, dass die Muskulatur vermehrt Stabilisierungsarbeit verrichten muss und die Beanspruchung des kardiopulmonalen Systems überdies methodisch angesteuert werden kann.

Der Umgang mit der Kettlebell spricht darüber hinaus technisch-koordinative Fähigkeiten und Fertigkeiten an und schult diese. Diese stellen sich vor allem in Schwungbewegungen mit der Kettlebell dar, die, wie bereits angeführt, Zentrifugalkräfte wirksam werden lassen. Dadurch werden insbesondere Ausgleichsbewegungen durch den Spieler zur Erhaltung der Balance erforderlich. Hierdurch ist eine große Nähe zum heutigen Fußball gegeben, da Zweikämpfe mit schnellen Drehungen (auch ohne Bodenkontakt), schnelle Drehungen und Wendungen beim Dribbling und Fallbewegungen mit und ohne Ball (regelgerechte) führende Elemente im modernen Wettkampfgeschehen geworden sind.

Kettlebelltraining stellt dementsprechend eine weitere (abwechslungsreiche) Variante für die Ausbildung einer vielseitigen athletischen Fußballfitness dar.

Wie im Krafttraining allgemein sollte auch beim Kettlebelltraining zunächst ein Techniktraining unter Zuhilfenahme geringer Gewichte durchgeführt und auf folgende Sicherungsmaßnahmen geachtet werden:

- Darauf achten, dass sich niemand im Trainingsbereich aufhält.
- Den eigenen Trainingsplatz sichern, indem man eine Gymnastikmatte benutzt und Kettlebells mit einer Gummibeschichtung wählt.
- Das Gewicht wird nicht „aus den Schultern" und/oder durch die Kraft in den Armen führend gehoben, sondern mithilfe der entsprechenden Bewegungen aus den Beinen und dem unteren Teil des Rumpfs. Daher empfehlen die Autoren einen Einsteigerkurs und verweisen an dieser Stelle auf den Fitnesscoach Paul Collins, der zum Gegenstand der Kettlebells eine sehr ausführliche Dokumentation in englischer Sprache verfasst hat (2010), die im Frühjahr 2015 auch in deutscher Sprache erschienen ist.

Nachfolgend stellen die Autoren Formen für die Trainingspraxis dar, die in das Athletiktraining im Fußball integriert werden können:

Erste Form: Kettlebellswing einarmig und einbeinig

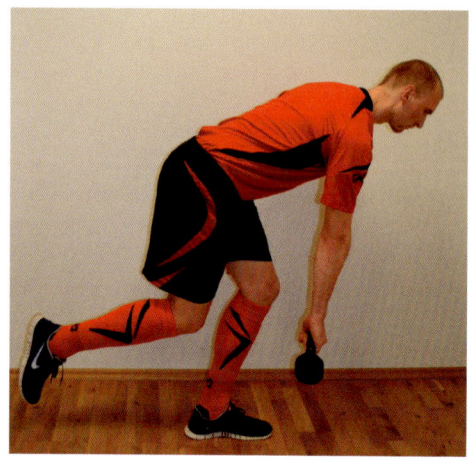

Foto 260a

Startposition:

Geringe Kniebeuge und darauf achten, dass die Kniespitze nicht über den Standfuß hinausragt. Die Kettlebell, wie abgebildet, fassen und keinen Rundrücken formen. Der „freie" Arm nimmt eine individuelle Ausgleichshaltung ein (die Balance wahren).

Bewegungsablauf:

Zu Beginn wird das Standbein gestreckt, daran anschließend erfolgt die Hüftstreckung und danach das Aufrichten des Oberkörpers. Innerhalb dieses Ablaufs benutzt der Spieler den Schwung der Kettlebell und gelangt in die Endposition (vgl. Foto 260b):

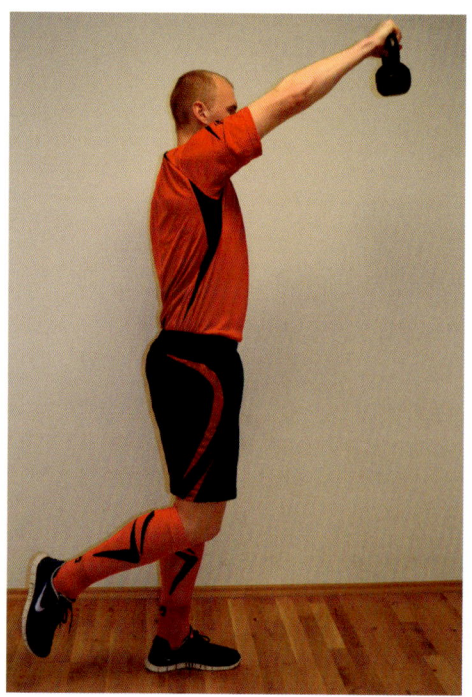

Endposition:

Körperstreckung (Beine, Hüfte und Oberkörper).

Danach die Kettlebell zügig, aber kontrolliert, wieder in die Ausgangsposition führen und erneut den Bewegungsablauf wiederholen. Die Form kann auch lediglich ein- und beidarmig aus dem sicheren Stand durchgeführt werden.

Foto 260b

Zweite Form:
Kettlebellseitheben aufrecht

Startposition:

Gebeugter Stand (je nach Kraftniveau bis zu 90° in der Hüfte) und die Kettlebell mit beiden Händen vor dem Körper fassen.

Bewegungsablauf:

Die Kettlebell wird schwungvoll seitlich anhoben, statische Phasen vermeiden.

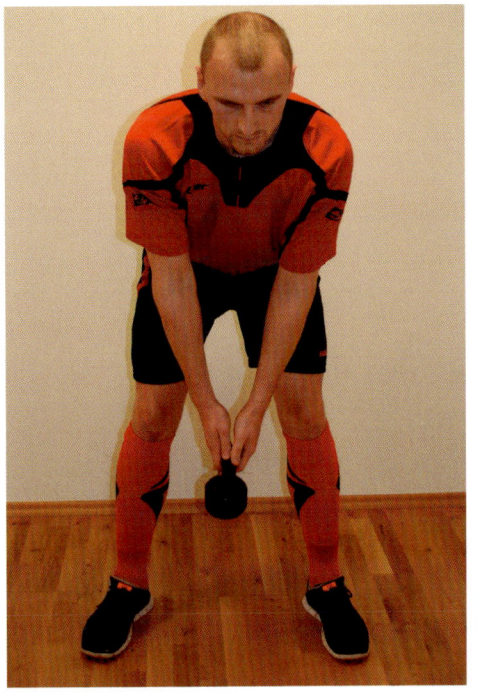

Foto 261a

Endposition (Zwischenposition):

Der Umkehrpunkt ist etwa dann erreicht, wenn der Arm bis in Brusthöhe angehoben worden ist.

Danach die Kettlebell wieder absenken und mit dem einsetzenden Schwung den Handwechsel am tiefsten Punkt einleiten und die Kettlebell zur anderen Seite führen. Der Bewegungsablauf kann auch aufrecht durchgeführt werden.

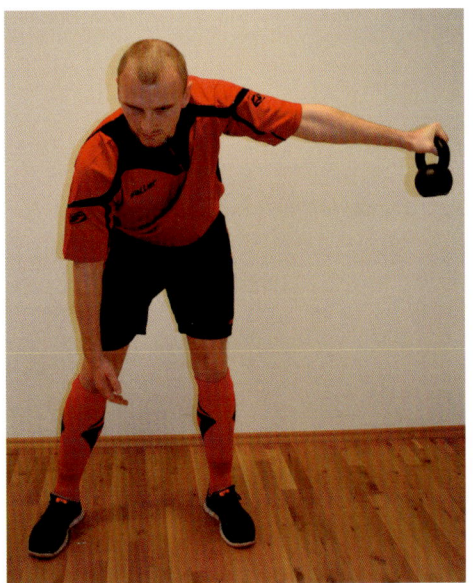

Foto 261b

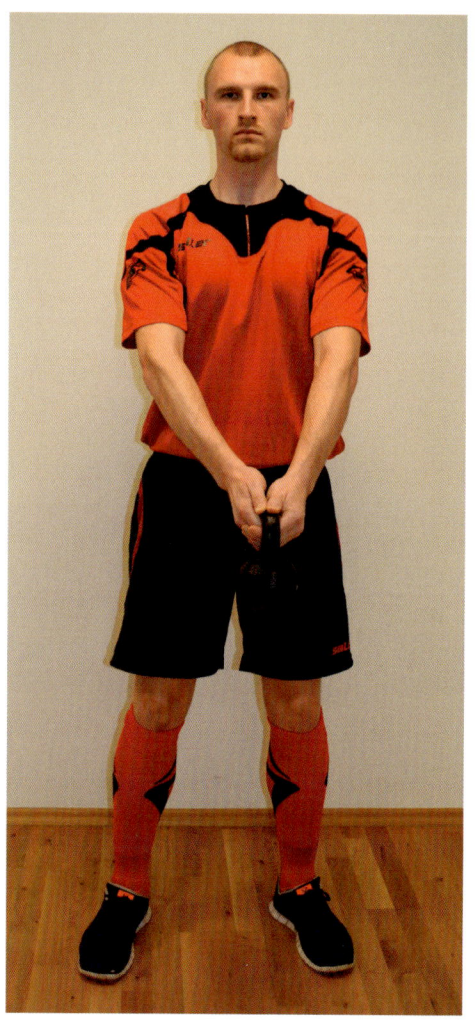

Dritte Form: Kettlebellkreisen

Startposition:

Aufrechter Stand und die Kettlebell mit beiden Händen vor dem Körper fassen.

Bewegungsablauf:

Man lässt die Kettlebell mit ausgestreckten Armen um den Körper kreisen. Hierbei wird vor und hinter dem Körper ständig die Hand gewechselt.

Foto 262

Vierte Form: Kettlebellachterkreisen

Startposition:

Aus einer geringen Kniebeuge fasst der Spieler, wie abgebildet, die Kettlebell mit beiden Händen zwischen den Beinen an. Kopf und Rücken bilden eine gerade Linie.

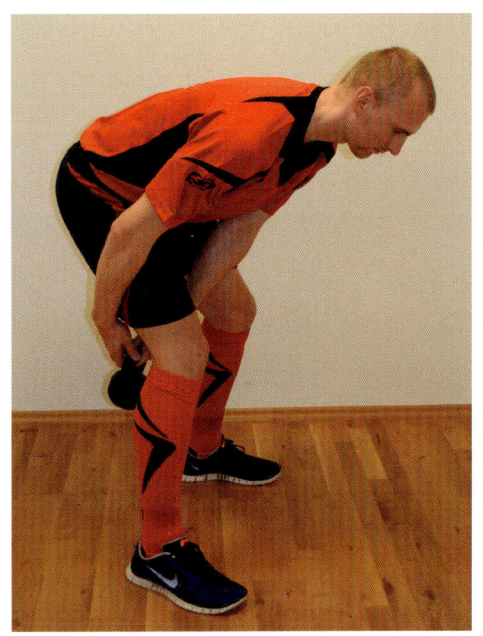

Foto 263a

Bewegungsablauf:

Die Kettlebell wird in Form einer Acht durch die Beine geführt. Hierbei den Rücken gerade halten.

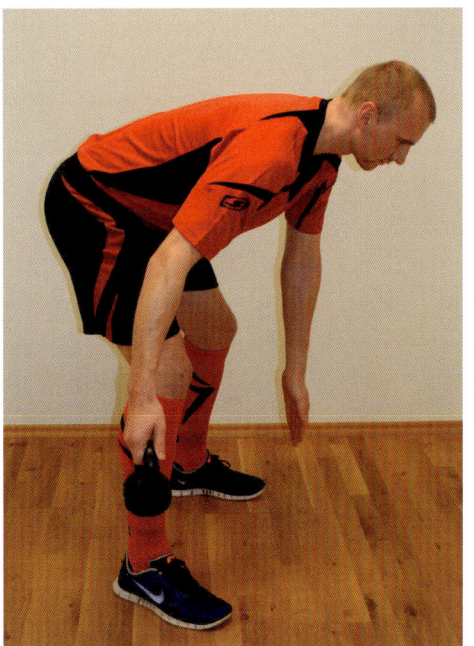

Foto 263b

16.2.7   Individuelles Athletiktraining mittels Sling-Trainer

Zum **Sling-Training** zählt man in der Regel alles, was an Seilen von der Decke oder Bäumen hängt oder zwischen Wänden oder Pfosten befestigt und genutzt werden kann. Der Vorteil dieser weiteren Trainingsmethode liegt darin begründet, dass die Enden der Seile in zwei Achsen frei beweglich sind. Der Spieler kann durch die Muskelansteuerung dafür sorgen, dass er eine stabile Unterstützungsfläche erhält.

Da insbesondere im Nachwuchsleistungsfußball Defizite im Bereich der Rumpfkraft erkannt worden sind, nimmt die Belastbarkeits- und Beanspruchungssicherung an dieser Stelle durch ein entsprechend vielseitiges Rumpfkrafttraining eine führende Funktion ein.

> Verletzungsrisiko senken und Überlastungserscheinungen vermeiden.

Riegler und Stöggl (2014, S. 20-23) konnten in einer aktuellen empirischen Untersuchung über einen Zeitraum von sechs Wochen feststellen, dass ein Rumpfkrafttraining mit dem Sling-Trainer (in instabiler Lage) zu signifikanten Verbesserungen in den Muskelketten führte. Sie führen diese deutlichen Steigerungen (im Vergleich zum Training auf einer stabilen Unterstützungsfläche) darauf zurück, dass die sensomotorisch-neuromuskuläre Adaptation durch variable Reizsetzungen der Instabilität eine höhere ist, da das neuromuskuläre System in einem höheren Maße beansprucht wird. Sling-Training bewirkt eine vermehrte Sendung afferenter Informationen an das zentrale Nervensystem. Dieses leitet seinerseits mehr Efferenzen zur motorischen Kontrolle weiter (vgl. Taube, 2012).

Optimal ausgeprägte Maximal- und Schnellkraftleistungen können nur über eine effektiv arbeitende Rumpfmuskulatur in die fußballspezifische Bewegung umgesetzt werden (vgl. Verstegen & Williams, 2006; Müller-Wohlfahrt & Schmidtlein, 2007 und Lüchtenberg & Görgner, 2010).

Ein Sling-Training bietet die größte Aktivierung des propriozeptiven Systems (Magnusson et al., 1996) und soll nachfolgend im Sinne einer weiteren Pertubation[36] (neben dem Wackelbrett, der Vibrationsplatte, dem Luftkissen und der Slackline (vgl. Meier, 2011)) zur Optimierung der ventralen, lateralen und dorsalen Rumpfkette (lokale Stabilisatoren) im Leistungstraining beitragen helfen.

---

36   *Pertubation* bezeichnet der DUDEN als *Störung / Vewirrung.*

Ergänzt durch ein sportartspezifisches Rumpfkrafttraining, sollte sensomotorisch-neuro-muskuläres Training mindestens 25 Minuten pro Woche zur Prävention vor Gelenkver-letzungen (insbesondere der unteren Extremitäten) und zur Verbesserung der Muskel-kraft, Explosivkraft, Reaktionszeit und Gleichgewichtsfähigkeit über die Zeit regelmäßig durchgeführt werden (vgl. Riegler & Stöggl, 2014, S. 23 und Behm & Anderson, 2006). Wiederholungszahlen oder zeitliche Dauer und Serienzahlen je nach Trainingsschwer-punkt und Spieler festlegen.

Sling-Trainer sind in unterschiedlichen Ausführungen im Handel zu erschwinglichen Preisen erhältlich. Die folgenden Übungsformen der Autoren sind in einem professio-nellen Fitnessstudio mit der Functional-Training[37]-Station von Dr. Wolff durchgeführt worden. Die Trainingsformen können auch zum Zweck der Rumpfkrafttestübungen ver-wendet werden:

---

37   Das Begriffspaar *Functional Training* wird in der einschlägigen Fachliteratur sehr unterschiedlich definiert und in-terpretiert. Bruscia (2015) hat hierzu aktuell ein Handbuch vorlegen können, in dem er das zugrunde liegende Trai-ningsprinzip wie folgt formuliert: „Das Training jeder motorischen Eigenschaft oder Fertigkeit muss auf der Grundlage der Aktion und Funktion der kinematischen Kette, auf die sie wirkt, programmiert werden" (dto., S. 72). Inwieweit die Newtonschen Gesetzmäßigkeiten von Aktion, Reaktion und Trägheitsmoment im heutigen „modernen Fitnesstraining" immer „funktional" ihre Berücksichtigung finden, soll an dieser Stelle nicht diskutiert werden. Sie stellen jedoch für jeden Trainer/Lehrer entscheidende Parameter bei der Beschreibung einer sportlichen Bewegung dar.

Erste Trainingsform

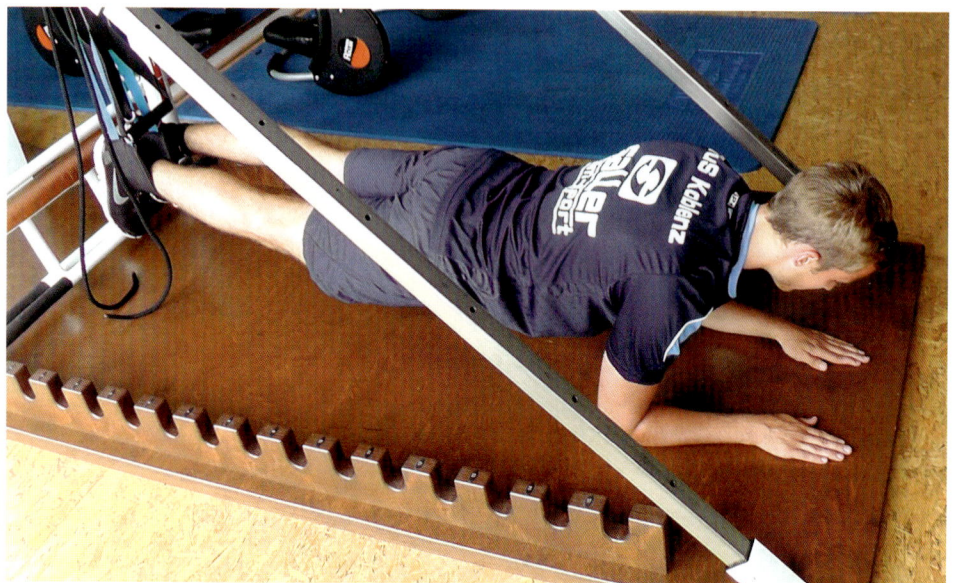

Foto 264: Ventraler Unterarmstütz und das rechte Bein wird in eine Schlaufe geführt.

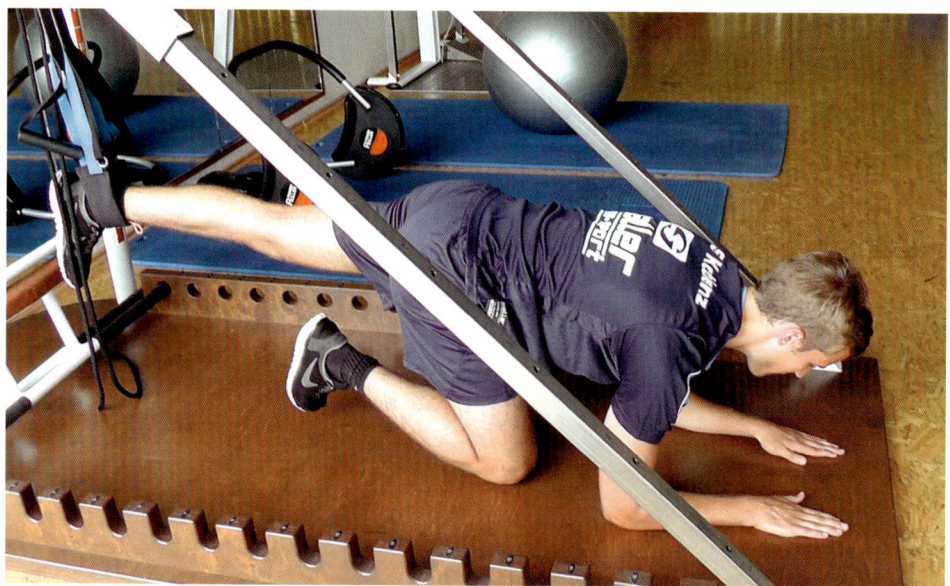

Foto 265: Das „freie Bein" wird seitlich in Richtung des Ellbogens geführt und danach wieder in die Ausgangsposition zurückgeführt. Das Becken soll stabilisiert werden. „Vermeide Ausschläge im Bereich der Lendenwirbelsäule!"

Zweite Trainingsform

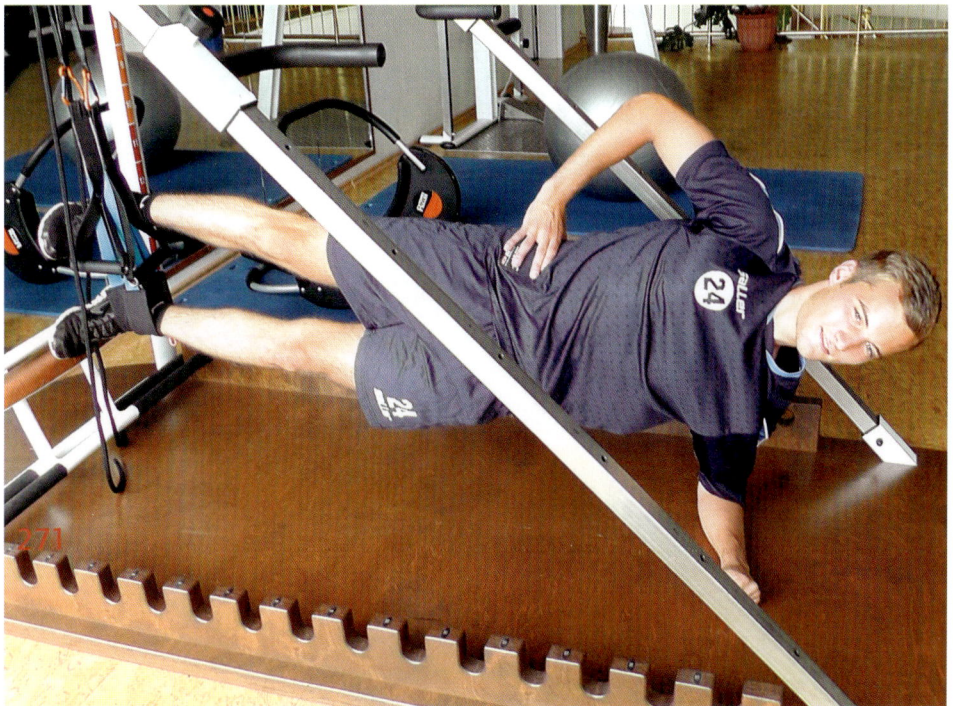

Foto 266: Seitstütz zur Aktivierung der lateralen Muskelkette. Ein Bein verbleibt in der Schlaufe und Schulter, Becken und Knie bilden eine Linie. Aus dieser Position heraus wird das Becken abgesenkt und wieder angehoben.

Dritte Trainingsform

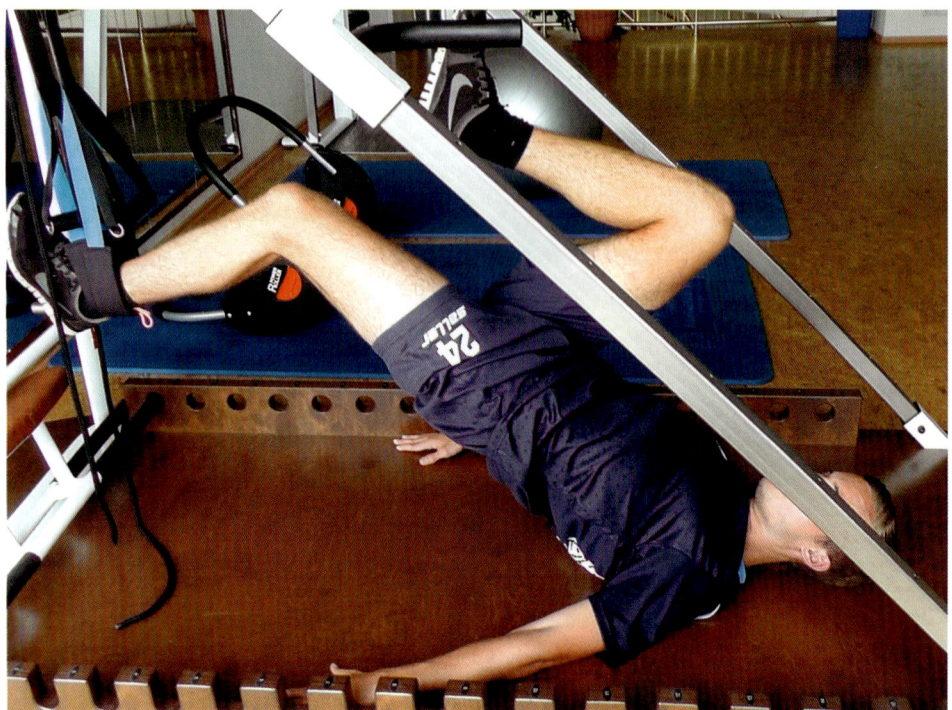

Foto 267: „Beckenlift": Training der dorsalen Muskelkette mit Schwerpunkt untere Extremität und in Rückenlage. Ein Bein wird in die Schlaufe gedrückt und dadurch wird die Hüfte zur Streckung gebracht. Das Becken wird im Sekundentakt gehoben und gesenkt.

Vierte Trainingsform

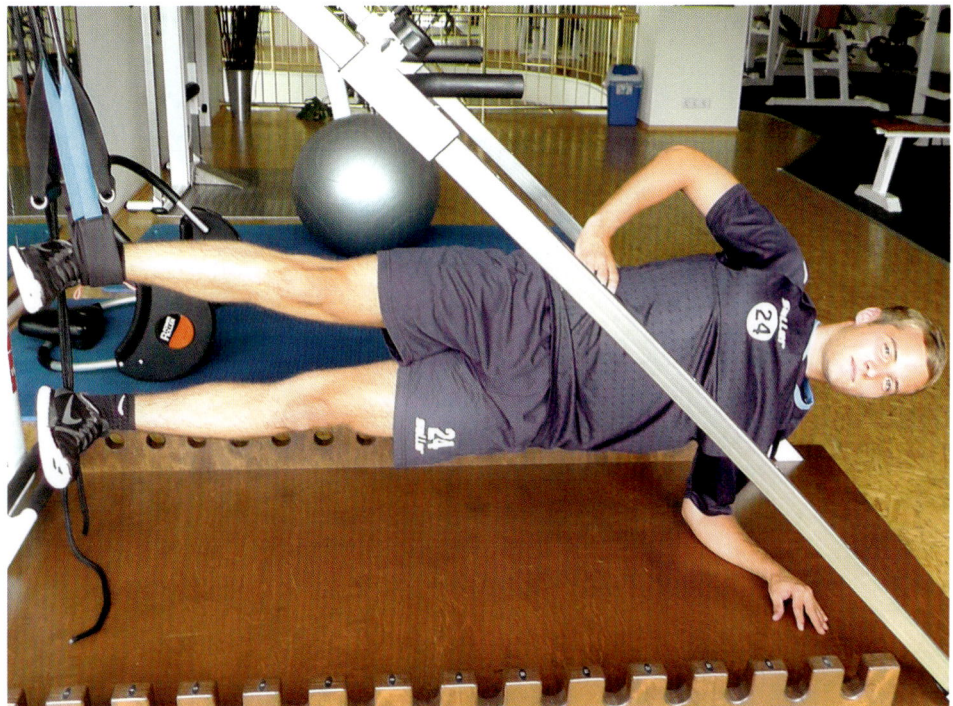

Foto 268: Vgl. die zweite Trainingsform, wobei nunmehr im Seitstütz die mediale Kette (schwerpunkt-
mäßig der unteren Extremität) trainiert werden soll. Das obere Bein wird mit der Seiteninnenkante des
Fußes in die Schlaufe gedrückt und das Becken wird erneut im Sekundentakt angehoben.

Fünfte Trainingsform

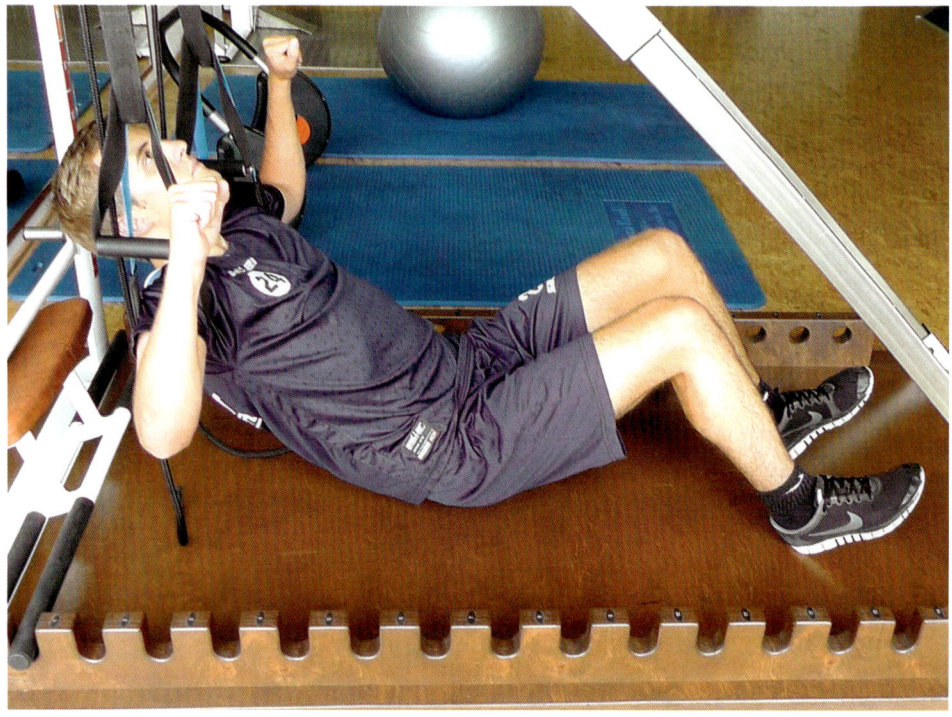

Foto 269: In Rückenlage werden die Arme in U-Halte gestellt und die Oberarme in die beiden Schlaufen eingehängt. Schwerpunktmäßig wird hierdurch die interskapuläre Muskulatur angesteuert.

Sechste Trainingsform

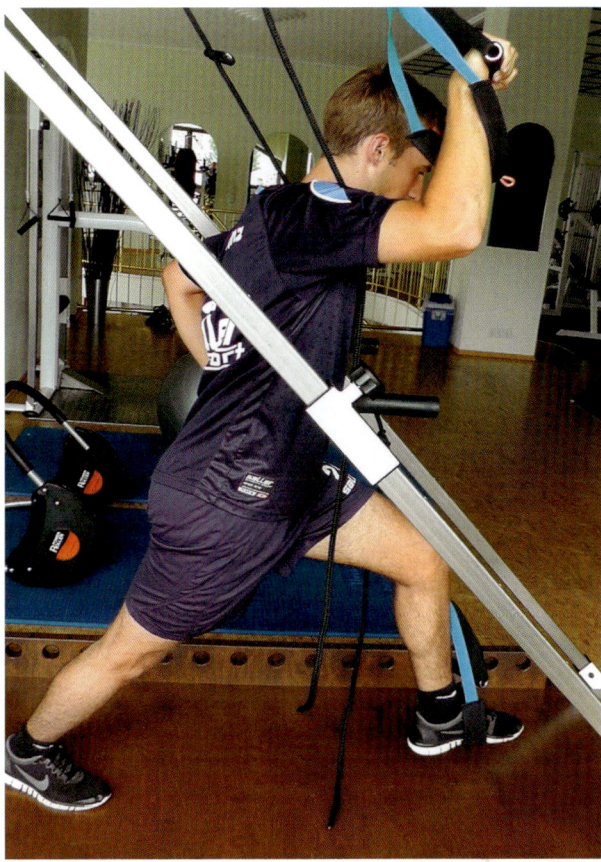

Foto 270: „Lunge": Das vordere Bein wird in Form eines Ausfallschritts in die Schlaufe gestellt und das hintere Knie wird beinachsengerecht in Richtung Boden gesenkt. Primär wird die Gesäßmuskulatur, die Oberschenkelmuskulatur und die Balance angesprochen.

Siebte Trainingsform

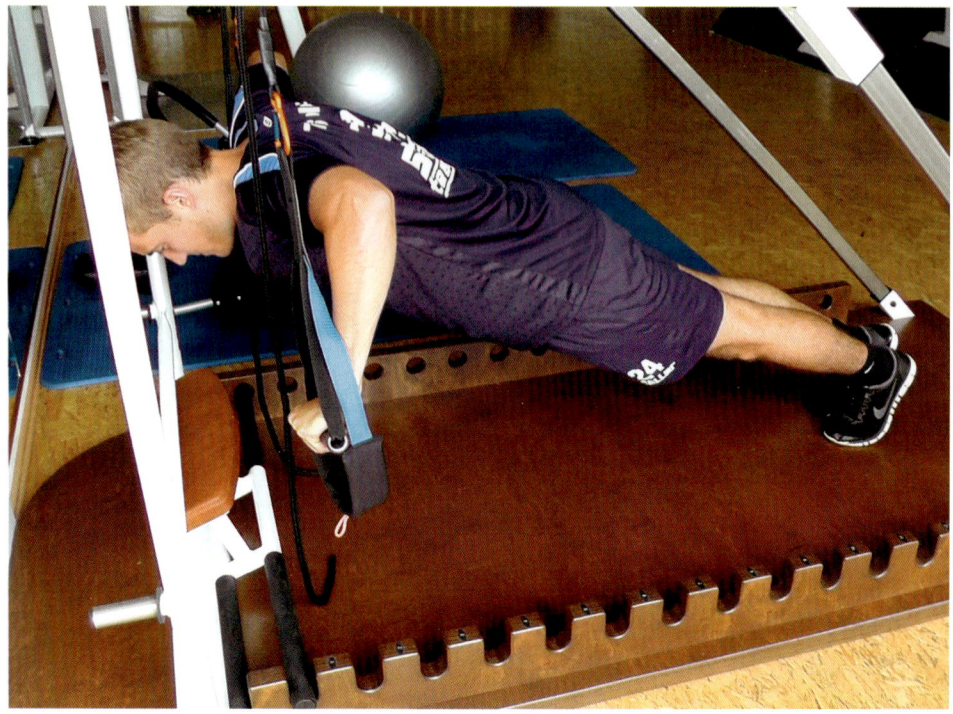

Foto 271: „Push-up": Liegestütze mit den Händen in den Schlaufen durchführen. Diese Form beansprucht die ventrale Muskelkette mit Betonung der oberen Extremität.

16.2.8 Individuelles Athletiktraining mittels „Core Exercises" und Mobilisationstraining

Core Exercise, hierunter subsummiert man in der Regel **Core Stability** (Rumpfstabilität) und **Core Strength** (Rumpfkraft), wird seit den 1990er-Jahren durch Berkmark (1989), Hodges et al. (1996) und Richardson et al. (1999) im Bereich der Rehabilitation empirisch untersucht. Hieraus entstanden zunächst Rehabilitationsprogramme für Patienten mit Rückenleiden. Ob mit einer hohen Rumpfstabilität auch eine erhöhte sportliche Leistung signifikant einhergeht, dieser Frage widmeten sich in der Folgezeit bis heute zahlreiche Forschungsarbeiten, die insbesondere von Gustedt (2013, S. 11-15) zusammenfassend dargestellt worden sind.

Im europäischen Fußball wurde **Core Performance** 2006 durch Mark Verstegen während der WM in Deutschland bekannt.[38] Zur **Core Performance** im Fußballtraining liegen mittlerweile zahlreiche Publikationen vor (vgl. u. a. Verstegen & Williams, 2006).

Die Autoren konzentrieren sich daher nachfolgend primär auf eine differenzierte Darstellung der Terminologie und Zielbereiche, die bisher gesicherten empirischen Befunde zur Core Exercise und die Bedeutung für das Fußballtraining und dessen praktische Anwendung.

Core beschreibt im Allgemeinen den Komplex zwischen Schultern und Knie (vgl. Abb. 62).

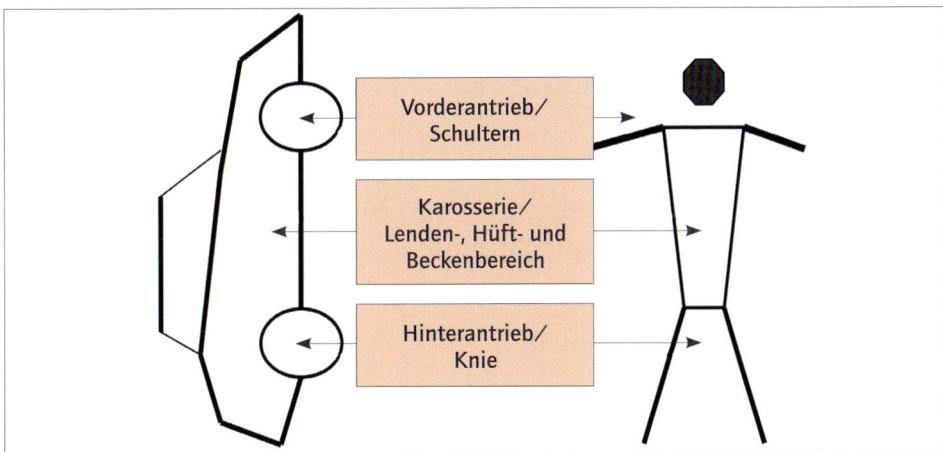

Abb. 62: „High Speed und Stabilität sind Geschwister!"

---

38   Fitnesstrainer des Bundestrainers Jürgen Klinsmann der deutschen Fußballnationalmannschaft.

Wie Abb. 62 (im Vergleich mit dem Fortbewegungsmittel Auto) verdeutlicht, dient die Core-Muskulatur der Herstellung von Kraft (als Basis jeder Bewegung), als „Transformator" der Kraft von den unteren auf die oberen Extremitäten und der Stabilisierung der Wirbelsäule. Die daran beteiligten 29 Muskeln des Mittelkörperbereichs werden in der Literatur in **lokale** und **globale Muskelgruppen** unterschieden und nachfolgend in Tab. 14 in Anlehnung an Faries und Greenwood (2007, S. 12) zusammenfassend dargestellt.

Tab. 14: Lokale und globale Muskelgruppen (modifiziert nach Faries & Greenwood, 2007, S. 12).

Lokale Muskeln (stabilisierendes Muskelsystem)		Globale Muskeln (bewegendes Muskelsystem)
Primär	Sekundär	
Querer Bauchmuskel	Innerer schräger Bauchmuskel	Gerader Bauchmuskel
Vielgeteilte Rückenmuskeln	Äußerer schräger Bauchmuskel (mediale Fasern)	Äußerer schräger Bauchmuskel (laterale Fasern)
	Viereckiger Lendenmuskel	Großer Lendenmuskel
	Zwerchfell	Rückenstreckermuskel
	Beckenbodenmuskeln	Brustteil des Darmbein-Rippenmuskels
	Lendenteil des Darmbein-Rippen-muskels und Langmuskel des Rückens	

Für das **Core Exercise** auf dem Trainingsplatz ist von praktischer Bedeutung, dass sich die lokalen (kleinen und tiefer liegenden) Muskeln aus **Slow-Twitch-Fasern** und mit maximal 30-40 % der maximalen willkürlichen Kontraktion und die globalen (großen und außen liegenden) Muskeln aus **Fast-Twitch-Fasern** mit über 40 % der maximalen willkürlichen Kontraktion zusammensetzen. Beide Muskelgruppen arbeiten synergetisch zusammen und tragen primär dazu bei, dass die Wirbelsäule stabilisiert wird und große Bewegungsamplituden vom Spieler durchgeführt werden können.

Überdies unterscheidet man in der Regel funktional zwischen **Core Stability** (Rumpfstabilität) und **Core Strength** (Rumpfkraft). **Core Stability** findet dann im Trainingsprozess seine Anwendung, wenn sich der Spieler während einer körperlichen Bewegung in einer optimalen Haltung positionieren muss. Hiermit wird auf die Kontrolle der Bewegung des Rumpfs über dem Becken abgezielt.

Core Strength zielt auf die muskuläre Kontrolle rund um die Lendenwirbelsäule hin. Sie ermöglicht die Aufrechterhaltung der funktionellen Stabilität (vgl. Kibler et al., 2006; Faries et al., 2007).

In der Trainingspraxis kommen zahlreiche Arten des Core-Trainings vor. Die Autoren konzentrieren sich nachfolgend auf Formen, die eine Stabilisierung des gesamten Rumpfbereichs zum Ziel haben und damit eine hohe Belastbarkeit im Fußballtraining für einen wirksamen langfristigen Leistungsaufbau gewährleisten. Überdies nehmen bei zunehmendem Trainingsalter die Trainingsumfänge und -intensitäten im leistungsorientierten Nachwuchstraining deutlich zu, sodass die Verletzungsprohylaxe durch Core-Training von Trainern/Lehrern gar nicht hoch genug eingestuft werden kann. Es muss an dieser Stelle jedoch auch konstatiert werden, dass im Leistungsfußball reines Rumpfstabilisationstraining zu keiner Verbesserung der sportlichen Leistungsfähigkeit führt (vgl. Gustedt, 2014, S. 15).

Für die Trainingspraxis sollte an dieser Stelle noch betont werden, dass statisch gehaltene Übungen auf die Erhöhung der Kraft- und Ermüdungswiderstandsfähigkeit der Haltemuskeln (primäre Stabilisatoren) und dynamisch durchgeführte Formen (mit geringen Bewegungsamplituden im Rücken- und Beckenbereich) primär auf die Entwicklung der sekundären Muskeln abzielen.

Wie die folgenden Fotoserien eindrucksvoll belegen, soll auch an dieser Stelle ein individuelles Athletiktraining mittels **Core Exercise** als eine Art *Scharnierfunktion* zwischen den Kraftfähigkeiten und den Zielbewegungen auf höchstem technischen Niveau betrachtet werden (vgl. Kap. 1).

Uns Fußballern werden im Spiel ständig Aufgaben gestellt, die wir erfolgreich lösen wollen. **Core Exercise** kann uns hierbei vorbereitend helfen!

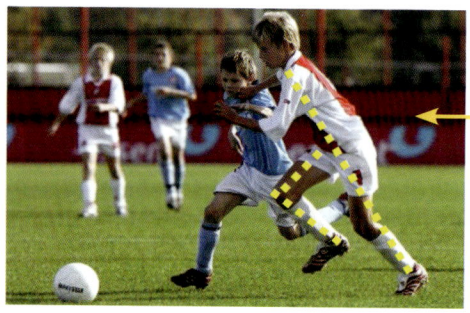

Foto 272: Rumpfstabilität ist gefragt!

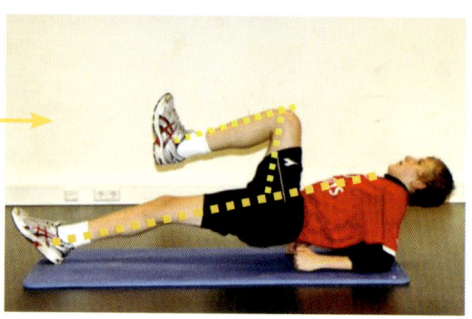

Foto 273: Wir erarbeiten Rumpfstabilität.

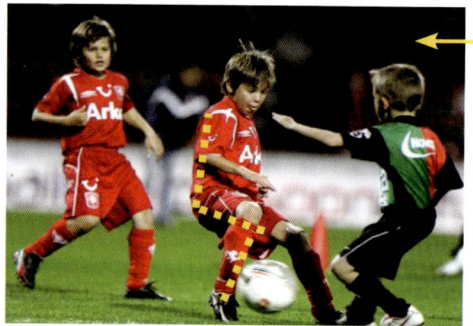

Foto 274: Vollständige Balance!

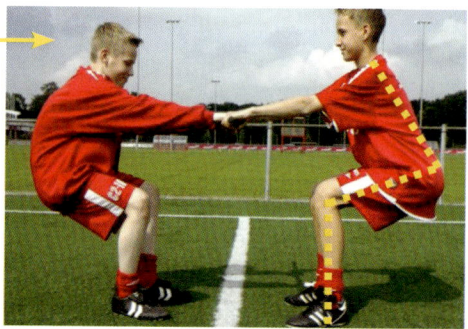

Foto 275: Mit einer funktionsgerechten Form die Balance halten.

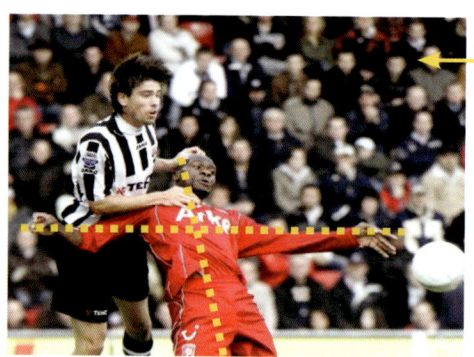

Foto 276: Balance in alle Richtungen halten!

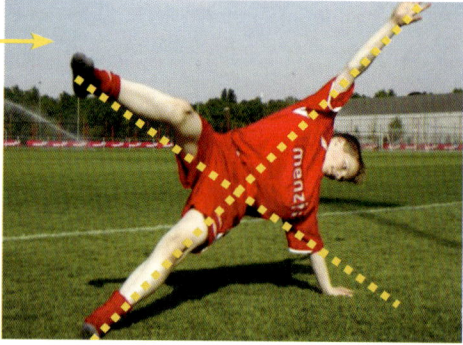

Foto 277: Muskelspannung halten, auch diagonal!

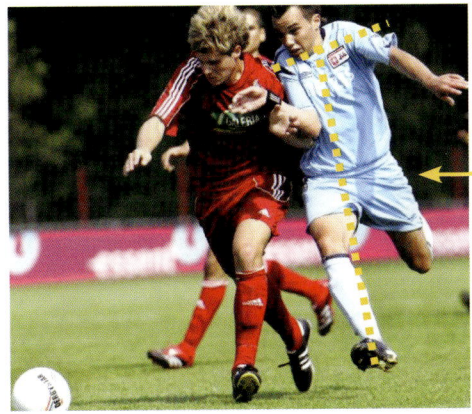

Foto 278: Seitwärtsstabilität

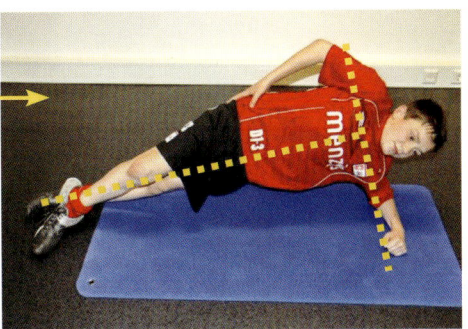

Foto 279: Seitwärtsstabilität

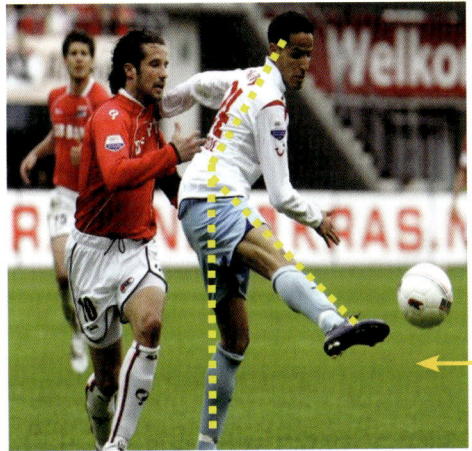

Foto 280: Beweglichkeit bei der Ballannahme.

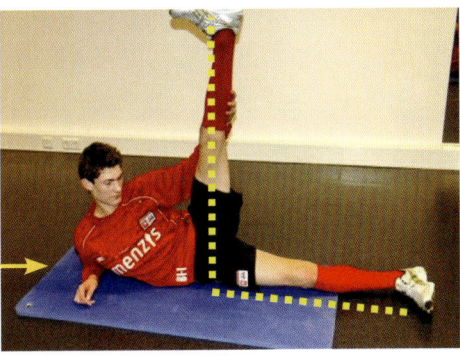

Foto 281: Beweglichkeit im Hüftbereich.

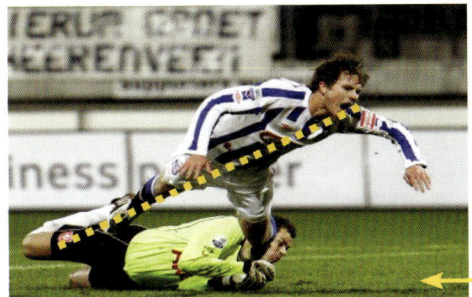

Foto 282: Fallen, ohne sich zu verletzen.

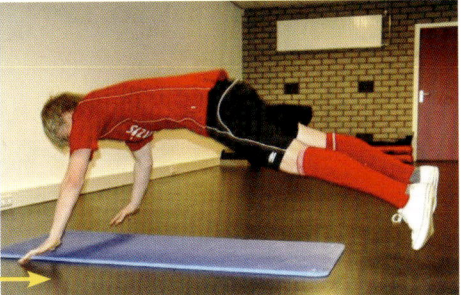

Foto 283: Abdruck- und Landebewegungen auf Händen und Füßen.

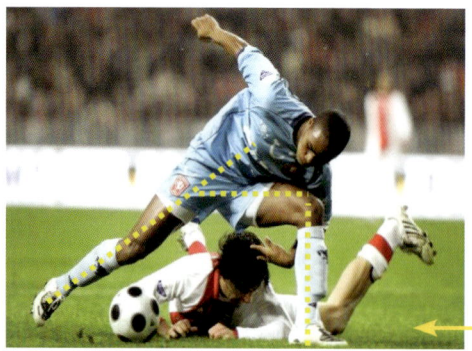

Foto 284: Ein tiefer Ausfallschritt seitwärts erfordert eine hohe Muskelelastizität.

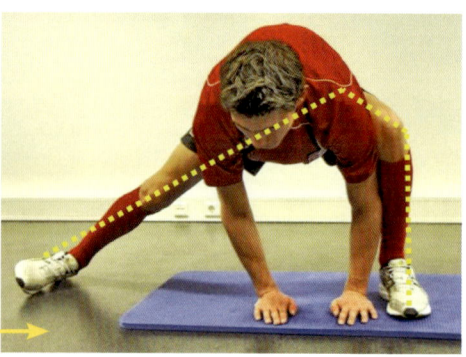

Foto 285: Dehnfähigkeit im Bereich der Adduktoren.

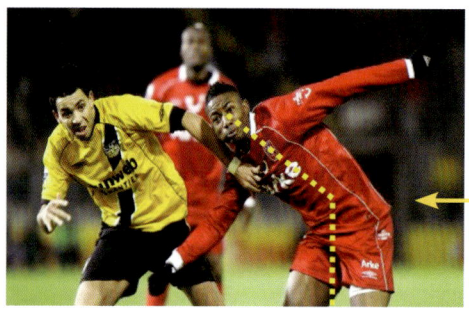

Foto 286: „Aus dem oder in das Gleichgewicht bringen!"

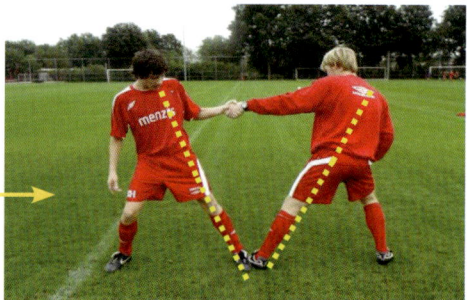

Foto 287: „Dynamische Stabilität" hilft, die Balance zu halten.

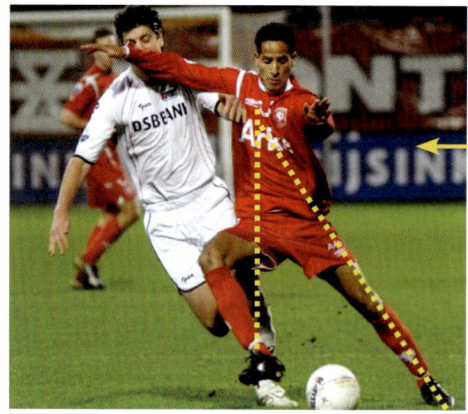

Foto 288: „Stoßen und Blockieren!"

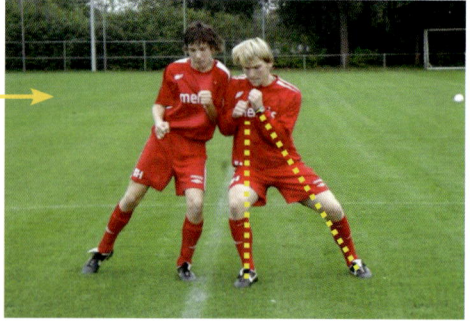

Foto 289: „Schulter an Schulter" und das Gleichgewicht nicht verlieren.

So verstanden, bieten die Autoren in den nachfolgenden Teilkapiteln unterschiedliche **Core-Pakete** für das Training im Leistungsbereich der D- bis A-Junioren an.

16.2.8.1 „Core-Top-12-Pakete" für das Training im Leistungsbereich der D- bis A-Junioren

In den nachfolgenden Teilkapiteln stellen die Autoren den direkten Bezug zur Trainingspraxis her, indem sie für die D-, C-, B- und A-Junioren jeweils zwölf **Core Exercises** vorstellen, die ohne einen großen Geräteaufwand vor, im und nach dem Fußballtraining durchgeführt werden können. Sie können durch die im Buch angeführten zahlreichen Formen ergänzt oder ausgetauscht werden. Die **Core Exercises** sollen regelmäßiger Bestandteil des Fußballfitnesstrainings sein. Sie stellen wichtige Stellglieder im Bereich Kompensation von muskulären Defiziten, Belastungsregulation und -stabilisation und Mobilisation dar. Die Anzahl der Trainingseinheiten pro Woche kann bei unterschiedlichen Leistungsniveaus, Zielstellungen und Trainingsumfängen und -intensitäten nur als allgemeine Orientierungsmarke beziffert werden (vgl. u. a. auch Kap. 6 und Fröhlich, Schmidtbleicher & Emrich, 2007, S. 6-21):

Tab. 15: Orientierungswerte für das Training mit Core Exercises im Rahmen einer Trainingssteuerung mit Vorbereitungs- und Wettkampfperioden im Leistungsfußball.

Anzahl an Fußball-Trainingseinheiten pro Woche	Anzahl an Core Exercises in den Vorbereitungsperioden	Anzahl an Core Exercises in den Wettkampfperioden (der gesamten Saison)
2 x für Junioren und Herren/Frauen	1 x	1 x
3 x für Junioren und Herren/Frauen	2 x	1 x
4 x für Junioren und Herren/Frauen	2-3 x	2 x
5 x und mehr für D-Junioren	3 x	2 x
5 x und mehr für C-Junioren	3 x	2 x
5 x und mehr für B-Junioren	3 x	2 x
5 x und mehr für A-Junioren	3-4 x	2-3 x
5 x für Herren/Frauen	3-4 x	2-3 x

Tab. 16: Inhaltliche und methodische Orientierungswerte für das Training mit Core Exercises im Leistungsfußball.

Teams/ Altersklassen	Formen zum Stabilisieren und Mobilisieren der Bauchmuskulatur	Formen zum Stabilisieren und Mobilisieren der Rumpfmuskulatur	Formen zum Stabilisieren und Mobilisieren der Schulter- und Armmuskulatur
	Anzahl der technisch anspruchsvollen Ausführungen je Form		Schnelle Ausführungen je Form
D-Junioren	10-12 x	10 x	6-8 x
C-Junioren	12-14 x	12 x	9-10 x
B-Junioren	14-16 x	14 x	10-12 x
A-Junioren und Herren/Frauen	16-20 x	16 x	10-12 x

Die **Core Exercises** im nachfolgenden Programm wirken je nach Trainingsziel, Individuum, Trainingsjahren, technischem Niveau, Ausführungsgeschwindigkeit, Trainingsintensität und -umfang und methodischem Inventar sehr unterschiedlich auf die Spieler. Daher treten die Autoren bei der Planung und Durchführung mit **Core Exercises** für einen hohen Grad an Individualisierung ein.

16.2.8.1.1 „Core Exercises" für D-Junioren

Für das individuelle Athletiktraining der D-Junioren schlagen die Autoren folgende zwölf **Core Exercises** vor:

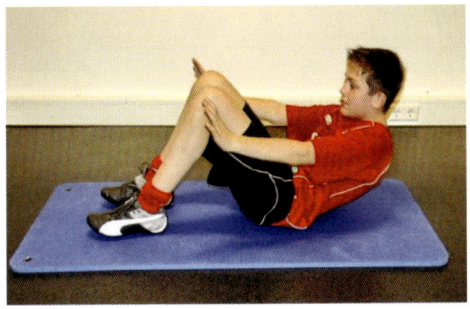

Foto 290: Situps und den Oberkörper mithilfe des Vorführens der Handflächen leicht anheben.

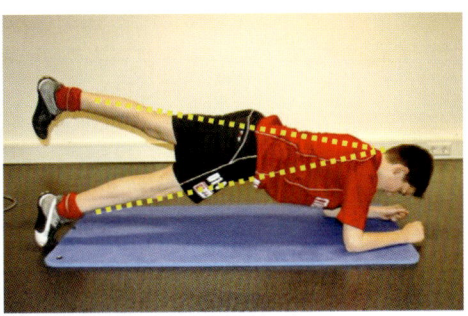

Foto 291: Unterarmstütz bäuchlings und ein Bein gestreckt anheben.

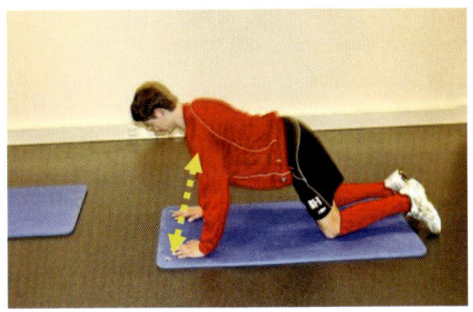

Foto 292: Aus dem Kniestand vornüberfallen bis zum Stütz und kräftig abdrücken.

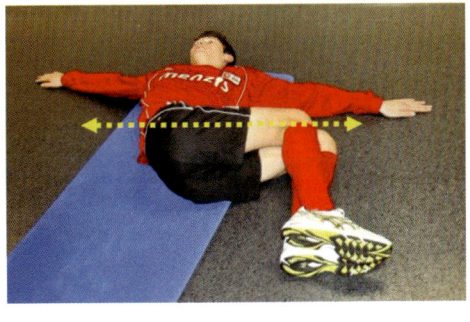

Foto 293: „Scheibenwischer" mit angewinkelten Beinen.

Foto 294: „Pferderücken" und „Katzen-buckel" jeweils zwei Sekunden lang halten.

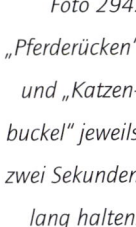

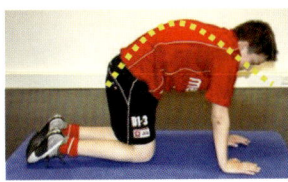

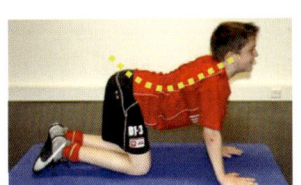

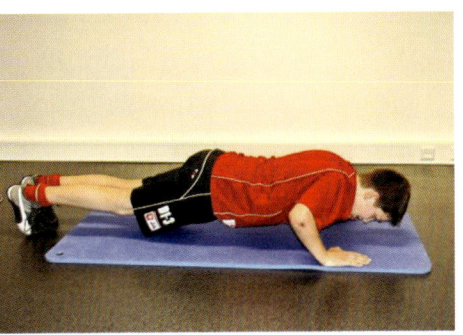

Foto 295: Liegestütze in Höhe der Schultern.

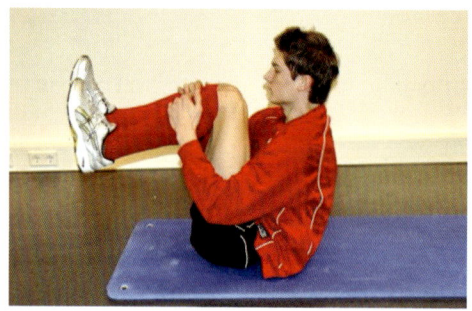

Foto 296: Klappmesser mit gebeugten Beinen.

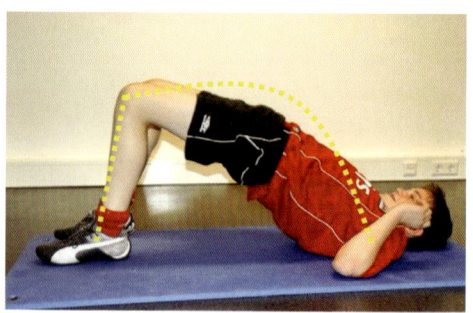

Foto 297: Brücke einnehmen und zwei Sekunden lang halten.

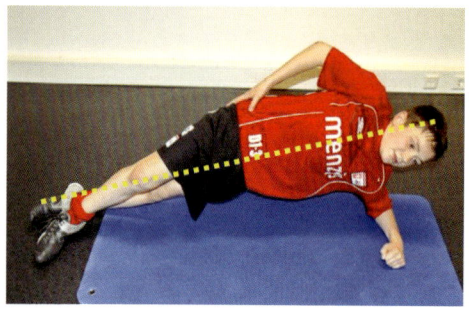

Foto 298: Unterarmstütz seitlings mit überkreuzten Beinen.

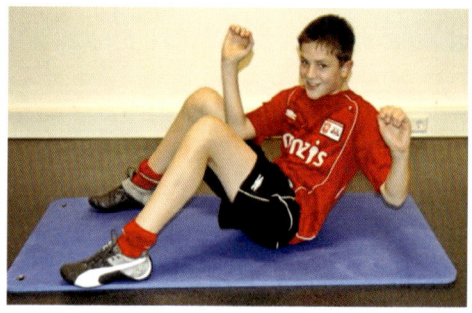

Foto 299: Diagonale Situps (bei bereits gut ausgebildeter Rumpfmuskulatur).

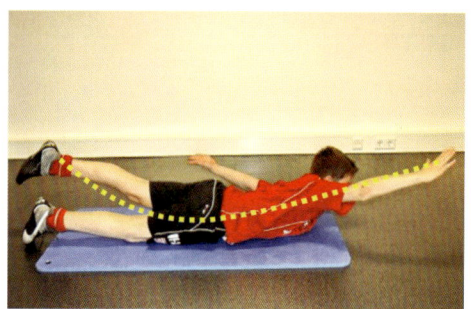

Foto 300: In der Bauchlage wechselseitiges diagonales Bein- und Armheben und -strecken.

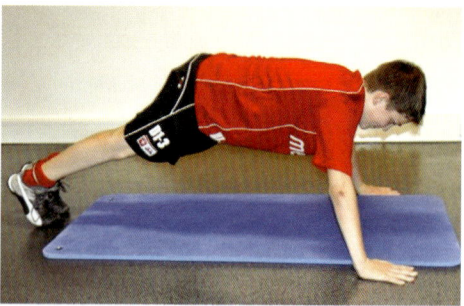

Foto 301: „Weite" Liegestütze (bei bereits gut ausgebildeter Arm-, Schulter- und Rumpfmuskulatur).

16.2.8.1.2 „Core Exercises" für C-Junioren

In der Trainingspraxis für die C-Junioren konnten sich die folgenden zwölf **Core Exercises** bewähren:

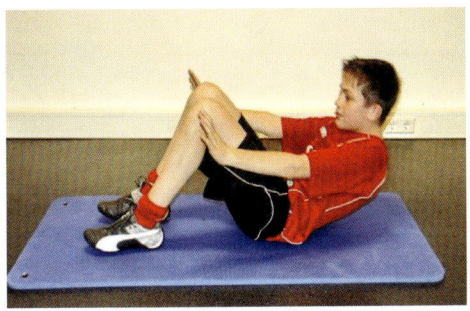

Foto 302: Situps und den Oberkörper mithilfe des Vorführens der Handflächen leicht anheben. Variation: Arme vor der Brust überkreuzen.

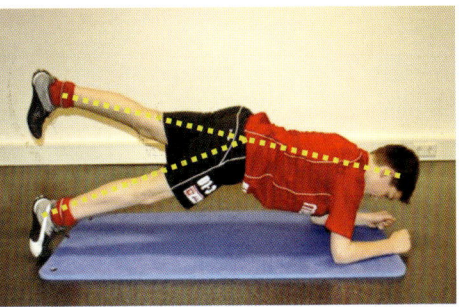

Foto 303: Aus dem Unterarmstütz im Wechsel ein Bein gestreckt anheben.

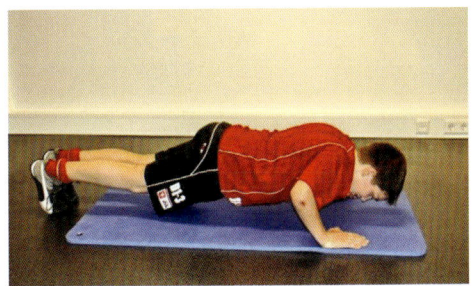

Foto 304: Liegestütz in Höhe der Schultern.

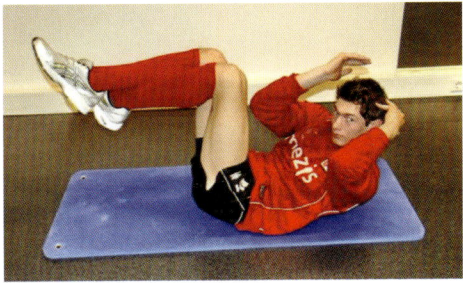

Foto 305 Crunches diagonal mit überkreuzten Beinen in der Hochhalte.

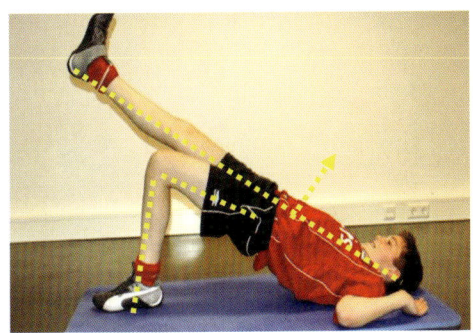

Foto 306: Beckenlift: Kniebeuge einbeinig in Rückenlage und mit angehobenem Gesäß.

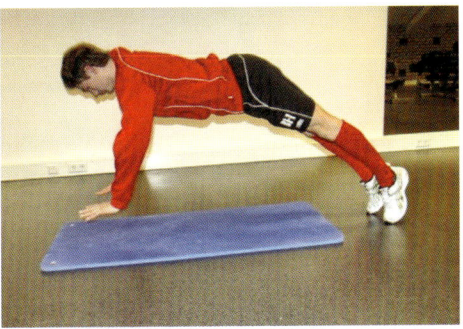

Foto 307: Konzentrische Abdruck- und exzentrische Abfangbewegungen mit den Händen und Beinen.

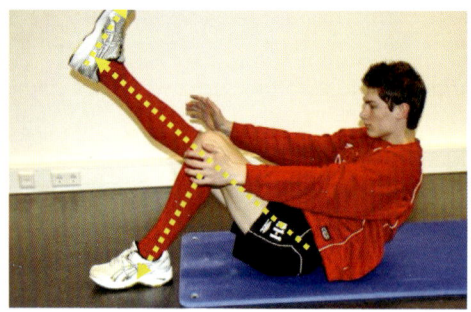

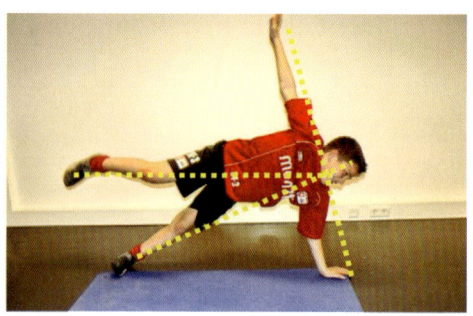

Foto 308: Situps und im Wechsel ein Bein hoch-strecken.

Foto 309: Aus dem Liegestütz in die abgebildete Position wechseln, Arme und Beine strecken und das Gleichgewicht halten.

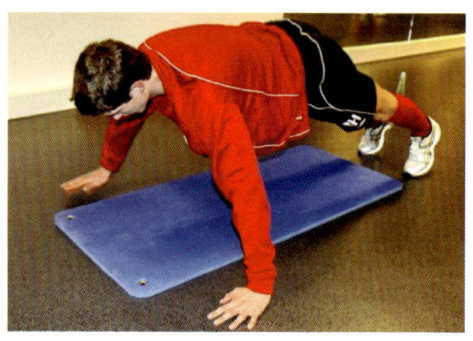

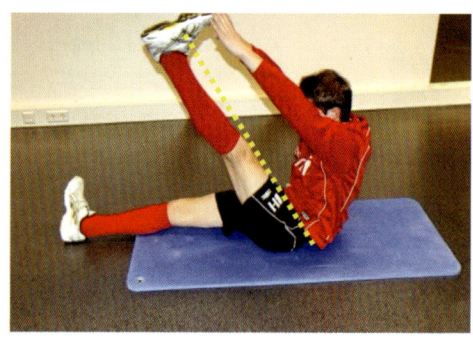

Foto 310: „Weite" Liegestütze: Arme beugen und strecken.

Foto 311: Klappmesser einbeinig im Wechsel aus dem Langsitz (für Könner unter Beachtung der hohen Kompression der Wirbelsäule).

Foto 312: Einrollen und Überstrecken in einem Zwei-Sekunden-Rhythmus.

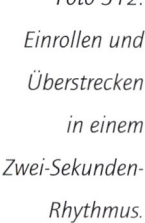

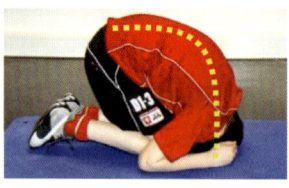

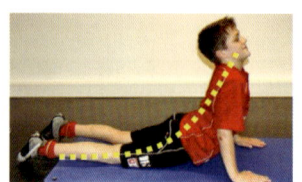

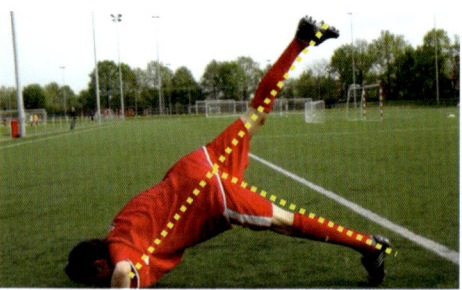

Foto 313: Liegestütze „kopfüber" in einer nahezu 90°-Endstellung.

16.2.8.1.3 „Core Exercises" für B-Junioren

Die B-Junioren erhalten zwölf **Core Exercises**, die ihrem Entwicklungsstand (gemessen in Trainingsjahren) entsprechen:

Vgl. Foto 302 der D-Junioren: Situps und den Oberkörper mithilfe des Vorführens der Handflächen leicht anheben.

Variation:

* Handflächen an den Kopf.

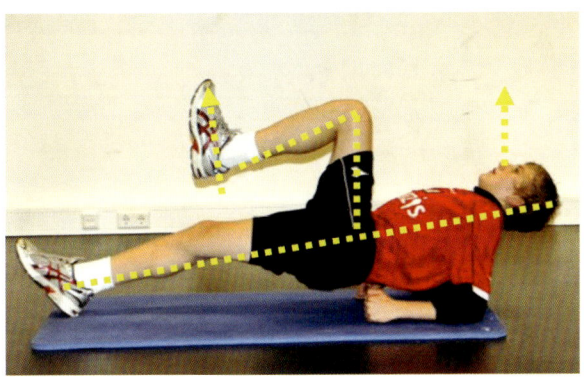

Foto 314: „Marching" im Unterarmstütz rücklings.

Vgl. Foto 301 der D-Junioren: „Weite" Liegestütze.

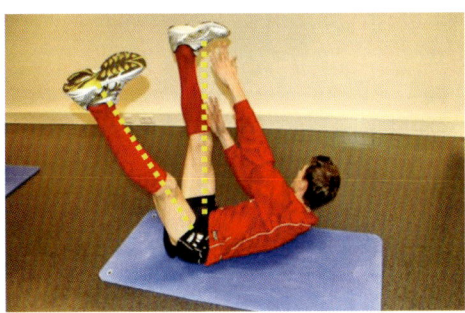

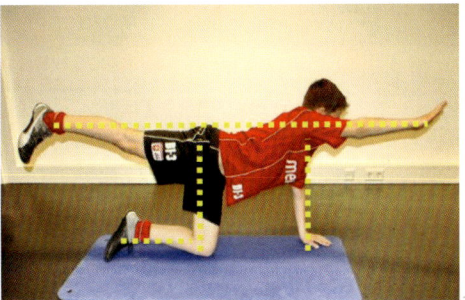

Foto 315a: „Grätsch-Klappmesser" (für Könner unter Beachtung der hohen Kompression der Wirbelsäule).

Foto 315b: Diagonalbewegung im Vierfüßlerstand: Aus dem einarmigen Stütz bäuchlings ein Bein gestreckt anheben und einen Arm gegengleich ausstrecken.

Vgl. Foto 307 der C-Junioren: Konzentrische Abdruck- und exzentrische Abfangbewegungen mit den Händen und Beinen.

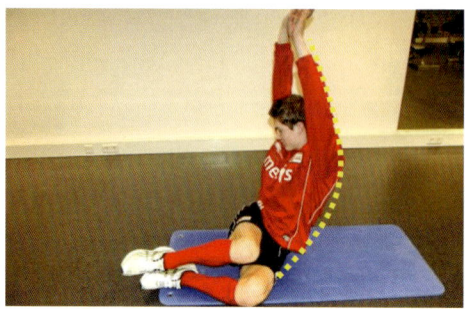

Foto 316a: Aus der Rückenlage mit einer Beugung im Hüftgelenk und dem Anwinkeln der Unterschenkel den Oberkörper gestreckt anheben.

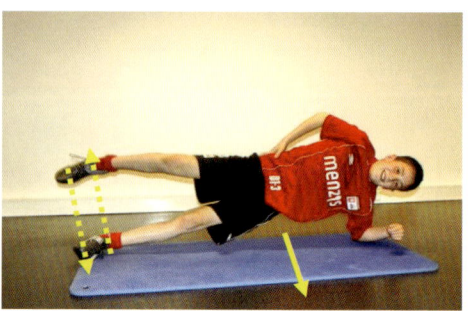

Foto 316b: Unterarmstütz seitlings und Abspreizen des oberen Beins und Anheben und Absenken der Hüfte.

Vgl. Foto 295 der D-Junioren: Liegestütze in Höhe der Schultern.

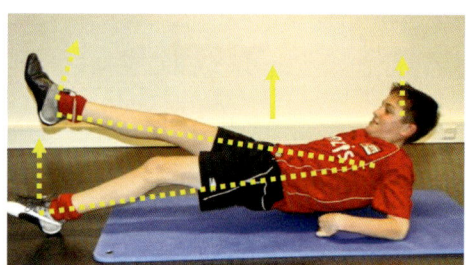

Foto 317a: Unterarmstütz rücklings, Heben der Hüfte und abwechselndes Heben und Senken der Beine.

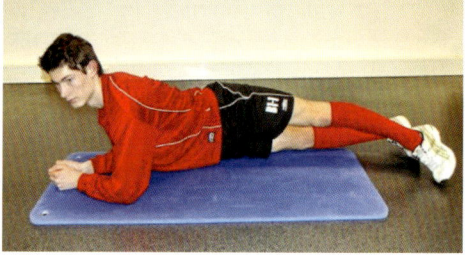

Foto 317b: Unterarmstütz bäuchlings, Kreuzen der Beine und versuchen, mit der Hüfte die Matte zu berühren.

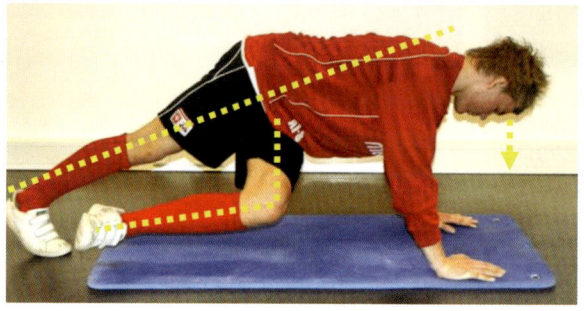

Foto 318: Liegestütze in Höhe der Schultern mit zeitgleichem Einwärtsdrehen eines gebeugten Beins zwischen Matte und Körper.

16.2.8.1.4 „Core Exercises" für A-Junioren

Die A-Junioren fordern von uns Trainern/Lehrern zwölf **Core Exercises**, die der Progression im Trainingsaufbau entsprechen:

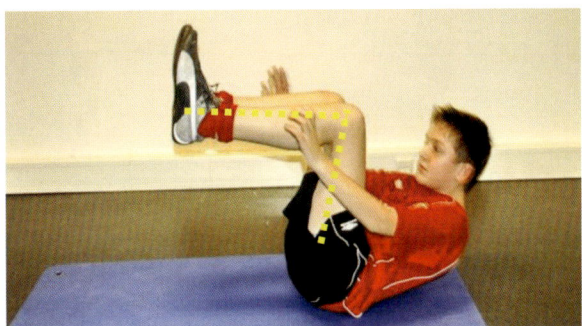

Foto 319: Crunchers mit angewinkelten Beinen in der Schwebe.

Vgl. Foto 314 der B-Junioren: „Marching" im Unterarmstütz rücklings.

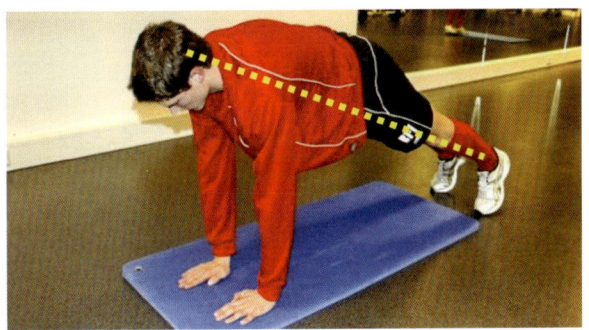

Foto 320: „Enge Liegestütze".

Vgl. Foto 305 der C-Junioren: Crunchers diagonal mit überkreuzten Beinen in der Hochhalte.

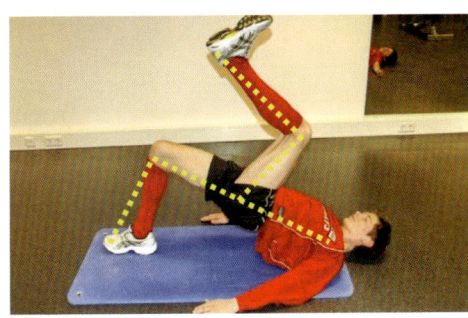

Foto 321a: Kniebeuge in Rückenlage.

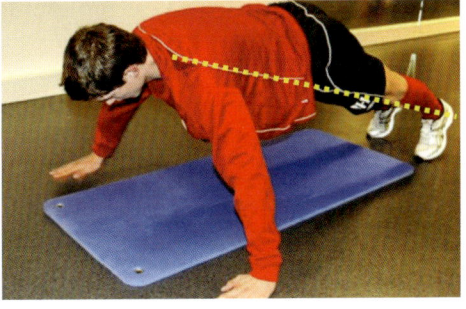

Foto 321b: „Weite" Liegestütze.

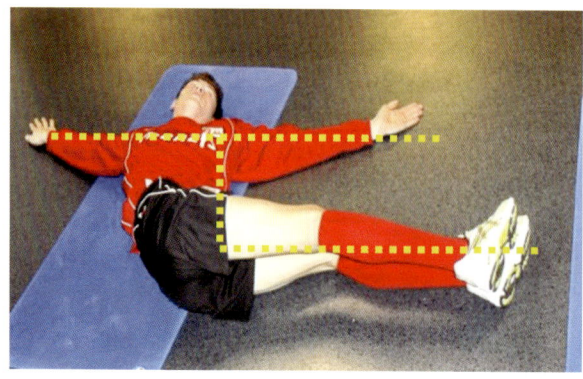

Foto 322: Scheibenwischer:
Die Beine berühren nicht den Boden.

Vgl. Foto 316a der B-Junioren: Aus der Rückenlage mit einer Beugung im Hüftgelenk und dem Anwinkeln der Unterschenkel den Oberkörper gestreckt anheben.

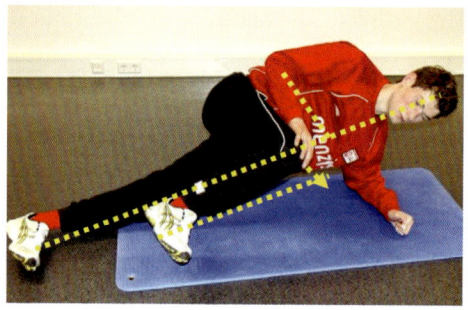

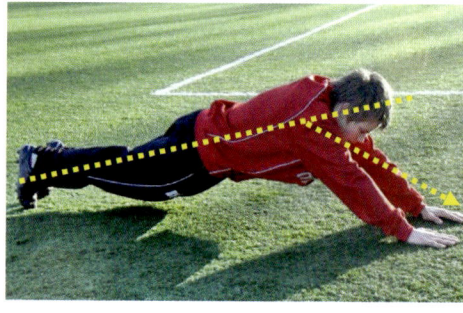

Foto 323a: Unterarmstütz seitlings und Anziehen eines Beins bis in die 90°-Position.

Foto 323b: Liegestütze bäuchlings, die sich permanent nach vorne verschieben.

Foto 324: Im Unterarmstütz seitlings ein Bein ständig vor und hinter dem Stützbein positionieren.

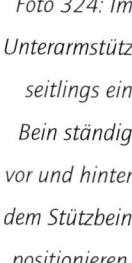

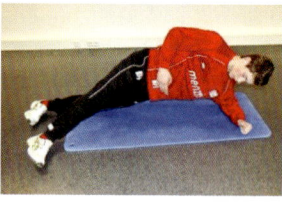

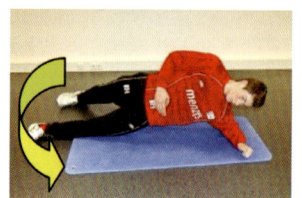

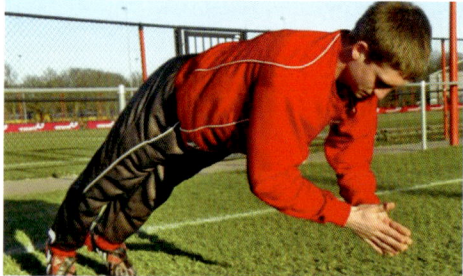

Foto 325: Sich aus dem Liegestütz abdrücken, in die Hände klatschen und wieder sicher im Liegestütz landen.

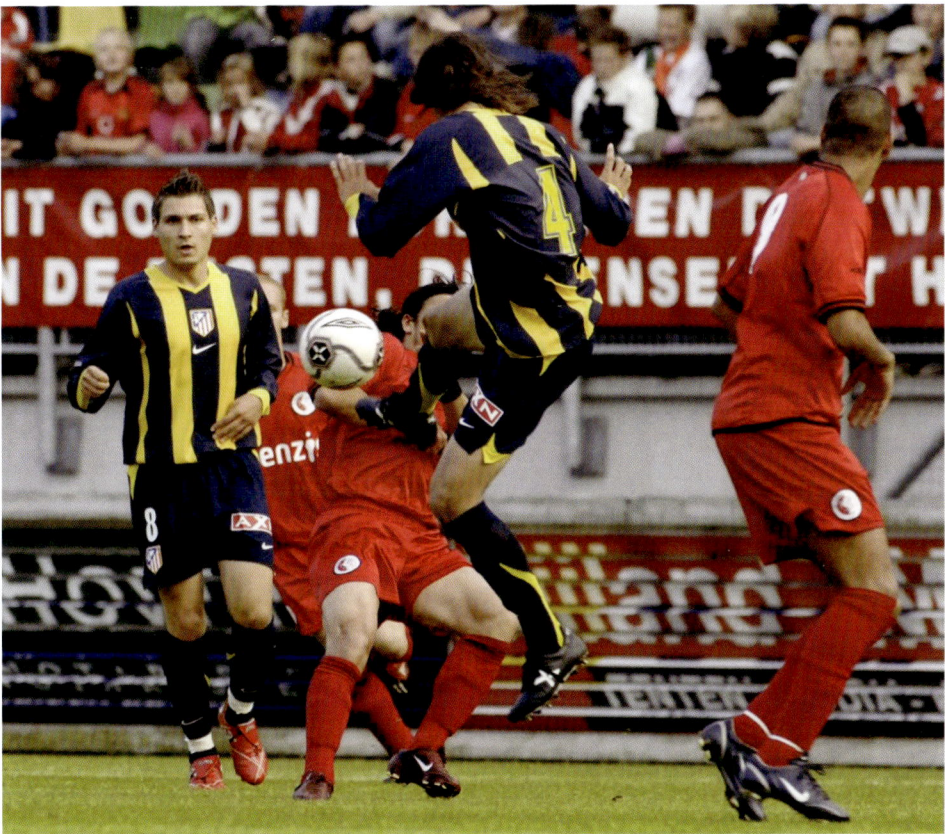

Foto 326: Athletik, Gewandtheit und Beweglichkeit greifen in einer Wettkampfsituation ineinander!

Die angeführten **Core Exercises** sollen im Rahmen eines ambitionierten Leistungstrainings durch die Hinzunahme von Gerätehilfen im Rahmen eines langfristigen Ausbildungsprozesses variabel gestaltet werden. Hierdurch werden Routinen aufgebrochen, die oftmals zu Trainingsunlust und Leistungsstagnationen führen können. Es würde den Publikationsrahmen sprengen, die zahlreichen Variationsmöglichkeiten zu den angeführten **Core Exercises** auszuführen.

Einige sollen nachfolgend kurz benannt werden: **Core Training** mit dem Deuser- und Thera-Band® und dem Medizinball; Faszientraining mit der Rolle; Stabilisationstraining mit dem BOSU-Ball®, dem Wackelbrett und unterschiedlichen Vibrationselementen und Ropetraining mit unterschiedlich schweren Seilen. Der interessierte Leser wird an dieser Stelle auf folgende aktuelle Quellen hingewiesen, die sich bisher im professionellen Fußballtraining bewähren konnten: Braun (2014); Geisler (2013 und 2014) und Schiffers (2014).

16.3 Faire Zweikampf- und Körperschulung im Fußball einmal anders[39]

(unter Mitarbeit von Detlef Herborn und Eduard Feldbusch)

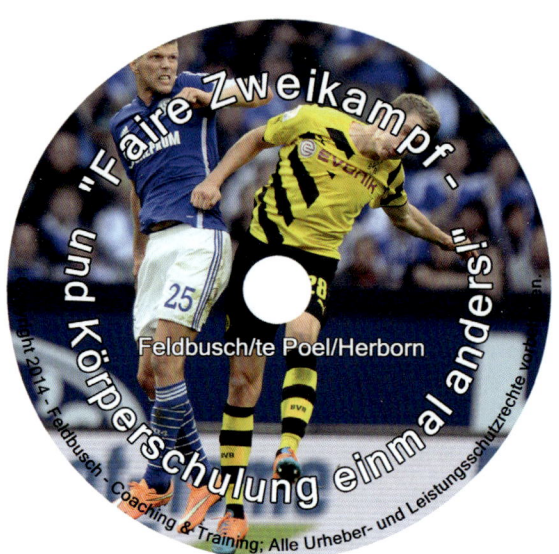

Feldbusch/te Poel/Herborn

Fußball und Judo scheinen nur auf den ersten Blick für „uns Fußballtrainer/Lehrer" nichts miteinander zu tun zu haben. Überdies werden viele Kolleginnen und Kolleginnen sofort darauf hinweisen, dass lediglich das „Anziehen" eines Beins trainiert werden muss, damit der Schiedsrichter zum Beispiel im Strafraum auf „den Punkt" zeigt. Also Judotraining für Fußballer, was soll das?

Wie in Kap. 7 bereits intensiv analysiert werden konnte, ereignen sich zwei Drittel aller Verletzungen im Fußball mit Körperkontakt (vgl. Schmitt, 2013, S. 18-27).

Die Sportart Judo zählt zu den Wettkampfsportarten mit den höchsten Anforderungen an die physischen und psychischen Fähigkeiten eines Wettkämpfers und gilt als Zweikampfsportart, die in ihrem Ausbildungsplan insbesondere auf eine vielfältige Ausbildung setzt (vgl. Kap. 8). Durch Judo wird

* die Bewegungserfahrung und die Wahrnehmungsfähigkeit erweitert,
* die konditionelle Wettkampfleistung (hier insbesondere die koordinativen Fähigkeiten wie Gleichgewicht, Orientierung und Reaktion) und
* das Durchsetzungsvermögen mit direktem körperlichen Kontakt

intensiv geschult.

---

39   DVD und Infos erhältlich unter http://feldbusch-cat.de/fussball/judo-im-fussball.html und beim Sportverlag Meyer & Meyer

Judo ist Ende des 19. Jahrhunderts als Ausgleichssportart für die einseitig psychisch beanspruchten japanischen Studenten entstanden. Jigoro Kano löste alle gefährlichen und lediglich der Selbstverteidigung dienenden Griffe aus dem „Jiu-Jitsu" heraus und entwickelte eine Zweikampfsportart nach festen Regeln. Heute findet sich Judo in den Lehrplänen vieler Kultusministerien unter der Rubrik „Ringen und Raufen nach Regeln – Zweikampfsportart" wieder.

Aus der Sicht des Nachwuchsleistungssports ist die umfassende Kräftigung der Muskulatur des Halte- und Stützapparats durch das Judotraining gerade im Kinder- und Jugendbereich von besonderer Bedeutung. Die Judoausbildung kann überdies besonders das Zweikampfverhalten (auch und gerade im Sinne einer verlässlichen Haltung zu sich selbst und dem Gegner) positiv beeinflussen.

Bevor ein Judoka im DJB zu einem Zweikampf zugelassen wird, muss er seine Judofähigkeiten in einer Prüfung u. a. mit Fallübungen demonstrieren. Im Judo gelten zwei Fertigkeiten als Grundvoraussetzung für einen verletzungsfreien Zweikampf:

1. Fertigkeit: Gut werfen (Nage-komi) können.
2. Fertigkeit: Gut fallen können (Ukemi). Wer gut fallen kann, ist nicht verkrampft und hat dadurch weniger Angst im Zweikampf. Daher wird in der Grundausbildung viel Wert auf die Einhaltung der Prinzipien der Falltechniken gelegt. Das Erlernen schützender Bewegungsabläufe im Rahmen der Falltechnik soll häufige Gelenkverletzungen in den Bereichen Schulter, Ellbogen, Hand oder Knie verhindern. Damit ist eine direkte Verbindung zum gewählten Athletiktraining im Fußball gegeben.

Die Judomatte (Tatami) bietet als Arbeitsfläche darüber hinaus die Möglichkeit, turnerische Elemente und akrobatische Übungen in das Training mit einzubeziehen.

Die Autoren bieten unter http://feldbusch-cat.de/fussball/judo-im-fussball.html einen Link an, der interessierten Trainern/Lehrern konkrete Informationen (inklusive einer DVD und geplanter Lehrgänge vor Ort) zum Einsatz von Judoübungen im Nachwuchs- und Leistungstraining im Fußball bietet und stehen für Rückfragen jederzeit zur Verfügung.

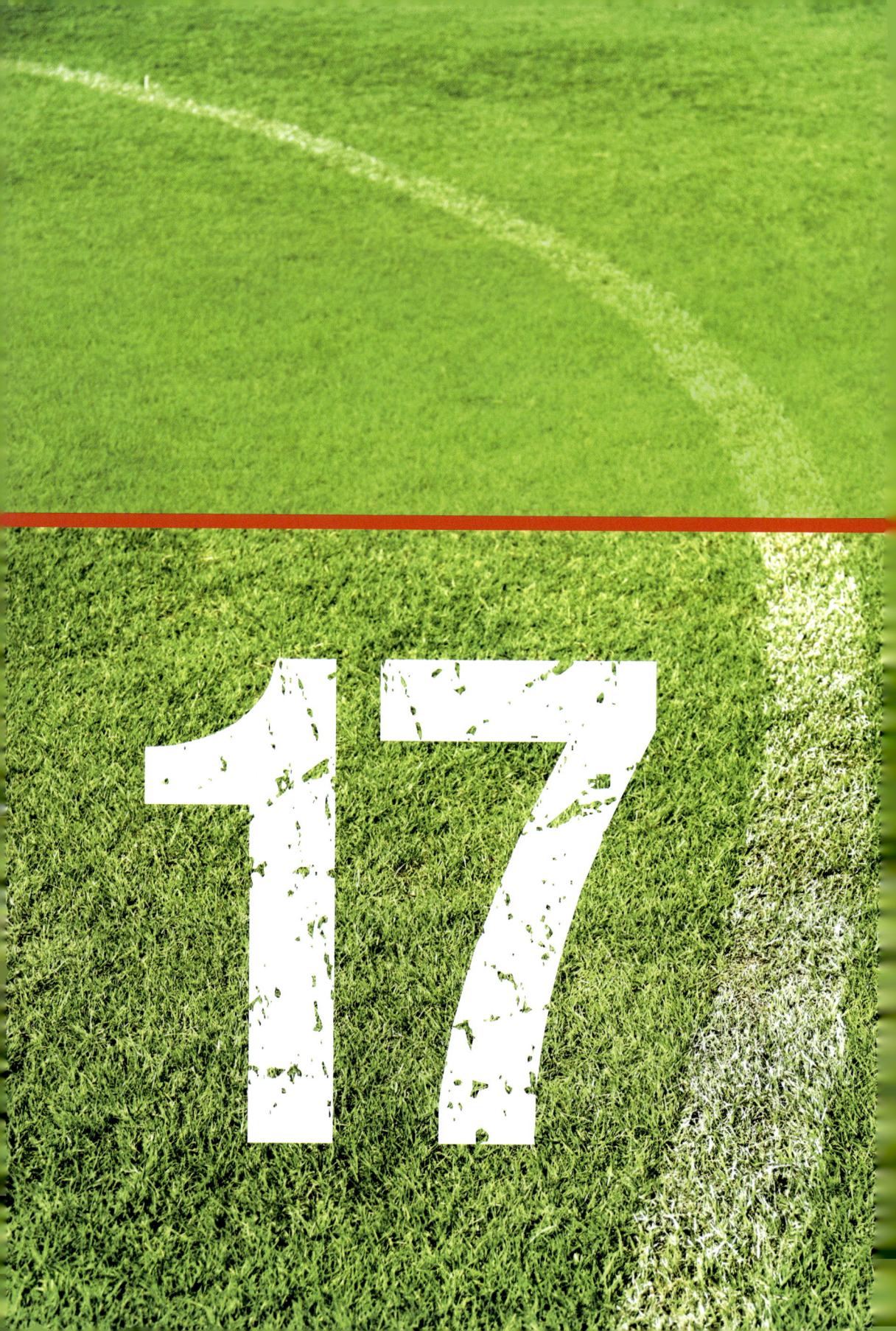

17 KOORDINATIONS- UND SCHNELLIGKEITSTRAINING FÜR FUSSBALLSPIELER – VON DER STRATEGIE MULTIPLER AUFGABEN BIS ZUM „BATTLE-TRAINING"

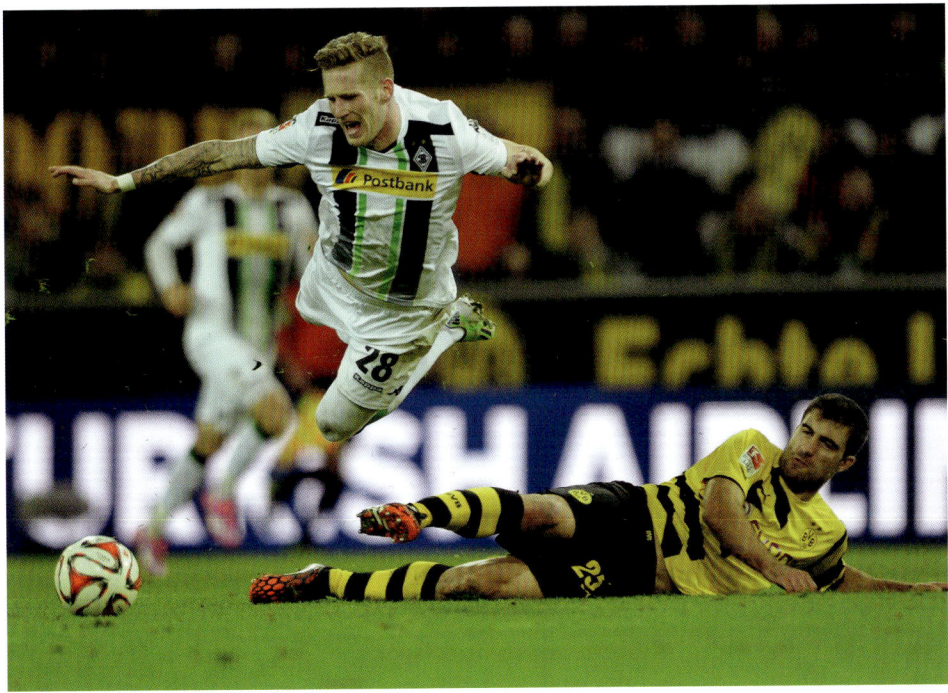

Die Entwicklung optimaler Koordinations- und Schnelligkeitsfähigkeiten gehört in der modernen Nachwuchsarbeit im Fußball zu den „Zauberwörtern" für das zukünftige *Gelingen eines druckvollen, nie nachlassenden Offensivdrangs angehender Profispieler* (vgl. Hartmann, 2014, S. 89). Doch wie „baut" man diese elementaren Leistungsfaktoren innerhalb eines langfristigen Entwicklungsprozesses auf und wie steuert man diese gezielt an? Anknüpfend an die Kap. 3 und 4, soll dieser Frage nun praxisrelevant nachgegangen werden.

Der Heidelberger Sportspielforscher Prof. Dr. K. Roth und der Kölner Kognitions- und Sportspielforscher Prof. Dr. D. Memmert raten, auf der Grundlage ihrer jahrzehntelangen Studien (inklusive der zahlreichen Projekte in der Sportspielpraxis, wie z. B. bei der TSG 1899 Hoffenheim), für die Entwicklung des Leistungsfaktors Koordination, auf einem Kontinuum zwischen Generalität (z. B. Springen, Hüpfen) und Spezifität (z. B. mit Blickrichtung der Bewegungsaufgabe/Technik des Fußaufsatzes beim Dribbeln) zu arbeiten und diese sukzessive und/oder in konzentrischen Kreisen Koordination im Ausbildungsprozess anzubahnen, auszuprägen und zu optimieren (vgl. Abb. 63). *Methodisch* kann das koordinativ anspruchsvolle Übungsgut durch

- Veränderungen der äußeren Bedingungen (Umfeld, Geräte etc.),
- Variationen der Bewegungsausführung (Geschwindigkeit, Amplitude, Frequenz etc.),
- Kombinieren von Bewegungsfertigkeiten (z. B. Vertikalsprünge mit Zusatzaufgaben (Hocke, Grätsche etc.)),
- Üben unter Druck (alle Druckbedingungen) (vgl. Tab. 18),
- Variation der Informationsaufnahme (Lichtverhältnisse, Lärm etc.),
- Üben unter konditioneller Belastung und
- Üben unter psychischen Druckbedingungen (Zuschauer, Freunde, Gegner etc.) (vgl. Hohmann, Lames & Letzelter, 2002, S. 112-113) geschult werden.

Tab. 17: Koordinative Druckbedingungen im Fußball.[40]

Zeitdruck
Präzisionsdruck
Sukzessivdruck
Simultandruck
Variabilitätsdruck
Belastungsdruck

---

40   Vgl. vertiefend bei Weineck, Memmert & Uhing, 2012, S. 67.

17.1 Koordinationstraining für Fußballer mit System

Für die eigene Nachwuchsleistungsplanung im Fußball kann man folgender Systematik für die Ausbildung des Leistungsfaktors Koordination folgen:

Allgemeines Koordinationstraining:
Das allgemeine Koordinationstraining findet man im Nachwuchsbereich wieder. Es ist zumeist abwechslungsreich und unspezifisch und findet generell in spielerischer Form statt.

Generalität

Sportartgerichtetes Koordinationstraining:
Das sportartgerichtete Koordinationstraining beinhaltet Übungen für die Verbesserung eines leistungsrelevanten Faktors in einer Sportart, z. B. der Laufkoordination.

Sportartspezifisches Koordinationstraining:
Bei dieser Phase werden aus einer bestimmten Sportart koordinativ-technische Elemente herausgegriffen.

Koordinatives Spezialtraining:
In diesem Bereich spielen spezielle Aspekte, die dann im Leistungsbereich hervortreten werden, eine große Rolle.

Spezifität

Abb. 63: Koordinationstraining mit System (in Anlehnung an Roth & Kröger, 2011).

Damit kann der allgemeine „Dschungel" an Hinweisen zum Koordinationstraining „gelichtet" und der Leistungsfaktor durch entsprechende didaktische und methodische Entscheidungen im Ausbildungsprozess dezidiert angesteuert werden.

Beginnt man mit dem *allgemeinen Koordinationstraining* der Jüngsten (vom siebten bis zum ca. 13. Lebensjahr), sollen, im Sinne der angesprochenen „Ballschule Heidelberg", in diesem Alters- und Entwicklungsbereich die Wahrnehmungsfähigkeiten, Informationsverarbeitungen, die Breite der Aufmerksamkeit und die spielerische Kreativität besonders gefördert werden.

Es kann empirisch als gesichert angesehen werden, dass sehr gut ausgebildete koordinative Fähigkeiten überaus positive Auswirkungen auf das Neulernen, dessen Qualität und dessen variable und situative Verfügbarkeit hat (Baustein fähigkeitsorientierte Ballschule; vgl. Roth & Kröger, 2011). Diese Förderung folgt einer *Strategie multipler*

Aufgaben und ist elementar, da die Kinder bis zum Ende der Grundschulzeit ca. 80 % ihres koordinativen Endleistungsniveaus erreicht haben.[41]

Folgt man der Systematik der Abb. 63, stellt das Training der Koordination an dieser Stelle für die *Leistungskomponente Schnelligkeit* (und *Technik*) eine Art Bindeglied dar. Es ist, perspektivisch betrachtet, auf den ersten Blick überraschend, dass, bei (schnellen) *Laufdistanzen ohne Ball,* von 0,5-11 % der Gesamtspiellaufdistanz bei einem 90-minütigen Spiel, im modernen Elitefußball das Schnelligkeitstraining eine scheinbar untergeordnete Rolle spielen könnte (vgl. Schlumberger, 2006, S. 125).

Der zweite Blick führt jedoch zur Erkenntnis, dass unter den Aspekten *schneller Ballgewinn und Ballverteidigung sowie Toreerzielung und -vermeidung (zuzüglich der Umschaltphasen)* im heutigen Spitzenfußball, man achte hierbei besonders auf die koordinativ-technischen und taktischen Verknüpfungen, die motorische Leistungskomponente Schnelligkeit jedoch einen leistungsbestimmenden Faktor für ein erfolgreiches Handeln in einem Wettkampf darstellt (vgl. Kap. 4). Dementsprechend kommt an dieser Stelle die Laufkoordination (als *sportartgerichtetes Koordinationstraining*) in den Blick der Nachwuchsausbildung im Fußball.

Wie bereits in den Kap. 9 bis 12 ausgeführt werden konnte, sind die Voraussetzungen für ein Schnelligkeitstraining (hier in Form einer Laufkoordination) unbedingt vorab zu bedenken und zu erarbeiten:

- die Grundformen des Bewegens, wie Springen, Kriechen, Rollen, Hopsen, Ziehen, Stoßen, Ringen, Werfen, Fallen, „Schlingern" und „Wanken";
- ausreichendes Kraftpotenzial;
- eine ausgebildete Balance und Stabilität des gesamten Körpers sowie
- die Muskelelastizität.

---

41 Viele Anregungen für die Trainingspraxis findet man bei Roth & Kröger, 2011; Roth, Damm & Pieper & Roth, 2013; Roth, Damm, Memmert & Althoff, 2014; Roth, Roth, C., & Hegar, 2014.

17.2 Sportartgerichtetes Koordinationstraining – das Lauf-ABC

Konnte der eigene „Rucksack" mit einem allgemeinen Koordinationstraining „prall gefüllt" werden, schließt sich das sogenannte *Lauf-ABC* an, das durch Skippings, Kniehebeläufe, Sprungläufe, Fußgelenkarbeit etc. geprägt ist und die Basis für ökonomisches und funktionelles Sprinten darstellt (vgl. Tab. 18):

Tab. 18: Das Lauf- ABC für Fußballspieler (in Anlehnung an Grosser, 1991, S. 107-108).[42]

Nr.	Übung	Ausführung/Beobachtung	Korrektur
1	Federnder Lauf auf dem Ballen	• Mittlere Frequenz • Aktives/reaktives Aufsetzen des Ballens zum Körperschwerpunkt (KSP)	• Bei hängender Fußspitze • Beim Vorschlagen des Unterschenkels • Bei unzureichender Bein- und Hüftstreckung
2	Federnde Sprünge auf dem Ballen	• Leichter Kniehub • Aktives/reaktives Aufsetzen des Schwungbeins zum KSP	• Bei mangelnder Streckung in den Bein- und Hüftgelenken • Bei hängender Fußspitze
3	Federnder Lauf und federnde Sprünge auf dem Ballen mit ein- und beidarmigem Kreisen vorwärts/rückwärts	• Schulterbereich locker hängend • Armkreisen nur aus dem Schultergelenk • Keine horizontale Verwringung im Hüftgelenk	• Bei angehobener Schulter • Beim Kreisen der Arme in Laufrichtung nicht in unmittelbarer Nähe des Körpers
4	Federnder Lauf und Sprünge auf dem Ballen mit wechselseitigem Armkreisen vorwärts/rückwärts	• Koordinierte Übereinstimmung der Beine und Arme (Lockerheit) • Aktive Übereinstimmung der Bewegungen von Armen und Beinen ohne horizontale Verwringung	• Bei unzureichender Streckung im Streckbereich von Beinen und • bei einer Armführung quer zur Laufrichtung
5	Fußgelenksarbeit (FGA) • normale Frequenz • höchste Frequenz • steigernde Frequenz	• Nur geringer Kniehub bei aktivem Aufsetzen des Ballens in Richtung KSP • Aktives/reaktives Aufsetzen des Ballens	• Bei unzureichendem oder zu hohem Knieschub • Bei mangelnder Streckung in den Beingelenken • Bei hängender Fußspitze und Aufsetzen vor dem KSP
6	Fußgelenksarbeit mit wechselseitigem Anheben des Oberschenkels (rechts/links)	• Erst Streckung, dann aktives/reaktives Aufsetzen im Vorderstütz • Aktive Unterstützung durch koordinierte Armführung	• Bei unzureichender Streckung • Beim inaktiven Aufsetzen im Vorderstütz vor dem KSP
7	Skippings (SK) • normale Frequenz • höchste Frequenz • steigernde Frequenz	• Mittlerer Kniehub • Aktives/reaktives Aufsetzen des Ballens in Richtung des KSP • Streckung in den Beinen und im Hüftgelenk	• Bei mangelnder Streckung in den Streckbereichen • Beim aktiven Aufsetzen im Vorderstütz • Bei veränderter Laufhaltung beim Übergang in den Lauf

Zweiter Teil der Tab. 18

Nr.	Übung	Ausführung/Beobachtung	Korrektur
8	Wechsel von Fußgelenksarbeit und Skippings • normale Frequenz • höchste Frequenz	• Unmittelbarer Übergang von FGA und SK	• Bei unzureichender Koordination beider Elemente die einzelnen Phasen überprüfen
9	Kniehebelauf (KHL) • hoher Kniehub • hoher Kniehub mit ausschlagendem Unterschenkel In beiden Formen kann/muss die Frequenz variiert werden.	• Streckung, Körpervorlage und Armführung in Laufrichtung • Aktives/reaktives Aufsetzen im Vorderstütz in Richtung des KSP • Koordinierung von Beinen und Armen ohne horizontale Verwringung im Oberkörper	• Bei unzureichendem Kniehub • Bei mangelnder Streckung • Beim passiven Ausschlagen und Aufsetzen des Unterschenkels/Ballens
10	Skippings mit Übergang in den Lauf	• Koordinierter Übergang beider Übungselemente	• Bei mangelhafter Koordination
11	Anfersen • einseitig • wechselseitig • wechselseitig mit Übergang in den Lauf	• Schnell • Oberschenkel leicht zurückführen • Aktives/reaktives Aufsetzen in den Vorderstütz • Arme in Laufrichtung und Ellbogen koordinativ führen	• Bei mangelhafter Koordination • Bei hängender Fußspitze • Bei unzureichender Koordination • Beim passiven Aufsetzen im Vorderstütz
12	Hopserlauf • horizontal mit Übergang in den Lauf	• Streckung in den Beingelenken und im Hüftgelenk • Koordinative Unterstützung der Arme • Aktives/reaktives Aufsetzen • Obere Extremitäten in Laufrichtung	• Bei mangelnder Streckung • Bei passiver Aktivität in den Vorderstütz • Beim Anfersen des Schwungbeins
13	Wechselsprünge • vertikal oder horizontal mit Übergang in den Lauf	• Streckung • Aktives/reaktives Aufsetzen • Obere Extremitäten in Laufrichtung	• Bei mangelnder Streckung • Bei passiver Aktivität des Schwungbeins • Beim unkoordinierten Übergang in den Lauf
14	Laufsprünge • mit Frequenz • mit Übergang zum Lauf	• Streckung und Führung vom Knie • Aktives/reaktives Aufsetzen des Schwungbeins in Richtung des KSP • Koordinatives Verhalten der Gesamtbewegung	• Bei mangelnder Streckung • Bei passiver Aktivität in den Vorderstütz • Bei unkoordinierter Armführung

---

42   Weiterführende Beispiele findet der interessierte Leser, auch zu Rasenläufen, unter www.leichtathletik.de/training/grundlagen/das-abc-der-leichtathleten-1/bzw. -2. Abgerufen am 8.4.2015.

17.3 Sportartspezifisches Koordinationstraining für Fußballer

Schreitet man im Ausbildungsprozess auf dem Kontinuum in Richtung Spezifität voran (vgl. Abb. 63), kann erneut eine weitere Perspektive der Bewegungswissenschaften zum Koordinationstraining ein wichtiges Analyseraster für die Fußballpraxis darstellen: *Sportartspezifisches Koordinationstraining* „(. . .) nicht als stereotypisches, stumpfsinniges oder abgelenktes Wiederholen von Bewegungen, sondern . . . eine motivierte und konzentrierte, abwechslungsreiche Bewegungstätigkeit . . ." kann Trainern / Lehrern helfen, technisch-koordinative Elemente des Fußballs auszuprägen (A. d. V.)" (Neumaier & Mechling, 1999, S. 87).

Exkurs: Weineck, Memmert und Uhing (2012, S. 99ff.) schlagen für die Trainingsplanung zum Koordinationstraining (mit und ohne Ball) eine tabellarische Zusammenfassung der wichtigsten Aspekte zur angedachten Bewegungsaufgabe vor. Sie soll nachfolgend an einem Beispiel zur Lauf- und Sprungkoordination, hier zum sogenannten *Lauf-ABC* (auf freier Strecke und ohne Ball; vgl. die Tab. 20), fragmentarisch dargestellt werden (vgl. Tab. 19):

Tab. 19: Beispielhafte tabellarische Zusammenfassung für die Planung der allgemeinen Laufkoordination am Beispiel des Lauf-ABCs (ohne Ball) (in Anlehnung an Weineck, Memmert & Uhing (2012, S. 198).

Druck-bedingungen	Anforderungs-profil	Koordinative Fähigkeiten	Bewegungs-aufgabe/Technik	Schwierigkeits-grad
Variabilitäts-druck	Großmotorisch (mehr als ein Siebtel der Skelett-muskulatur ist involviert), kinästhetisch	Gleichgewichts-fähigkeit, Orientierungs-fähigkeit, Umstellungs-fähigkeit und Rhythmisie-rungsfähigkeit	Laufen	Einfach, mittel, schwierig

Hiermit kann insbesondere im Nachwuchsbereich detailliert, systematisch und hochpraktikabel die Trainingsplanung vorgenommen werden.

Für eine langfristig angelegte Athletikausbildung im Fußball ist es daher von führender Bedeutung, festzuhalten, dass es im Fußball ausgeprägter *(allgemeiner und sportartgerichteter)* koordinativer Fähigkeiten bedarf, um die fließenden Übergänge zwischen Lauf- und Technikanforderungen flexibel und harmonisch zu gestalten (vgl. Kap. 3 und 4). Diese Elemente stellen die Grundlage für ein *sportartspezifisches Koordinationstraining* dar, die häufig von Trainern/Lehrern mit dem Wunsch nach „Beidfüßigkeit" im Fußball exemplarisch verbunden werden.

Diese Ausbildungsintention sollte nach Meinung der Autoren in Zukunft wieder verstärkt in den Blick der Nachwuchsleistungsschulung geraten.

Mittlerweile wird das *sportartspezifische* (und auch *allgemeine* und *sportartgerichtete*) *Koordinationstraining (mit Ball)* weltweit mithilfe von

- *spielerisch-situationsorientierten* (mit dem Zusammenspiel, Anbieten und Orientieren, Vorteil herausspielen und Gegnerbehinderung umgehen),
- *fähigkeitsorientierten* (mit insbesondere Zeitdruck, Präzisionsdruck, Variabilitätsdruck, Komplexitätsdruck und Belastungsdruck) und
- *fertigkeitsorientierten* Ballschulen (mit Sich-verfügbar-Machen, Laufwege beobachten, Winkel und Krafteinsatz steuern)

im Grundlagentraining des Nachwuchsfußballs eingesetzt (vgl. Roth & Kröger, 2011).

Geschult werden nicht nur die koordinativen Fähigkeiten und Fertigkeiten, sondern der Umgang mit generellen Taktik- und Technikbausteinen.

Die Inhalte für die Spieleanfänger im Bereich der koordinativen Fähigkeiten sollen die Bausteine

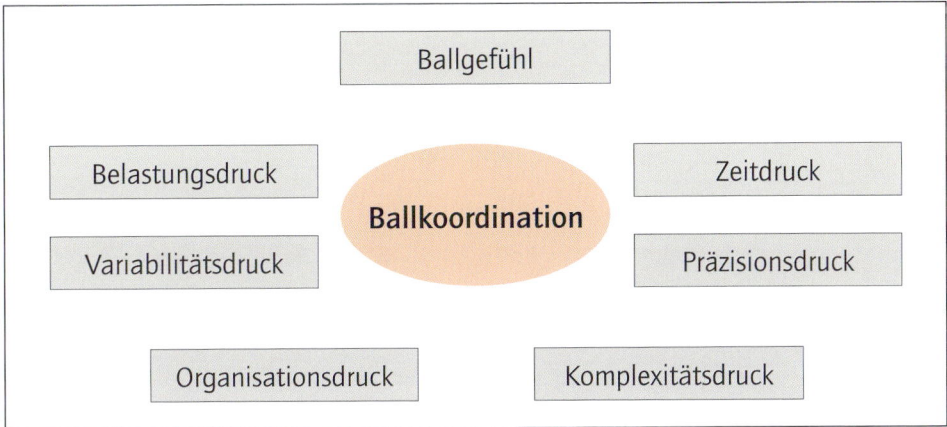

darstellen.

Diese können mit koordinativen Aufgabenstellungen verknüpft werden und folgen der methodischen Formel

> **Üben der Koordinationsbausteine = einfache technische Aufgaben**
> **+ schwierige (allgemeine) koordinative Aufgaben (Druckbedingungen).**

Nachfolgend wird ein Praxisbeispiel zur Verdeutlichung der innewohnenden Systematik und Zielgerichtetheit eines so verstandenen *Koordinationstrainings im Fußball (mit Ball)* vorgestellt:[43]

43　Der interessierte Leser findet bei te Poel und Hyballa (2015, S. 22-49) zahlreiche praktische Übungs- und Trainingsbeispiele für das Fußballtraining.

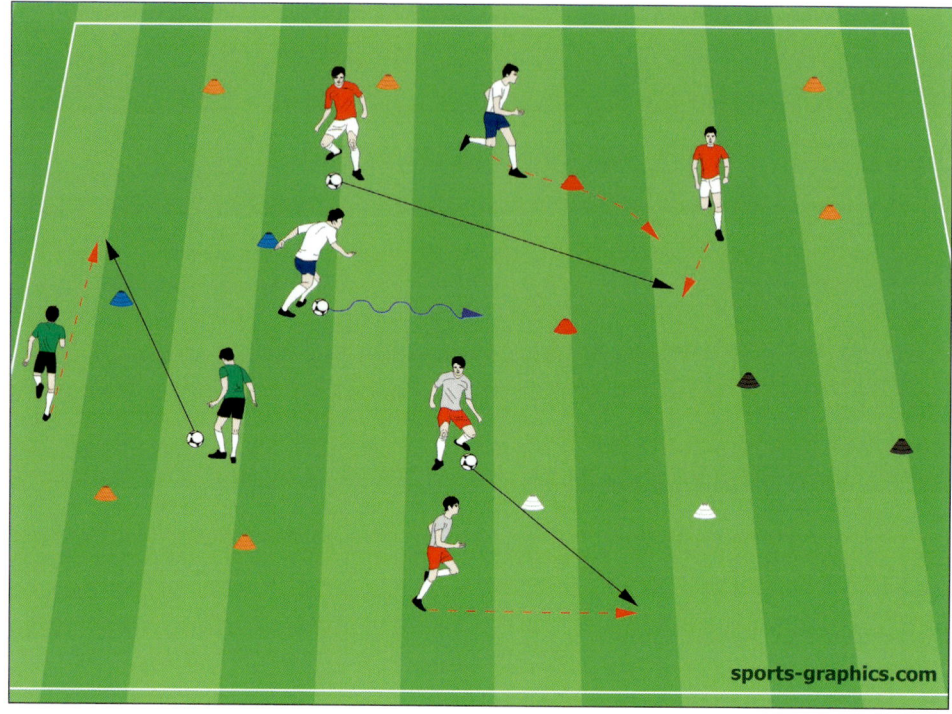

Abb. 64: Mission „Torejagd" – Koordinationsbausteine – Passen durch Offentore mit Zeit- und Variabilitätsdruck.

Aufbau und Ablauf:

- Mehrere Spielpaare mit je einem Ball bilden.
- Farbige Hütchentore in einem Feld von variabler Größe aufstellen.
- Der Ball soll jeweils durch ein Hütchentor in den Lauf des Partners aus dem Dribbling heraus gepasst werden.
- Die Punkte für die erzielten Tore laut zählen.
- Auf Stoppuhr, Ersatzbälle und evtl. farbige Leibchen achten.

Variationen:

- Passspiele mit der Innen- oder Außenseite oder dem Spann.
- Wettkämpfe: Welches Paar schafft in einer bestimmten Zeit die meisten Tore? Oder: Wer braucht für z. B. zehn Torepunkte wie lange?
- Teamwettkampf: Zwei Farben passen sich abwechselnd den Ball durch die Tore zu. Welche Farbenpaare (z. B. blau und gelb) schaffen in welcher Zeit untereinander alle Kombinationsmöglichkeiten und alle möglichen Tore?

Im Auf- und Übergangstraining und im Leistungs- und Hochleistungstraining übernimmt das so verstandene Koordinationstraining häufig die Funktion eines *koordinativen Ergänzungstrainings bzw. koordinativen Spezialtrainings*. In diesem wird es insbesondere zur Optimierung bestimmter führender Leistungskomponenten (z. B. der Frequenzschnelligkeit) und aktuell unter dem Begriffspaar **Life Kinetik** zur Optimierung von Wahrnehmungs- und Entscheidungsprozessen im Fußball (vgl. Lutz, 2010) isoliert und/oder in komplexer Form zielführend eingesetzt.

17.4 Erarbeitung einer fußballtypischen Lauftechnik

Die **fußballtypische Lauftechnik**, die sich vom leichtathletischen Sprintverhalten (im Sinne von Schnelligkeit) deutlich unterscheidet, stellt eine solche Lernphase des *koordinativen Spezialtrainings* dar. Sie folgt in der Praxis zumeist zeitnah der Ausbildung der Laufkoordination und nimmt folgende Aspekte des Fußballspiels in den Blick:

- Selten sprinten Fußballer wie auf einer geraden Linie.
- Sprints im Fußball zeichnen sich durch zahlreiche und schnelle Richtungsveränderungen aus.
- Beim schnellen Lauf im Fußball treten immer Tempovariationen auf.
- Zumeist ist ein Gegner im Sprinten im Fußball zugegen und/oder übt Körperkontakt aus.
- Ein Sprintduell erfordert neben einem entsprechenden physischen Einsatz eine mentale Stärke („Ich will den Ball gewinnen und lasse mich auch von den lautstarken Reaktionen der Zuschauer nicht negativ beeinflussen!").
- Die Sprintdistanzen im Fußball variieren ständig zwischen ca. 5-30 Meter.

Bezogen auf die Lauftechnik, zeichnet sich der Fußballspieler in der Regel durch einen niedrigen Körperschwerpunkt und einen geringen Kniehub aus. „Der niedrigere Körperschwerpunkt und die damit einhergehende, vorgeneigte Rumpfpositionierung scheint für den Fußballspieler Vorteile im Hinblick auf die ständige Bereitschaft zur schnellen Änderung der aktuellen Aktion (z. B. Balleroberung vom Gegner, Lauftempovariation, Richtungsänderung, Tackling) zu haben" (Lutz, 2010, S. 126).

Die Erfahrung der Autoren im Umgang mit einer Lauftechnik, die einem biomechanischen Idealbild entspricht, hat gezeigt, dass der persönliche Lauf- und Bewegungsstil eines Spielers durch Training nicht „gebrochen" werden sollte. Im langjährigen Trainingsprozess kann vielmehr darauf geachtet werden, dass zum Beispiel mithilfe von Laufschulungseinheiten (vgl. Tab. 18) dosiert technische Hinweise erarbeitet werden, die eine funktionelle und ökonomische Lauftechnik im Fußball ausbilden helfen. Folgende Aspekte des Coachings treten hierbei in der Trainingspraxis deutlich in den Vordergrund der Eigen- und Fremdkorrekturen:

- Entspanne deine Kopfmuskulatur.
- Entspanne deine Schultern.
- Presse deine Atmung nicht beim Atmen und nimm deinen Kopf nicht in den „Nacken".
- Neige deinen Rumpf etwas nach vorne.
- Schwinge beim Sprinten deine Arme bis in „Kinnhöhe".
- Armeinsatz nahe am Körper und etwa rechtwinklig.
- Kräftiger Fußaufsatz Richtung Boden.
- Dynamischer, „spitzer" Knieeinsatz.
- Reaktive, aktive Vorderfußlandung.

Übertragen auf die Schnelligkeit beim Fußballspiel, d. h. das optimale Verhältnis zwischen Passlänge und Passfrequenz, raten die Autoren zu folgender Faustformel für das Fußballtraining (die immer in Abhängigkeit zur jeweiligen Spielsituation zu betrachten ist):

Schnelligkeit = Passlänge mal Passfrequenz

Die speziellen Lauf- und Koordinationsübungen (ohne Ball) sind im Rahmen des *koordinativen Spezial- bzw. technisch-koordinativen Ergänzungstrainings* durch *fünf Basistechniken* gekennzeichnet:

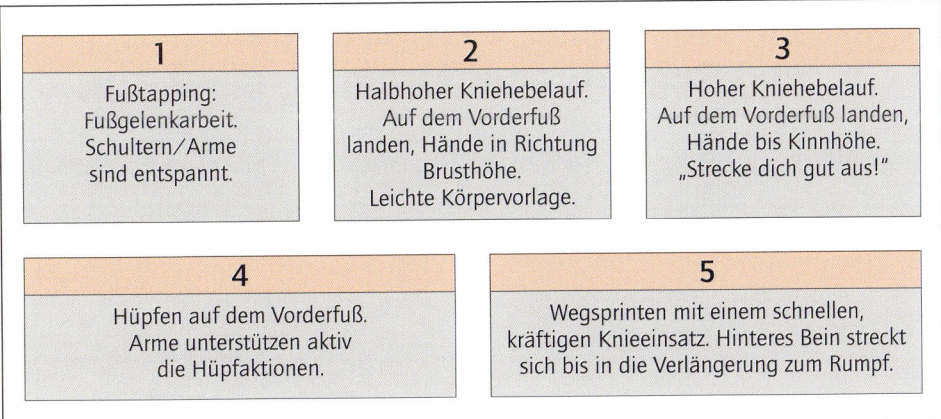

1	2	3
Fußtapping: Fußgelenkarbeit. Schultern/Arme sind entspannt.	Halbhoher Kniehebelauf. Auf dem Vorderfuß landen, Hände in Richtung Brusthöhe. Leichte Körpervorlage.	Hoher Kniehebelauf. Auf dem Vorderfuß landen, Hände bis Kinnhöhe. „Strecke dich gut aus!"

4	5
Hüpfen auf dem Vorderfuß. Arme unterstützen aktiv die Hüpfaktionen.	Wegsprinten mit einem schnellen, kräftigen Knieeinsatz. Hinteres Bein streckt sich bis in die Verlängerung zum Rumpf.

Abb. 65: Basistechniken zu speziellen Lauf- und Koordinationsübungen (ohne Ball).

Auf der Grundlage des **Lauf-ABCs** *(sportartgerichtetes Koordinationstraining)* und der Möglichkeit der tabellarischen Zusammenfassung (vgl. Tab. 18 und 19) lassen sich diese fünf *Basistechniken* auf die unterschiedlichste Art und Weise trainieren (vgl. auch die Übungssammlungen bei Schöllhorn, 2003, S. 66ff.; Lühnenschloss & Diercks, 2005, S. 105-148; Bauersfeld & Voss, 2007, S. 117-216). Die Autoren raten dazu, zunächst die *räumlichen Bewegungsfehler* zu beheben und danach die *Dynamik der Bewegung* zu optimieren. Das *methodische Vorgehen* im Sinne eines *differenziellen Lernens* (vgl. Schöllhorn, 2003, S. 60-62) hat sich in der Praxis bewährt. Das bedeutet für die Trainingspraxis:

- Auf einzelne Aspekte der Gesamtbewegung konzentrieren.
- Die Übungsbedingungen zunächst konstant halten und danach variieren.
- Durch kontrastierende (übertriebene) Bewegungen Fehlerquellen bewusst machen und die äußeren Randbedingungen (z. B. kleine Hindernisse) verändern.

17.5 Ein vierwöchiges Koordinations- und Schnelligkeitstraining ohne Ball

Wie könnte nun zum Beispiel ein *vierwöchiges Koordinations- und Schnelligkeitstraining* im Nachwuchsleistungsfußball ohne Ball *innerhalb der Phase des Warming-ups* im Fußballtraining regelmäßig aussehen?

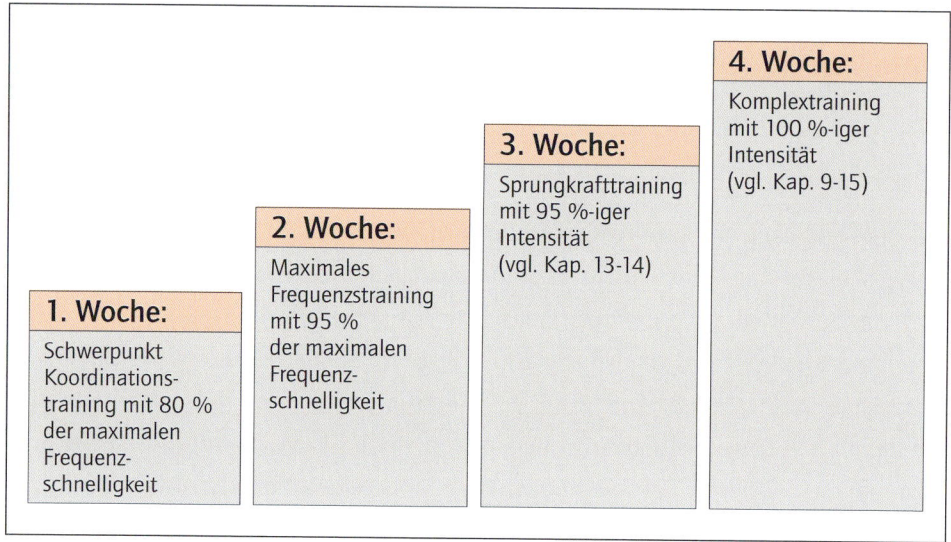

4. Woche:
Komplextraining mit 100 %-iger Intensität (vgl. Kap. 9-15)

3. Woche:
Sprungkrafttraining mit 95 %-iger Intensität (vgl. Kap. 13-14)

2. Woche:
Maximales Frequenzstraining mit 95 % der maximalen Frequenz-schnelligkeit

1. Woche:
Schwerpunkt Koordinations-training mit 80 % der maximalen Frequenz-schnelligkeit

Abb. 66: Die vierwöchige „Koordinations- und Schnelligkeitstreppe".

Tab. 20: Planmäßiges Koordinations- und Schnelligkeitstraining (ohne Ball) im Juniorentraining (Ü = Übungen; A, B, C, D = U-Juniorenteams).

Koordinations- und Schnelligkeitstraining für A-, B-, C- und D-Junioren. Alle Übungen sind gleich.	Phase	1. Woche	2. Woche	3. Woche	4. Woche
		Ü 1-2-3-4	Ü 1-2-3	Ü 1-2-3	Ü 1-2
	1	Alle Ü 2 x	Alle Ü 2 x	Alle Ü 2 x	Alle Ü 2 x
	2	2	2	2	2
	3	3	3	3	3
	4	3	3	3	3
	usw.				

**1. Woche: Schwerpunkt Koordinationstraining mit 80 %
der maximalen Frequenzschnelligkeit**

Übung 1
D: Zwei Serien von 5 Meter Fußgelenksarbeit
C: Zwei Serien von 6 Meter Fußgelenksarbeit
B: Zwei Serien von 7 Meter Fußgelenksarbeit
A: Zwei Serien von 8 Meter Fußgelenksarbeit

Übung 2
D: Zwei Serien von 5 Meter halbhohe Skippings
C: Zwei Serien von 6 Meter halbhohe Skippings
B: Zwei Serien von 7 Meter halbhohe Skippings
A: Zwei Serien von 8 Meter halbhohe Skippings

Übung 3
D: Zwei Serien von 5 Meter hohe Skippings
C: Zwei Serien von 5 Meter hohe Skippings
B: Zwei Serien von 5 Meter hohe Skippings
A: Zwei Serien von 5 Meter hohe Skippings

Übung 4
D: Zwei Serien von 4 Meter hohe Skippings und mit Übergang in 6-Meter-Sprintlauf
C: Zwei Serien von 4 Meter hohe Skippings mit Übergang in 7-Meter-Sprintlauf
B: Zwei Serien von 4 Meter hohe Skippings mit Übergang in 8-Meter-Sprintlauf
A: Zwei Serien von 4 Meter hohe Skippings mit Übergang in 10-Meter-Sprintlauf

2. Woche: Maximales Frequenztraining mit 95 %
der maximalen Frequenzschnelligkeit

Übung 1
D: Zwei Serien von 3 Meter Fußgelenksarbeit
C: Zwei Serien von 4 Meter Fußgelenksarbeit
B: Zwei Serien von 5 Meter Fußgelenksarbeit
A: Zwei Serien von 6 Meter Fußgelenksarbeit

Übung 2	
D:	Zwei Serien von 3 Meter halbhohe Skippings und Übergang in 5-Meter-Sprintlauf
C:	Zwei Serien von 4 Meter halbhohe Skippings und Übergang in 6-Meter-Sprintlauf
B:	Zwei Serien von 5 Meter halbhohe Skippings und Übergang in 7-Meter-Sprintlauf
A:	Zwei Serien von 6 Meter halbhohe Skippings und Übergang in 8-Meter-Sprintlauf

Übung 3
D: Zwei Serien von 3 Meter hohe Skippings und Übergang in 5-Meter-Sprintlauf
C: Zwei Serien von 4 Meter hohe Skippings und Übergang in 6-Meter-Sprintlauf
B: Zwei Serien von 5 Meter hohe Skippings und Übergang in 7-Meter-Sprintlauf
A: Zwei Serien von 6 Meter hohe Skippings und Übergang in 8-Meter-Sprintlauf

3. Woche: Sprungkrafttraining mit 95 %-iger Intensität (vgl. Kap. 13 und 14)

Übung 1
D: Zwei Serien von 3 Meter Fußgelenksarbeit und 4-mal hüpfen und 5 Meter wegsprinten
C: Zwei Serien von 3 Meter Fußgelenksarbeit und 4-mal hüpfen und 6 Meter wegsprinten
B: Zwei Serien von 4 Meter Fußgelenksarbeit und 6-mal hüpfen und 7 Meter wegsprinten
A: Zwei Serien von 4 Meter Fußgelenksarbeit und 6-mal hüpfen und 8 Meter wegsprinten

Übung 2
D: Zwei Serien von 3 Meter halbhohe Skippings und 4-mal hüpfen und Übergang in 5-Meter-Sprintlauf
C: Zwei Serien von 3 Meter halbhohe Skippings und 4-mal hüpfen und Übergang in 6-Meter-Sprintlauf
B: Zwei Serien von 4 Meter halbhohe Skippings und 6-mal hüpfen und Übergang in 7-Meter-Sprintlauf
A: Zwei Serien von 4 Meter halbhohe Skippings und 6-mal hüpfen und Übergang in 8-Meter-Sprintlauf

Übung 3
D: Zwei Serien von 3 Meter hohe Skippings und 4-mal hüpfen und Übergang in 5-Meter-Sprintlauf
C: Zwei Serien von 3 Meter hohe Skippings und 4-mal hüpfen und Übergang in 6-Meter-Sprintlauf
B: Zwei Serien von 4 Meter hohe Skippings und 6-mal hüpfen und Übergang in 7-Meter-Sprintlauf
A: Zwei Serien von 4 Meter hohe Skippings und 6-mal hüpfen und Übergang in 8-Meter-Sprintlauf

4. Woche: Komplextraining mit 100 %iger Intensität (vgl. Kap. 9-15)

Übung 1
D: Zwei Serien von: 2 Meter Fußgelenksarbeit. 2 Meter halbhohe Skippings, 2 Meter hohe Skippings, 4-mal hüpfen und 5-Meter-Sprintlauf
C: Zwei Serien von 3 Meter Fußgelenkarbeit. 3 Meter halbhohe Skippings, 3 Meter hohe Skippings, 4-mal hüpfen und 6-Meter-Sprintlauf
B: Zwei Serien von 3 Meter Fußgelenkarbeit. 3 Meter halbhohe Skippings, 4 Meter hohe Skippings, 4-mal hüpfen und 7-Meter-Sprintlauf
A: Zwei Serien von 4 Meter Fußgelenkarbeit. 4 Meter halbhohe Skippings, 4 Meter hohe Skippings, 4-mal hüpfen und 8-Meter-Sprintlauf

Übung 2
D: Zwei Serien von: 3 Meter hüpfen und 5 Meter wegsprinten
C: Zwei Serien von: 3 Meter hüpfen und 6 Meter wegsprinten
B: Zwei Serien von: 4 Meter hüpfen und 7 Meter wegsprinten
A: Zwei Serien von: 4 Meter hüpfen und 8 Meter wegsprinten

Die Übungen sollten ständig im Training variiert und durch andere aus dem *Lauf-ABC* etc. ausgetauscht werden. Die Variationen können für die o. a. Übungen wie folgt vorgenommen werden:

Fußgelenksarbeit:
- Fußgelenksarbeit mit ganzer Drehung, links- oder rechtsherum;
- seitwärts und abwechselnd links und rechts vorwärts;
- rückwärtige Fußgelenksarbeit;
- rückwärtige Fußgelenksarbeit mit ganzer Drehung, links- und rechtsherum;
- alle oben genannten Fußgelenksarbeiten mit kurzen Sprints in alle Richtungen verbinden.

Wähle halbhohe Skippings:
- Skippings mit ganzer Drehung, links- und rechtsherum;
- seitwärts;
- rückwärts;
- rückwärts mit ganzer Drehung, links- und rechtsherum;

- seitwärts, links und rechts und rückwärts;
- alle oben genannten halbhohen Skippings mit kurzen Sprints in alle Richtungen verbinden.

Wähle hohe Skippings:
- Skippings mit ganzer Drehung, links- und rechtsherum;
- auf der Stelle;
- seitwärts;
- rückwärts;
- alle oben genannten Übungen mit kurzem Wegsprinten in alle Richtungen.

Wähle Hüpfen:
- 4-mal Hüpfen, ganze Drehung, links- oder rechtsherum;
- „Zickzackhüpfen";
- Hüpfen auf der Stelle;
- Hüpfen mit viel Raumgewinn;
- großer Hüpfer nach vorne, kleiner Hüpfer zurück und dann wieder nach vorne usw.;
- Hüpfer in die Höhe;
- kurze, schnelle Hüpfer, abwechselnd mit gesteigerter Höhe;
- rückwärts hüpfen mit ganzer Drehung, links- und rechtsherum;
- alle oben genannten Formen mit kurzem Wegsprinten in alle Richtungen kombinieren.

Wegsprinten (nach einer Balltechnik):
- nach einem Splitstopp;
- nach einem Dribbling auf dem Platz;
- nach einem Dribbling vorwärts;
- nach einem Dribbling rückwärts;
- nach einem Sprung;
- nach kurzem Hüpfen;
- nach einem Hopserlauf links- und rechtsherum;
- nach einem Pass (Passfuß ist Sprintfuß!).

17.6 Beispiele für ein koordinatives Spezialtraining

Im Nachwuchsleistungsbereich des Fußballs ist der Einsatz von Aufgaben zur Lauf- und Sprungvariation in Verbindung mit Technikabschlussaktionen im Sinne eines *koordinativen Spezialtrainings bzw. technisch-koordinativen Ergänzungstrainings* von großer Bedeutung (vgl. Weineck, Memmert & Uhing (2012, S. 99ff.). Nachfolgend führen die Autoren hierzu exemplarisch einige Aufgabenstellungen an:

1. Koordinationsleiter und Fußballtechniken

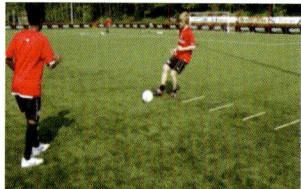 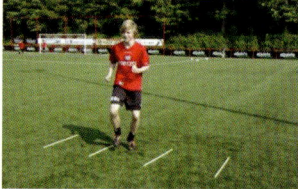 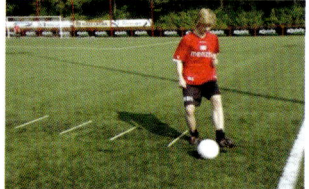

Fotos 327a-c: Passe den Ball flach zurück. Bewege dich schnell seitwärts im Zweierrhythmus und passe den zweiten Ball wieder zurück (Gesamt: zehn Wiederholungen).

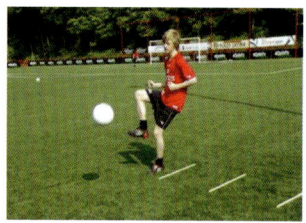 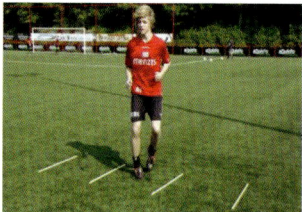 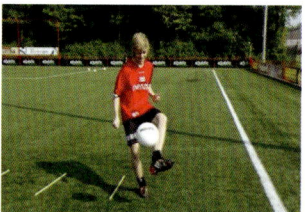

Fotos 328a-c: Dto., mit Volley-Pass.

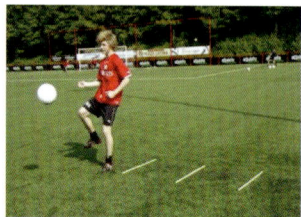 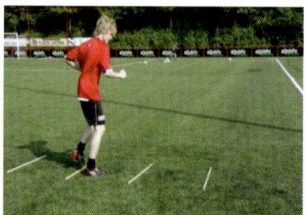 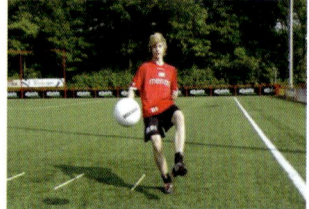

Fotos 329a-c: Dto., mit schneller Drehung und einer abschließenden Haltephase auf einem Bein am Ende der Leiter („Stand und Volley-Pass"!).

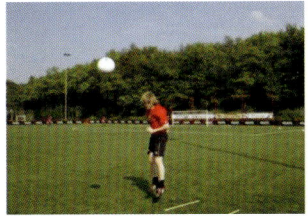 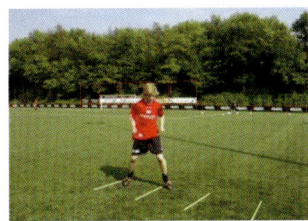 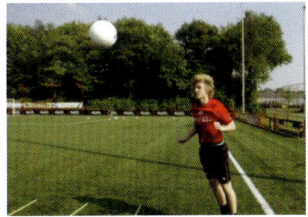

Fotos 330a-c: Dto., mit Kopfballtechniken aus dem Sprung.

2. Komplexe Formen

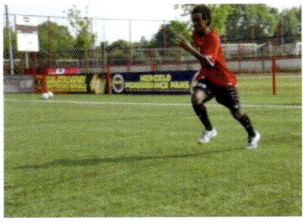 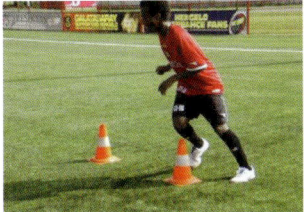 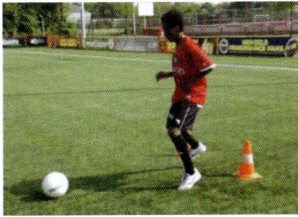

Fotos 331a-c: 10-Meter-Sprint, abbremsen, eine Acht zwischen den Kegeln laufen und den zugepassten Ball flach und druckvoll zurückpassen.

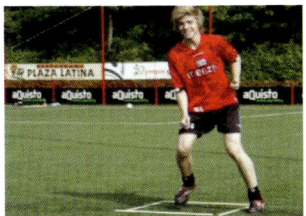 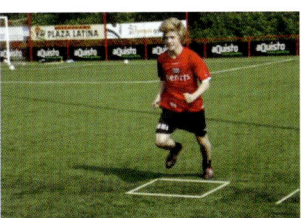 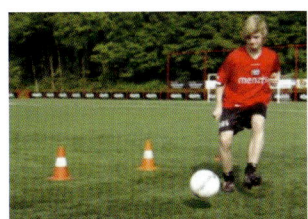

Fotos 332a-c: Zwei Spieler stehen ca. 12 Meter auseinander. Der Spieler im Quadrat führt im Zweierrhythmus von vorne nach hinten und von links nach rechts schnelle, hochfrequente Beinbewegungen durch. Nach einer Kombination übernimmt der Spieler im Quadrat die Initiative, sprintet weg und kontrolliert in der Bewegung den vorbeigepassten Ball des zweiten Spielers und passt diesen präzise zurück. Der Spieler, der aus dem Quadrat tritt und wegsprintet, bestimmt den Zeitpunkt des ihm zuzupassenden Balls. Wettkampf: Wie weit kann der Spieler wegsprinten, bevor der zugepasste Ball ihn erreicht? Aufgestellte Hütchen dienen der schnellen Orientierung und Festlegung der Sprintdistanz..

Der interessierte Leser findet bei Weineck, Memmert und Uhing (2012, S. 197-216) und insbesondere bei dem Lauf- und Koordinationstrainer Hans Tanner (FC Zürich), dem „Schnelligkeitszentrum Berlin" und der Münchner Fußballschule eine Vielzahl weiterer Lauf- und Sprungkoordinationsübungen. Daher wird an dieser Stelle lediglich darauf verwiesen.

17.7 „Battle-Formen" – technisch-koordinatives Ergänzungstraining mit „Spirit"

a) Flach-Pass-König

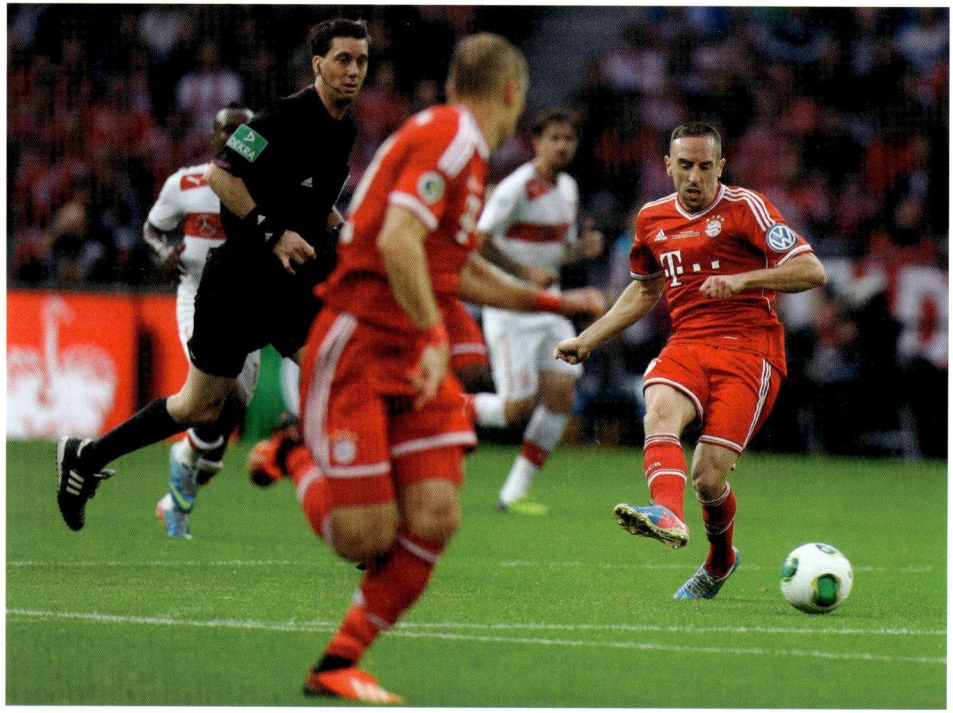

Foto 333: Ribery passt den Ball flach.

Schwerpunkt: Bewältigung von Zeit- und Präzisionsdruck und die Vervollkommnung des beidfüßigen *Flach-Passspiels*.

Aufgabenstellung: Zwei Spieler passen sich den Ball aus ca. 8 Meter Entfernung mit dem „falschen Fuß" (Linksfuß mit rechts bzw. Rechtsfuß mit links) zu.

Wettkampfregel: Beide Spieler beginnen mit 10 Punkten. Jeder Fehler (zu hart und/oder nicht präzise), der Trainer/Lehrer zeigt diesen an, wird mit einem Punktabzug geahndet. Zeit- oder Punktegrenzen gemeinsam festlegen.

b) Possession

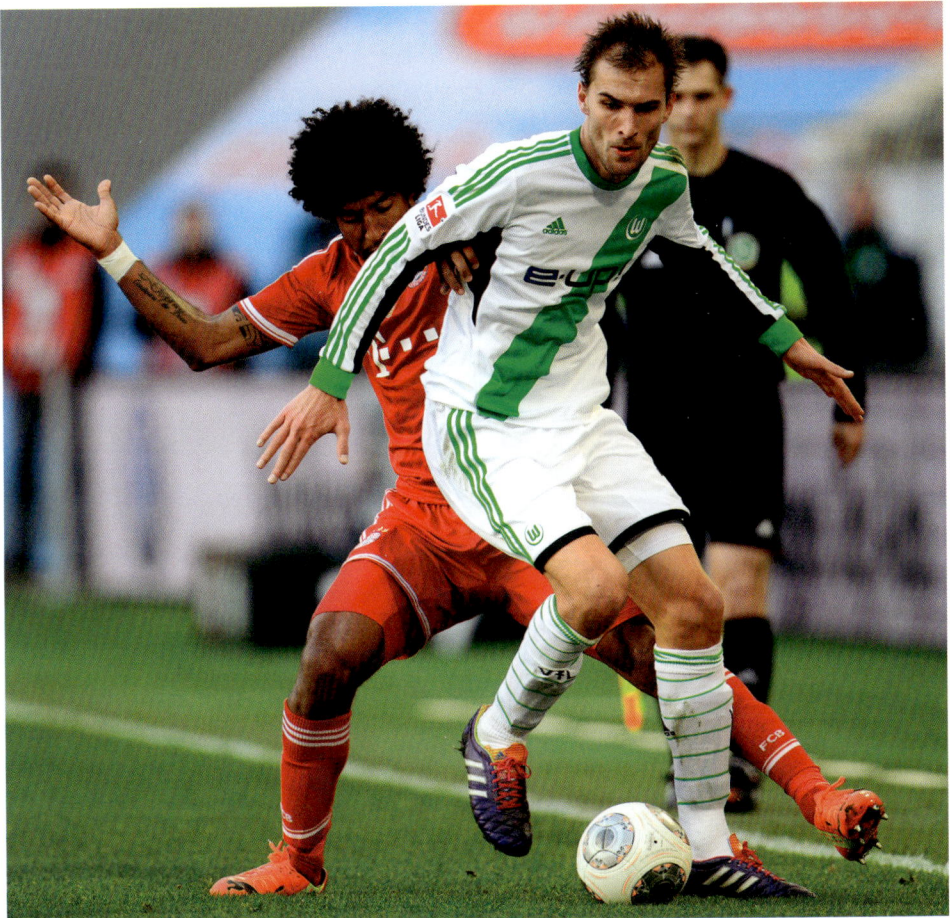

Foto 334: Bas Dost im Zweikampf gegen Dante.

Schwerpunkt: Umgang mit dem Zeitdruck unter besonderer Berücksichtigung der Dribbeltechnik.

Aufgabenstellung: Ein Spieler dribbelt in einem abgesteckten Raum, hierbei wird er von seinem Partner attackiert, sodass Gegnerdruck erzeugt wird.

Wettkampfregel: Wer schafft 45 Sekunden lang ein ballhaltendes Dribbling ohne Ballverlust? „Jeder gegen jeden", Tabellen anfertigen und in der Kabine aushängen. Zeitdauer und Feldgrößen je nach Ausbildungsstand festlegen.

c) Tor-Passen

Schwerpunkt: Zeit- und Präzisionsdruck und in Verbindung mit der Technik des *Torschuss-Passes*.

Aufgabenstellung: Der Spieler steht umringt von vier Mini-Toren in einem Feld, und soll zehn zugepasste Bälle mit dem „falschen Fuß" in die Mini-Tore passen.

Wettkampfregel: Der Trainer zählt die Treffer und legt die Qualitätskriterien vorab fest (z. B. hart und flach). Wer schafft in 45 Sekunden die meisten Treffer? Tabellen anfertigen und in der Kabine aushängen. Zeitdauer und Feldgrößen je nach Ausbildungsstand festlegen.

Weitere Variationen von a) bis c) stellen Flankenbälle mit *Volley-* oder *Kopfball-Pässen* unter Einbezug der Torhüter dar.

d) 1 gegen 1

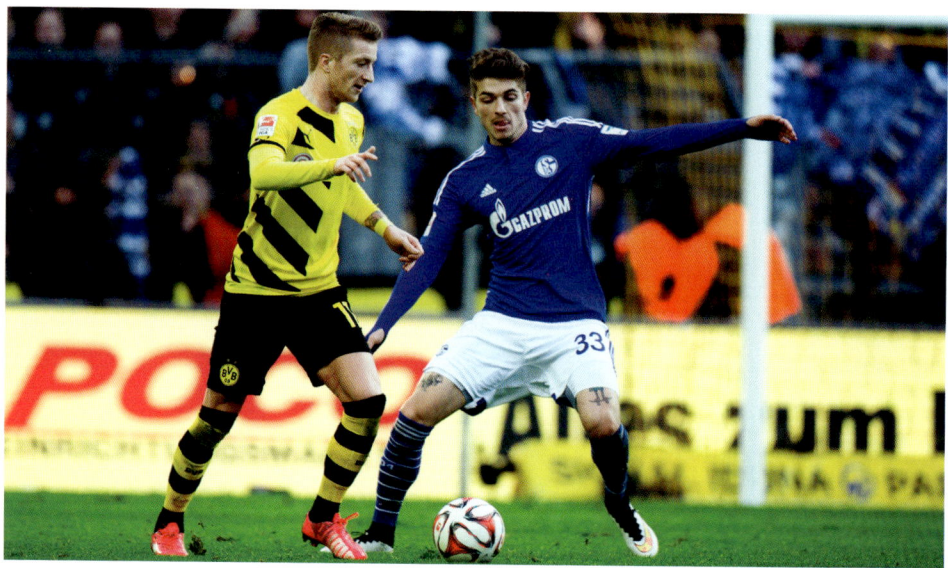

Foto 335: Marco Reus im Zweikampf mit Schalkes Neustädter.

Schwerpunkt: Präzisions-, Zeit- und Komplexitätsdruck mit der Technik des *Tor-Passens* verbinden.

Aufgabenstellungen:

- *„Andribbeln"* und *Tor-Passen* auf Mini-Tore mit Gegnerdruck (Gegenspieler agiert von vorne und/oder von der Seite und/oder schräg von der Seite).

- Das *Tor-Passen* erfolgt präzise zwischen die platzierten Hütchen (Hütchenpfosten) mit und ohne Gegnerdruck.
- *Tor-Passen* in Richtung Tor mit TW[44], wobei der Trainer, der hinter dem Tor steht, die Zielrichtung anzeigt.
- *Tor-Passen* nach einem Zuspiel durch einen Mitspieler. Der Spieler steht mit dem Rücken zum Tor und muss ein Zieltor vollführen.

Wettkampfregel: Der Trainer zählt die Treffer und führt eine Rangliste. Zeitdauer/Wiederholungen und Feldgrößen je nach Ausbildungsstand festlegen. Tabellen anfertigen und in der Kabine aushängen.

e) Feints im 1 gegen 1

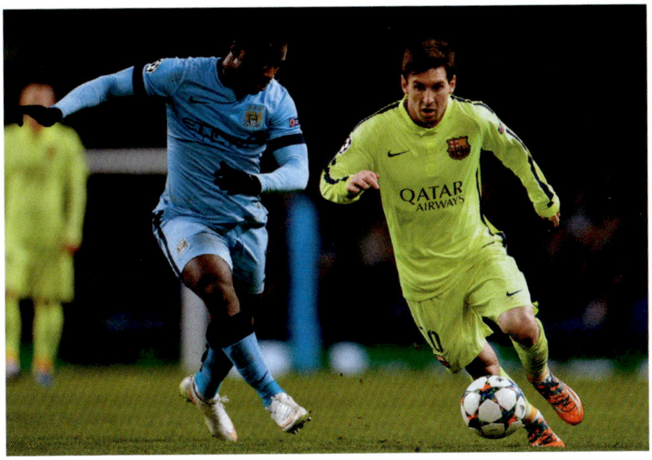

Schwerpunkt: Subjektive Faktoren, Variabilität und Zeitdruck thematisieren und die Techniken des Fintierens anwenden.

Foto 336: Lionel Messi umdribbelt Wilfried Bony.

Aufgabenstellungen:
- Dribbeln über Linien oder mit Torabschlüssen.
- Coerver-Techniken®: Zidane-Trick, Ronaldo-Trick, Step over, Beckenbauer-Drehung, Matthews-Trick etc.
- *Bewertungen* durch den Trainer/Lehrer nach den bekannten Eislaufregeln durchführen lassen: *A-Wertung:* Tor bzw. kein Tor; *B-Wertung:* Qualität der Techniken (Variabilität, Ästhetik, Beinarbeit etc.).

Zeitdauer/Wiederholungen und Feldgrößen je nach Ausbildungsstand festlegen. Tabellen anfertigen und in der Kabine aushängen.

---

44   Die Abkürzung TW/TH steht für den Torhüter.

Ein **Battle-Plan** könnte vom Trainer/Lehrer wie folgt gestaltet werden:

Tab. 21: Einfacher, individueller Battle-Plan im Saisonverlauf.

Für: Spieler X	Rückennummer 5	Innenverteidiger (halblinks)
Starker Fuß: z. B. links	z. B. 1,88 m, 79 Kilogramm	Geburtsdaten
Datum	Schwerpunkt: Falscher Fuß (Technik)	Winner (+)
Datum	Schwerpunkt: Bauchmuskulatur (Athletik)	(−)
Datum	Schwerpunkt: Falscher Fuß (Technik)	Winner (+)
Datum	Schwerpunkt: Defensiv-Kopfball (Position)	(−)
Datum	Schwerpunkt: Defensiv-Kopfball (Position)	Winner (+)
Besonderheit: Leichte Verhärtung in der linken Wade, daher kein Einzeltraining möglich!		
Datum	Schwerpunkt: Rumpfmuskulatur (Athletik)	(−)
Datum	Schwerpunkt: Feints (Technik)	(−)
Besonderheit: U-19-Lehrgang (Länderauswahl), daher kein Einzeltraining möglich!		
Datum	Schwerpunkt: Defensiv-Kopfball (Position)	Winner (+)
Datum	Schwerpunkt: Falscher Fuß (Technik)	Winner (+)
Datum	Schwerpunkt: Defensiv-Kopfball (Position)	Winner (+)
Datum	Schwerpunkt: Rückenmuskulatur (Athletik)	(−)
Datum	Schwerpunkt: Präzisionsschüsse (Technik)	Winner (+)
Datum	Schwerpunkt: Rückenmuskulatur (Athletik)	(−)
Datum	Schwerpunkt: Flugbälle (Position)	(−)
Winterpause bis Datum		
Datum	Schwerpunkt: Defensiv-Kopfball (Position)	Winner (+)
Datum	Schwerpunkt: Falscher Fuß (Technik)	(−)
Datum	Schwerpunkt: Falscher Fuß (Technik)	(−)
Datum	Schwerpunkt: Falscher Fuß (Technik)	(+)
Datum	Schwerpunkt: Feints (Battle) (Technik)	(−)
Datum	Schwerpunkt: Standards (Technik)	(−)

Die beispielhafte Protokollierung dieser Elemente ist nicht sehr zeitintensiv und kann vereinfacht mit einem *Plus* (erfolgreich und/oder gar Wettbewerbssieger im Team) und *Minus* versehen werden. Dadurch erhält man als Trainer/Lehrer für diesen leistungslimitierenden Bereich insbesondere in einem Nachwuchsleistungszentrum einen schnellen Überblick über den Zeitverlauf und Ausbildungsstand.

17.8 Spezialinhalte und -methoden – was geht noch?

Im Aufbau- und Übergangstraining und *im Leistungs- und Hochleistungstraining* wird das Schnelligkeitstraining häufig durch weitere Trainingsformen ergänzt. Diese sollen helfen, spezifische Elemente der Schnelligkeit im Fußball (ohne Ball) zuverbessern:

- Unbelastete Sprintläufe über 20 Meter und 50 Meter verbessern die **Maximalgeschwindigkeit** signifikant (vgl. Zafeiridis et al., 2005).

- Verbesserung der **Zeitprogramme** beim Schnelligkeitstraining z. B. durch Übungen mit der Sprungspinne etc. (vgl. Bauersfeld & Voss, 1992).

- Bergabsprints führen zu einer signifikanten Erhöhung der **Maximalgeschwindigkeit** (vgl. Paradisis & Cooke, 1996).

- Maximale Sprints (4-mal 20 Meter und 4-mal 50 Meter) mit einem externen Widerstand von 5 Kilogramm im Rahmen eines achtwöchigen Trainingsprogramms erzielten eine Verbesserung der **Sprintzeiten** im 10-Meter-Sprint (vgl. Zafeiridis et al., 2005).

- Kombiniert man im Training vertikal und horizontal ausgerichtete Sprungkraftformen (inklusive Hürdensprünge), führt das zu einer Verbesserung des **Maximalgeschwindigkeitsverhaltens** (vgl. Schlumberger, 2006, S. 127).

- Drop Jumps führen zu einer Verbesserung der **Stiffness** der unteren Extremitäten und tragen dadurch indirekt zu einer Steigerung des Maximalgeschwindigkeitsverhaltens bei. Dieser Faktor ist insbesondere für Nachwuchsspieler relevant, da diese entwicklungs-, aber auch zum Teil trainingsbedingt nicht über die erforderliche Stiffness in der zielführenden Muskulatur verfügen (dto.).

- Die Leistungsfähigkeit im Counter Movement Jump (CMJ) hat einen signifikanten Einfluss auf das **Sprintverhalten** im 30-Meter-Sprint (dto.).

- „Speed Bounding", eine Sprungform mit horizontal ausgerichteter Kraftentfaltung, scheint einen positiven Einfluss auf die Verbesserung des **Maximalgeschwindigkeitsverhaltens beim Sprint** zu haben (dto.).

- Ballistisches Schnellkrafttraining (sogenannte *Loaded Squat Jumps*) trägt zu einer signifikanten Verbesserung beim **30-Meter-Sprint** bei (dto.).

- Sowohl der Sprintantritt (10-Meter-Distanz) als auch die maximale Geschwindigkeit (20-Meter-fliegender Sprint) weisen keine Gemeinsamkeiten auf. Das trifft auch für Richtungsänderungssprints und lineare Sprints zu. Beide müssen, je nach Trainingsziel, separat trainiert werden (vgl. Wisloff et al., 2004).

- Das vertikale Sprungkraftverhalten repräsentiert die Schnellkraftfähigkeit der Beinstreckerkette. Daher trägt „. . . herkömmliches Krafttraining mit Kniebeugen (Hypertrophiemethodik), ein Sprungkrafttraining mit Drop Jumps und ein Training mit konzentrischen Kauersprüngen mit einer Zusatzlast (Loaded Squat Jumps) zur Verbesserungen der Sprungkraft" (Schlumberger, 2006, S. 128) und damit des **Maximalgeschwindigkeitverhaltens** bei.

- Norwegische Fußballprofis konnten signifikante Zugewinne der **Leistung im Vertikalsprung** (Counter Movement Jump) durch ein achtwöchiges Krafttrainingsprogramm mit maximalen Lasten bei der Kniebeuge erzielen (dto.).

- „Gewichtheberorientierte Schnellkrafttechniken mit hohen Anforderungen an die schnelle Kraftentfaltung bei komplexer Koordinationsaufgabe (Bein-Rumpf-Arm-Koordination) können damit als weitere sprungkraftfördernde Methode eingestuft werden" (dto.). Diese Aussage trifft insbesondere für Varianten des **Reißens** und **Stoßens** zu.

- Eine Kombination aus Krafttrainings- und Sprungkrafttrainingsprogrammen führt zu höchsten Anpassungen in den Schnellkraftleistungen (dto.).

- Aktive-dynamische Vorbereitungsstrategien (**Aufwärmen** im klassischen Sinne) wirken sich positiver auf die folgenden Schnelligkeits- und Schnellkraftleistungen aus (dto.).

- Einsatz von **Kontrast- oder Komplexmethoden**. So werden z. B. tiefe Kniebeugen mit der Langhantel folgenden Sprung- und Sprintkraftinhalten vorgeschaltet. Die Wirksamkeit bei submaximalen und maximalen Krafteinsätzen konnte nachgewiesen werden (dto.).

- Die Effizienz eines Sprung- und Sprintkrafttrainings ist im erheblichen Maße von der Maximierung der Intensitäten abhängig. Diese kann über die Motivation und Anstrengungsbereitschaft der Spieler partiell gesteuert werden. Die Vorgabe externer Ziele („Könntest du an den Ball tippen?") und das sofortige Feedback über die erbrachte Leistung (mit der vorherigen im Vergleich: „Guck dir die Messanzeige an, so schnell bist du noch nie gelaufen!") können in der Trainingspraxis helfen, die **Maximierung der Intensitäten** positiv zu begleiten.

- Integration des Sprint- und Sprungkrafttrainings in den kurz- und längerfristigen Trainingsaufbau:

  a) Ein „. . . niedrigvolumiges Schnellkraftprogramm (Kombination von Langhantelübungen [Squats, Power Cleans], Vertikalsprungtechniken, Sprintläufen)" führt „zu einer Verbesserung des Sprungkraftverhaltens" (dto., S. 130).

  b) „Es kann daher geschlussfolgert werden, dass relativ niedrigvolumige Schnellkraft- und Schnelligkeitsprogramme für Fußballspieler bei einer Trainingshäufigkeit von 2-3-mal pro Woche im Rahmen der Gesamttrainingsbelastung als adäquat bezeichnet werden können" (dto., S. 130).

Bei der Durchführung dieser Elemente des Schnelligkeitstrainings sollte darauf geachtet werden, dass die Zielgruppenspezifik gewahrt bleibt. D. h.: Formen des Herren-/Frauen-Trainings sind von denen für das Nachwuchstraining zu unterscheiden. „Alles zu seiner Zeit!"

Der „Schlüssel" für eine nachhaltige Ausbildung der leistungsbestimmenden Faktoren Koordination und Schnelligkeit liegt nach wie vor in einem Höchstmaß an Variabilität und in den zahlreichen „Berührungsflächen" der angeführten Bausteine begründet und leitet hieraus methodische Herangehensweisen ab, die sich bisweilen sukzessive, differenziell und konzentrisch darstellen und damit stereotype Verfahrensweisen aus der Vergangenheit vergessen lassen.

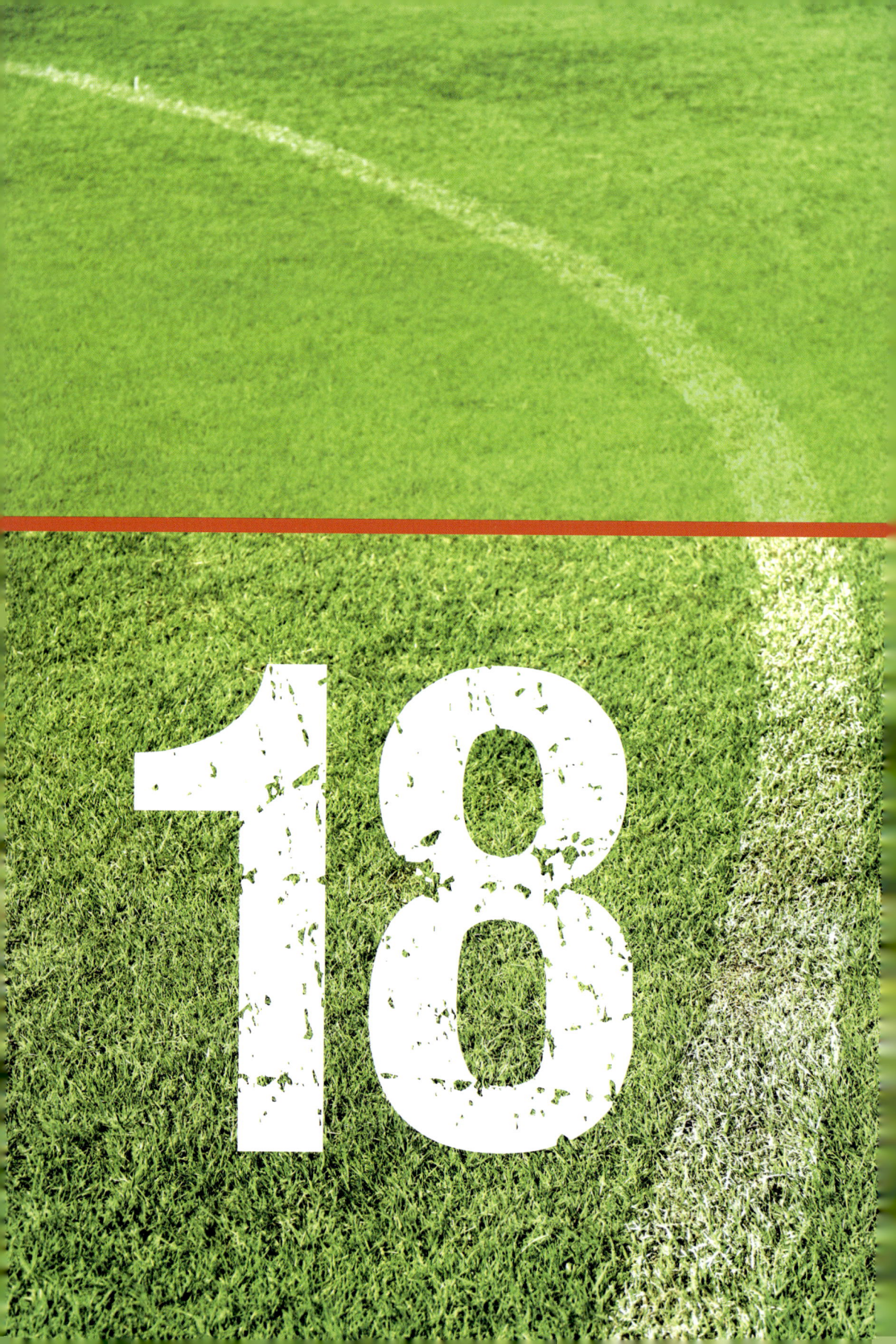

18 FUSSBALLFITNESS HEUTE – HIIT-BLOCKS, HIT-PROGRAMM UND/ODER DIE AUSRICHTUNG AN DER INTERMITTIERENDEN BELASTUNGSCHARAKTERISTIK?

„‚Fußballkondition' bekommt man durch Fußballspielen. Man muss die richtigen Reize zur richtigen Zeit setzen!"

(Verheijen, 2009a, S. 26)

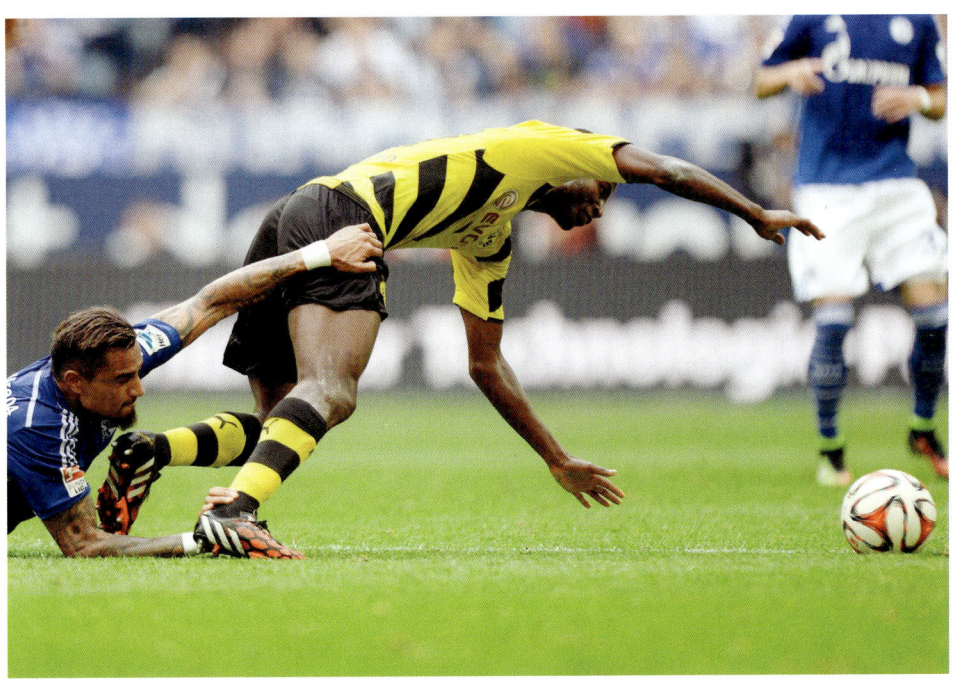

Unter dieser Prämisse begann der niederländische Konditionstrainer Dr. Raymond Verheijen unter der Leitung von Cheftrainer Guus Hiddink 2008 das Drei-Wochen-Vorbereitungstraining der russischen Nationalmannschaft für die Fußball-Europameisterschaft.

Dieser Periodisierung gingen praktische Erfahrungen des Konditionstrainers Verheijen im Umgang mit den unterschiedlichen Ist-Soll-Wert-Vergleichen bezüglich „Fußballkondition, Regeneration und explosiver Kapazität" (Verheijen, 2009a, S. 29) voraus:

- Konditionstrainer der niederländischen Nationalmannschaft bei der EM 2000 (mit Frank Rijkaard; Halbfinale) und 2004 (mit Dick Advocaat; Halbfinale);
- Konditionstrainer der Nationalmannschaften von Südkorea bei der WM 2002 (mit Guus Hiddink; Platz vier) und von Australien 2006 (mit Guus Hiddink; Achtelfinale).

Darüber hinaus konnte Verheijen das Modell der Fußballkondition mit den Vereinsmannschaften FC Barcelona, Feyenoord Rotterdam und ab 2009 mit Manchester City umsetzen. Anhand gemessener Herzfrequenzwerte im *Intervall Shuttle Run Test (ISRT)* konnte Verheijen, im Vergleich mit bereits ermittelten Werten im europäischen Senioren-Spitzenfußball und vorliegenden UEFA-Statistiken, eine deutliche Senkung der Herzfrequenz nach hohen Belastungen mit Belastungsende nach 15 und 60 Sekunden dauernden Erholungspausen aller Spieler der russischen Nationalmannschaft mit Beginn der Europameisterschaft 2008 feststellen. Das führte während der EM 2008 dazu, dass „. . . unsere Spieler auch im Halbfinale wieder in der Lage" waren (A. d. V.)", am häufigsten zu laufen und am häufigsten zu sprinten." (dto.). Die russische Nationalmannschaft erreichte bei der EM 2008 das Halbfinale. Die Trainingsformen zur Verbesserung der Fußballkondition wurden durch das 1 gegen 1 (vgl. Abb. 67), 1 gegen TH (Sondertraining; vgl. Abb. 68), 1 gegen 0 plus Flanke auf zwei Angreifer, 3 gegen 3 plus 2 TH (vgl. Abb. 71), das 4 gegen 4/5 gegen 5 plus 2 TH (vgl. Abb. 70) und 7 gegen 7/8 gegen 8 plus 2 TH (vgl. Abb. 72) mit Ball und zwei Toren mit Torhütern gebildet. Das Training der Explosivitätsausdauer (vgl. Abb. 69) wurde von Verheijen (dto.) noch hinzugefügt.

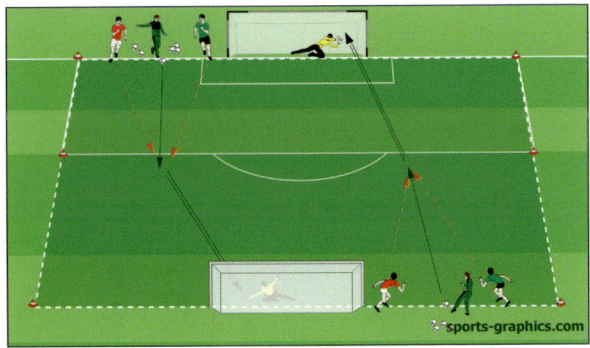

Abb. 67: 1 gegen 1 – explosiv.

Ablauf

- Doppelter Strafraum mit zwei Großtoren und TH.
- Jeweils rechts oder links neben jedem Tor stehen Spielerpaare zum 1 gegen 1, zwischen ihnen der Trainer/Co-Trainer mit Ball.
- Dosierter, gerader *Stich-Pass* in Richtung Mittellinie.
- Beide Spieler starten dem Ball zum Torabschluss hinterher.

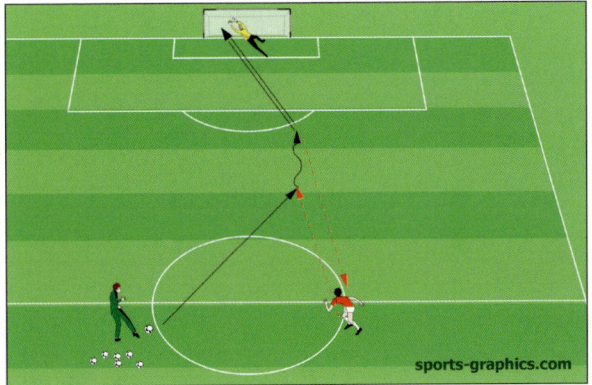

Abb. 68: 1 gegen 1 in Richtung Ball – Sprintausdauer (Sondertraining).

Ablauf

- Der Trainer/Co-Trainer steht mit Ball ca. 10 Meter hinter der Mittellinie.
- Der Trainer passt in Richtung Tor mit Torhüter.
- Der Spieler sprintet hinterher, nimmt den Ball in höchstem Tempo mit und kommt schnellstmöglich zum Abschluss.
- Danach trabt er zurück.
- Der Trainer steuert je nach Ausbildungsniveau und Trainingsziel die Belastung.

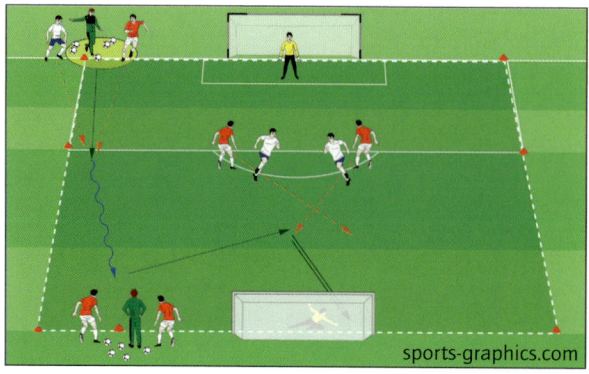

Abb. 69: Explosivitätsausdauer:
Sprints mit wenigen Pässen.

Ablauf

- Jeweils zwei Flankengeber stehen einander am Strafraum gegenüber.
- Feldgröße 35 mal 40 Meter.
- Jeweils 2 mal 2 Angriffsspieler im Zentrum (kurz-lang; kreuzen).
- Der Trainer bzw. Co-Trainer spielt einen geraden *Stich-Pass* nach vorne.
- Sprint zum Ball und Tempodribbling in Richtung Grundlinie mit Flanke oder Rück-Pass auf jeweils zwei Spitzen.
- Der Trainer steuert je nach Ausbildungsniveau und Trainingsziel die Belastung.

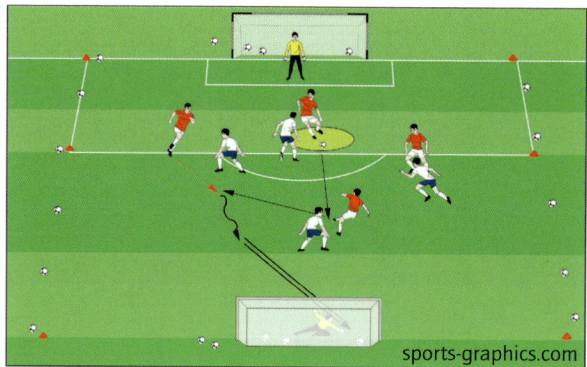

Abb. 70: 4 gegen 4 plus TH /
5 gegen 5 plus TH.

Ablauf

- 4 gegen 4 plus TH/5 gegen 5 plus TH in einem 40 mal 35 Meter großen Feld mit zwei Großtoren.
- Beide Mannschaften spielen in einer Rautenformation, um möglichst insgesamt eine hohe Laufleistung erzielen zu können.
- Viele Ersatzbälle neben den Seitenlinien und den Toren bereitlegen.
- Der Trainer steuert je nach Ausbildungsniveau und Trainingsziel die Belastung.

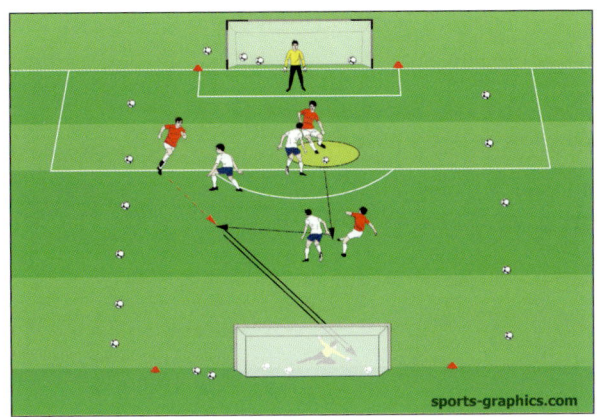

Abb. 71: 3 gegen 3 – „High Speed und schnelle Erholung".

Ablauf

- 3 gegen 3 plus 2 TH auf zwei Großtore in einem 30 mal 20 Meter großen Feld.
- Auf ein hohes Spieltempo achten.
- Ersatzbälle bereitlegen.
- Der Trainer steuert je nach Ausbildungsniveau und Trainingsziel die Belastung.

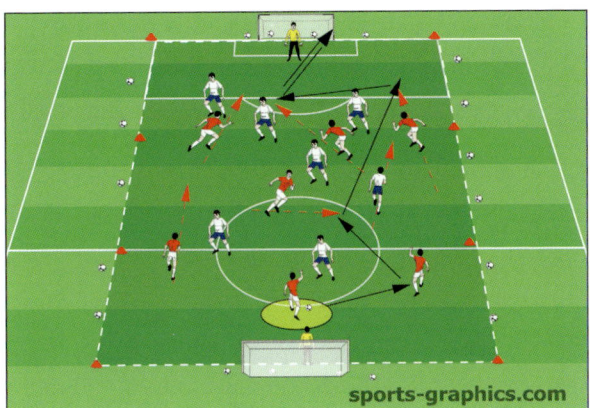

Abb. 72: 7 gegen 7 plus TH/ 8 gegen 8 plus TH – Erholungsausdauer.

Ablauf

- 7 gegen 7 plus TH/8 gegen 8 plus TH auf zwei Großtore in einem circa 80 mal 40 Meter großen Feld.
- Mehrere Durchgänge mit kurzen Pausen spielen lassen.
- Auf ein hohes Spieltempo achten.
- Ersatzbälle bereitlegen.
- Der Trainer steuert je nach Ausbildungsniveau und Trainingsziel die Belastung.

Die „5 gegen 5-Spielform" von Verheijen (2009a) (TW plus 4 gegen TW plus 4) wird in einem 40 mal 35 Meter großen Feld auf zwei Großtore gespielt (vgl. Abb. 70) und stellt eine Art Sonderform dar. Beide Teams spielen in einer Rautenformation. Durch die Feldbesetzung in der Breite und Tiefe und das Bereitstellen zahlreicher Ersatzbälle neben den Seitenlinien und in den Toren ist eine hohe Laufleistung der Spieler gewährleistet. Damit möglichst alle Spieler auf gleich viele Laufwiederholungen kommen, kann man diese Art der „,Teamperiodisierung' in Spielformen" (Verheijen, 2009a, S. 30) auch in Turnierform auf zwei Feldern organisieren (Beispiel: 4 Minuten Belastung (mit hoher Intensität) und 3-5 Minuten Pause). Nach Verheijen ermöglicht diese Spielform den Trainern

- eine intensive Spielbeobachtung;
- die Steuerung des Umfangs und der Intensität der Belastungen (z. B. durch Pulsuhren);
- die situationsadäquaten Veränderungen hinsichtlich der technisch-taktischen Schwerpunkte (Über- bzw. Unterzahlspiele und 8 gegen 8 mit einer entsprechenden Spielfeldvergrößerung (vgl. Abb. 72));
- die Bahnung des natürlichen Bewegungsverhaltens von Kindern und Jugendlichen, das von häufigen spontanen, intermittierend-hochintensiven und explosiven Bewegungen (oszillierende Bewegungsmuster) geprägt ist und
- die Berücksichtigung von Motivation und Spielfreude im Parteispiel.

Die Autoren halten an dieser Stelle insbesondere fest, dass nach den Vorstellungen von Dr. Raymond Verheijen (2009b, S. 12) gerade im Nachwuchsbereich viele Talente verloren gehen, weil: „Junge Spieler [. . .] nicht (A. d. V.) Schritt für Schritt an die Belastungen herangeführt werden! Also anfangs weniger und kürzeres Training, weniger Spielminuten. Wenn Profis 6 wöchentliche Trainingseinheiten absolvieren, reichen jungen Talenten z. B. 4!" Für Verheijen (dto., S. 12) zählt Fußballkondition mit Ball zu einer langfristigen Planung, die einen langsamen Aufbau unter besonderer Berücksichtigung technisch-taktischer Trainingseinheiten vor schnelllebigen Erfolg setzt.

Für die Autoren weist dieser Aspekt erneut darauf hin, dass Verheijen eine durchgängige Philosophie des Fußballtrainings und der Fußballausbildung anstrebt, die sich stets nahe am „Wettspiel" orientiert und aus diesem die Trainingsinhalte und -methoden konsequent ableitet. Somit bleibt die Philosophie der Fußballkondition mit explosiven Kapazitäten und dem Modell der Periodisierung (bei den Herren und Frauen) durchgängig bestehen, wobei Belastungsdauer, -umfang und -intensität im Nachwuchstraining sehr differenziert betrachtet werden müssen.

Fußball ist eine Wettkampfsportart die eine intermittierende Belastung aufweist. Diese ist mit Schnelligkeit, Kraft, Koordination und Ausdauer, das heißt, der Fähigkeit, hurze hochintensive Belastungen während des Spiels zu wiederholen, eng verbunden (vgl. Gahlul & Hofmann, 2015, S. 31-35).

Die Autoren wollen unter Ausklammerung des Modells der Periodisierung und Superkompensation (vgl. Hottenrott & Neumann, 2010, S. 13 und 19) für den Nachwuchsspieler durch dieses Beispiel aus dem Hochleistungsfußball verdeutlichen, dass in der Ausbildung der Fußballkondition vom Grundlagen-, Aufbau- und Anschlusstraining bis zum Leistungs- und Hochleistungstraining nach den Wissensbeständen und Erfahrungen von Dr. Raymond Verheijen (2009a und b) durchgängig mit Ball und entsprechend abgestimmten Spielformen trainiert werden kann. Damit können die

- sportmotorischen Ziele der niederländischen Ausbildungsphilosophie,
- die Entwicklung technisch-taktischer Fähigkeiten und Fertigkeiten bis hin zur ausreichend flexiblen Anwendung im Zusammenwirken mit Mitspielern und Gegnern und
- die Ausprägung der Handlungsschnelligkeit, ohne inhaltliche und methodische Brüche

in das Leistungs- und Hochleistungstraining überführt werden.

Die direkte und indirekte Leistungs- und Entwicklungsdiagnose und Leistungsprognose für den Bereich der Ausdauerleistungsfähigkeit[45] wird heute weltweit mithilfe unterschiedlicher Verfahrensweisen vorgenommen:

a) direkt: Registrierung der Laufleistung;

b) indirekt: Konditions-Testbatterie.

Der *Intervall Shuttle Run Test (ISRT)* ist 1998 am „Institute of Human Movement Sciences" der Universität Groningen entwickelt worden (vgl. Dollemann, 1998) und erweitert als direkte Leistungsdiagnose (und auch als Trainingsmittel) durch die Palette bestehender Intervallläufe („Shuttle Run Test" und „The Yo Yo Tests"). Er wurde von Lemmink, Verheijen und Visscher (2004, S. 233-239) insbesondere auf die fußballspezifische Validität „. . . for measuring endurance in a more soccer-specific way" (dto., S. 233) getestet

---

45   Alle Ausdauerbelastungen unter Normoxie (normaler O_2-Versorgung), die zum Abfall der intrazellulären ATP-Konzentration führen, lösen eine Zunahme des aeroben Energiedurchsatzes aus (Mitochondrienzunahme; vgl. Hottenrott & Neumann, 2010, S. 13).

und abgesichert. Seit 2009 liegt der *Intervall Shuttle Run Test (ISRT)* als CD mit einem ausführlichen Begleitheft zur praktischen Umsetzung im Training vor (vgl. Universitair Centrum ProMotion Groningen, 2009).

Die Spieler laufen in „. . . Laufperioden mit einer bestimmten Geschwindigkeit in Stufen von ca. 30 Sekunden mit aktiven Ruhepausen (ruhiges Auslaufen in den 8-Meter-Zonen) von 15 Sekunden . . ." (dto.) (vgl. Abb. 73). Das Hin- und Herlaufen erfolgt in einem Abstand von 20 Metern mit einem festgesetzten Protokoll für die stetige Zunahme der Geschwindigkeit. Die per Piepton von der CD vorgegebene Laufgeschwindigkeit beträgt zu Beginn 10 km/h und wird alle 90 Sekunden um 1 km/h erhöht. Ab einer Geschwindigkeit von 13 km/h nimmt diese mit 0,5 km/h zu. Das Ergebnis wird durch die Anzahl der zurückgelegten Streckenabschnitte ermittelt. Der Test kann gruppenweise durchgeführt werden und bietet auch die Möglichkeit, auf ein submaximales Niveau festgeschrieben zu werden.

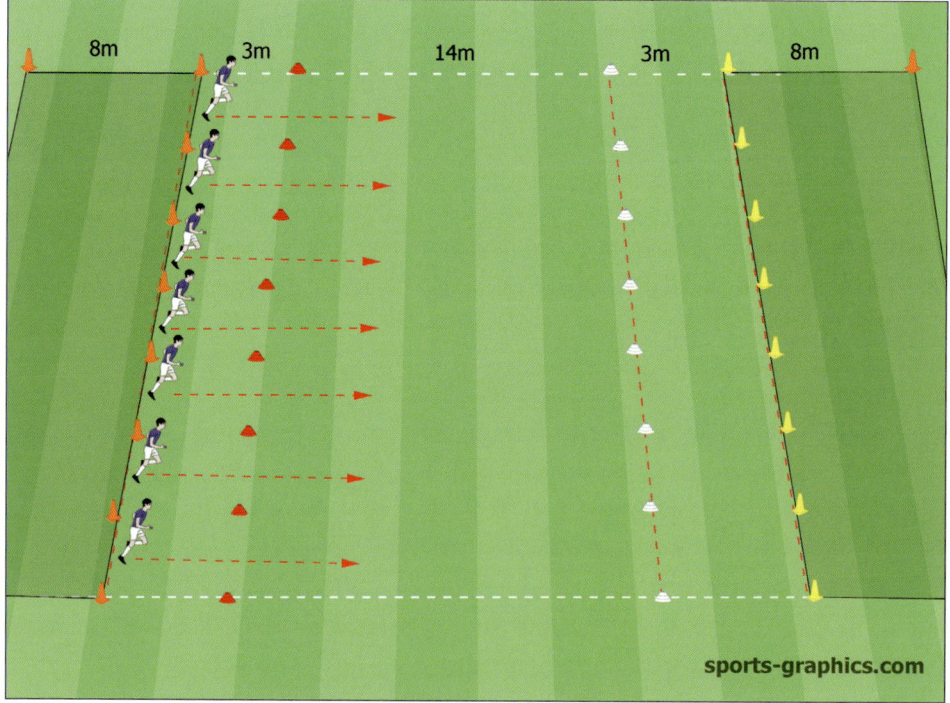

Abb. 73: Der niederländische Intervall Shuttle Run Test (ISRT) – ein Konditionstest für Fußballspieler.

Die Anwendung des ISRT im Nachwuchsleistungstraining scheint auf der Grundlage der praktischen Erfahrungen der Autoren mit dem „Test" als weitere Kontroll- und Trainingsmethode möglich, ihm fehlt jedoch noch die Testung in den Bereichen Wirksamkeit und Reliabilität für den Nachwuchsleistungsfußball (vgl. Hoff, Kähler & Helgerud, 2006, S. 116-124; Meyer & Faude, 2006, S. 147-148).[46]

Das angeführte Beispiel soll verdeutlichen, dass sich das Methodeninventar und damit der Erkenntnisstand im Fußballtraining und -spiel, hier spitzensportorientiert, deutlich verändert haben. Wurden die Laufleistungen von Spitzenfußballspielern in den 1960er-Jahren mit über 4.000 Meter pro Spiel als überragend eingestuft (vgl. Weineck, 2004, S. 24f.), laufen heutige Fußballprofis je nach Spielposition und Aufgabenstellung im Wettspiel zumeist zwischen 10.000 bis 14.000 Meter. Damit kommen die Profis im Laufe einer Spielsaison auf eine Gesamtstrecke von ca. 400 Kilometern. Das entspricht der Entfernung zwischen Köln und Paris (vgl. Reinhold, 2008). Darüber hinaus stellt sich das heutige Anforderungsprofil im professionellen Fußball deutlich differenzierter und, bezogen auf Raum und Zeit, wesentlicher intensiver dar.

Tab. 22: Leistungsprofil im heutigen Profifußball (vgl. ft-Redaktion, 2014, S. 52-53).

Laufleistungen pro Spiel nach unterschiedlichen Kriterien			
Mannschafts-taktische Aktionen	Individuelle Laufleistungen	Energetische Parameter	Belastung und Erholung
Umschalten auf Defensive: 20-30 m in 3-5 s	10-14 km pro Spiel je nach Position	Durchschnittliche Herzfrequenz zwischen 175-180 schl./min	73 % der Spielphasen sind kürzer als 30 s
4-6 Positions-angriffe kommen auf einen Konter	Durchschnittliche Länge der Sprints: 17-22 m	28-30 min bei 85-90 % der maximalen Herzfrequenz	Ein Drittel aller Spielsequenzen dauert ca. 15 s
70 % aller Treffer fallen nach einem schnellen Konter	Gesamtsprintlänge je nach Position: 300-800 m	18-20 min bei 90-95 % der maximalen Herzfrequenz	52 % der Erholungsphasen betragen 15 s
70 % der Torschüsse erfolgen nach 2-4 Pässen	30-55 Sprints je nach Position	8-12 min bei 95-100 % der maximalen Herzfrequenz	Alle 35-43 s findet je eine Spielaktion statt

---

[46] Einen weiteren fußballspezifischen Test mit Blickrichtung Beweglichkeit und anaerobe-alaktazide Leistungsfähigkeit für Profispieler stellt der *Ajax-Shuttle-Run* dar (vgl. Tossavainen, 2004, S. 44).

Wie die Tabelle ausweist, ergeben sich grundsätzlich folgende Anforderungen an die Ausdauerleistungsfähigkeit eines Fußballspielers:

- das lange Durchhalten intermittierender Belastungen;
- zeitlich lange in einem hochintensiven Bereich Fußball spielen zu können;
- möglichst hohe Laufgeschwindigkeiten zu erreichen.

Hoff und Helgerud konnten bereits 2004 messen, dass ein Wert von plus ca. 6 ml/kg/ Minuten höhere maximale Sauerstoffaufnahme (VO_{2max}) eines Teams etwa der Laufleistung eines zwölften Mitspielers entsprechen würde.[47] Stöggl et al. (2010, S. 43) stellen heraus, dass zwischen der VO_{2max} und der zurückgelegten Laufstrecke, der Anzahl der Sprints und der Platzierung in der Meisterschaft signifikante Zusammenhänge bestehen würden.

Inwieweit nun Laufstrecken und Laufintensitäten als uneingeschränkte Indikatoren für die Leistungsfähigkeit und Ermüdung im Fußball betrachtet werden können, bleibt im Lichte der Studien von Siegle, Geisel und Lames (2012) diskutabel. Die Münchner Sportwissenschaftler fanden heraus, dass die Spielposition und der Spielstand einen signifikanter Einfluss ($p < 0,01$) auf die Laufleistung der Spieler im professionellen Fußball hatten. Der Einfluss der Gegnerstärke zeigte hingegen einen nicht signifikanten Trend ($p = 0,067$) (dto., S. 278). Diese Erkenntnisse weisen darauf hin, dass die zahlreichen weiteren Einflussvariablen, wie die oben genannten und z. B. die Bedeutung des Spiels, die Motivation und die Mannschaftstaktik, neben der Variable Laufleistung, bei den Leistungsanalysen vom Trainer/Lehrer unbedingt „mitgedacht" werden sollten und zukünftiger sportwissenschaftlicher Studien bedürfen.

Die Ergebnisse der heutigen computergesteuerten Analysetools liefern jedoch wichtige Informationen für die Trainingssteuerung im spitzensportorientierten Fußball und liegen in der Regel auch in den Nachwuchsleistungszentren der Profiligen vor (vgl. auch das adidas miCoach Elite Team System).

Neben den Datensätzen zu Laufleistungen, taktischen Leistungen und Ermüdung und Regeneration[48] spielen für Trainer/Lehrer die Fragen nach den festzulegenden Trainingsinhalten und wirksamen Methoden zur Verbesserung, insbesondere von Ausdauer,

---

47   Zum Vergleich: Ein professioneller männlicher Fußballspieler verfügt über 55-68 ml/kg/min VO_{2max}.

48   Aufgrund des begrenzten Publikationsrahmens soll an dieser Stelle die Frage der Testungen der aeroben und anaeroben Ausdauerleistungsfähigkeit im Spitzenfußball nicht erörtert werden. Stattdessen verweisen die Autoren auf Broich, Sperlich, Buitrago, Mathes & Mester (2012).

Schnelligkeit und Schnellkraft, eine entscheidende Rolle. Wenn, wie zu Beginn dieses Kapitels beispielhaft ausgeführt,

„Konditionstraining ist Fußballtraining, Fußballtraining ist Konditionstraining"

(van Lingen, 2001, S. 159)

, zutreffen sollte, dann sollten

1. empirische Erkenntnisse vorliegen, die dieser Aussage zumindest nicht widersprechen und
2. Trainingsformen vorgestellt werden, die die Wirksamkeit der jeweiligen Trainingsintention deutlich machen.

Spätestens seit der Aussage des Ex-Bundestrainers Jürgen Klinsmann in der **Süddeutschen Zeitung** vom 6. September 2004:

„Das Tempo der anderen war bei der EM eine Stufe höher als unseres – und langsamer wird es in Zukunft nicht werden"

und Verheijens Publikationen und Vorträgen im deutschsprachigen Raum (2009a und b), wird in der Theorie und Praxis diskutiert, ob **hochintensives Intervalltraining (HIIT∕HIT)** oder **umfangsorientiertes Ausdauertraining (HVT∕UT)** die Ausdauerleistungsfähigkeit sowie die Sprint- und Sprungleistung im Fußball wirksamer und in kürzerer Zeit verbessert.[49]

Überdies zeigt das Bewegungsmuster von Kindern und Jugendlichen deutlich Intervallbelastungen an: niedrige, moderate und intensive Intenstitäten. Ca. 95 Prozent der beobachteten Kinderaktivitäten dauern nicht länger als 15 Sekunden. Untersuchungen zeigen deutlich, dass Intervallbelastungen bei Kindern beliebter sind als Dauerlauftraining (vgl. Gahlul & Hofmann, 2015, S. 31).

---

[49] Der Vollständigkeit halber wird an dieser Stelle auf das im Ausdauersport praktizierte *Threshold Training (THR)* und *Polarisierte Training (POL)* hingewiesen. Beim THR wird die Belastungsintensität so gewählt, dass man nahe der Laktatschwelle trainiert. Das POL ist eine Mischung aus HVT und HIIT und wird zumeist in einem Verhältnis von 70 (HVT)-20 (HIIT)-10 (mittlere Intensität) in der Praxis umgesetzt (vgl. Stöggl & Sperlich, 2014, S. 1-9). Erste Studienergebnisse weisen darauf hin, dass bei klassischen Ausdauersportarten (Laufen, Skilanglauf, Radfahren etc.) POL (im Vergleich mit den o. a. Trainingsarten) die größten Steigerungsraten bei VO_{2max} hervorruft.

Bezogen auf die in der Trainingssteuerung berücksichtigten Belastungsnormative, können HIIT und HVT wie folgt tabellarisch dargestellt werden:

Tab. 23: Belastungsnormative bei HIIT und HVT.

Belastungsnormative	HIIT	HVT
Intensität	90-95 % der HF_{max}	65-75 % der HF_{max}
Dauer	15 s-4 min	> 45 min
Pause	15 s-3 min	–
Umfang	ca. 20 min	> 45 min
Häufigkeit	1-3 x pro Woche	3-5 x pro Woche

Zu den Fragen der Anpassungsreaktionen und Wirksamkeit von HIIT auf die Ausdauerleistungsfähigkeit und die Auswirkungen auf die Sprint- und Sprungkraft bei Fußballspielern liegen mittlerweile zahlreiche empirische Untersuchungsergebnisse vor. Die Autoren unternehmen den Versuch, hierzu nachfolgend *drei Ansätze* zur Wirksamkeit und zum trainingspraktischen Einsatz von HIIT und HVT (auch im Vergleich und in Kombination)

- im Profifußball der Herren,
- im Juniorentraining der Profivereine und
- im Amateurbereich und semiprofessionellen Bereich des Fußballs

ohne Anspruch auf Vollständigkeit vorzustellen.[50] Diese werden dann abschließend mit den Charakteristika über die wesentlichen Erscheinungs- und Veränderungsmerkmale durch HIIT und HVT abgeschlossen.

Erster Ansatz: Stöggl et al. (2010, S. 43-49) testeten mithilfe von zwei Varianten eines 12-tägigen HIIT-Blocks (je 12-14 HIIT-Einheiten bei 90-95 % maximaler Herzfrequenz (HF_{max}) und festzulegenden Pausen), einer Schnelligkeitsgruppe und einer Kontrollgruppe in zwei Studien die Auswirkungen auf die Laufleistungen und überdauernde Effekte (vgl. Tab. 24):

---

50   Auf das „Vier-Stufen-Modell" der Anpassung konditioneller Fähigkeiten (Hottenrott & Neumann, 2010, S. 13-19), den „Effekt unterschiedlicher Erholungsprotokolle nach hochintensivem Intervall-Training" (Hägele et al., 2009, S. 10-14) und die „Evaluierung der Laufdistanzen in unterschiedlichen Geschwindigkeitsbereichen im Profifußball" (Broich, Brauch & Mester, 2008, S. 8-12) soll an dieser Stelle weiterführend verwiesen werden.

Tab. 24: Studienergebnisse zum hochintensiven Intervall-(HIIT) und Schnelligkeitstraining mit Herren-Landes- und -Bundesligafußballern (in Anlehnung an dto.).

HIIT-Block-Varianten	Dribbelparcours entlang eines Stangenkreuzes und 1 gegen 1 Dribbelspiel (15"/15")	Schnelligkeitsblock	Spielnahe Formen
Belastung	12 Einheiten je 15 s (Gesamt 64 x 15 s/ 15-s-Intervall)	12 Einheiten mit Sprints (All Out) über 5-10 m mit Richtungswechsel (Wechselsprint)	12-14 Einheiten je 4 min Spieldauer bei einer Spielfeldgröße von ca. 5 x 10 m pro Spielerpaar (Faustregel)
Pause	4 Einheiten 15 s zwischen dem Dribbeln und 3 min nach jeder Serie und 3 Einheiten ohne Serienpause	20 s zwischen den Sprints und 3 min nach jeder Serie	3 min bei 70-75 % HF_{max}
Wiederholung	12 Einheiten à 4 Serien à 8 x 15 s	3 Serien à 6 Sprints	4
Inhalte	Dribblings mit Ball	Sprints	2 gegen 2, 3 gegen 3, 4 gegen 4, 4 gegen 2 und Spiele im offenen Feld mit Ball
Effekte	• Steigerung der VO_{2max} mit anhaltenden Effekten • Keine Verbesserungen bei den Sprintleistungen • Steigerung der Wechselsprintleistung mit anhaltenden Effekten	• Keine Änderung in der VO_{2max} • Steigerung der getesteten Sprint- und Wechselsprintleistungen	• Steigerung der VO_{2max} mit anhaltenden Effekten • Keine Verbesserungen bei den Sprintleistungen • Steigerung der Wechselsprintleistung mit anhaltenden Effekten

Die Kontrollgruppe, die innerhalb von sechs Wochen ein „normales Fußballtraining" absolvieren konnte, setzte beim Ausdauertraining auf die extensive und intensive Intervallmethode. In dieser blieb das Niveau der VO_{2max} über die Zeit unverändert.

Für die Fußballpraxis von besonderer Bedeutung ist die Erkenntnis, dass die Effekte bei den 4 mal 4 Minuten oder 15"/15"-Intervallen mit fußballspezifischen Trainingsinhalten während der Wettkampfsaison und über die Winterpause hinweg über dem Ausgangsniveau blieben (vgl. dto.).

Stöggl et al. (2010, S. 48) führen die positiven Effekte bei der Verwendung fußball-spezifischer Kleinfeldspiele und Belastungen über die Zeit vor allem auf den größeren Energieverbrauch beim Laufen mit dem Ball (plus ca. 8 %) und die Verwendung der Spielvarianten 2 gegen 2 und dem Unterzahlspiel 2 gegen 4 zurück, die höchste physiologische Beanspruchungen in den Studien aufwiesen. Sie stellten überdies heraus, dass zur Aufrechterhaltung der notwendigen Intensitäten (in der Studie zwischen 84 und 91 %) die Anfeuerung durch den Trainer/Lehrer von Bedeutung gewesen wäre.

Um mithilfe der 15"/15"-HIIT-Variante eine mögliche Verbesserung in der Sprintleistung erzielen zu können, schlagen Stöggl et al. (2010, S. 49) zu Beginn dieser Variante eine Intensitätssteigerung in Richtung maximaler Sprintantritte vor.

Stöggl et al. (2010, S. 49) denken an, dass eine Steigerung der VO_{2max} mithilfe des Schnelligkeitsblocks und mit einer Verlängerung der Sprintstrecke auf bis zu 40 Meter, Bergaufsprints, Sprints mit Zugwiderständen oder Sprungvarianten zu erzielen wäre.

Die Autoren empfehlen in der Wettkampfphase für die Aufrechterhaltung oder sogar Steigerung der VO_{2max} zwei HIIT-Einheiten/Woche, „. . . wobei die Nachhaltigkeit eines 2-wöchigen HIT-Blocks auch nach 4-7 Wochen nachzuweisen war" (dto.). Zielt man im Trainingsprozess auf eine Verbesserung der VO_{2max} und der Wechselsprint-, Sprint- und Antrittsleistung ab, regen die Autoren die o. a. modifizierte 15"/15"-HIIT-Variante an (Distanzverlängerung bis zu 40 Meter und Erhöhung der Anzahl der Sprints).

Damit die Wirksamkeit der HIIT-Blocks nicht negativ beeinträchtigt wird, heben die Autoren zwei Ruhetage nach einer Woche Training mit HIIT und drei Tage nach Beendigung des gesamten HIIT-Blocks hervor.

Zweiter Ansatz: Das Deutsche Forschungszentrum für Leistungssport, <<momentum>>, der Deutschen Sporthochschule Köln und das Institut für Trainingswissenschaft und Sportinformatik der Deutschen Sporthochschule Köln konnte 2010 unter der Federführung von Sperlich et al. einen Vergleich von intensivem Intervalltraining vs. umfangsbetontem Ausdauertraining in der Vorbereitungsphase einer U-14-Mannschaft eines deutschen Fußballvereins der Ersten Bundesliga durchführen (vgl. Tab. 25):

Tab. 25: Trainingsinhalte und Pausen der beiden Interventionen jeder Trainingseinheit (TE = Trainingseinheit; HIT[51] = [hoch-]intensives Intervalltraining; UT = Umfangstraining; P = Pause) Sperlich et al., 2010, S. 122.

TE	HIT-Programm			UT-Programm		
	Inhalt	Pause (min)	T_{gesamt} (min)	Inhalt	Pause (min)	T_{gesamt} (min)
1	8 x 1 min 6 x 1 min	1 1	29	6 x 6 min	3	51
2	4 x 4 min	3	29	4 x 12 min Fahrtspiel	2	54
3	4 x 4 min	3	29	3 x 30 min Fahrtspiel	5	65
4	12 x 30 s Sprint, 6 x 2 min	0,5 2	31	4 x 12 min Fahrtspiel	2	54
5	4 x 4 min	3	29	3 x 15 min Fahrtspiel	3	51
6	5 x 800 m	2,5	25	2 x 25 min Fahrtspiel	5	55
7	10 x 400 m	1,5	30	Dauerlauf (8,9 km)	0	60
8	4,1,1,4,2,4 min	2	26	5 x 10 min Fahrtspiel	1	55
9	15 x 200 m	1,5	29	4 x 10 min Fahrtspiel	3	69
10	12 x 30 s Sprint 6 x 2 min	 0,5	31	3 x 15 min Fahrtspiel	3	51
11	4 x 4 min	3	29	Dauerlauf (8,9 km)	0	60
12	4 x 4 min	3	29	2 x 30 min Fahrtspiel	5	65
13	4 x 4 min	3	29	2 x 25 min Fahrtspiel	5	55
MW ± SD			28,8 ± 1,7			57,3 ± 5,9

Kann eine beim HIT-Programm vom Umfang her um circa die Hälfte reduzierte Trainingsintervention positivere Effekte auf die Ausdauerleistungsfähigkeit (VO$_{2max}$, 1.000-Meter-Zeit) und die Sprunghöhe und Sprintzeit bei jugendlichen Nachwuchsspielern nach sich

---

51 Die Abkürzungen HIT und HIIT werden in der sportwissenschaftlichen Literatur synonym verwandt. Das trifft auch für UT und HVT zu.

ziehen als das UT-Programm (vgl. Tab. 25). Die Ergebnisse lassen sich wie folgt zusammenfassen:

- Die Spieler weisen beim HIT-Programm signifikant höhere Anteile an den Intensitätsbereichen zwischen 80-100 % HF_{max} auf als beim UT-Programm. Die Angaben der Spieler zum subjektiven Belastungsempfinden und die gemessenen arteriellen Laktatkonzentrationen[52] unterstreichen diese Aussage.

- VO_{2max} erhöhte sich signifikant um 7 % nach HIT und korrelierte mit einer Verbesserung der 1.000-Meter-Zeit ($T_{1.000m}$) durch eine signifikante Abnahme der Zeit [bezogen auf den Ausgangstest] [im Durchschnitt um minus 10 Sekunden nach HIT vs. minus 5 Sekunden nach UT].

- Die Sprintleistungen verbesserten sich bei HIT und UT über alle Distanzen signifikant. Die Forschungsgruppe führt diese Effekte auf das mitlaufende fußballspezifische Training zurück.

- Die Sprunghöhe blieb bei beiden Trainingsinterventionen in beiden Gruppen unverändert.[53] Das traf auch für das Körpergewicht, die freie Fettmasse und die Körpergröße zu. Das begleitende fußballspezifische Training scheint, so die Forschungsgruppe, nicht zu einer Steigerung der Sprungleistung beizutragen. Demzufolge sollte ein zusätzliches Kraft- und Koordinationstraining appliziert werden.

- HIT hilft, in den oben angeführten Bereichen bei ansteigenden schulischen Verpflichtungen und Freizeitarrangements der Junioren, die Trainingszeiten zu verkürzen, ohne Leistungseinbußen und -stagnationen hinnehmen zu müssen.

- Kann HIT dreimal pro Woche über einen Zeitraum von fünf Wochen durchgeführt werden, kommt es zu einer deutlichen Steigerung von VO_{2max} und $T_{1.000m}$.

---

[52] Bisher wurde die Bildung von Laktat im Leistungsfußball zumeist unter den Aspekten Abfallprodukt, Hauptfaktor der Muskelermüdung, Hauptfaktor bei Azidose-induzierten Muskelverletzungen und Übertraining betrachtet. Legt man aktuelle Erkenntnisse des Deutschen Forschungszentrums für Leistungssport Köln (momentum) für den Nachwuchs und die Spitze zugrunde, soll zukünftig das Laktat auch als Treibstoff (auch im Gehirn), Signalmolekül, Regulator der Gewebsanpassung, „Antreiber" der Kollagensynthese und weiterer „Helfer" bei der Wundheilung gesehen werden.

[53] Gahlul & Hofmann (2015, S. 31-35) konnten diesen ausbleibenden signifikanten Effekt in einer aktuellen Studie mit 34 österreichischen Nachwuchsfußball-Spielern bestätigen und stellten die Vermutung an, dass „. . . offensichtlich die Wirkung des allgemeinen Trainings so groß ist, dass zusätzliche spezifische Trainingsmaßnahmen wie das angewandte Intervalltraining keine deutlichen Wirkungen (bei der Verbesserung der Sprungkraft (A. d. A.)) zeigen" (dto., S. 35). Er regt Untersuchungen mit längeren Trainingsprogrammen an. Die Autoren weisen auf die Umsetzung der Inhalte im Kap. 14 des vorliegenden Buchs hin.

Bieri et al. (2013, S. 307-312) kamen in einer Studie zum HIT im Nachwuchsfußball (Blockperiodisierung[54] von hochintensivem Intervalltraining) jedoch im Rahmen ihres Untersuchungsdesigns zu der Erkenntnis, dass HIT keine Verbesserung der VO_{2max} bewirkt. Sie führen das auf die Höhe der Gesamtarbeitszeit pro Einheit sowie die Art der Trainingsmodalität zurück. Sie stellen die Frage, „ob allenfalls Mechanismen der Blutneubildung die funktionellen Anpassungen an hochintensive Ausdauerblöcke begründen" (dto., S. 312). Hier stehen noch weitere Interventionsstudien aus.

Dritter Ansatz: Für den ehemaligen DFB-Konditionstrainer und heutigen Verantwortlichen für das Fitnesstraining der Dortmunder Profis, Dr. A. Schlumberger, wird das physische Anforderungsprofil des Fußballspielers durch eine intermittierende Belastungscharakteristik mit variablen, schnellen und schnellkräftigen Aktionen mit Sprints, Sprüngen, Schüssen und Zweikampfsituationen geprägt, sodass in einem Wettkampf ein Spieler im Mittel 1.000-1.400 Kurzzeitaktionen ausführt, die sich alle 4-6 Sekunden ändern (Schlumberger, 2006, S. 125).

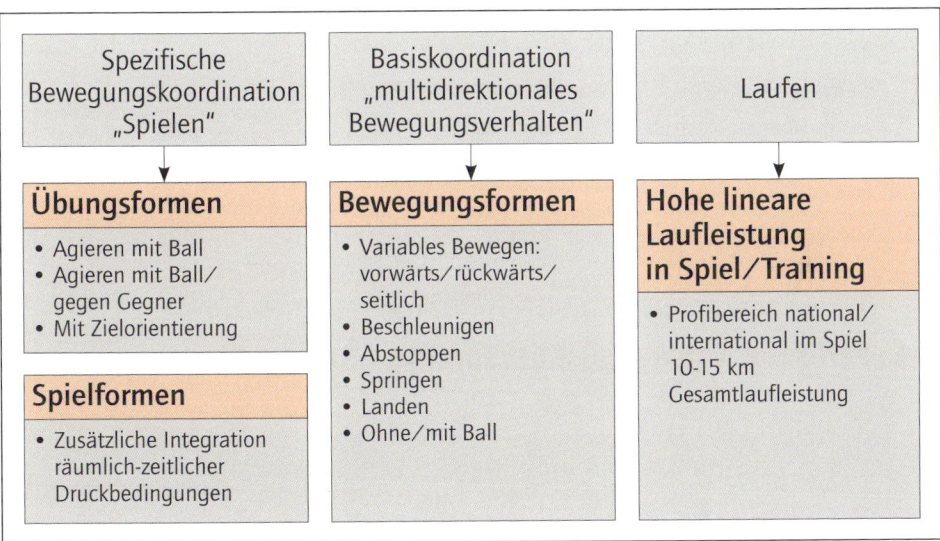

Abb. 74: Die Basis des fußballspezifischen Fitnesstrainings für den professionellen Fußball (vgl. Schlumberger, BDFL-Westfalen vom 26.04.2010).

---

54   Im Unterschied zur klassischen Periodisierung (vgl. u. a. Matwejew, 1972 und 1981) favorisiert das Prinzip der Blockperiodisierung (vgl. Issurin, 2003; Issurin & Shkliar, 2002) die Aneinanderreihung der Entwicklung unterschiedlicher motorischer/konditioneller Fähigkeiten. Es zielt auf eine zunehmende Belastung ab, die eine Anpassung unter Beachtung der Resteffekte zum Ziel hat. Die Konzentration der Trainingsbelastung soll trainingswirksame Reize generieren und damit vor allem auf hohem Trainingsniveau sportartspezifische Fähigkeiten ausprägen helfen. Dem interessierten Leser wird unter dem Aspekt der Trainingsplanung unter Berücksichtigung der Blockperiodisierung Schurr (2014, S. 102-116) für ein weiterführendes Studium empfohlen.

Für den Fitnessexperten Dr. Schlumberger sollten insbesondere Junioren im Fußball als Basis zur Bewältigung eines professionellen Anforderungsprofils eine fußballspezifische Fitness im Training praktisch erfahren, die durch ökonomische und geschickte Bewegungen auf ausdauerndem und auf höchstem Intensitätsniveau gekennzeichnet ist. Diesen Ansatz kann man in der Grafik (Abb. 74) zusammenfassend darstellen.

Wie für die Autoren stehen für den Dortmunder Fitnessexperten konditionelle Fähigkeiten in einer direkten Verbindung mit der fußballspezifischen Bewegungskoordination (vgl. Kap. 1 bis 7).

Die Ziele des fußballspezifischen Ausdauertrainings legt er wie folgt fest:

- 90-120 Minuten optimale Leistungsbereitschaft für alle fußballtypischen Bewegungsabläufe;
- optimale Kapazität zum hochintensiv-explosiven Agieren in der Einzelaktion;
- optimale Kapazität zum wiederholten hochintensiv-explosiven Agieren über die Spieldauer;
- die gleiche Intensität länger aufrechterhalten zu können;
- eine höhere Intensität im gleichen Zeitraum zu erzielen;
- eine gute Herz-Kreislauf-Leistungsfähigkeit;
- gute Stoffwechseleigenschaften der Muskulatur.

Schlumberger (dto.) empfiehlt für die drei Trainingsbereiche (vgl. Abb. 75) folgende Inhalte:

1. Spezifische Bewegungskoordination „Spielen"

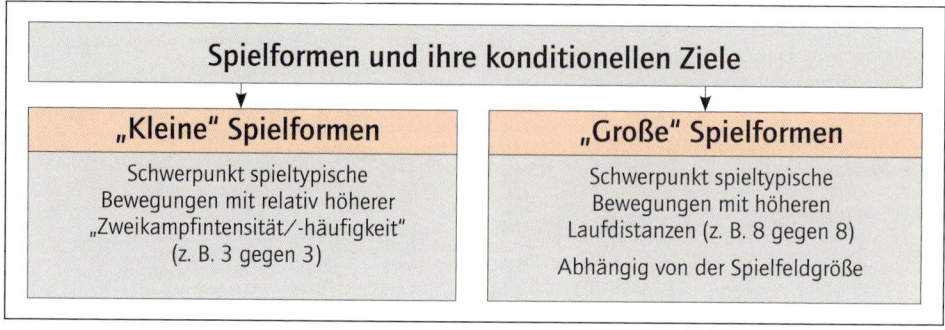

Abb. 75: Spielformtypen mit unterschiedlichen Schwerpunkten in räumlich-zeitlichen Kontexten bei der Optimierung fußballspezifischer Schnelligkeit und Ausdauer.

Als „methodischen Schlüssel" rät er zur Anwendung der Trainingsprinzipien vom Einfachen zum Komplexen, vom Bewussten zum Unbewusst-Automatisierten. In Anlehnung an Little[55] (2009, S. 67-74 und 2014, S. 62-64) lässt sich die Trainingsmethodik wie folgt tabellarisch abbilden:

Tab. 26: Trainingsmethodik zur Ausdaueroptimierung mithilfe von Spielformen und als spezifische und effektivste Methode der Steigerung der Ausdauerleistungsfähigkeit (vgl. Stigelbauer, 2010, S. 67).

Trainings-ziel/-bereich	%-max. HF	Laktat mmol/l	Gesamt-zeit min	Dauer-Wieder-holung	Wieder-holung (W)	Pause	Beispiel Trainings-form
Aerob-anaerober Übergang	80-90	3-6	30-60	6-30 min	1-8	< 1 min	5 gegen 5 6 gegen 6 7 gegen 7 8 gegen 8
Maximale Sauerstoff-aufnahme	90-95	6-12	12-35	3-6 min	4-8	0,5:1 bis 1:1 Pausenver-hältnis	3 gegen 3 4 gegen 4
Anaerob	> 85	> 10	4-16	20 s- 3 min	2-4 Serien x 4-8 W	1:1 bis 1:4 Pausenver-hältnis	2 gegen 2 3 gegen 3 Ballbesitz-vorgabe

2. Basiskoordination „multidirektionales Bewegungsverhalten"

Schlumberger (dto.) schlägt für diesen Bereich am Beispiel der Vorbereitungsperiode(n) die folgenden Belastungsgestaltungen vor:

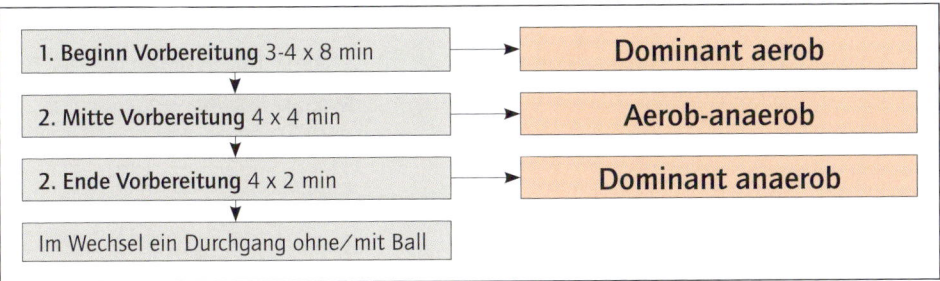

Abb. 76: Belastungsgestaltungen bei multidirektionalem Bewegungsverhalten.

---

55   Dr. Tom Little ist derzeit Sportwissenschaftlicher Leiter des englischen Zweitligisten FC Birmingham City.

Diese Vorgehensweise lässt sich präzise mithilfe von Übungsformen und fußballspezifischen Parcours (auch zur Überwindung des sogenannten *Ceilingeffekts*[56]) in der Vorbereitung und während der Saison in der Trainingspraxis umsetzen. Ein Beispiel stellt der Dribbelparcours nach Hoff et al. (2002) dar.

3. Laufen

Für diesen Bereich der Optimierung der Ausdauerleistungsfähigkeit regt der Dortmunder Profi-Fitnessexperte die Anwendung der (aerob) dominierenden Dauermethode bei Dauerläufen und Fahrtspiele an. Diese können in extensiver und intensiver Art und Weise in der Praxis durchgeführt werden und besitzen darüber hinaus auch eine regenerative Funktion:

- ausgleichender, niedrig-intensiver Trainingsreiz (mit Blickrichtung Immunsystem);
- formstabilisierender Charakter („Form halten!");
- optimale Adaptationen im muskulären Bereich durch eine Low Intensity;
- individualisiertes Lauftraining zur Defizitbehebung;
- psychischer Ausgleich („Willenseigenschaft „Immer Gas geben!" kontrollieren lernen).

Schlumberger (2010) und Stigelbauer (2010) plädieren daher, in Abhängigkeit vom Ausgangsniveau, bei Trainingsbeginn für den Amateur- und semiprofessionellen Bereich eindeutig für die Umsetzung von Spielformen als Haupttrainingsmethode zur Verbesserung der Ausdauerleistungsfähigkeit. Für den Profibereich schlägt insbesondere Schlumberger (dto.) die oben ausgeführte Dreiteilung eines fußballspezifischen Ausdauertrainings vor und weist darauf hin, dass, in Abhängigkeit von den Trainingsschwerpunkten in der vorangehenden Phase/im vorangehenden Jahr, den Trainingsprinzipien der Variation in Verbindung mit dem Prinzip des überschwelligen Trainingsreizes/Prinzip der progressiven Belastungssteigerung besondere Beachtung im Training geschenkt werden sollen.

---

56 Der *Ceilingeffekt* tritt ab einer maximalen Sauerstoffaufnahme von 65 ml/kg/min auf. In der Trainingspraxis zeigen Spieler bei Kleinfeldspielen zum Teil diesen Effekt sichtbar an, sie fühlen sich unterfordert. An dieser Stelle soll der Spieler durch die Anwendung von Dribbelparcours adäquat gefördert und gefordert werden (vgl. Stigelbauer, 2010, S. 63).

Charakteristika über die wesentlichen Erscheinungs- und Veränderungsmerkmale durch HIIT und HVT

Das HIIT-Training ist derzeit „Die Methode im Fußball-Fitnesstraining!" (Sperlich, 2013, S. 20-22), da es mit einer signifikanten Steigerung der VO_{2max} einhergeht, die Leistungsfaktoren Schnelligkeit und Sprungkraft nicht negativ beeinflusst (und unter Beachtung der Modifikationen des skizzierten *ersten Ansatzes* sogar positiv beeinflussen kann) und eine deutlich geringere Trainingszeit (gegenüber dem HVT) erforderlich macht.

Physiologisch betrachtet, erfolgt durch die Änderung der kardiovaskulären Parameter, die Steigerung der Herzgröße mit einhergehendem erhöhten Herzschlag- und Herzminutenvolumen und durch die Erhöhung des Blutflusses eine Erhöhung der Kapazität, Sauerstoff zu transportieren. Dies führt zu einer schnelleren VO_2-Kinetik (vgl. Stöggl et al., 2010, S. 49). Iaia et al. (2009, S. 291-306) fanden für das Training im anaeroben Bereich Steigerungen der Aktivität der anaeroben Enzyme, der Membrantransportproteine und der Muskelpufferkapazität heraus. Diese Änderungen führten zu

- einer Verminderung des hemmenden Effekts von H^+-Ionen (Protonen) innerhalb der Zelle,
- einem Anstieg der maximalen Aktivität von PGC-1 alpha[57],
- einer Zunahme von Proteinen, die am Transport und der Oxidation von Glukose und freien Fettsäuren beteiligt sind,
- einer Verdichtung der Kapillaren und
- einem verstärkten Trainingsreiz für die schnell zuckenden Muskelfasern.

Sperlich, Hoppe und Haegele (2013, S. 12) fassen in Tab. 27 die wesentlichen Charakteristika von (hoch-)intensivem Intervalltraining (HIIT) und umfangsorientiertem Ausdauertraining (HVT) und deren „Begleiterscheinungen" zusammen:

---

57   **PGC-1 alpha** ist zuständig für die mitochondriale Biogenese. Mitochondrien sind die „Kraftwerke" der Zellen, an dieser Stelle besonders der Muskelzellen. Das hat positive Auswirkungen auf Kraft, Ausdauer und die Fettverbrennung. Auf die Bedeutung der AMP-aktivierten Proteinkinase im Zusammenhang mit der Reihenfolge der Setzung von Trainingsreizen (Trainingsplanung i. w. S.) soll an dieser Stelle nicht eingegangen werden (vgl. Schurr, 2014, S. 96).

Tab. 27: Die wesentlichen Charakteristika von (hoch-)intensivem Intervalltraining (HIIT) und umfangs-orientiertem Ausdauertraining (HVT).

HIIT	HVT	Gemeinsamkeiten von HIIT und HVT
• Variable Trainingsform, die abwechslungsreich ins Training implementiert werden kann.	• Hohe Trainingsumfänge mit zeitlicher Beanspruchung	• Anpassungen aerober Stoffwech-selprozesse
• Vielfältige aerobe und anaerobe sowie zentrale und periphere Anpassungen bei geringer Trainingszeit.	• Monotonie im Training	• Trainingserfolg schon nach kurzer Zeit (je nach Trainingsstatus)
• Trainingsreiz auch für bereits Ausdauertrainierte.	• Schnelligkeitsverlust (?)	• Gefahr der Überlastung
• Verbesserte Pufferkapazität der Skelettmuskulatur.	• „Einfacher"	• Gefahr der Leistungsstagnation bei chronischer Anwendung
• Fähigkeit, mehr Muskelfasern zu rekrutieren.	• „Dosierbarer"	• Verbesserte Erholungsfähigkeit
• Näher am fußballspezifischen Beanspruchungsprofil und daher bessere Gewöhnung an die Spielbelastung.	• Mehr erforscht	
• Entspricht bei Kindern und Jugendlichen dem natürlichen Bewegungsverhalten.		
• Keine Datenlage zu Langzeiteffekten.		

Für das Nachwuchsleistungstraining im Fußball soll das folgende Pro und Contra zu HIIT zusammenfassend dargelegt werden:

Pro:

• Der direkte Bezug zum Fußballspiel ist gegeben. „Konditionelle Fähigkeiten im Fußball haben direkten Bezug zur spezifischen Bewegungskoordination" (vgl. *dritter Ansatz*).

• Attraktives und motivierendes Konditionstraining mit Ball.

• Dosierte Belastungssteigerungen für Jugendliche sind möglich.

• Vermeidung von Überbelastungen und Verletzungen.

• Berücksichtigung des trainingswissenschaftlichen Prinzips der progressiven Belastungssteigerung.

• Der Wechsel zwischen maximaler Explosivität, maximal schneller Erholung, Explosivitätsausdauer und dem Beibehalten der schnellen Erholung wird aufgezeigt.

• Technische und taktische Fähigkeiten und Fertigkeiten werden als führende Elemente bei der Ausbildung eines Talents in Richtung Berufsfußballspieler betrachtet.

Contra:

• Die zu schmalen Spielfeldgrößen und dadurch die ausschließliche Förderung eines Spiels in die Tiefe.

- Ähnliche Belastungsreize führen insbesondere im Bereich der Antritts- und Sprintschnelligkeit (maximale Explosivität) auf Dauer zu keiner weiteren Verbesserung dieses Leistungsmerkmals.

- Eine stufenweise Steigerung von Belastungsumfang und -intensität führt zu einer Leistungsgrenze.

- Die Bedeutung extensiv-regenerativer Ausdauerläufe als erholendes und die Ausdauer erhaltendes Trainingsmittel wird nicht diskutiert.

- Die fehlende gezielte Individualisierung (inklusive isolierter Trainingsformen für die sportmotorischen Hauptbeanspruchungsformen) hinsichtlich einer Steuerung von Belastung und Regeneration im wellenförmigen Saisonverlauf.

- Die ausschließliche Anwendung fußballspezifischer Formen führt zu einer Geschwindigkeitsgrenze. Alle drei Bereiche, (1) die spezifische Bewegungskoordination „Spielen", (2) die Basiskoordination „multidirektionales Bewegungsverhalten" und (3) Laufen, müssen trainiert werden (vgl. Schlumberger, 2010).

- Keine Hinweise auf den Einsatz standardisierter Krafttests.

Die Argumente für *Pro und Contra* weisen darauf hin, dass das Konditionstraining im Fußball auf einem Kontinuum zwischen den Polen einer ausschließlich standardisierten Leistungssteuerung und dem Trainerauge und Coaching als subjektive Steuerungsinstrumente angesiedelt werden kann. Dazwischen werden von den Experten noch Mischformen mit und ohne Ball genannt. Es wäre daher sicherlich für die Weiterentwicklung der internationalen Nachwuchsausbildung im Fußball von großer Bedeutung, wenn sich die Sportwissenschaft mit den Steuerungs- und Wirkmechanismen von Trainingsmodellen, insbesondere für den sensiblen Bereich des Aufbau- und Anschlusstrainings, intensiver und im Längsschnitt beschäftigen könnte.

Der interessierte Trainer/Lehrer möge daher die vorgestellten *drei Ansätze* für ein zeitgemäßes HIIT-Training im Fußball auf dem Hintergrund seiner Bedingungs- und Entscheidungsfelder ausprobieren und kritisch reflektieren und die weiteren Forschungsergebnisse aufmerksam verfolgen.[58]

---

58   Gahlul & Hofmann (2015, S. 31-35) konnten aktuell mithilfe eines Sprint-Intervalltrainings bei Jugendlichen Fußballspielern zeigen, dass ein 40-m-Sprint-Intervalltraining bereits bei zwölf Trainingseinheiten (mit zwei Einheiten pro Woche) signifikante Effekte auf Komponenten der aeroben und anaeroben Ausdauerleistungsfähigkeit hatten. Auch diese Trainingsintervention wies höhere Trainingseffekte als zusätzliches extensives Dauerlauftraining (Vergleichsgruppe) mit jugendlichen Fußballspielern zwischen 13 und 14 Lebensjahren auf.

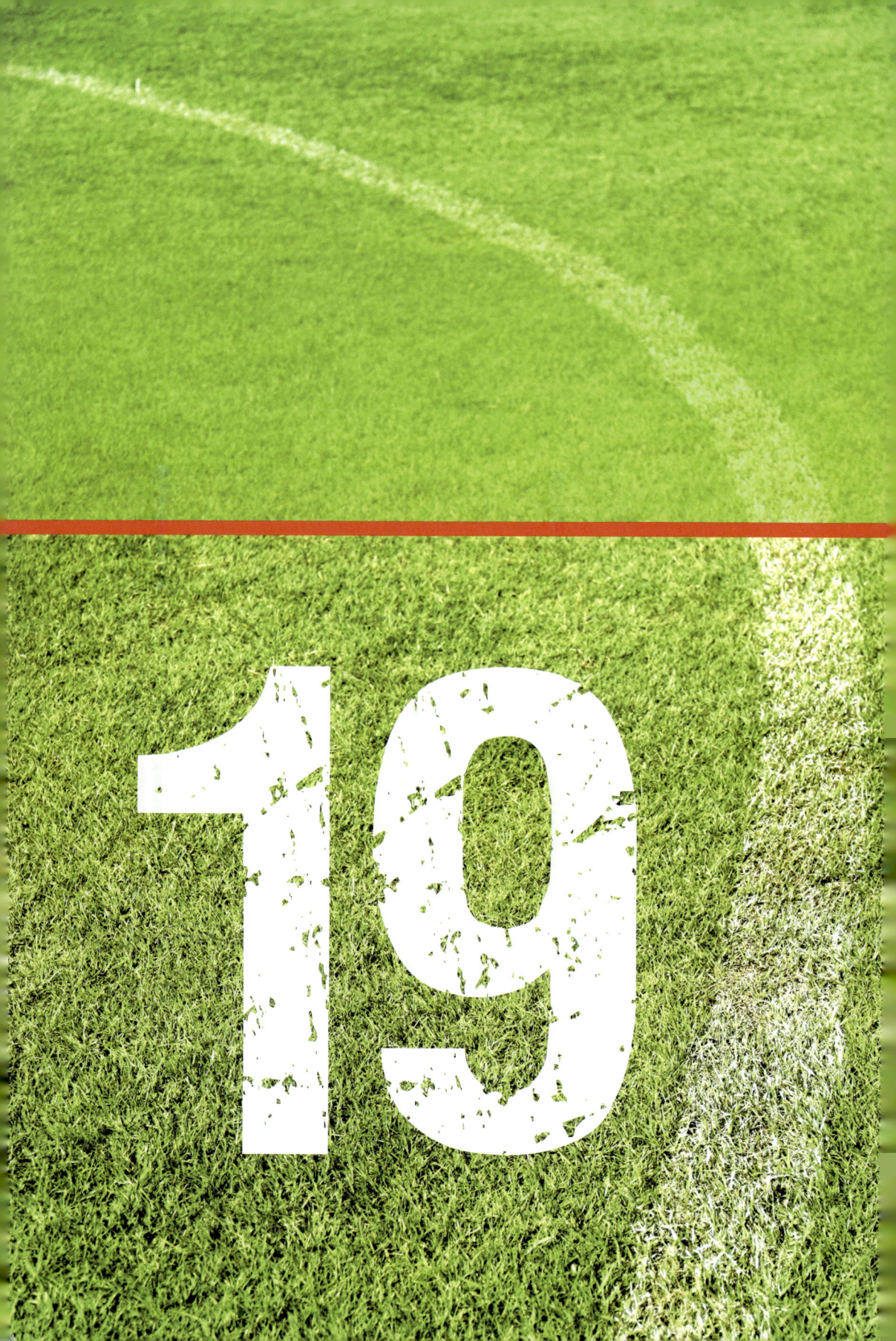

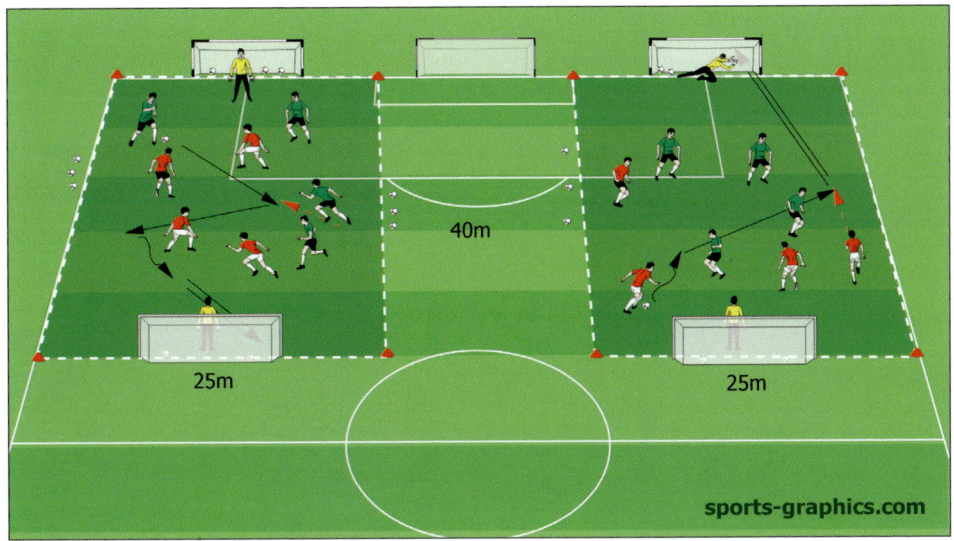

Abb. 78: „Power-Turniere" im 4 gegen 4 bis 6 gegen 6.

Organisation und Ablauf

- Zwei 40 mal 25 Meter große Felder mit zwei Toren und je zwei Torhütern markieren.
- 4 gegen 4-Turnier.
- Spielzeit 12 mal 2,5 Minuten und jeweils zwei Minuten Belastungspause.
- Neben dem Feld und hinter den Toren Ersatzbälle bereitlegen, um schnelle Spielfortsetzungen zu gewährleisten.

Variationen

- Intensive Form: 35 mal 20 Meter Feld: 6 mal 2 Minuten und jeweils drei Minuten Belastungspause.
- 5 gegen 5 im 50 mal 30 Meter Feld: 10 mal 3 Minuten und jeweils zwei Minuten Belastungspause.
- Hochintensive Form: 6 gegen 6 im 55 mal 35 Meter Feld: 10 mal 4 Minuten bei jeweils drei Minuten Belastungspause.
- Bei drei oder zwei Torhütern ein weiteres Feld mit Mini- oder Jugendtoren markieren. Treffer zählen nur direkt bzw. doppelt-direkt!

Fitnesstraining – Zündungsspiele!

Intention: Im Rahmen angriffstaktischer Maßnahmen soll der Angreifer noch vor dem Pass mit explosivem Antritt in den Raum starten (d. h. „zünden") und den ihm in den Lauf gespielten Ball mit höchster Geschwindigkeit begleiten. Dabei sollen die Spieler auf extrem engem Raum und mehrfach innerhalb kurzer Zeit vor allem Situationen im offensiven und defensiven 1 gegen 1 lösen. Es hat sich in der Trainingspraxis herausgestellt, dass sich im Laufe der Trainingszeit das präzise Passspiel auch im ermüdeten Zustand von den Spielern „umsetzen" lässt. Zwei Beispiele:

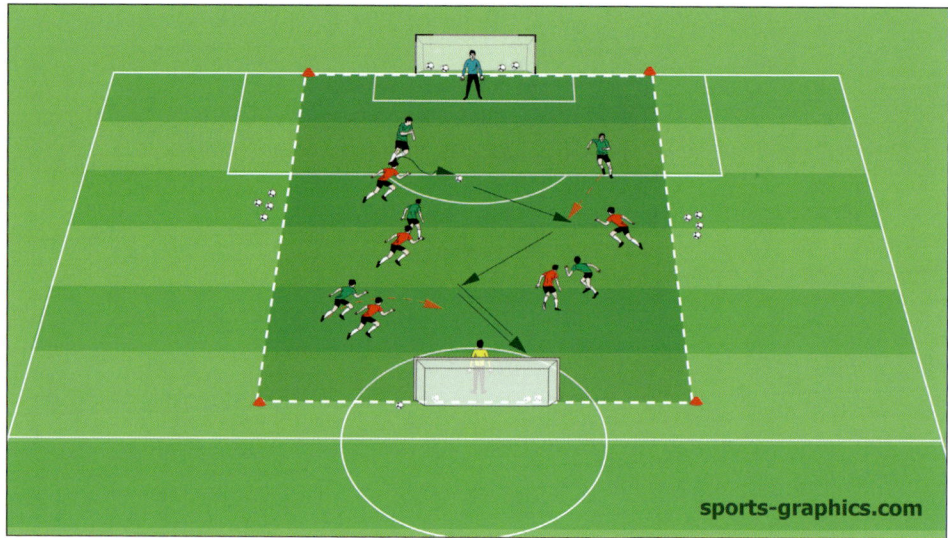

Abb. 79: „Zündungsspiele": 5 gegen 5 in den Lauf.

Organisation und Ablauf

*   50 mal 30 Meter Feld mit zwei Toren und Torhütern.
*   5 gegen 5. Die Spieler dürfen sich den Ball nur in den Lauf spielen (und nicht auf den Körper und nicht in den Fuß).

Coachingpunkte

*   Pässe mit Risiko spielen bzw. einfordern.
*   Aus den Positionen heraus agieren: nicht zu früh „zünden".
*   Die Spieler sollen erfahren, dass es auch für den Gegner schwierig ist, den Pass in dem freien Raum zu erlaufen.

Variationen

- Größeres Feld: häufigere „Zündungsaktionen" und „Risikopässe".
- Zeitdruck: Torabschluss innerhalb von zehn, acht oder sogar fünf Sekunden.

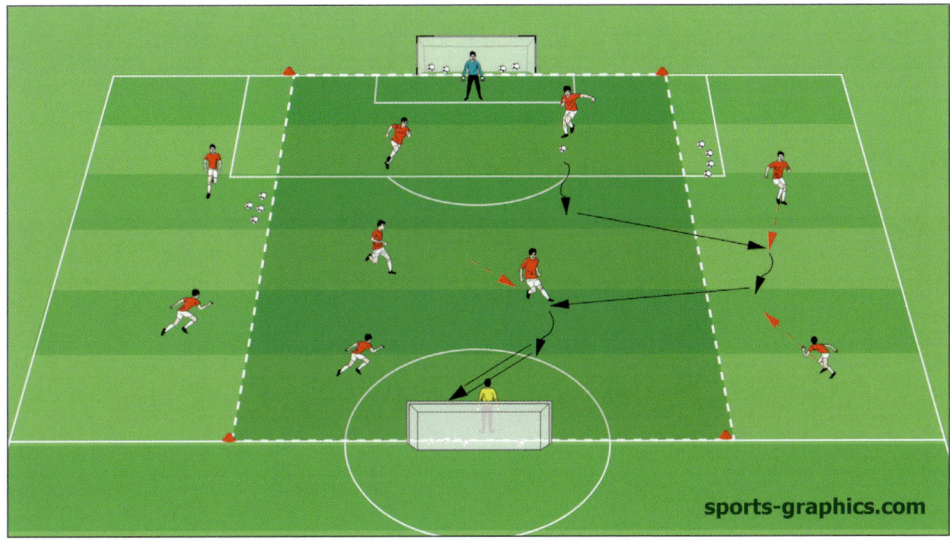

Abb. 80: „Zündungsspiele": 9 gegen 9 (hier ohne Gegenspieler zum Zweck der Übersichtlichkeit bei der Feldbesetzung dargestellt).

Organisation und Ablauf

- 9 gegen 9 auf zwei Tore mit Torhütern in einer Spielfeldhälfte.
- Zwei 20 Meter breite Außenzonen markieren.
- Im Zentrum darf das Tempo „verschleppt" werden. In den Außenzonen sollen die Spieler „zünden". D. h.: entweder nach dem Pass in den Lauf oder mit dem Ball am Fuß ein 1 gegen 1 spielen („Scheinangriffe" sind erlaubt!).

Coachingpunkte

- Aus dem Zentrum nach außen „zünden"! Sprinttempo einhalten.
- Unter Druck auch Risikobälle nach außen spielen.
- Harte und präzise Pässe spielen.

Variationen

- Auch im Zentrum den Ball nur in den Lauf spielen.
- Im Zentrum „zünden", außen das Tempo „verschleppen".

Vorbereitungsperiode – mit dem HIIT und HVT mit Ball im Training spielen!

Intention: Die Spieler sollen in der Vorbereitungsperiode gemäß den Ausführungen in Kap. 18 auch über HIIT und HVT mit dem primären Ziel der Steigerung der Ausdauerleistungsfähigkeit belastet werden (vgl. Tab. 23 bis 27). Spielformen zu HIIT kann man im Training über die Erhöhung der Intensität, des Umfangs, der Anzahl der Wiederholungen, der Spielfeldgrößen, der Anzahl der Spiele (z. B. ein 5 gegen 5 auf einem 7 gegen 7-Feld), Zusatzaufgaben (z. B. sollen alle Spieler über die Mittellinie rücken) und der Belastungspausen kreieren. Nachfolgend zwei Trainingsbeispiele:

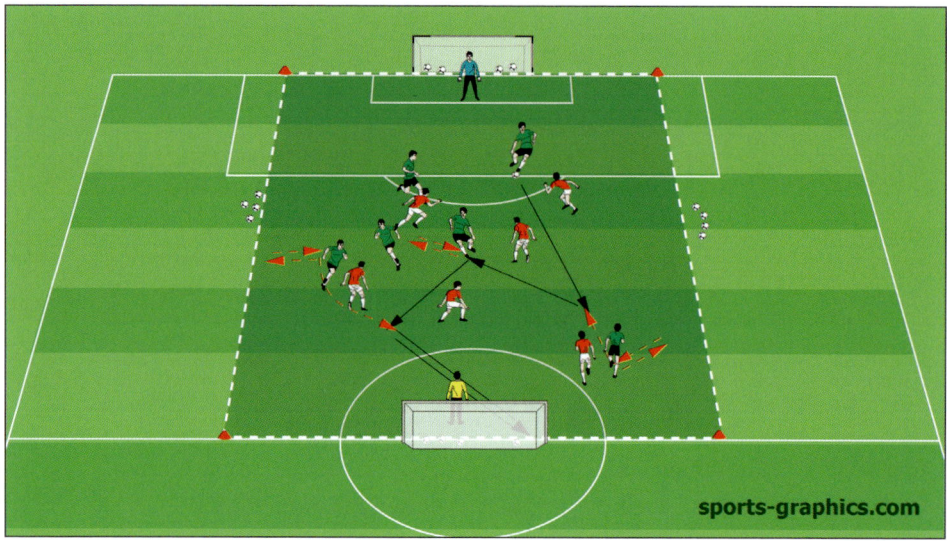

Abb. 81: Intensiv: 6 gegen 6 in die Tiefe.

Organisation und Ablauf

- 6 gegen 6 auf zwei Tore mit Torhütern im 55 mal 25-Meter-Feld.
- Spielzeit 16 mal 2 Minuten bei zwei Minuten aktiver Erholung.

Coachingpunkte

- Immer in die Tiefe spielen, um das Tempo zu erhöhen!
- Die Spieler sollen sich gegenseitig coachen!
- Der Trainer coacht nur in den letzten Durchgängen, wenn die Spieler zunehmend erschöpfter sind und sich Pausen nehmen.
- Stets aus den Positionen heraus spielen!

Variationen

- Das Spielfeld erweitern (Akzentverschiebung in Richtung HVT).
- Das Spielfeld verkleinern (Akzentverschiebung in Richtung HIIT).
- Regel: Der Gegner erhält für jeden Querpass der Mannschaft im Ballbesitz einen Strafstoß zugesprochen. Diese(r) werden/wird nach dem Durchgang ausgeführt.

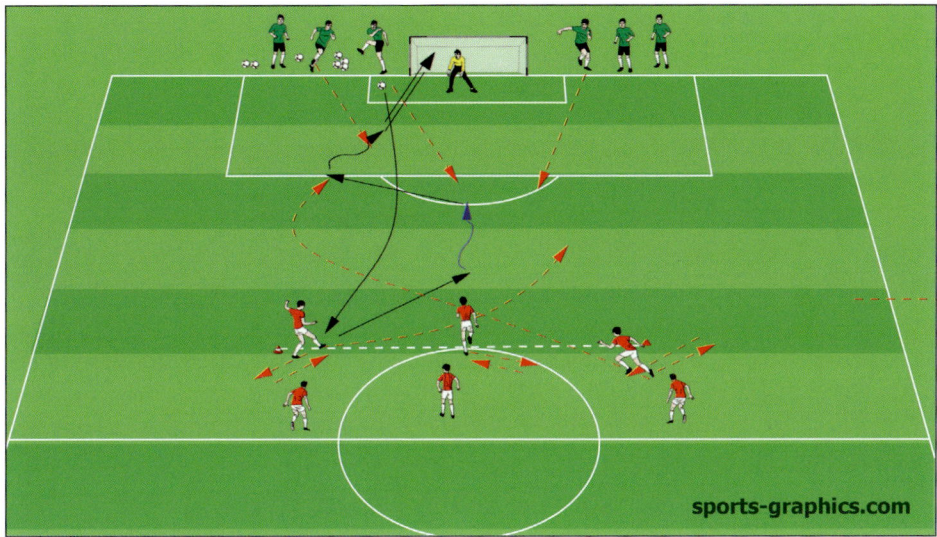

Abb. 82: Intensiv: Team-Torschuss.

Organisation und Ablauf

- 6-8 Abwehrspieler stehen mit Bällen neben einem Tor mit Torhüter.
- Ca. 30 Meter gegenüber stehen 6-8 Angreifer.
- Ein Abwehrspieler passt zu einem Angreifer, woraufhin von jeder Gruppe drei Spieler zum 3 gegen 3 ins Feld starten.
- 8-10 Wiederholungen mit maximaler Intensität.
- Fünf Minuten Erholung mit dosierten Kräftigungsübungen.

Coachingpunkte

- Nach dem Pass in den Ball „reingehen".
- „Beide Gruppen suchen sofort das 1 gegen 1!"

Variation

- Die Spieleranzahl erhöhen.

Nachfolgend zwei Trainingsbeispiele auf niedrigem Belastungsniveau:

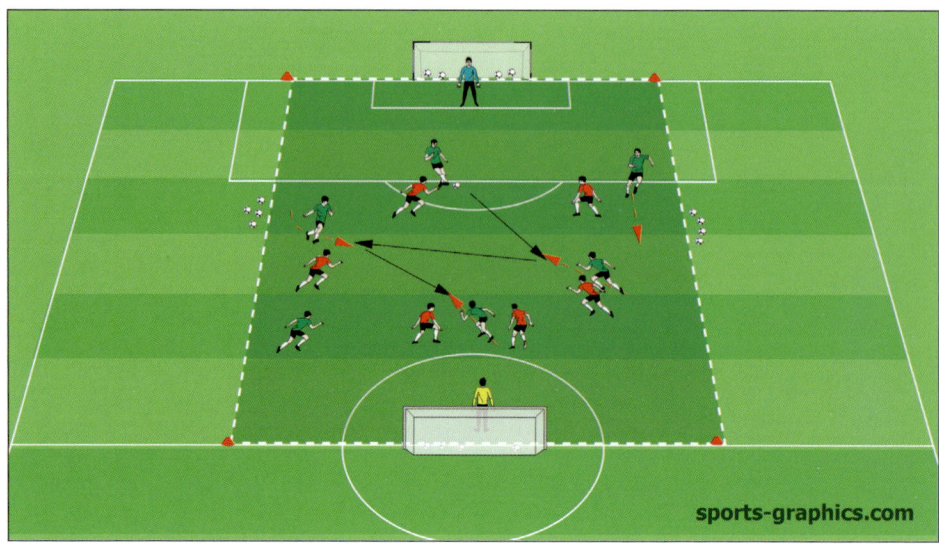

Abb. 83: 6 gegen 6 mit Zielrichtung „Zusammenspiel".

Organisation und Ablauf

- 6 gegen 6 auf zwei Tore mit Torhütern im 55 mal 35-Meter-Feld.
- 6 mal 3 Minuten mit je drei Minuten passiven Belastungspausen (z. B. Trinkpausen).

Coachingpunkte

- Präzises und sicheres Passspiel.
- Offene Stellung bei der An- und Mitnahme des Balls.
- In Ballbesitz bleiben.

Variationen

- In der Ruhephase Technikaufgaben stellen.
- „Sudden Death": Nach dem ersten Torerfolg den Durchgang beenden.
- Bei einem „Flüchtigkeitsfehler" eines Spielers das Spiel abbrechen und wieder drei Minuten lang spielen lassen.

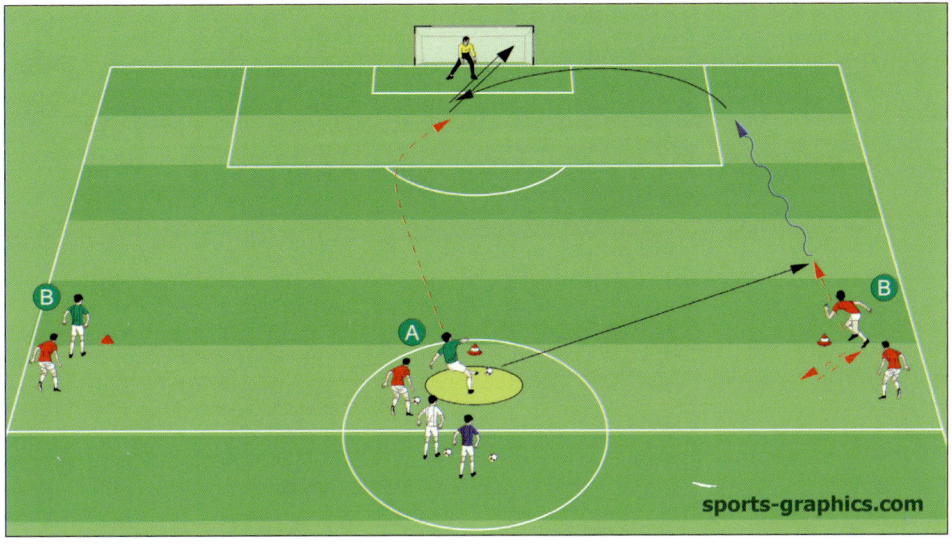

Abb. 84: Wechsel-Pass-Ablaufform.

Organisation und Ablauf

- Zweierteams bilden. Spieler A steht mit dem Ball 45 Meter vor dem Tor mit Torhüter, B befindet sich ohne Ball links oder rechts am Flügel.
- A spielt einen hohen *Wechsel-Pass* zu B, der den Ball in der Luft an- und mitnimmt und in den Lauf von A flankt. A schließt „volley" ab.
- Je drei Durchgänge (von beiden Seiten) mit Aufgabenwechsel.
- 10 „Grand-Slam-Punkte" für das Siegerteam, acht für das zweite usw.

Coachingpunkte

- Präziser und schneller *Wechsel-Pass*.
- Mit dem ersten Kontakt an- und mitnehmen („First Touch").
- „Scharfe" Flanke aus „vollem Lauf"!

Variation

- Die Abstände variieren. Vorgabe für den Torabschluss: Tore werden per Kopfball erzielt.

„Wer ist der Beste?" Einzelwertung im Grand Slam!

Intention: Wettbewerbe bieten immer wieder neue Herausforderungen, vor allem, wenn sie eine gewisse Nachhaltigkeit beinhalten. So nehmen die Autoren in eigenen „Grand Slams" auf dem Trainingsplatz nicht nur Turniere oder einzelne Spielformen auf, sondern auch Team- und Einzelwettbewerbe verschiedenster Art. Das können ausdauer-, technik- oder auch schnelligkeitsbetonte Wettkämpfe sein.

> „Kampfeslust", Ehrgeiz und Motivation durch variable Fitnessteamwettbewerbe ansprechen!

Bei Teamwettbewerben erhält jeder Spieler des Siegerteams einen Punkt, bei Einzelwettbewerben bietet sich eine Staffelung an: drei Punkte für den Ersten, zwei für den Zweiten usw. Wettbewerbe eignen sich hervorragend für eine vielfältige Moderations- und Coachingmethode: mal lobend, mal entschieden korrigierend, mal provozierend! Nachfolgend stellen die Autoren drei Wettbewerbsformen vor:

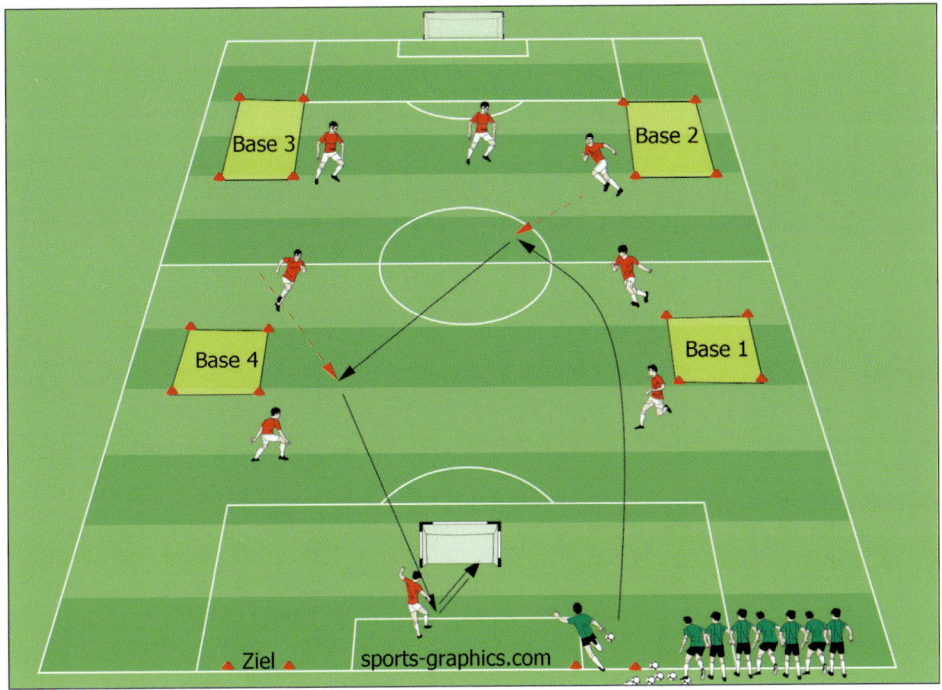

Abb. 85: Baseball-Fußball

Organisation und Ablauf

- Auf einem Dreiviertelfeld werden vier Bases markiert und zwei Achterteams gebildet.
- Team Weiß-Blau steht am Abschlagpunkt (Kreis), Team Rot-Weiß im Feld.
- Neben bzw. hinter dem nahe am Abschlagpunkt stehenden und gewendeten Mini-Tor wird eine Ziellinie markiert.
- Der erste Spieler von Weiß-Blau schießt den ruhenden Ball ins Feld und startet sofort bis mindestens zur ersten Base.
- Rot-Weiß soll versuchen, direkt in Richtung Mini-Tor zu kombinieren. Ist der Läufer dann noch unterwegs, ist er „verbrannt" und muss sofort zurücklaufen.
- Sobald Rot-Weiß sich wieder formiert hat, schießt der zweite Spieler von Weiß-Blau den Ball ins Feld.
- Es dürfen nie zwei Spieler gleichzeitig an einer Base stehen.
- 10 Punkte für einen „Home Run". Einen Punkt für einen regelgerechten Zieleinlauf.
- Die Reizdauer soll 2 mal 8 Minuten oder 4 mal 6 Minuten umfassen.

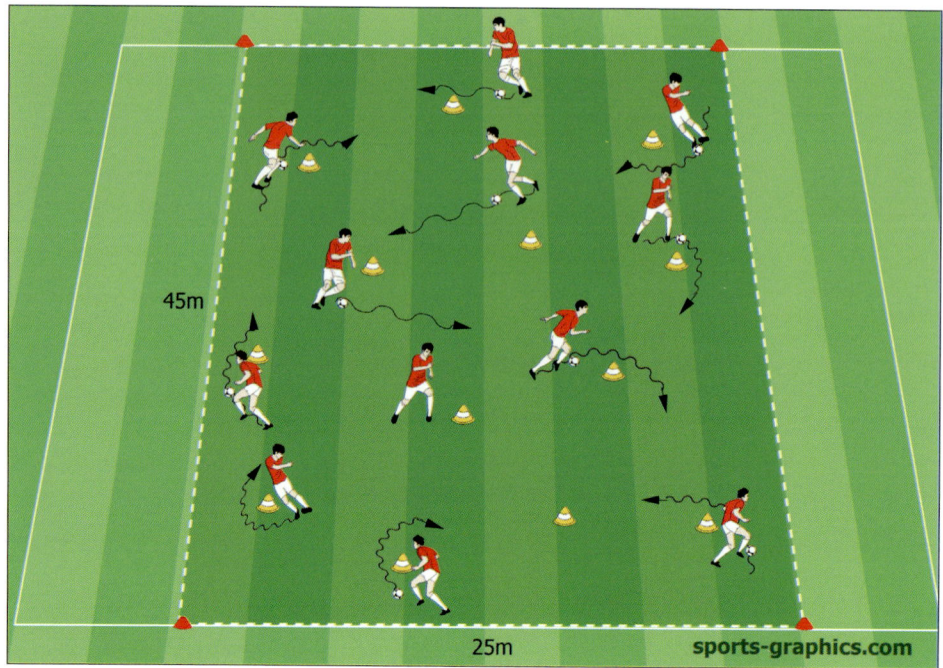

Abb. 86: Chaos-Dribbling

Organisation und Ablauf

- Auf einem 45 mal 25 Meter großen Feld verschiedenfarbige Hütchen verteilen.
- 12 Spieler führen während des Dribblings bestimmte Finten aus (Übersteiger, Beckenbauer-Drehung, Sohlentrick, Zidane-Trick, Ronaldo-Trick, Eindrehen, Ausfallschritte usw.).
- Um „Chaos" im Sinne von hoher Komplexität und hohem Zeitdruck auf dem Feld zu provozieren, wird das Tempo immer sehr hoch „gehalten".

Variation

- Bestimmten, farbig gekennzeichnete Hütchen werden entsprechende Finten zugeordnet (Variabilitätsdruck erzeugen).

Wettbewerbe

- „Die unterschiedlichen Farben sammeln!"
- 20 Hütchen in festgelegter Zeit andribbeln.
- Farbreihenfolge sukzessive beachten.
- Mit einem Torschuss auf vier Tore verbinden, das heißt zum Beispiel: „rotes Hütchen" angedribbelt und danach Torschuss in Tor 1 (Ansprechen der Distributionsfähigkeit).

20 AUF EIN „SCHLUSSWORT"!

„Hier stimmte wirklich alles, die Bewegung in die Spitze, die subtile Ballkontrolle, der Abschluss. Die Explosion eines Strafraumbewohners (Luis Suárez (FC Barcelona im Spiel gegen Real Madrid (A. d. V.)) mit Augen im Rücken."
(Ingendaay, P. (24.03.2015). *Frankfurter Allgemeine Zeitung,* **70, S. 27)**

Das vorliegende Buch erhebt nicht den Anspruch auf Vollständigkeit. Dafür ist der gewählte Gegenstandsbereich zu komplex. Es soll vielmehr den vielen Trainern/Lehrern und Betreuern mit und ohne Trainerlizenz/Examen lang erprobtes Handwerkzeug und sportwissenschaftliche Erkenntnisse für die zahlreichen Aspekte ihres Tuns in den wichtigen Bereichen der Fußballfitness/des Athletiktrainings auf dem Trainingsplatz an die Hand geben.

Diesbezüglich stellen die notwendigen internationalen sportwissenschaftlichen Erkenntnisse gedankliche Bausteine zur Analyse trainings- und bewegungspraktischer Fragestellungen eines Trainers/Lehrers dar, *nicht* aber zu deren Lösung. Damit würde „die Praxis" auch „die Sportwissenschaft" bei einem so komplexen Gegenstandsbereich wie der Fußballfitness/dem Athletiktraining absolut überfordern. Nein, die Vermittlung von allgemeinen und spezifischen Erkenntnissen zum Gegenstandsbereich soll vor allen Dingen helfen, „Fehler im Ausbildungsprozess und (gut gemeinten) wilden Aktionismus" durch eine vorherige Sachanalyse zu vermeiden und selbst gesetzte Ziele nachhaltig und verantwortungsvoll anzusteuern.

Diesbezüglich haben die Autoren versucht, möglichst viele „alte" und „neue" Bereiche zum Fußball-Fitnesstraining/Athletiktraining „mit ins Ausbildungsboot" zu nehmen, ohne dass man als Trainer/Lehrer einen großen „Gerätepark" benötigt. Das hiermit verbundene, eigenständige „Heimtraining" unserer (hoffentlich) hoch motivierten Spieler sollte an dieser Stelle nicht aus dem Blick geraten.

Die Autoren hoffen, dass die häufig für geheim gehaltene „Schatzkiste" eines ausbildungsorientierten Nachwuchs- und Herren-/Frauentrainings im Bereich Fitness/Athletik ein wenig geöffnet werden konnte. Dennoch sind die Trainer/Lehrer dafür verantwortlich, was sie aus dieser „Kiste" für ihre eigene Mannschaft „gebrauchen" können und was nicht. Und auch bei einem häufig so schweißtreibenden und sehr anstrengenden Fitness- und Athletiktraining steht das positive Trainings- und Wettkampfklima nach wie vor an erster Stelle:

> Die Spieler und die Mannschaft sollen durch ein zeitgemäßes, didaktisch gut analysiertes und methodisch ansprechendes und variables Fitness- und Athletiktraining besser Fußballspielen lernen! Ausbildung (zu einem Profi) statt höchste Platzierungen in den Juniorenligen! Erfolg ist an dieser Stelle relativ. Mehr geht nicht!

„Wenn alle Zutaten drin sind, muss das Gericht schmecken!" Diese „Zutaten" finden Sie zu einem großen Teil in diesem Buch. Dennoch bestimmen Sie, liebe Trainer/Lehrer, durch die Qualität Ihres Arbeitens die hoffentlich große Anzahl der Spieler, die sich verletzungsfrei weiterentwickeln und uns vielleicht einmal in der Zukunft aus einem großen Stadion mit Blick auf die Tribüne zuwinken oder uns am Spielfeldrand als Trainer gar intensiv umarmen.

Die Autoren haben überdies versucht, die zahlreichen Quellen, die bei der jahrelangen Recherchearbeit gesichtet werden konnten, jeweils im Text zu kennzeichnen und am Ende in ein Literaturverzeichnis zu überführen. Das soll nicht nur seriöses und wissenschaftliches Arbeiten dokumentieren, sondern auch den Trainern/Lehrern die Möglichkeit eröffnen, sich über den Inhalt des vorliegenden Buches hinaus im WWW und in Bibliotheken noch intensiver mit der komplexen Materie befassen zu können.

Derzeit ist insbesondere der professionelle Fußball zum Teil in Grenzbereiche der physischen und psychischen Belastbarkeit und Beanspruchung angelangt. Umso verantwortungsvoller und bedeutender wird ein langjähriges, kontinuierliches, gezieltes, abgestimmtes und freudvolles Fitness- und Athletiktraining für die uns anvertrauten Spieler. Hier gibt es, nach Meinung der Experten und auf der Grundlage des eigenen Erfahrungshintergrunds, noch zukünftige positive Handlungsmöglichkeiten. Sie liegen Ihnen, liebe Leserinnen und Lesern, hiermit vor.

Weitere sportwissenschaftliche Untersuchungen sind insbesondere auf dem Felde des Testens und Messens im Fußball notwendig, um den Trainern/Lehrern weitere wichtige Analyseraster und Trainingsmittel für die Trainingsplanung und -durchführung mit der eigenen Mannschaft, gerade im Höchstleistungstraining, an die Hand geben zu können (vgl. u. a. Granacher (2015, S. 36-38) und Singh, Voigt & Hohmann (2015, S. 11-16)). Die Autoren werden versuchen, diesen Aspekt für die Praxis aufzugreifen und möglicherweise ebenfalls in eine schriftliche Form zu bringen.

Bis dahin wünschen Ihnen, liebe Leserinnen und Leser, die Autoren Freude beim Studium des vorliegenden Buchs. Für Hinweise und Anregungen sind wir Ihnen sehr dankbar.

Enschede, Köln und Leverkusen, im März 2015

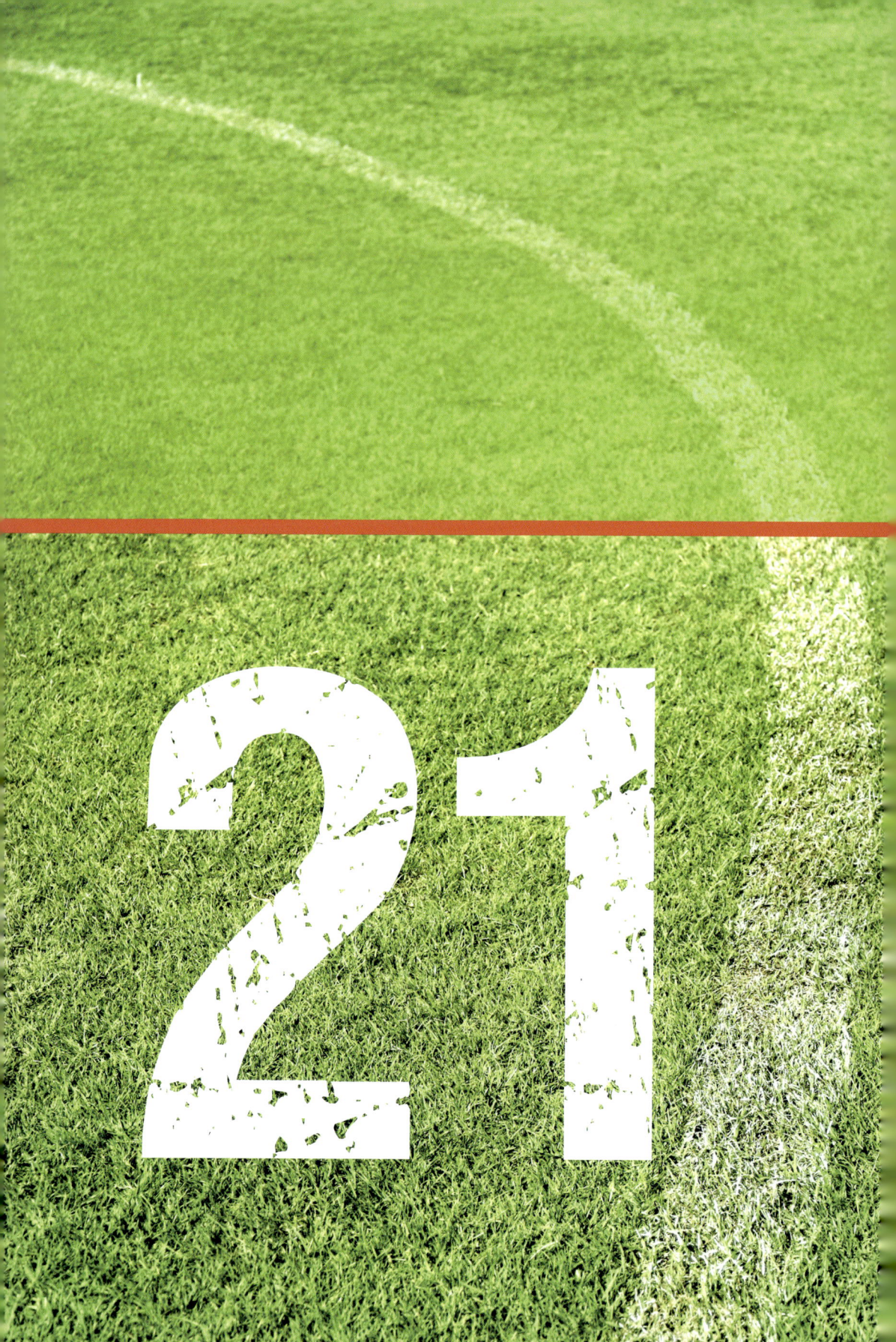

ANHANG

Literaturverzeichnis

- Anderson, K. G. & Behm, D. G. (2005). Trunk muscle activity increases with unstable squat movements. *Can. J. Appl. Physiol., 30*, 33-45.

- Bangsbo, J. (2003). *Fitness training in-soccer. A scientific aproach.* Spring City: Reedswain Publishing.

- Bauersfeld, M. & Voss. G. (1992). *Neue Wege im Schnelligkeitstraining.* Münster: Phillipka Verlag.

- Beck, J. & Bös, K. (1995). *Normwerte motorischer Leistungsfähigkeit – Eine Realanalyse publizierter Testdaten.* Bundesinstitut für Sportwissenschaft: Köln.

- Beck, J., Bös. K., Klaes., L. & Rommel, A. (2006). Entwicklung und Betrieb einer Datenbank zur motorischen Leistungsfähigkeit (SPODAT 2006). In J. Edelmann- Nusser & K. Witte (Hrsg.), *Sport und Informatik* (IX, S. 151-158). Aachen.

- Beilenhoff, A. (2015). Mit CrossFit in die Rückrunde. *fussballtraining, 33* (1 und 2), 18-27.

- Behm, D. & Anderson, K. (2006). The role of instability with resistance training. *Journal Strength Cond. Res. 20,* (3), 716-722.

- Behringer, M., vom Heede., A. & Mester, J. (2009). Krafttraining im Nachwchsleistungssport. In. G Neumann, (Red.), *Talentdiagnose und Talentprognose im Nachwuchsleistungssport* (S. 178). Sportverlag Strauß: Köln.

- Berkmark, A. (1989). Stability of the lumbar spine: A study in mechanical engineering, *Acta Orthop. Scand., 230*, 20-24.

- Bieri, K., Gross, M., Wachsmuth, N., Schmidt, W., Hoppeler, H. & Vogt, M. (2013). HIIT im Nachwuchsfußball – Blockperiodisierung von hochintensivem Intervalltraining. *Deutsche Zeitschrift für Sportmedizin, 64* (10), 307-312.

- Braun, K. (2014). Bayers Talente geben Gas! *fussballtraining, 32* (3), 14-25.

- Broich, H. (2009). *Quantitative Verfahren zur Leistungsdiagnostik im Leistungsfußball.* Unveröffentlichte Dissertation. Deutsche Sporthochschule Köln.

- Broich, H. (08.07.2013). *Bayer Leverkusen. Holger Broich: „Besser aufgehoben als bei den Bayern".* http://www.rp-online.de/sport/fussball/bayer-04/holger-broich-besser-aufgehoben-als-bei-den-bayern-aid-1.3520165. Abgerufen am 11.02.2014.

- Broich, H., Brauch, S. & Mester, J. (2008). Evaluierung der Laufdistanzen in unterschiedlichen Geschwindigkeitsbereichen im Profifußball. *Leistungssport, 38* (4), 8-12.

- Broich, H., Sperlich, B., Buitrago, S., Mathes, S. & Mester, J. (2012). Performance assessment in elite football players: Field level test versus spiroergometry. *Journal of Human Sport & Exercise,* Volume 7, Issue 1, 287-295.

- Bruscia, G. (2015). *Handbuch Functional Training.* Aachen: Meyer & Meyer Verlag.

- Buckwitz, R. & Stein, R. (2014). Aktuelle Entwicklungen im Kurzsprint der Männer und daraus abgeleitete Schwerpunktsetzungen für das Training. *Leistungssport, 3,* 42-44.

- Buffett, W. (04.03.2014). Zitiert in der *Frankfurter Allgemeinen Zeitung, 53,* 25.

- Caldwell, B. P. & Peters, D. M. (2009). Seasonal variation in physiological fitness of a semiprofessional soccer team. *Journal of Strength and Conditioning Research, 23* (5), 1370-1377.

- Coban, J. (16.03.2015). „Wir dürfen nur schwarze Schuhe tragen". *kicker, 24,* 22.

- Coen, B., Urhausen, A., Coen, G. & Kindermann, W. (1998). Der Fußball-Score: Bewertung der körperlichen Fitness. *Deutsche Zeitschrift für Sportmedizin, 49,* 187-192.

- Collins, P. (2010). *Kettlebell conditioning – functional strength & power drills.* Aachen: Meyer & Meyer Verlag.

- Cometti, G., Mafiuletti., N.-A., Pousson, M., Chatard, J. C. & Maffulli, N. (2001). Isokinetic strength and anaerobic power of elite, subelite and amateur french soccer players. *International Journal of Sports Medicine, 22,* 45-51.

- Cronin, J.-B., Hansen, K.-T. (2005). Strength and power predictors of sports speed. *Journal of Strength and Conditioning Research, 19,* 349-357.

- Dante (02.12.2013). Zitiert im *kicker*-Interview mit Zitonni, M., 13.

- Delecluse, C.-D., Van Coppenolle, H., Willems, E., Van Leemputte, M., Diels, R. & Goris, M. (1995). Influence of high-resistance and high-velocity training on sprint performance. *Medicine and Science in Sports and Exercise, 27,* 1203-1209.

- Di Salvo, V., Baron, R., Tschan, H. et al. (2007). Performance charakteristics according to playing position in elite soccer. *Int. J. Sports Med., 28,* 222-227.

- Dollemann, G. (1998). *Interval Sprint & Interval Shuttle Run Test.* Abschlussarbeit des Instituts für Bewegungswissenschaften. Rijksuniversiteit Groningen.

- Durastanti, C. & Durastanti, P. (2008). *Fußballschule für Kinder und Jugendliche – testen-bewerten-gezielt trainieren.* Onli Verlag: Leer.

- Ekstrand, J. (2013). Playing too many matches is negative for both performance and player availability – results from the on-going UEFA Injury Study. *Deutsche Zeitschrift für Sportmedizin, 64,* 1, 5-9.

- Faries, M. D. & Greenwood, M. (2007). Core training: Stabilizing the confusion. *Strength Cond. J., 29* (2), 10-25.

- Feldbusch, E., te Poel, H.-D. & Herborn, D. (2015). *„Faire Zweikampf- und Körperschulung einmal anders!"* DVD. Köln.

- *Frankfurter Allgemeine Zeitung* (4. März 2014). So wurde Warren Buffet reich. *Nr. 53*, S. 25

- Freiwald, J. (2009). *Optimales Dehnen. Sport – Prävention – Rehabilitation*. Balingen: Spitta Verlag.

- Fröhlich, M., Schmidtbleicher, D. & Emrich, E. (2007). Vergleich zwischen zwei und drei Krafttrainingseinheiten pro Woche – ein metaanalytischer Zugang. *Spectrum der Sportwissenschaften, 19* (2), 6-21.

- Fröhlich, M., Gießing, J. & Strack, A. (2009). *Kraft und Krafttraining bei Kindern und Jugendlichen – Schwerpunkt apparatives Krafttraining*. Marburg: Tectum.

- Fröhner, G. & Tronick, W. (2007). Prophylaxe von Verletzungen und Fehlbelastungsfolgen durch Belastbarkeitssicherung im Nachwuchsleistungssport. *Leistungssport, 37* (1), 11-17.

- ft-Redaktion (2014). Fitness mit Ball à la Suisse. *fussballtraining, 32* (6+7), 52-63.

- Fuchs, R. K., Bauer, J. J., Snow, C. M. (2001). Jumping improves hip and lumbar spine bone mass in prepubescent children: A randomized controlled trial. *J. Bone Miner Res.2001 Jan:16* (1): 148-156.

- Gahlul, S. A. & Hofmann, P. (2015). Sprint-Intervalltraining bei jugendlichen Fußballern. *Leistungssport, 2*, 31-35.

- Gambetta, V. (2007). *Athletic developement: The art & scienceof functional sportsconditioning*. Human Kinetics.

- Geisler, I. (2013). Ropetraining – vielfältig und belastungsintensiv. *fussballtraining, 31* (6+7), 48-55.

- Geisler, I. (2014). Kleine Rolle, große Wirkung! Leistungsreserve Faszien-Training. *fussballtraining, 32* (6+7), 72-78.

- Granacher, U. (2015). WVL-Projekt Krafttraining im Nachwuchs Leistungssport (Kings-Studie). *Leistungssport, 2*, 36-38.

- Greier, K. & Riechelmann. H. (2012). Ballspielverletzungen im Schulsport und Möglichkeiten der Prävention. *Deutsche Zeitschrift für Sportmedizin, 2012: 63*, 168-172.

- Grosser, M. (1991). *Schnelligkeitstraining*. BLV Sportwissen: München.

- Güllich, A. (1996). *Schnellkraftleistungen im unmittelbaren Anschluss an maximale und submaximale Krafteinsätze*. Sport und Buch Strauß GmbH: Köln.

- Gustedt, C. (2013). Zum Einfluss von Rumpfkraft und -stabilität auf die sportliche Leistungsfähigkeit. *Leistungssport, 43* (2), 11-15.

- Hägele, M., Wahl, P., Sperlich, B. & Mester, J. (2009). Aktiv oder passiv – der Effekt unterschiedlicher Erholungsprotokolle nach hochintensivem Intervall-Training (HIT). *Leistungssport, 39* (6), 10-14.

- Hartmann, O. (25.09.2014). WM unter der Lupe. *kicker, 40* (80), 88-89.

- Hirtz, P. (1997). *Bewegungskoordination und sportliche Leistung integrativ betrachtet*. Hamburg: Czwalina.

- Hodges, P. W. & Richardson, C. A. (1996). Inefficient muskular stabilization of the lumbar spine associated with low back pain. A motor control evaluation of transversus abdominis. *Spine, 21*, 2640-2650.

- Höhner, O. (2012). Herausforderungen an die Talentforchung im Fußball. *Deutsche Zeitschrift für Sportmedizin 63* (9), 270-271.

- Hoff, J. (2005). Training and testing physical capacities for elite soccer players. *Journal of Sports Sciences, 23* (6), 573-82.

- Hoff, J., Wisløff, U., Engen, L., Kemi, O. & Helgerud, J. (2002). Soccer specific aerobic endurance training. *British Journal of Sports Medicine, 36*, 218-221.

- Hoff, J. & Helgerud, J. (2004). Endurance and strength training for soccer players: Physiological considerations. *Sports Medicine, 34* (3), 165-180.

- Hoff, J., Kähler, N. & Helgerud, J. (2006). Training sowie Ausdauer und Krafttests von professionellen Fußball-Spielern. *Deutsche Zeitschrift für Sportmedizin, 57* (5), 116-124.

- Hoff, J. & Helgerud, J. (2004). Endurance and strength training for soccer players. Physiological considerations. *Sports Medicine, 34*, 165-180.

- Hohmann, A. (2001). Leistungsdiagostische Kriterien sportlichen Talents. *Leistungssport, 31*, 14-22.

- Hohmann, A., Lames, M. & Letzelter, M. (2002). *Einführung in die Trainingswissenschaft.* Wiebelsheim: Limpert Verlag.

- Hossner, E. J. (1995). *Module der Motorik.* Schorndorf: Hofmann.

- Hottenrott, H. & Neumann, G. (2010). Ist das Superkompensationsmodell noch aktuell? *Leistungssport, 40* (2), 13-19.

- Hotze, N. (2014). „Hier schießt niemand aus der Hüfte". Borussia. *Das Mitgliedermagazin, 81*, 62-65.

- Hyballa, P. & te Poel, H.-D. (2015). *Modernes Passspiel.* Aachen: Meyer & Meyer. 3. Auflage.

- Hyballa, P. & te Poel, H.-D. (2013). *Mythos niederländischer Nachwuchsfußball.* Aachen: Meyer & Meyer. 2. Auflage.

- Iaia, F. M., Rampinini, E. & Bangsbo, J. (2009). High-intensity training in football. *International Journal Sports Physiology Performance, 4*, 291-306.

- Ingendaay, P. (24.03.2015). Zerfallene Schönheit: Suárez erledigt Real. *Frankfurter Allgemeine Zeitung, 70*, 27.

- Issurin, V. B. (2013). Training transfer: Scientific background and insights for practical application. *Sports Medicine, 43* (8), 675-697.

- Issurin, W. (2003). Aspekte der kurzfristigen Planung im Konzept der Blockstruktur. *Leistungssport, 5*, 41-44.

- Issurin, W. & Shkliar, W. (2002). Zur Konzeption der Blockstruktur im Training von Hochklassifizierten. *Leistungssport, 6*, 42-45.

- Javanovic, M., Sporis, G., Omrcen, D. & Fiorenti, F. (2011). Effects of speed, agility and quickness training method on power performance in elite soccer players. *Journal of Strength and Conditioning Research, 25* (5), 1285-1292.

- Kibler, WB., Press, J. & Sciascia, A. (2006). The role of core stability in athletic function. *Sports Med., 36* (3), 189-198.

- Killing, W. (2008). *Leistungsreserve Springen.* Philippka Sportverlag: Münster.

434

- Kindermann, W., Gabriel, H., Coen, B. & Urhausen, A. (1993). Sportmedizinische Leistungsdiagnostik im Fußball. *Deutsche Zeitschrift für Sportmedizin, 44* (6), 232-244.

- Kleinöder, H. (2004). Kraft: Diagnostik und Training, Praxis- und Laborverfahren, isometrische, isokinetische und dynamische Diagnostik, Trainingsumsetzungen. In *Sport ist Spitze. Landesprogramm Talentsuche und Talentförderung. Ruhrolympiade* (58-65). Marl.

- Kleinöder, H. (2009). Krafttraining in den Spielsportarten. In G. Neumann (Red.), *Talentdiagnose und Talentprognose im Nachwuchsleistungssport* (179-180). Köln: Sportverlag Strauß.

- Kollath, E. (1996). *Bewegungsanalyse in den Sportspielen: Kinematisch-dynamische Untersuchungen mit Empfehlungen für die Praxis.* Köln: Sport und Buch Strauss.

- Kollath, E., Merheim, G., Braunleder, A. & Kleinöder, H. (2006). Sprintschnelligkeit von jugendlichen Leistungs-Fußballspielern. *Leistungssport, 36* (3), 25-28

- Kollath, E. & Buschmann, J. (2010). *Fußball Stabilisationstraining.* Meyer & Meyer Verlag: Aachen.

- König, S., Memmert, D. & Moosmann, K. (Hgg.) (2012). *Das große Limpert-Buch der Sportspiele. Regeln, Technik und Spielformen von Mannschafts- und Rückschlagspielen.* Wiebelsheim: Limpert Verlag.

- Kotzamanidis, C., Chatzopoulos, D., Michailidis, C., Papaiakovou, G. & Patikas, D. (2005). The effect of a combined high-intensity strength and speed training program on the running and jumping ability of soccer players. *J Strength Cond Res., 19* (2), 369-375.

- Kröger, C. & Roth, K. (2014). *Koordinationsschulung im Kindes- und Jugendalter.* Hofmann-Verlag: Schorndorf.

- Lames, M., Augste, C., Dreckmann, C., Görsdorf, K. & Schimanski, M. (2008). Der „Relative Age Effect" (RAE): neue Hausaufgaben für den Sport. *Leistungssport, 38* (6), 4-9.

- La Torre, A., Vernillo, G., Rodigari, A., Maggioni, M. & Merati, G. (2007). Explosive strength in female 11-on-11 versus 7-on-7 soccer players. *Sport Science and Health, 2*, 80-84.

- Lehmann, F. (1993). Schnelligkeitstraining im Sprint. *Leichtathletiktraining, 4* (5/6), 9-16.

- Lemmink, K. A. P. M., Verheijen, R. & Visscher, C. (2004). The discriminative power of the Interval Shuttle Run Test and the Maximal Multistage Shuttle Run Test for playing level of soccer. *Journal of Sports Medicine and Physical Fitness, 44* (3), 233-239.

- Little, T. (2014). Der Fitness-Trainer muss den Fußball kennen! *fussballtraining, 32* (1+2), 62-64.

- Little, T. (2009). Optimizing the use of soccer drills for physiological development. *Strength and Conditioning Journal, 31* (3), 67-74.

- Lockie, R. G., Murphy, A. J., Schultz, A. B., Knight, T. J. & Janse de Jonge, X. A. K. (2012). The effects of different speed training protocols on sprint acceleration kinematics and muscle strength and power in field sport athletes. *Journal of Strength and Conditioning Research, 26* (6), 1539-1550.

- Lopez-Segovia, M., Palao Andrés, J. M. & Gonzáles-Badillo, J. J. (2010). Effect of 4 month of training on aerobic power, strength and acceleration in two under-19 soccer teams. *Journal of Strength and Conditioning Research, 24* (10), 2705-2714.

- Lottermann, St., Laudenklos, P. & Friedrich, A. (2003). Techniktraining – mehr als reine Ballarbeit. Ein Testverfahren zur Diagnostik technisch-koordinativer Fähigkeiten. *fussballtraining, 4,* 6-15.

- Löw, J. (22.12.2014). „Es gibt keinen Fluch des Titels. Dieser WM-Titel steht." *kicker, 104,* 8-13.

- Lüchtenberg, D. & Görgner, C. (2010). *Perfektes Krafttraining mit der SAK-Methode.* Stuttgart: Pietsch Verlag.

- Lühnenschloss, D. & Diercks, B. (2005). *Schnelligkeit.* Schorndorf: Verlag Karl Hofmann.

- Lutz, H. (2010). *Besser Fußball spielen mit Life Kinetik®.* München: BLV Buchverlag.

- Magnusson, P., Simonsen, E., Henriksorenson, P. & Kjaer, M. (1996). A mechanism for altered flexibility in human skeletal muscle. *Journal Physiology, 497* (1), 291-298.

- Mandelbaum, B. R., Silvers, H. J., Watanabe, D. S., Knarr, J. F., Thomas, S. D., Griffin, L. Y., Kirkendall, D. T & Garrett, W. Jr. (2005). Effectiveness of a neuromuscular and proprioceptive training program in preventing anterior cruciate ligament injuries in female athletes: 2-year follow up. *Am J Sports Med, 33,* 1003-1010. doi:10.1177/0363546504272261.

- Mann, R. (1999). Biomechanische Grundlagen des Kurzsprints. *Leichtathletiktraining, 10* (2), 24-31.

- Martin, D., Nicolaus, J., Ostrowski, Ch. & Rost, K., (1999). *Handbuch Kinder- und Jugendtraining.* Schorndorf: Hofmann.

- Masuda, K., Kikuhara, N., Demura, S., Katsuta, S. & Yamanaka, K. (2005). Relationship between muscle strength in various isokinetic movements and kick performance among soccer players. *J Sports Med Phys Fitness, 45* (1), 44-52.

- Matwejew, L. P. (1972). *Periodisierung des sportlichen Trainings.* Berlin: Bartels & Wernitz.

- Matwejew, L. P. (1981). *Grundlagen des sportlichen Trainings.* Berlin.

- McGill, S. M., Childs, A. & Liebenson, C. (1999). Endurance time for low back stabilization exercises: Clinical targets for testing and training from a normal database. *Arch. Phys. Med Rehabil., 80,* 941-944.

- McGill, S. M. (2002). *Low back disorders. Evidence-based prevention and rehabilitation.* Champain (IL): Human-Kinetics.

- McKeon, P. O., Ingersoll, C. D., Kerrigan, D. C., Saliba, E., Benett, B. C. & Hertel J. (2008). Balance training improves functional and postural contol in those with chronic ankle instability. *Med Sci Sports Exerc, 40,* 1810-1819. doi:10.1249/MSS.0b013e31817e0f92.

- Meier, H. (2011). Möglichkeiten des sensomotorischen Trainings – Slacklinetraining. *Leistungssport, 41* (5), 42-45.

- Memmert, D. & Roth, K. (2003). Individualtaktische Leistungsdiagnostik im Sportspiel. *Spectrum der Sportwissenschaften, 15,* 44-70.

- Memmert, D., Strauss, B. & Theweleit, D. (2013). Der Fußball – die Wahrheit. München: Süddeutsche Zeitung Edition.

- Mester, J. & Kleinöder, H. (2008). Kraftstatus und Trainierbarkeit im Nachwuchsbereich. In Schriftenreihe des Bundesinstituts für Sportwissenschaft (Hrsg.) *Krafttraining im Nachwuchsleistungssport.* (S. 27-48). Leipziger Verlagsanstalt: Leipzig.

- Meyer, T., Coen, B., Urhausen, A., Wilking, P., Honorio, S. & Kindermann, W. (2005). Konditionelles Profil jugendlicher Fußballspieler. *Deutsche Zeitschrift für Sportmedizin, 56*, 1, 20-25.

- Meyer, T. & Faude, O. (2006). Feldtests im Fußball. *Deutsche Zeitschrift für Sportmedizin, 57* (5), 147-148.

- Miller, F. P., Vandome, A. F. & McBrewster, J. (Hrsg.). (2010). *Pyramide Des Besoins de Maslow*. Alphascript Publishing.

- Müller-Wolfarth, H.-W. & Schmidtlein, O. (2007). *Besser Trainieren!* München: Zabert Sandmann Verlag.

- Myer, G. D., Paterno, M. V., Ford, K. R. & Hewett, T. E. (2008). Neuromuscular training techniques to target deficits before return to sport after anterior cruciate ligament reconstruction. *Journal Strength Cond Res., 22* (3), 987-1014.

- Myer, G. D., Brent, J. L., Ford, K. R. & Hewett, T. E. (2008). A pilot study to determine the effect of trunk and hip focussed neuromuscular training on hip and knee isokinetic strength. *British Journal of Sports Medicine, 42*, 614-619.

- Naul, R., Hoffmann, D., Nupponen, H. & Telama, R. (2003). PISA-Schock auch im Schulsport? Wie fit sind finnische und deutsche Jugendliche? *Sportunterricht, 52*, (5), 137-141.

- Neumaier, A. & Mechling, H. (1999). *Koordinatives Anforderungsprofil und Koordinationstraining*. Köln: Sport & Buch Strauß.

- Neumann, G. (2009). *Talentdiagnose und Talentprognose im Nachwuchsleistungssport.* 2. BISP-Symposium: Theorie trifft Praxis. Bonn.

- Newman, M. A., Tarpenning, K. M. & Marino, F. E. (2004). Relationships between isokinetic knee strength, single-sprint performance, and repeated-sprint ability in football players. *J Strength Cond Res., 18*, (4), 867-72.

- Ohlert, J. & Kleinert, J. (2014). Entwicklungsaufgaben jugendlicher Elite-Handballerinnen und -Handballer. *Zeitschrift für Sportpsychologie, 21*, (4), 161-172.

- Oltmanns, K. (2009). *Gymnastik für das Aufwärmen.* Münster: Philippka Sportverlag.

- Oltmanns, K. (2009b). *Sprungkraft systematisch aufbauen.* Münster: Philippka Sportverlag.

- Paradisis, G. P & Cooke, C. B (1996). The effects of combined uphill downhill training on sprint performance. *Journal Sport Science. 14*, 96.

- Patra, S. (2011). Mit Power in die Rückrunde. *Fußballtraining, 29* (1+2), 70-83.

- Pfaff, E. (2013). „Das Wichtigste war und ist, dass wir immer auf Augenhöhe agiert haben." Interview mit Holger Geschwindner in *Leistungssport, 3*, 49-53.

- Pfeifer, K., Bös, Tittlbach, S., Stoll, O. & Woll, A. (2001). Motorische Funktionstests. In Bös, K. (Hrsg.), *Handbuch Motorische Tests.* (209-251). Hogrefe-Verlag: Göttingen.

437

- Pieper, S. & Kleinöder, H. (2006). *Testverfahren zur Messung von Schnelligkeits- und Kraftfähigkeiten der Beine.* o. O. und Verlag.

- Raab, M. (2000). *SMART. Techniken des Taktiktrainings – Taktiken des Techniktrainings.* Köln: Sport und Buch Strauß.

- Redenius-Heber, J. & Weist, G. (2005). *Diagnostik von Defiziten in den koordinativen Komponenten elementarer Fertigkeiten im Sportspiel Fußball.* Unveröffentlichte Diplomarbeit, Paderborn, Universität.

- Reinhold, T. (2008). *Leistungsdiagnostik im Fußball.* Saarbrücken: VDM Verlag Dr. Müller.

- Richardson, C., Jull, G., Hodges, P. & Hides, J. (1999). *Therapeutic exercise for spinal segmental stabilization in low back pain: Scientific basis and clinical approach.* Edinburgh (NY): Churchill Livingstone.

- Riegler, L. & Stöggl, T. (2014). Effizienzuntersuchung eines sechswöchigen Rumpfkrafttrainings. Vergleich von Sling-Training und konventionellem Rumpfkrafttraining. *Leistungssport, 44* (1), 20-23.

- Ronnestad, B. R., Kvamme, N. H., Sunde, A. & Raastad, T. (2008). Short-term effects of strength and plyometric training on sprint and jump performance in professional soccer players. *Journal of Strength and Conditioning Research, 22* (3), 773-780.

- Ronnestad, B. R., Nymark, B. S. & Raastad, T. (2011). Effects of in-season strength maintenance training frequency in professional soccer players. *Journal of Strength and Conditioning Research, 25* (10), 2653-2660.

- Roth, K. (1996). *Techniktraining im Spitzensport.* Köln, Sport und Buch Strauß.

- Roth, K. (2005). Koordinationstraining. In A. Hohmann, M. Kolb & K. Roth (Hrsg.). *Handbuch Sportspiel* (327-334). Schorndorf: Verlag Karl Hofmann,

- Roth, K. (2005). Techniktraining. In A. Hohmann, M. Kolb & K. Roth (Hrsg.). *Handbuch Sportspiel* (335-341). Schorndorf: Verlag Karl Hofmann,

- Roth, K., Memmert, D. & Schubert, R. (2006). *Ballschule Wurfspiele.* Schorndorf: Hofmann.

- Roth, K. & Kröger, Ch. (2011). *Ballschule. Ein ABC für Spielanfänger.* Schorndorf: Hofmann-Verlag.

- Roth, K., Damm, T., Pieper, M. & Roth, C. (2013). *Ballschule in der Primarstufe.* Schorndorf: Hofmann.

- Roth, K., Damm, T., Memmert, D. & Althoff, T. (2014). *Ballschule Torschussspiele.* Schorndorf: Hofmann.

- Roth, K., Roth, C. & Hegar, U. (2014). *Mini-Ballschule. Das ABC des Spielens für Klein- und Vorschulkinder.* Schorndorf: Hofmann-Verlag.

- Rowland, T. W. (2004). *Children's exercise physiology.* Champaign: Human Kinetics.

- Sadres, E., Eliakim, A., Constantini, N., Lidor, R. & Falk, B. (2001). The effect of long-term resistance training on anthropometric measures, muscle strength, and self concept in pre-pubertal boys. *Ped Exerc Sci 13,* 357-372.

- Sahin, H. (09.03.2015). „Die Defensive ist meine Stärke". *kicker, 22,* 18-19.

- Sander, A., Keiner, M., Wirth, K. & Schmidtbleicher, D. (2012). Entwicklung von Sprintleistungen durch ein Krafttraining im Nachwuchsleistungssport Fußball. *Spectrum der Sportwissenschaften, 24* (2), 28-46.

- Sander, A., Keiner, M., Wirth, K. & Schmidtbleicher, D. (2013). Leistungsunterschiede im schnellen und langsamen Dehnungs-Verkürzungszyklus bei Fußballspielern in Abhängigkeit von Alter und Spielklasse. *Leistungssport, 43* (4), 24-28.

- Schiffers, M. (2014). Die Körpermitte mit dem Deuserband stark machen! Trainingsprogramm zur Verbesserung der Rumpfkraft. *fussballtraining, 32* (1+2), 66-75.

- Schurr, S. (2014). *Trainingsplanung und -steuerung im Ausdauersport. Block- und klassische Periodisierung als alternative Planungsmodelle?!* Norderstedt: Books on Demand.

- Schlumberger, A. (2006). Sprint- und Sprungkrafttraining bei Fußballspielern. *Deutsche Zeitschrift für Sportmedizin, 57* (5), 125-131.

- Schlumberger, A. (2010). *Fitnesstraining bei den DFB-Junioren.* PPP-Vortrag im Rahmen der BDFL-Fortbildung der Verbandsgruppe Westfalen vom 26. April in der Sport-Centrum Kaiserau.

- Schmidtbleicher, D. (1984). *Sportliches Krafttraining und motorische Grundlagenforschung.* Heidelberg.

- Schmitt, H. (2013). Prävention und Therapie typischer Verletzungen und Überlastungsbeschwerden bei männlichen Fußballspielern. *Deutsche Zeitschrift für Sportmedizin, 64,* (1), 18-27.

- Schöllhorn, W. I., Sechelmann, M., Trockel, M, & Westers, R. (2006). Nie das Richtige trainieren, um richtig zu spielen. *Leistungssport, 5,* 13-17.

- Schöllhorn, W. I. (2003). *Eine Sprint- und Laufschule für alle Sportarten.* Aachen: Meyer & Meyer Verlag.

- Schöllhorn, W. I., Hegen, P. & Eckhoff, A. (2014). Differenzielles Lernen und andere motorische Lerntheorien. *Spektrum der Sportwissenschaften, 2,* 35-55.

- Siegle, M., Geisel, M. & Lames, M. (2012). Zur Aussagekraft von Positions- und Geschwindigkeitsdaten im Fußball. *Deutsche Zeitschrift für Sportmedizin, 63,* 278-282.

- Silvestre, R., Kraemer, W. J., West, C., Judelson, D. A., Spiering, B. A., Vingren, J. L., Hatfiled, D. L., Anderson, J. M. & Maresh, C. M. (2006). Body composition and physical performance during a national collegiate athetic association division I men's soccer season. *Journal of Strength and Conditioning Research, 20* (4), 962-970.

- Singh, A., Voigt, L. & Hohmann, A. (2015). Konzepte erfolgreichen Nachwuchstrainings (KerN). *Leistungssport, 2,* 11-16

- Souid, K. (2011). *Zum Einfluss von Muskelkraft, Beweglichkeit und Schnelligkeit sowie neuromuskulärer Koordinationsfähigkeit auf die Verletzungsanfälligkeit des Gelenkes. – Grundlagen zu präventiven Maßnahmen im Elitefußball.* Dissertation am Institut für Biomechanik und Orthopädie der Deutschen Sporthochschule Köln.

- Sperlich, B. (2013). HIT – derzeit DIE Methode im Fußball-Fintnesstraining. *fussballtraining, 31* (6+7), 20-22.

- Sperlich, B., Hoppe, M. W. & Haegele, M. (2013). Ausdauertraining – Dauermethode versus intensive Intervallmethode im Fußball. *Deutsche Zeitschrift für Sportmedizin, 64* (1), 10-17.

- Sperlich, B., Eder, F., Broich, H., Krüger, M., Zinner, C. & Mester J. (2010). Vergleich von intensivem Intervalltraining vs. umfangsbetontem Ausdauertraining in der Vorbereitungsphase im U14-Fussball. *Schweizerische Zeitschrift für „Sportmedizin und Sporttraumatologie", 58* (4), 120-124.

- Steinhöfer, D. (2003). *Grundlagen des Athletiktrainings.* Münster: Philippka-Sportverlag.

- Steinhöfer, D. (2008). *Athletiktraining im Sportspiel.* Münster: Philippka-Sportverlag.

- Steinhöfer, D. (2014). Langhanteltraining im Leistungssport ist kein Gewichtheben. *Leistungssport, 44* (1), 14-19.

- Stigelbauer, R. (2010). *Spezielles Ausdauertraining im Fußballsport. High Intensity Training in Form von Kleinfeldspielen zur Entwicklung der maximalen Sauerstoffaufnahme.* VDM Verlag Dr. Müller AG & Co. KG: Saarbrücken.

- Stöggl, T., Stiegelbauer, R., Sageder, T. und Müller, E. (2010). Hochintensives Intervall-(HIT) und Schnelligkeitstraining im Fußball. *Leistungssport, 40* (5), 43-49.

- Stöggl, T. & Sperlich, B. (2014). Polarized training has greater impact on key endurance variables than treshold, high intensity, or high volume training. *www.frontiersin.org,* Volume 5, Article *33*, 1-9. Abgerufen am 12. September 2014.

- Swiss Olympic (2003). Manual Swiss Olympic. *Qualitätsentwicklung Sportmed Swiss Olympic, Leistungsdiagnostik Kraft, Version 2.0.*

- Stolen, T., Chamari, K., Castagna, C. & Wisloff, U. (2005). Physiology of soccer. An update. *Journal of Sports Medicine, 35*, 501-536.

- Szymanski, B. (1997). *Techniktraining in den Sportspielen – bewegungszentriert oder situationsbezogen?* Hamburg, Czwalina.

- Taube, W. (2012). Neurophysiological adaptions in response to balance training. *German Journal Sports Medicin, 63* (9), 163-167.

- te Poel, H.-D. & Hyballa, P. (2015). *Modernes Passspiel international.* Aachen: Meyer & Meyer Verlag.

- te Poel, H.-D. & Hyballa, P. (2011). Wenn das Fußballtalent im Mathematikunterricht an den Doppelpass denkt! Wechselwirkungen zwischen Schule und Fußball im Leben eines zukünftigen Nationalspielers. *Leistungssport, 4*, 33-38.

- te Poel, H.-D. & Eisfeld, H. (1987a). Verbesserung der Schnelligkeit im Fußball. 1. Teil: Vorbemerkungen und Trainingseinheit zur Verbesserung der Koordination (ohne Ball). *fußballtraining, 5* (11), 3-10.

- te Poel, H.-D. & Eisfeld, H. (1987b). Verbesserung der Schnelligkeit im Fußball. 2. Teil: Vorbemerkungen und zwei Trainingseinheiten zur (1) Verbesserung des Start- und Reaktionsvermögens (ohne Ball) und zum (2) Schnelligkeitstraining mit Ball. *fußballtraining, 5* (12), 31-35.

- te Poel, H.-D. & Eisfeld, H. (1988). Verbesserung der Schnelligkeit im Fußball. 3. Teil: Allgemeine Vorbemerkungen zum Krafttraining im Fußball und Trainingseinheit zur Verbesserung der Sprint-/Startkraft. *fußballtraining, 6* (1), 21-28.

- Timmermanns, W. (2010). *Injury prevention and strength training in soccer by mobility and flexibility.* DVD: Act2Prevent.

- Tossavainen, M. (2004). *Testing athletic performance in team and power sports.* Oulu.

- Ullrich, B., Alexander, N., Stening, J., Felder, H. & Hökelmann, A. (2014). Veränderungen der Ermüdungswiderstandsfähigkeit der Rumpfmuskulatur als Folge einer 10-wöchigen kraftausdauerorientierten Trainingsintervention bei Nachwuchsathleten. *Leistungssport, 44* (3), 12-24.

- Ülsmann, T. (2012). *Konditionstraining für Fußballer.* Meyer & Meyer Verlag: Aachen.

- Universitair Centrum Pro Motion Groningen. (2009). *Intervall Shuttle Run Test (ISRT).* Leer.

- Valdez, N. (23.02.2015). „Schaaf ist jetzt ein anderer Mensch". *kicker, 18,* 78-79.

- van Lingen, B. & Pauw, V. (1999/2000). Das Trainieren von Jugendfußballern. In R. Verheijen (Red.), *Handbuch Fussballkondition* (226-236). Leer: bfp Versand Anton Lindemann.

- van Lingen, B. (2001). *Coachen van jeugdvoetballers.* Zeist: KNVB.

- Verheijen, R. (Red.). (1999/2000). *Handbuch Fußballkondition.* Leer: bfp Versand Anton Lindemann.

- Verheijen, R. (2009a). Warum die Russen so fit waren. *fußballtraining, 27* (1+2), 26-32.

- Verheijen, R. (2009b). Trainieren Sie traditionell oder richtig? *fußballtraining, 27* (10), 6-14.

- Verstegen, M. & Williams, P. (2006). *Core-Performance.* München: Riva Verlag.

- Voss, G. & Witt, M. (1998). Bewegungsgesteuerte Neuromuskuläre Stimulation – BNS. *Leistungssport, 28* (1), 43-47.

- Voss, G., Witt, M. & Werthner, R. (2007). *Herausforderung Schnelligkeitstraining.* Aachen: Meyer & Meyer-Verlag.

- Wegmann, G. (2012). *Dehnen und Kräftigen für Fußballspieler. 51 Schulungsfilme zur Optimierung der körperlichen Voraussetzungen.* DVD: ohne Verlag und Ort.

- Weineck, J. (2004). *Optimales Fußballtraining.* Balingen: Spitta-Verlag.

- Weineck, J. (2007). *Optimales Training.* Balingen: Spitta-Verlag.

- Weineck, J., Memmert, D. & Uhing, M. (2012). *Optimales Konditionstraining im Fußball. Sportwissenschaftliche Grundlagen und ihre praktische Umsetzung.* Balingen: Spitta-Verlag.

- Williams, A. M., Lee, D. & Reilly, T. (2000). Talent identification and development in soccer. *Journal of Sport Science, 18,* 657-667.

- Wienecke, E. (2007). *FIT Gewinnt. Ran an die Leistungsreserven von Fußballern.* Münster: philippka.

- Wild, K. (3.11.2014). Mission Messi. *Kicker, 90,* 8-11.

- Wirth, A., Bob, A., Müller, S. & Schmidtbleicher, D. (2011). Vergleich unterschiedlicher Belastungsintensitäten zur Steigerung der Schnellkraft. *Leistungssport, 41* (1), 36-42.

- Wirth, A., Schlumberger, A., Zawieja, M. & Hartmann, H. (2012). *Krafttraining im Leistungssport. Theoretische und praktische Grundlagen für Trainer und Athleten.* Köln: Sportverlag Strauß.

- Wisloff, U., Castagna, C., Helgerud, J., Jones, R. & Hoff, J. (2004). Strong correlation of maximal squat strength with sprint performance and vertical jump height in elite soccer players. *British Journal of Sports Medicine, 38*, 285-288.

- Wollny, R. (2002). *Motorische Entwicklung in der Lebensspanne.* Schorndorf: Hofmann.

- Young, W.-B., McDowell M.-H. & Scarlett B.-J. (2001). Specificity of sprint and agility training methods. *Journal of Strength and Conditioning Research, 15,* 315-319.

- Young, W.-B., James, R. & Montgomery, I. (2002). Is muscle power related to running speed with changes of direction? *Journal of Sports Medicine and Physical Fitness, 42*, 282-288.

- Zafeiridis, A., Saraslanidis, P., Manou, V., Ioakimidis, P., Dipla, K. & Kellis, S. (2005) The effects of resisted sled-pulling sprint training on acceleration and maximum speed performance. *Journal Sports Medicine Physical Fitness. 45*, 284-290.

- Zatciorsky, V. M. (1996). *Krafttraining. Praxis und Wissenschaft.* Aachen: Meyer & Meyer.

- Zawieja, M. (2008). *Leistungsreserve Hanteltraining. Handbuch des Gewichthebens für alle Sportarten.* Münster: Philippka Sportverlag.

- Zawieja, M. & Oltmanns, K. (2011). *Kinder lernen Krafttraining.* Münster: Philippka Sportverlag.

- Zitouni, M. (13.10.2014). Hart am Limit. *kicker (84)*, 12-13.

Bildnachweis

Covergestaltung:	Sabine Groten
Coverfotos:	Imago/Sportfotodienst
Lektorat:	Dr. Irmgard Jaeger
Satz und Grafiken:	www.satzstudio-hilger.de
Innenlayout:	Andreas Reuel
Fotos Umschlag:	Thinkstock, Kollektion: iStock, ingram_publishing
Fotos Innenteil:	Theo Temmink, Harry Dost und Hans-Dieter te Poel

Spieler der Juniorenteams vom FC Twente/Heracles

Im Kap. 16: Eddie Pasveer (Heracles Almelo; epasveer@home.nl) beim professionellen Torwarttraining mit dem Varioband.

Im Kap. 16.2.6: Eduard Feldbusch (Deutsche Sporthochschule Köln) beim individuellen Athletiktraining mit der Kettlebell.

Im Kap. 16.2.7: Julius Duchscherer (vom Regionalligisten TUS Koblenz) beim individuellen Athletiktraining mittels Sling-Trainer.